《抗血栓与止血药物处方点评》
编写人员

主　编　张进华　福建省妇幼保健院药剂科
副主编　向　倩　北京大学第一医院药学部
　　　　陈世财　首都医科大学附属北京潞河医院药学部
　　　　蔡慧雅　漳州市第二医院药剂科
编　者　（按姓氏笔画排序）
　　　　王　娜　重庆医科大学附属第二医院
　　　　王　航　福建医科大学附属第一医院
　　　　王芳芳　第九○九医院/厦门大学附属东南医院
　　　　王丽丽　北京京煤集团总医院
　　　　王海平　福建省龙岩市第二医院
　　　　王璐玮　厦门市妇幼保健院
　　　　叶　华　福建中医药大学附属第二人民医院
　　　　田璐璐　上海市同济医院
　　　　朱珊珊　河南省直第三人民医院
　　　　任瑞琴　福建中医药大学附属宁德中医院
　　　　庄志鹤　锡林郭勒盟中心医院
　　　　刘　莹　北京怀柔医院
　　　　刘　潺　浏阳市人民医院
　　　　刘秀梅　郑州人民医院
　　　　刘瑜新　河南大学淮河医院
　　　　闫佳佳　中山大学附属第一医院
　　　　江　丽　闽侯县人民医院
　　　　阳丽梅　福建省立医院

苏桂玉　北海市人民医院

李　黎　贵州省人民医院

李艺敏　漳州市第二医院

李美娟　山西医科大学第一医院

李晓宇　新乡市中心医院

李瑞娟　山西白求恩医院

杨凌妍　常德市第二人民医院

何秋月　湖北省中西医结合医院

张　波　徐州医科大学附属医院

张　瑜　福建中医药大学附属第二人民医院

张洁红　北海市人民医院

张梦妮　福鼎市医院

陈　佩　济宁医学院附属医院

陈月红　漳州市第二医院

陈芬燕　福建省立医院

陈国权　金华市中心医院

陈家鑫　宁德师范学院附属宁德市医院

林小娟　福建医科大学附属漳州市医院

林昆山　福建省龙岩市第二医院

林妹妹　福建省福清市医院

屈芬芬　运城市中心医院

赵　燕　中国人民解放军中部战区总医院

赵淑娟　河南省人民医院

胡　伟　浙江大学医学院附属第二医院

胡　甜　西安交通大学医学院附属三二〇一医院

胡海锦　北京北亚骨科医院

洪珊珊　泉州市第一医院

贾　莉　新疆维吾尔自治区人民医院

郭芳瑜　深圳市第二人民医院

郭和坚　金华市中心医院

郭思彤　广西壮族自治区人民医院

抗血栓与止血药物处方点评

主编　张进华

科学出版社

北京

内 容 简 介

本书汇集了 7 类共 67 种抗血栓与止血药物，分别为抗凝药物、抗血小板药物、溶栓药物、降纤药物、止血药物、刺激造血类药物及活血和止血类中成药。由全国 57 家大中型医院的抗凝或心血管专业的临床药师以药品说明书为基础，参考国内外相关指南及循证医学证据，分别从用药指征、用药过程及用药结果等方面对临床病例进行点评，同时对抗血栓与止血药物应用实践中的不合理性进行了分析。

本书可供各级临床医生及临床药师参考使用。

图书在版编目（CIP）数据

抗血栓与止血药物处方点评 / 张进华主编. —北京：科学出版社，2024.3
ISBN 978-7-03-078108-6

Ⅰ. ①抗⋯　Ⅱ. ①张⋯　Ⅲ. ①血栓栓塞–药物 ②凝血药　Ⅳ. ①R973

中国国家版本馆 CIP 数据核字（2024）第 045380 号

责任编辑：康丽涛 / 责任校对：张小霞
责任印制：赵　博 / 封面设计：吴朝洪

科学出版社 出版
北京东黄城根北街 16 号
邮政编码：100717
http://www.sciencep.com
三河市骏杰印刷有限公司印刷
科学出版社发行　各地新华书店经销

*

2024 年 3 月第　一　版　　开本：787×1092　1/16
2025 年 1 月第四次印刷　　印张：20　插页：2
字数：460 000
定价：**98.00 元**
（如有印装质量问题，我社负责调换）

主 编 简 介

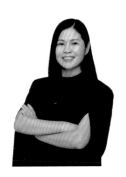

张进华　福建省妇幼保健院药剂科主任药师，药理学博士，硕士生导师，曾留学美国加州大学洛杉矶分校（UCLA）。国家临床药师培训基地抗凝药物治疗专业带教药师，已培养40多名抗凝药师。长期从事抗血栓领域个体化治疗、药效学评价、相关不良反应预测等基础及临床研究，以第一作者或通讯作者发表论文110余篇，其中SCI论文70余篇。主编血栓相关论著3部。创建了O2O（Online to Offline，线上到线下）抗凝门诊，以及微信公众号"苜蓿草抗凝俱乐部"和"木须说药"。担任中国药学会医药信息专业委员会委员，中国药师协会患者教育工作委员会委员，中国研究型医院学会出血专业委员会委员，中国医药教育协会血栓与止血危重病专业委员会常委，中国医药教育协会数字医疗专业委员会委员。

郭宣麟　长治市中医研究所附属医院
陶晶晶　南京医科大学附属明基医院
黄　华　成都市第七人民医院
黄平家　连州市人民医院
黄宇虹　厦门市海沧医院
黄玲芳　福建省立医院
曹文静　湘潭市中心医院
章　靓　福建中医药大学附属人民医院
彭文星　首都医科大学附属北京安贞医院
董晓敏　桂林医学院附属医院
程国亭　宣城市中心医院
傅　芳　厦门大学附属心血管病医院
曾茂贵　福建中医药大学附属第二人民医院
谢秋芬　北京大学第一医院
赖敏芳　南昌大学第一附属医院
蔡　芳　福州市第二总医院
蔡柔荧　福建省老年医院
蔡晓芳　漳浦县医院
戴　映　温州医科大学附属第一医院
戴亨纷　福州市第一总医院
魏小娟　福州市第二总医院
魏爱珍　福鼎市医院

前　　言

随着全球人口老龄化的加快及现代生活方式的改变，血栓与出血性疾病已成为全球性的重大健康问题，在临床各个亚专科均有发病，并且一旦发生，病情十分凶险，会严重危害人们的健康。

血栓与出血性疾病主要包括脑卒中、冠心病、下肢深静脉血栓形成、肺栓塞及血友病等。抗血栓和止血药物是临床预防和治疗该类疾病的重要手段。虽然近年来不断涌现各类新型抗血栓与止血药物，为临床治疗提供了更多的选择，但其不良反应发生率仍然很高。因此，评价抗血栓与止血药物的利用情况对于指导临床合理用药、减少不良反应具有重要意义。

《抗血栓与止血药物处方点评》全面、系统地评价了抗血栓与止血药物的利用情况，汇集了 7 类 67 种抗血栓与止血药物，分别为抗凝药物、抗血小板药物、溶栓药物、降纤药物、止血药物、刺激造血类药物及活血和止血类中成药，由全国 57 家大中型医院的抗凝或心血管专业的临床药师以药品说明书为基础，参考国内外相关指南及循证医学证据，分别从用药指征、用药过程及用药结果等方面对临床病例进行点评，同时对抗血栓与止血药物应用实践中的不合理性进行了分析。本书有助于临床医生吸取他人的经验教训，更好地进行临床决策，为患者提供个体化的治疗方案，从而提高临床治疗效果；有助于药师更加直观、全面地认识此类药物，系统性了解如何应用抗血栓与止血药物治疗血栓与出血性疾病，提高对该类药物的处方审核能力。

本书的出版要感谢国家妇科临床重点专科建设单位、国家临床重点专科建设计划（妇科）基金和福建省卫生健康科研专研资金的支持。同时，感谢参与本书编写的富有热情、临床经验丰富的药学同仁，本书的顺利出版离不开他们的坚持和努力。在本书编写过程中，所有编者本着精益求精的原则，不厌其烦地多次讨论和修改。在此由衷感谢学界前辈、专家们在本书编写及审核等过程中给予的支持及指导！

由于编者水平有限，本书内容难免存在不足之处，欢迎广大读者不吝批评和指正，以便再版时改进和完善。

编　者

2023 年 8 月

目　　录

第一章　药物处方点评概述 ………………………………………………………… 1

　　第一节　处方点评的定义 …………………………………………………………… 1

　　第二节　处方点评的法律法规背景 ……………………………………………… 2

　　第三节　处方点评的流程 …………………………………………………………… 5

　　第四节　处方点评标准的制定 …………………………………………………… 7

　　第五节　处方点评的意义 …………………………………………………………… 10

　　第六节　处方点评的现状 …………………………………………………………… 12

　　第七节　超说明书用药的管理 …………………………………………………… 14

第二章　常见出凝血疾病治疗原则 ………………………………………………… 21

　　第一节　凝血性疾病 ………………………………………………………………… 21

　　第二节　出血性疾病 ………………………………………………………………… 29

第三章　抗凝药物的处方点评 ……………………………………………………… 32

　　第一节　药物分类与作用特点 …………………………………………………… 32

　　第二节　案例分析 …………………………………………………………………… 36

第四章　抗血小板药物的处方点评 ………………………………………………… 83

　　第一节　抗血小板药物的分类与作用特点 …………………………………… 83

　　第二节　案例分析 …………………………………………………………………… 91

第五章　溶栓药物的处方点评 ……………………………………………………… 131

　　第一节　溶栓药物的分类与作用特点 …………………………………………… 132

　　第二节　案例分析 …………………………………………………………………… 135

第六章　降纤药物的处方点评 ……………………………………………………… 152

　　第一节　降纤药物的分类与作用特点 …………………………………………… 153

　　第二节　案例分析 …………………………………………………………………… 155

第七章　止血药物的处方点评 ……………………………………………………… 165

　　第一节　止血药物的分类与作用特点 …………………………………………… 165

　　第二节　案例分析 …………………………………………………………………… 172

第八章　刺激造血类药物的处方点评 ……………………………………………… 237

　　第一节　刺激造血类药物的分类与作用特点 ………………………………… 237

第二节 案例分析 ………………………………………………………………… 247

第九章 活血和止血类中成药的处方点评 ……………………………………… 282

第一节 活血类中成药的分类与作用特点 ………………………………………… 283

第二节 止血类中成药的分类与作用特点 ………………………………………… 287

第三节 案例分析 ………………………………………………………………… 290

附录 ………………………………………………………………………………… 307

第一章　药物处方点评概述

为保证临床用药的有效性、安全性、适宜性和经济性，各级卫生行政部门和医疗机构都在不断建立和完善对不合理用药进行干预的监督机制。作为切实有效的干预手段之一，药物处方点评已被证实可以提高临床用药水平、保证药物使用安全和减轻患者经济负担，通过合理用药进一步促进医院的可持续发展。随着越来越多的政策和文件出台，药物处方点评工作制度、标准和流程也逐渐规范和统一。

血栓栓塞类疾病在全球范围内已成为死亡与致残的重要原因，且其发病率呈逐年上升趋势。一项针对 1990—2019 年 204 个国家（地区）、369 种疾病（伤害）的权威全球疾病负担研究分析显示，相较于 1990 年，2019 年缺血性心脏病和脑卒中上升为 50～74 岁和 75 岁及以上两个年龄段伤残调整生命年（disability-adjusted life year，DALY）DALY 排名第一和第二的疾病。临床实践、大型研究及荟萃分析均表明抗血栓药物的疗效存在显著的个体差异，有些患者在治疗剂量时产生血栓，而有些患者在治疗剂量时出现出血，甚者危及生命。这些问题始终是临床用药的难点和痛点，本书通过对大部分临床应用的抗血栓与止血药物进行处方点评，期待能促进抗血栓与止血药物的临床合理应用、提高抗血栓与止血治疗的药学服务质量。

第一节　处方点评的定义

处方点评是根据相关法规、技术规范，对处方书写的规范性及药物临床使用的适宜性（用药适应证、药物选择、给药途径、用法用量、药物相互作用、配伍禁忌等）进行评价，从而发现其中存在或潜在的问题，制订并实施干预和改进措施，促进临床药物的合理应用。点评的处方包括医疗机构门诊处方和病区用药医嘱单。抗血栓与止血药物处方点评是针对含有抗血栓与止血药物的处方进行点评和干预，以提高血栓性疾病合理用药水平的过程。

从狭义上来说，处方点评属于事后干预措施，若需要在药品调配前进行干预则称为处方审核。处方审核是指药学专业技术人员运用专业知识与实践技能，根据相关法律法规、规章制度与技术规范等，对医师在诊疗活动中为患者开具的处方进行合法性、规范性和适宜性审核，并做出是否同意调配发药决定的药学技术服务。从广义上来说，处方点评和处方审核都是对药物处方进行审查和评价的干预方式，均旨在促进合理用药和保障患者用药安全。

第二节 处方点评的法律法规背景

为贯彻落实药物处方点评或审核、促进临床合理用药，近几十年来我国发布了一系列相关法律法规及规范性文件（表 1-1），以规范医疗机构处方的合法性、规范性和适宜性，明确药师处方审核和点评的责任和义务，保障患者用药安全。尽管法律法规对不合理处方做了明确的定义和归类，但目前尚缺乏一套统一规范的处方点评标准，这在一定程度上限制了处方点评的实施。

表 1-1　处方点评的相关法律法规及规范性文件

施行时间 （年.月.日）	发布部门	文件号	文件名
1985.07.01	全国人民代表大会常务委员会	主席令第 18 号	《中华人民共和国药品管理法》
2019.12.01			第二次修订
1994.09.01	中华人民共和国国务院	国务院令第 149 号	《医疗机构管理条例》
2022.05.01			第二次修订
1999.05.01	全国人民代表大会常务委员会	主席令第 5 号	《中华人民共和国执业医师法》（已废止）
2002.09.15	中华人民共和国国务院	国务院令第 360 号	《中华人民共和国药品管理法实施条例》
2005.11.01	中华人民共和国国务院	国务院令第 442 号	《麻醉药品和精神药品管理条例》
2016.02.06			第二次修订
2005.11.14	中华人民共和国卫生部等	卫医发〔2005〕436 号	《麻醉药品、精神药品处方管理规定》
2007.05.01	中华人民共和国卫生部	卫生部令第 53 号	《处方管理办法》
2010.02.10	中华人民共和国卫生部	卫医管发〔2010〕28 号	《医院处方点评管理规范（试行）》
2011.03.01	中华人民共和国卫生部等	卫医政发〔2011〕11 号	《医疗机构药事管理规定》
2011.10.11	国家食品药品监督管理局	国食药监安〔2011〕442 号	《医疗机构药品监督管理办法（试行）》
2018.07.10	国家卫生健康委员会等	国卫办医发〔2018〕14 号	《医疗机构处方审核规范》
2022.03.01	全国人民代表大会常务委员会	主席令第 94 号	《中华人民共和国医师法》
2010.03.01	广东省卫生厅	—	《广东省处方点评实施规范（试行）》
2012.12.26	北京市卫生局	卫办医管函〔2012〕1179 号	《北京市医疗机构处方专项点评指南（试行）》
2017.09.25	上海市卫生和计划生育委员会等	沪卫计规〔2017〕12 号	《上海市医疗机构处方点评工作管理规定》

一、处方开具的相关依据

处方点评的本体是处方，而开具处方的合法性、规范性和适宜性受到相关法律法规和规章制度的约束，因此它们也是制定处方点评规范的重要依据。

为提高处方质量、促进合理用药和保障医疗安全，《处方管理办法》围绕处方定义、书写规则、处方权获得、处方开具、处方调剂、监督管理和法律责任等多个方面规范了处方管理。该法明确指出，医师需要根据医疗、预防、保健需要，按照诊疗规范、药品说明书中的药品适应证、药理作用、用法、用量、禁忌、不良反应和注意事项等开具处方，并遵循安全、有效、经济的原则，这些都是处方点评的依据和原则。作为另一则加强医疗机构药事管理、促进药物合理应用的重要法规，《医疗机构药事管理规定》提出了以患者为中心，遵循安全、有效、经济的合理用药原则，对临床用药全过程进行有效的组织实施与管理；明确指出医疗机构应当遵循有关药物临床应用指导原则、临床路径、临床诊疗指南和药品说明书等合理使用药物，对医师处方、用药医嘱的适宜性进行审核。此外，《医疗机构药事管理规定》在"药学专业技术人员管理"章节规定了药师工作职责，明确了处方或者用药医嘱审核的重要性。

其他法律法规与医疗机构药事管理有关的规定也明确了处方开具的原则。《中华人民共和国药品管理法实施条例》中"医疗机构药事管理"章节提出，医疗机构应当坚持安全有效、经济合理的用药原则，遵循药品临床应用指导原则、临床诊疗指南和药品说明书等合理用药。《医疗机构管理条例（2022 年修订）》提到，医疗机构必须按照有关药品管理的法律、法规，加强药品管理；这一条规定也涵盖了处方开具的合法性和重要性。新颁布的《中华人民共和国医师法》明确了医师应当坚持安全有效、经济合理的用药原则，遵循药品临床应用指导原则、临床诊疗指南和药品说明书等合理用药。《麻醉药品和精神药品管理条例》和《麻醉药品、精神药品处方管理规定》则是特殊药品处方开具和使用的重要依据和规定。

二、处方点评的相关规范

依据上述相关法律法规对处方开具遵循原则等相关规定，国家层面和地方层面都出台了相关法律法规及规章制度来明确药师进行处方审核和（或）处方点评的职责、内容和流程等。

《处方管理办法》规定了药学专业技术人员处方审核程序、内容和岗位职责，医生开具的处方需经过取得药学专业技术职务任职资格的药学专业技术人员（以下简称药师）审核后才可调配，审核内容包括处方的规范性、合法性和适宜性；药师经处方审核后，认为存在用药不适宜时，应当告知处方医师，请其确认或者重新开具处方；在监督管理章节明确指出，医疗机构应当建立处方点评制度，填写处方评价表，对处方实施动态监测及超常预警，登记并通报不合理处方，对不合理用药及时予以干预。《医疗机构药事管理规定》也提出需要对医师处方、用药医嘱的适宜性进行审核；医疗机构应当建立临床用药监测、评价和超常预警制度，对药物临床使用的安全性、有效性和经济性进行监测、分析、评估，实施处方和用药医嘱点评与干预；在"药学专业技术人员管理"章节规定了药师工作职责，明确了处方或者用药医嘱审核的重要性，并提出开展抗菌药物临床应用监测，实施处方点评与超常预警，促进药物合理使用。《中华人民共和国药品管理法（2019 年版）》提出，医疗机构应当配备依法经过资格认定的药师或者其他药学技术人员，负责本单位的药品管理、处方审核和调配、合理用药指导等工作；对医师处方、用药医嘱的适宜性进行审核。《医疗机构药品监督管理办法（试行）》也提出医疗机构应当配备与药品调配和使用相适应的、依法经资格认定的药学技术人员负责处方的审核、调配工作。《中华人民共和国医师法》指出医疗机构应当建立管理制度，对医师处方、用药医嘱的适宜性进行审核，严格规范医师用药行为。

为进一步规范处方点评工作、推进和落实处方点评制度、促进医疗机构合理用药，《医院处方点评管理规范（试行）》细化了处方点评工作制度，全方位地规定了处方点评的定义、目的、组织管理、点评人员资质、实施方法和流程、点评结果分类、持续改进和监督管理措施等。相较于《处方管理办法》，《医院处方点评管理规范（试行）》明确了需要开展处方点评的机构（为从事疾病诊治、治疗活动的医院，三级以上医院应逐步建立健全专项处方点评），提高了处方点评在医疗机构的管理水平和重视程度[要求在医院药物与治疗学委员会（组）和医疗质量管理委员会领导下，由医院医疗管理部门和药学部门共同组织实施处方点评工作]，细化了处方点评的抽样率和数量[要求门急诊处方的抽样率不应少于总处方量的 0.1%，且每月点评处方的绝对数不应少于 100 张/病房（区）；医嘱单的抽样率（按出院病历数计）不应少于 1%，且每月点评出院病历绝对数不应少于 30 份]，明确了不合理处方的分类和具体规定（包括不规范处方、用药不适宜处方及超常处方），赋予了药学部门负责处方点评的权力并规定了处方点评岗位资格，提出了将处方点评结果纳入评审评价和考核指标体系并建立奖惩制度，增加了对药师用药交代不清楚及用药干预失误的处罚规定，提高了对医师开具不合理处方的处罚要求，增加并简化了处方点评工作表，因此《医院处方点评管理规范（试行）》进一步建立健全了处方点评的方法和模式，提高了处方点评工作的可操作性和实用性。

依托于上述重要的法律法规和规章制度，国家还出台了《医疗机构处方审核规范》，进一步明确了处方审核的定义、基本要求、审核依据和流程、审核内容、质量管理、培训与考核等方面，完善了医疗机构开展处方审核、促进合理用药的有关规定。处方点评和处方审核在本质上是相通的，处方点评一般属于事后审核，在患者取药后才进行，有一定滞后性，因此为提高处方点评效果、促进合理用药，在药品调配前进行处方审核也是至关重要。相较于《医院处方点评管理规范（试行）》，《医疗机构处方审核规范》完善了医疗机构处方审核要求（要求所有处方均应经审核通过后方可进入其他环节，未经审核通过的处方不得调配），细化了医师开具处方合法性审核要求、药师进行处方审核的资质和知识水平，新增了处方审核的内容（如必要时注明体重，溶媒的选择、静脉输注的药品给药速度是否合理）等，建立了处方审核前置模式、优化了取药流程，增加了药师与医师之间的沟通和交流，提高了事后处方点评的即时性，节约了不合理用药带来的损失，保障了患者的用药安全。

在国家出台处方点评相关规章制度后，地方政府或相关机构也积极响应，陆续推出了处方点评相关的规范或指南，从而推动地方各医疗机构处方点评工作的开展。《广东省处方点评实施规范（试行）》进一步细化和明确了有效性高、操作性强的处方点评模式，规范各种工作制度、流程和干预方式，明确点评依据和标准，围绕用药的安全性、有效性、经济性和适当性进一步细化了处方点评的内容，细化了处方点评记录表格。《北京市医疗机构处方专项点评指南（试行）》主要针对不合理处方点评和十二项专项处方点评（包括万古霉素/

去甲万古霉素病历、血液制品处方、国家基本药物处方、静脉输液处方、静脉用药集中调配医嘱、抗菌药物围手术期使用病历、抗肿瘤药物处方、妊娠患者处方、糖皮质激素类药物处方、中药注射剂处方、超说明书用药处方和抗感冒药处方），逐条明确了点评依据、点评细则和点评要点，并制定了相应的工作表格。《上海市医疗机构处方点评工作管理规定》建立健全了专项处方点评制度（重点加强对国家基本药物、血液制品、中药注射剂、肠外营养制剂、抗菌药物、辅助治疗药物、激素、高价自费药品等临床使用情况的专项点评），明确了点评周期[门急诊处方和病房（区）医嘱单的常规点评、抗菌药物处方点评等至少每月一次，其他专项处方点评至少每季度一次]，强调了点评的动态监测（每月对单品种用药的数量、金额按临床科室、医师等进行统计和追踪监测，对使用量异常增长或排名靠前的品种和医师处方进行重点监控与评估），细化了奖惩制度（对开具不合理处方的医师，根据情节轻重，采取培训教育、批评、限制或取消处方权等措施，并与个人绩效和年终考核、职称晋升等挂钩）等。

第三节　处方点评的流程

依据《医院处方点评管理规范（试行）》等相关规章制度，结合医疗机构实际开展情况，依托医院相关委员会领导，医院相关部门定期组织和实施处方点评工作，及时反馈点评结果，不断持续改进质量。处方点评流程见图1-1。

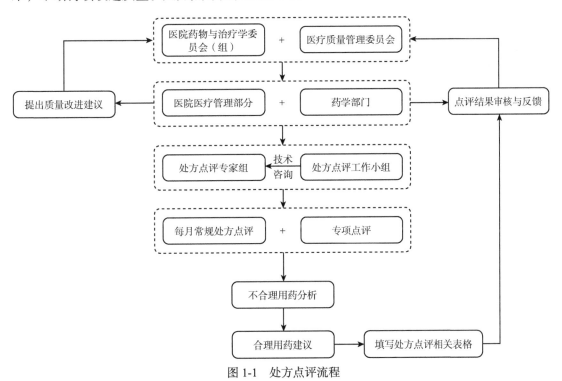

图1-1　处方点评流程

一、处方点评的组织管理

依据《医院处方点评管理规范（试行）》，医疗机构处方点评工作在医院药物与治疗学委员会（组）和医疗质量管理委员会领导下，由医院医疗管理部门和药学部门共同组织实施。其中，实施处方点评具体工作的责任主体是药学部门，对处方点评结果的应用和处理的责任主体是医疗管理部门。

医疗机构应当根据其性质、功能、任务、科室设置等情况，在药事管理与药物治疗学委员会之下建立由药学、临床医学、临床微生物学、医疗管理等多学科专家组成的处方点评专家组，为处方点评工作提供专业技术咨询。

医疗机构药学部门成立处方点评工作小组，负责处方点评的具体工作。工作小组成员应当具备以下条件：①具有较丰富的参与临床用药经验和合理用药知识；②具备相应的专业技术任职资格，即二级及以上医疗机构处方点评工作小组成员应当具有中级及以上药学专业技术职务任职资格，其他医疗机构处方点评工作小组成员应当具有药师及以上药学专业技术职务任职资格。

医疗机构结合实际情况，在《医院处方点评管理规范（试行）》等要求的基础上，进一步完善本机构处方点评制度和工作实施细则，内容包括但不限于：组织架构、部门职责、管理规范、处方权管理制度、处方审核制度、点评结果及处理意见公示制度、考核制度、奖惩制度、医师约谈制度、信息数据管理制度等。

二、处方点评的实施流程

依据《医院处方点评管理规范（试行）》，在坚持科学、公正、务实的原则下，医疗机构按照规章制度定期开展常规处方点评和（或）专项处方点评工作。

一般来说，至少每月开展一次针对门急诊处方和病房（区）医嘱单的常规点评工作。法规建议医院药学部门会同医疗管理部门，根据医院诊疗科目、科室设置、技术水平、诊疗量等实际情况，确定具体抽样方法和抽样率，力求使抽样样本能够反映处方整体情况。其中门急诊处方的抽样率不少于总处方量的 1‰，且每月点评处方绝对数不少于 100 张；病房（区）医嘱单的抽样率（按出院病历数计）不少于 1%，且每月点评出院病历绝对数不少于 30 份。

对于三级医疗机构（部分省市要求二级及以上医疗机构），相关法规建议逐步建立健全专项处方点评制度。专项处方点评是医疗机构结合药事管理和药物临床应用管理的现状及存在的问题，确定点评的范围和内容，对特定药物或特定疾病的药物（如国家基本药物、血液制品、中药注射剂、肠外营养制剂、抗菌药物、辅助治疗药物、激素等临床使用及超说明书用药、抗肿瘤药物和围手术期用药等）使用情况进行的处方点评。关于专项点评的周期，依据各医疗机构实际情况而定，有的地方性法规建议至少每季度点评一次，并鼓励各区根据各类医疗机构情况开展联合专项处方点评。

处方点评小组利用处方点评系统（有条件的情况下），围绕用药的安全性、有效性、经济性和适宜性四大基本原则。首先，对抽调的处方进行点评和分析，点评的结果分为合理处方和不合理处方，其中不合理处方包括不规范处方、用药不适宜处方及超常处方（具体判定要求以《医院处方点评管理规范（试行）》为准）。其次，针对点评发现的处方中的不合理用药问题，处方点评小组给出合理用药建议，并填写处方点评相关表格（具体表格可参照相关法规或各医疗机构制定的规章制度要求）。再次，书面点评报告经药学部门负责人审核签字后，上报至医疗管理部门，并将点评结果反馈至临床科室和处方医生。最后，在处方点评工作的基础上，医疗机构医疗管理、医保等相关管理部门会同信息管理部门，对临床用药情况进行动态监测，建议每月对单品种用药的数量、金额按临床科室、医师等进行统计和追踪监测，对使用量异常增长或排名靠前的品种和医师处方进行重点监控与评估。

三、处方点评的质量改进

依据法规，医院药学部门会同医疗管理部门，根据处方点评结果，对医院在药事管理、处方管理和临床用药方面存在的问题进行汇总和综合分析评价，提出质量改进建议，并向医院药物与治疗学委员会（组）和医疗质量管理委员会报告，一旦发现可能造成患者损害的，应当及时采取措施，防止损害发生。

医院药物与治疗学委员会（组）和医疗质量管理委员会应当根据药学部门会同医疗管理部门提交的质量改进建议，研究制订有针对性的临床用药质量管理和药事管理改进措施，并责成相关部门和科室落实质量改进措施，提高合理用药水平，保证患者用药安全。例如，对存在使用量异常增长的药品，实施限购、暂停采购等干预措施；对开具不合理处方、存在不合理用药行为的执业医师，按规定开展联合约谈；将处方点评结果作为重要指标纳入医院评审评价和医师定期考核指标体系，纳入相关科室及其工作人员绩效考核和年度考核指标，建立健全相关的奖惩制度等。

第四节　处方点评标准的制定

标准是为了在一定的范围内获得最佳秩序，经协商一致制定，为各种活动或其结果提供规则的一种文件。处方点评标准是为了保证处方点评工作的系统化和可持续改进性而建立的一套标准化点评体系。

一、制定处方点评标准的意义

依据《医院处方点评管理规范（试行）》，处方点评结果分为合理处方和不合理处方，后者又包括不规范处方、用药不适宜处方及超常处方（具体规定条目可见表1-2）。然而该规范主要从管理层面对处方点评进行相关规定，并未从技术层面对处方点评标准进行详细且又规范的界定。

表 1-2 不合理处方法规规定

类别	具体规定条目
不规范处方	1. 处方的前记、正文、后记内容缺项，书写不规范或者字迹难以辨认的
	2. 医师签名、签章不规范或者与签名、签章的留样不一致的
	3. 药师未对处方进行适宜性审核的（处方后记的审核、调配、核对、发药栏目无审核调配药师及核对发药药师签名，或者单人值班调剂未执行双签名规定）
	4. 新生儿、婴幼儿处方未写明日、月龄的
	5. 西药、中成药与中药饮片未分别开具处方的
	6. 未使用药品规范名称开具处方的
	7. 药品的剂量、规格、数量、单位等书写不规范或不清楚的
	8. 用法、用量使用"遵医嘱""自用"等含糊不清字句的
	9. 处方修改未签名并注明修改日期，或药品超剂量使用未注明原因和再次签名的
	10. 开具处方未写临床诊断或临床诊断书写不全的
	11. 单张门急诊处方超过 5 种药品的
	12. 无特殊情况下，门诊处方超过 7 日用量，急诊处方超过 3 日用量，慢性病、老年病或特殊情况下需要适当延长处方用量未注明理由的
	13. 开具麻醉药品、精神药品、医疗用毒性药品、放射性药品等特殊管理药品处方未执行国家有关规定的
	14. 医师未按照抗菌药物临床应用管理规定开具抗菌药物处方的
	15. 中药饮片处方药物未按照"君、臣、佐、使"的顺序排列，或未按要求标注药物调剂、煎煮等特殊要求的
用药不适宜处方	1. 适应证不适宜的
	2. 遴选的药品不适宜的
	3. 药品剂型或给药途径不适宜的
	4. 无正当理由不首选国家基本药物的
	5. 用法、用量不适宜的
	6. 联合用药不适宜的
	7. 重复给药的
	8. 有配伍禁忌或者不良相互作用的
	9. 有其他用药不适宜情况的
超常处方	1. 无适应证用药
	2. 无正当理由开具高价药的
	3. 无正当理由超说明书用药的
	4. 无正当理由为同一患者同时开具 2 种以上药理作用相同药物的

中国医院协会药事管理专业委员会曾将北京市 8 家医疗机构的 8 位处方点评人员分为 4 组，分别对 254 张样本处方进行点评；点评结果显示，在 254 张处方中，4 组点评人员判断结果一致的处方仅为 44.5%。由此可见，不同点评人员对点评依据的理解、把握和判断能力有所不同，对相同处方的点评结果差异也较大。因此，尽管法律法规对不合理处方做了明确的定义和归类，但当具体实施处方点评工作的时候，制定一套统一规范的处方点评标准至关重要。通过依据权威用药依据建立的处方评价体系，药师可以快速、准确地对处方做出标准的评价，从而进行不合理用药干预和管理，提高药物治疗的有效性、安全性和经济性。

二、制定处方点评标准的依据

截至目前，全国尚未发布统一的处方点评标准。因此，各医疗机构一般在国家相关法律法规基础上，依据可参考的官方权威、可信度高的说明书、指南或规范等，实施处方点评工作。

中国医院协会发布的《医疗机构药事管理与药学服务》团体标准（T/CHAS 20-2-2—2021）第 2-2 部分"临床药学服务 处方审核"中的"5.2.3 审核依据"提到，处方审核常用临床用药依据包括药品说明书、国家药品管理相关法律法规和规范性文件、国家处方集、国家卫生主管部门发布的临床诊疗规范、指南和临床路径等权威技术资源；医疗机构可结合实际，由药事管理与药物治疗学委员会（组）在充分考虑患者用药安全性、有效性、经济性、依从性等综合因素情况下，参考专业学（协）会及临床专家认可的临床诊疗规范、指南等，制订适合本机构的临床用药处方集、规范、指南、临床路径或超说明书用药目录，为处方审核提供依据。此外，考虑超说明书用药的普遍性和不可避免性，医疗机构应对超说明书用药进行医师资质、适用范围、使用条件等方面的限定，并将限定要求作为处方审核的依据。医疗机构应根据药品信息变化和临床用药进展，对本机构制订的临床用药处方集、规范、指南或超说明书用药目录，进行定期更新，以便与法规文件内容一致。

《广东省处方点评实施规范》中提到，处方点评的依据和标准包括药典、说明书，以及世界卫生组织、中华医学会、中华中医药学会等各专业委员会制定的用药指南和诊治标准；各种高等医药院校教科书及药理学、药动学、药物治疗学、药物经济学的理论依据；循证医学的证据；达成专家共识的各项合理用药评价指标；国家制定的各项药物使用管理规范等。

制定具体处方评价标准的原则需要统一，标准需要涉及药品适应证、用法用量、适用人群、禁忌证、相互作用等。一般来说，药品说明书是国家审批的用药依据，具有最高的法律效力；处方点评时可以首选参考药品说明书；若点评的药品有进口原研药，建议可至少收集原研药和 2 种仿制药的说明书作为评价依据。此外，药物治疗指南是专业学会依据最新循证证据制定的药物指导原则，代表专业领域内最新的药物治疗水平；若国内外指南对同一问题的结论不一致，由于处方点评标准是在国内医疗机构使用，可以国内相关指南为准，特殊情况下也可结合临床专家意见进行选择。因此，处方点评标准的依据一般以说明书优先，以指南作为补充；随着说明书、指南等的更新，标准需要持续更新和拓展，以保证药师对处方点评与临床治疗规范保持一致。

为便于处方点评时药师能更快速、便捷、准确地选择评价的标准，不同部门或机构也出台了相关文件。北京市卫生局于 2012 年组织制定了《北京市医疗机构处方专项点评指南（试行）》，明确了部分疾病和特殊药物的处方点评标准，旨在建立多家医院"集中处方点评"工作机制，并在此基础上制定出可操作的点评指南技术规范；同时也将该指南推荐给全国医院试用，希望能根据各地反馈情况对该指南进行完善，未来上升为全国统一的处方点评标准。北京市市场监督管理局于 2021 年 12 月 28 日发布了一项由北京积水潭医院和北京市医院管理中心牵头制订的北京市地方标准《医院处方评价规范》（DB11/T 1934—2021），并于 2022 年 4 月 1 日正式实施,该标准是国内首个同时规范处方审核和处方点评相关工作的地方标准,内容涵盖医院处方审核和处方点评工作开展的主要内容、制度建设、人员要求、评价内容、评价依据、质量管理与持续改进等方面。广东省药学会将各类别药物的处方审核依据整理归纳,发布了《处方审核标准索引》,并定期更新(目前最新版本是 2023 年版,2023 年 4 月 21 日发布)。该索引列出了处方审核常用的数据库平台(网站、APP、小程序、软件系统),这些平台涉及文献、药物临床研究、中英说明书、超说明书用药信息、指南、特殊人群用药等;此外,该索引还详细列出了各专题处方审核常用书籍、指南、共识、规范推荐等,共涉及 22 类专题(高血压用药、冠心病用药、心律失常用药、脑血管疾病用药、糖尿病用药、消化系统用药、慢性阻塞性肺疾病用药、抗菌药物、抗肿瘤药物、糖皮质激素、精神科用药、眼科用药、口腔科用药、儿科常用药、妊娠期哺乳期用药、老年慢性病用药、中药/中成药、高警示药品、静脉输液用药、需皮试药品、超说明书用药和审方中的药剂学问题),来帮助药师在日常处方审核工作中快速、准确地查询相关循证材料。

第五节　处方点评的意义

合理用药的概念自 1985 年在内罗毕国际联合用药专家会议被提出以来,一直作为医疗质量管理的核心,保障患者的用药安全。为促进合理用药,世界卫生组织提出了 3 种策略,包括教育策略、管理策略和法规策略。而在临床治疗过程中,临床医师对患者开具的处方不仅是具有经济、法律等意义的文字凭证,也是反映合理用药水平的关键依据。由世界卫生组织提出的合理用药标准(即合适的药物、准确的剂量、正确的用法、公众可以支付的价格和安全有效的药品质量)可知,处方的合理性与患者用药治疗的安全性及有效性密切相关。作为改进医疗质量、强化规范管理的一项重要手段,处方点评可以通过技术干预和行政管理方式,发现不合理用药的处方,有助于提高药物治疗的有效性、安全性和经济性,降低不良反应的发生率,从而减少医疗资源耗费、减少医疗纠纷、提高患者满意度。

一、提高药物治疗的有效性

近年来,由于部分医生责任意识不足、工作缺乏规范性或标准化要求,以及药物种类繁多、使用方法多样、利益驱动等多种临床因素影响,不规范处方、不合理用药等现象越来越普遍,尤其是对于一些专项药物,如抗菌药物、激素药物、辅助用药及中药注射药物等,不合理应用的现象尤为严重。药物治疗的有效性体现在医生开具处方的合法性、规范性和适宜性等多个方面,不合理的处方会影响患者的药物治疗效果,从而导致疾病难以治愈或反复。作为一种新型管理办法,处方点评凭借适时性、准确性和可追溯性等优点,通过对门急诊处方和住院用药医嘱进行点评和规范,并将点评结果反馈给处方医生,经技术和行政双重干预,将有助于增强医生规范开具处方的意识和责任感,提高医院的诊疗水平,杜绝类似的不合理用药情况再次发生,以便提高药物治疗的有效性,从而对药物应用管理质量、用药合理性及医疗质量进行持续改进。

近年来，由于生物制药领域的发展，基因靶向药物、抗体药物、抗体偶联药物、免疫检查点抑制剂、核酸药物等相继上市，部分医生对这些生物创新药的药理作用、不良反应、合并用药等并不熟悉。药师可在药学专业技术上把关，通过处方点评促进创新药物的合理应用。

既往已发表的多篇研究显示，相较于未实施处方点评的对照组，开展处方点评的观察组显著降低了不规范处方、不适宜处方和超常处方的占比，且抗菌药物使用处方占比显著降低、通用名处方和国家基本药物使用处方占比显著增加；而且在适应证、遴选药物、药品剂型或给药途径、用法用量、联合用药、重复给药不适宜及有配伍禁忌或不良相互作用等方面，观察组不合理用药情况的发生率也显著低于对照组。这些研究数据有力证明了处方点评可以显著提高合理用药水平和药物治疗的有效性，规避不合理用药风险，保障患者临床药物治疗结果。

二、降低不良反应的发生率

处方点评不仅可促进用药规范性，提高药物治疗的有效性，还能进一步提高药物治疗的安全性，对医疗水平起到积极促进作用。据我国国家药品不良反应监测中心的相关数据显示，每年我国因药源性疾病而需住院接受治疗的患者数量大概为250万例，而其中有19.2万例（7.7%）最终因用药不当而死亡。而遴选的药物不适宜、用法用量不合理、给药途径不正确等用药错误都有可能加重患者病情、错失最佳治疗时机，从而也会产生不良反应、过敏反应及中毒反应等。由此可见，不合理用药不仅可能会浪费社会医疗资源，更可能会对患者的健康乃至生命安全构成严重威胁。卢逸等随机选取其所在医院2018年1—12月使用处方点评意见反馈制度前的1000张处方作为对照组，另外随机选取2019年1—12月使用处方点评意见反馈制度后的1000张处方作为观察组，对照组采用常规处方管理监督制度，观察组采用处方点评意见反馈制度，比较两组处方患者的不良反应发生情况，结果提示观察组患者的不良反应总发生率低于对照组，组间比较差异具有统计学意义（$P<0.05$）。另外，有研究显示，用药种类越多，不良反应发生率也随之上升，而世界卫生组织规定发展中国家的医疗机构门诊药品使用标准为1.6—2.8种，适当减少每份处方中的药品种数也将有助于提高药物治疗的安全性，而且减少药物之间的相互作用也有助于减少不良反应的发生，提升后续用药的合理性。因此，处方点评是目前分析临床不合理用药、降低患者不良反应发生率的有效手段。

三、减少医疗负担和医疗纠纷

合理用药不仅是医疗质量管理中最重要的问题之一，也是关系患者切身利益最直接的表现。对于合理用药而言，处方点评可以节约医药资源，减轻患者经济负担。目前，处方中还存在一些非一线、非基础或疗效不明确等的药物被开具，这不仅影响了患者的治疗安全性和有效性，而且还加重了患者的经济负担，造成了医疗卫生资源不必要的浪费，从而对医疗质量、安全及发展等造成了严重的影响。钟虹等所在医院针对辅助用药的使用，于

2019 年 7 月开始采用专项点评干预,在实施 1 年后发现辅助用药不合理率明显低于实施前,而且辅助药物使用率和金额占比均明显降低,提示专项处方点评干预不仅可规范医生用药行为,也能减轻患者医疗负担。

多项研究表明,药物不合理使用与医患纠纷、医患矛盾也有着密切联系。朱东芳等于 2017 年 7 月—2019 年 1 月选取处方 244 例,随机分为两组;研究组采取处方点评,参照组对处方不进行点评,比较两组医疗纠纷情况,结果显示研究组医疗纠纷发生率低于参照组,差异有统计学意义($P<0.05$)。因此,提高处方规范性及合理性可以有效降低医疗风险,保障医疗安全,尤其是对于目前日益紧张的医患关系,改善不合理用药、提高处方质量不仅是解决医患关系的重要方法,也是促进医疗水平发展的重要措施。

第六节　处方点评的现状

随着国家和地方政府出台相关法律法规、规章制度与技术规范等,处方点评作为合理用药管理的关键手段,在各大医疗机构逐步形成制度化、规范化和常态化。截至 2022 年 12 月,在中国知网国内期刊数据库以"处方点评"或"处方评价"为关键词检索相关文献,已发表相关论文 3000 余篇。纵观这些论文,可见我国处方点评工作正如火如荼地开展,无论医疗管理部门还是药学部门,都致力于通过不断建立健全处方点评制度来进一步提高医疗质量管理水平,保障患者用药安全。

一、取得的初步成效

文献研究显示,医疗机构在开展处方点评后,显著降低了不合理处方的比例,减少了患者不良反应的发生率,也降低了患者的医药费用负担,减少了医疗纠纷情况。徐帆等汇总分析了近 10 年有关门诊处方点评的 417 篇文献,发现:①在点评方法上,96.9%采用人工点评,剩余采用计算机技术辅助点评,点评依据引用最多的是《处方管理办法》和《医院处方点评管理规范(试行)》;②从点评结果来看,不适宜处方是出现频率持续最高的,其次为不规范处方和超常处方,排名前 10 位的处方问题包括用法用量不适宜、适应证不适宜、联合用药不适宜、开具处方未写临床诊断或临床诊断书写不全、重复给药、前记/正文/后记内容缺项或书写不规范或字迹难以辨认、遴选药品不适宜、有配伍禁忌或不良相互作用、超量处方和无适应证用药;③在点评样本量上,48.0%点评的样本数为 1000—5000 张,超过 10 万张处方点评数量的仅有 3.8%,且随着年份增加,点评处方数量也在逐渐增加;④在不合理处方干预手段方面,大多数研究仅提出了干预方法,少数文献验证了改进处方点评方法后点评效果是否得到改善。此外,继 2012 年北京市出台了《北京市医疗机构处方专项点评指南(试行)》后,全国医疗机构在专项处方点评工作方面也取得初步成效,如专项点评后抗菌药物在处方中占比有不同程度的下降、国家基本抗菌药物消耗同比升高、抗菌药物消耗金额和使用强度同比下降等。由此可见,处方点评工作在全国开展已取得一定成效,并在逐步完善和推进,为合理用药提供了强有力的干预手段。

二、现存问题及对策

结合处方点评的文献汇总和分析,目前各医疗机构开展处方点评的差异较大,点评的现状仍存在需要进一步改进和完善的地方。

(1)抽样方法欠合理:《医院处方点评管理规范(试行)》仅规定了抽样占比和数量,并没有说明具体的抽样方法,因此各家医疗机构目前处方点评的抽样方式较为多样化,也具有较大的随意性,如随意抽取每个月的门急诊处方或者随机抽取某一天的处方等。而准确的抽样方式对统计结果有着至关重要的作用,是影响点评可信度的主要因素之一。在今后的处方点评工作中,建议进一步完善抽样方法的准确性,发布统一而又规范详细的抽样标准,最大限度地减少人为因素的影响。

(2)信息化管理欠缺:目前处方点评工作仍然以人工点评为主,信息化管理参与较少。尽管大部分医院配备了医院信息管理系统,并基于医院信息数据库,嵌入了合理用药软件、临床用药决策支持软件、药品处方限定功能等,但由于这些软件运用尚不够灵活,某些医院系统衔接不够流畅,现阶段信息化管理还较欠缺。但倘若需要全面铺开处方点评工作,扩大点评范围,仅依靠人工点评消耗的人力和精力较大,点评效率较低,因此后续需要进一步完善信息化管理手段,将人工点评和软件点评相结合,促使点评工作更加全面、客观、准确和便捷。

(3)前置处方审核欠缺:目前处方点评工作主要以事后点评为主,虽然可以发现不合理用药问题,及时通知处方医生,避免下一次不合理用药问题的发生,但事后点评的管理方式仍存在一定不足,不能从根本上杜绝患者的用药风险,因此事前审方制度的建立至关重要。目前部分医院已经在试行处方前置审核,这需要药师在先进的信息化管理基础上,实时进行处方审核,拦截不合理用药处方,及时与处方医生进行沟通,实现前瞻性的合理用药干预。

(4)点评药师欠缺专业素养:《医院处方点评管理规范(试行)》规定二级及以上医院、其他医院从事处方点评者应至少具有主管药师、药师以上职称,并具有较丰富的临床用药经验和合理用药知识。但现实中部分参与处方点评的药师还缺乏临床用药经验,尤其是平日主要负责调剂工作的药师,合理用药知识或者如何查找点评依据的能力也有限,与相关规范要求存在一定差距,较难胜任处方点评工作;即便有些医院是临床药师承担处方点评工作,但由于多数临床药师为专科药师,而需要点评的处方又涉及所有临床科室,能否准确点评所有处方还需进一步评估。因此,建议定期对参加处方点评的药师开展专业知识培训,提高专业技能,或采用考核制度遴选胜任点评资格的药师,以便提高点评药师的专业素养和资质。

(5)点评欠缺个体化:目前的处方点评工作,尤其是门急诊处方的点评仅是处方本身,而处方展示信息之外的患者基本情况、病情及其他用药等,点评者无法了解,如患者的身高体重、肝肾功能等,这些都与患者用药息息相关,因为缺乏这些信息而开展的处方点评可能存在一定的片面性、主观性和不完整性。因此在后续开展处方点评工作时,建议加强信息化管理,将患者在医院信息管理系统中的信息联动起来,便于审方药师查看患者的全面信息；同时也可以建议临床医师一起参与处方点评工作，从处方开具者的角度提高处方点评的个体化要求。

总体来说，针对目前我国处方点评的现状及存在问题，各大医疗机构需要继续深入贯彻相关法律法规的落实，重视提高药师的业务素质和风险防范意识，加强药师与医师之间的沟通交流，转变药学服务观念，进一步提高处方点评的效率和影响力。

第七节　超说明书用药的管理

一直以来，超说明书用药是国内外研究的热点，也是处方点评中的难点。根据国家药品不良反应监测中心的数据，大多数不合理用药主要表现为超说明书用药，如超适应证用药、超剂量用药等。合理的超说明书用药可以为特殊患者或疾病带来有效的治疗，而不合理的超说明书用药则可能浪费社会医疗资源、增加患者医疗负担，甚至危害患者健康与生命安全。因此，超说明书用药的管理是推进合理用药的关键措施之一。

一、超说明书用药的概念

药品说明书是指经国家药品监督管理局批准的包含药品安全性和有效性等内容用于指导安全合理用药的技术资料，一般包括药品的适应证或功能主治、用法、用量、禁忌、不良反应、注意事项、规格和贮藏条件等；倘若医生在开具处方或医嘱时，未按照药品说明书的内容使用药品，按照《处方管理办法》规定，则称之为超说明书用药。由于药品说明书在药品上市后更新较少，而药品新用途、新用法等研究不会停滞不前，药品说明书用法往往滞后于科学知识和文献，因此这些超说明书用药有些可能是具备循证医学证据、安全有效的合理使用，而有些可能是缺乏证据的不合理使用。

超说明书用药，也可称为"超适应证用药""说明书之外用法""说明书之外用药""药品未注册用法"等。在美国，美国卫生系统药师协会将超说明书用药定义为药品使用的适应证、适应人群、给药方法或剂量不在美国食品药品监督管理局批准的药品说明书之内的用法。在我国，广东省药学会在2010年3月发布的《药品未注册用法专家共识》定义超说明书用药为药品使用的适应证、给药方法或剂量不在药品监督管理部门批准的说明书之内的用法。而台湾成功大学科技法律研究所根据临床应用情况将超说明书用药分为狭义和广义两种：狭义的超说明书是指医师在临床治疗中超出国家药品监督管理局批准的药品说明书规定的适应证使用药品，在文献中也称为"超适应证用药"；广义的超说明书用药是指医师在临床治疗中使用药品的适应证、给药途径、给药剂量、给药时间、适用人群等任意一项或几项不在药品说明书之内，或违反药品说明书规定的禁忌证使用药品。

依据《药品未注册用法专家共识》，合理的超说明书用药需要具备以下条件：①在影响患者生活质量或危及生命的情况下，无合理的可替代药品，充分考虑药品的不良反应、禁忌证、注意事项，权衡获益大于风险；②用药目的不是试验研究，而是为了患者利益，体现医疗人员的基本职业权利；③有合理的医学实践证据，如充分的文献报道、循证医学研究结果、多年临床实践证明及申请扩大药品适应证的研究结果等；④在超说明书用药前，需经医院药事管理与药物治疗学委员会（或药事管理委员会）及伦理委员会批准，紧急抢救情形除外；⑤在超说明书用药前，应书面告知患者治疗步骤、预后情况及可能出现的危险，并在患者表示理解后签署知情同意书，以便保护患者的知情权。

二、超说明书用药的原因

超说明书用药在临床治疗中存在的原因相对复杂，这与说明书本身局限性、特定人群和疾病研究缺陷、制药企业和医师行为不规范及患者依从性较差等多方面有关。

（1）药品说明书的局限性：药品在上市前，药品监督管理部门对药品说明书的内容有严格的规定，上市前药品的临床研究较单一、研究病例数较少、研究时间较短、研究人群受限，因此在申报药品注册时制药企业所掌握的药品信息有限，导致药品说明书本身存在一定的局限性。随着药品上市，上市后研究逐步深入、临床经验逐渐积累、医疗技术与科研水平逐步提高，药品的新用途、新用法被逐步发现，然而更新药品说明书需要耗费大量的精力、人力和财力，制药企业并未及时修订和申报调整说明书，从而导致药品说明书存在一定的滞后性。

（2）特定人群和疾病研究缺陷：大多数药品在上市前研究时缺乏特殊人群的研究数据，如儿童、老年人、孕妇、肝肾功能不全等人群，因此药品说明书中的适用人群一般也不包括这些特定人群，所以超说明书用药在这些人群中出现的比例较高。此外，多数特定疾病，例如某些恶性肿瘤、罕见病、新发疾病等，缺乏药品说明书中适应证用药，因此超说明书用药往往是治疗这些疾病的最终手段之一。

（3）制药企业和医师行为不规范：部分制药企业在还没有足够的合理超说明书用药证据前就大力宣传和推广药品说明书之外的用法。据调查，超说明书用药对制药企业销售额的贡献可达21%，其中73%的超说明书用药缺乏足够的循证依据，有的甚至没有任何依据。现实中部分临床医师并未认真研读药品说明书，对药品说明书之外用法的潜在风险认识不足，仅凭制药企业的宣传资料或临床经验，在循证医学证据不足的前提下超说明书用药，甚至有些医师因商业诱导超说明书用药。

（4）患者依从性较差：除了医师开具超说明书用药处方，患者自身由于治疗依从性较差，也会发生超说明书用药的行为。部分患者擅自增加用药剂量或频次，以为这种用法可以达到更好的治疗效果、加快疾病恢复时间；另一部分患者则因为担心药品副作用，自行减少用药剂量或频次，甚至在症状稍微减轻时就擅自停药。这些不合理的超说明书用药，不但不会提高患者治疗的有效性，而且还可能危害患者用药安全。

三、超说明书用药的法律法规

国际医学伦理准则《赫尔辛基宣言》提到，当无现存有效的预防、诊断和治疗方法来治疗患者时，若医生觉得有望挽救生命、重新恢复健康或减轻痛苦的希望，那么在取得患者知情同意的情况下，医生应该不受限制地使用尚未经证实的或是新的预防、诊断和治疗措施。在美国、德国、意大利、荷兰、新西兰、印度和日本，都已有超说明书用药相关立法，其中除印度禁止超说明书用药外，其余国家均允许合理的超说明书用药，而且美国、英国、德国、日本等国家政府部门或学术组织也发布了与超说明书用药相关的指南或建议。

目前我国多部法律法规也提到了与"超说明书用药"相关的内容。《中华人民共和国医师法》第二十九条规定，医师应当坚持安全有效、经济合理的用药原则，遵循药品临床应用指导原则、临床诊疗指南和药品说明书等合理用药。在尚无有效或者更好治疗手段等特殊情况下，医师取得患者明确知情同意后，可以采用药品说明书中未明确但具有循证医学证据的药品用法实施治疗。《处方管理办法》第四章第十四条规定，医师应当根据医疗、预防、保健需要，按照诊疗规范、药品说明书中的药品适应证、药理作用、用法、用量、禁忌、不良反应和注意事项等开具处方。但在第二章第六条也提出，药品用法用量应当按照药品说明书规定的常规用法用量使用，特殊情况需要超剂量使用时，应当注明原因并再次签名。《中华人民共和国侵权责任法》第五十五条规定，医务人员在诊疗活动中应当向患者说明病情和医疗措施；需要实施手术、特殊检查、特殊治疗的，医务人员应当及时向患者说明医疗风险、替代医疗方案等情况，并取得其书面同意；不宜向患者说明的，应当向患者的近亲属说明，并取得其书面同意。此外，《处方管理办法》《医疗机构药事管理规定》《医院处方点评管理规范（试行）》《医疗机构处方审核规范》等多个法律法规也提出，作为药师，需要对医师开具的处方进行合法性、规范性和适宜性审核，这其中就包括超说明书用药在内的处方。

因此，判断超说明书用药行为是否合法合理，不能仅根据药品说明书，还需结合具体的用药行为和诊疗规范，依据安全、有效、经济的原则进行分析。我国各学术团体也发布了《超说明书用药专家共识》《药品未注册用法专家共识》《医疗机构超药品说明书用药管理专家共识》《临床重症与药学超说明书用药专家共识》《超药品说明书用药中患者知情同意权的保护专家共识》《超药品说明书用药药物经济学评价专家共识》等多个共识来规范超说明书用药管理。此外，广东省药学会还定期更新《超药品说明书用药目录》，包括每种药品超说明书用药的适应证、剂量、人群、给药途径、具体用法、依据及参考文献、证据等级等，为超说明书用药管理和处方点评提供便捷的参考依据。

四、超说明书用药管理的流程

依据《医疗机构超药品说明书用药管理专家共识》，医院药学专家就超说明书用药管理流程达成以下共识。目前国内医疗机构一般参照此专家共识，结合本机构内的具体情况，管理院内的超说明书用药问题。

（1）超说明书用药申请：拟超说明书用药的科室经科室讨论后，向医院药学部门提交超说明书用药申请表，并附超说明书用药方案、风险应急预案及超说明书用药依据。超说明书用药依据通常为循证医学证据，包括国内外说明书、政府文件、随机对照研究的系统评价或 Meta 分析文献、其他对照试验、病例观察文献、指南、专家共识等。

（2）药学部门初审：药学部门对超说明书用药申请进行初审，主要针对药品的超说明书用法进行循证医学评价，评价内容包括有效性等级、推荐强度和证据等级。评价标准参照 Micromedex® 的 Thomson 分级系统。

（3）药事管理委员会和伦理委员会审批：药事管理委员会审批通过的药品可直接按批准方案使用。当超说明书用药风险较大时，除药事管理委员会同意外，还须提交伦理委员会审批。

（4）超说明书用药品种和目录：经药事管理委员会和伦理委员会审批通过的超说明书用药品种，统一在医务部门备案，目录保留在医务部门和药学部门。

（5）超说明书用药处方权限及管理：在医务部门备案的超说明书用药可在全院范围内应用。经药事管理委员会审批通过的药品，主治医师以上职称具有处方权；经伦理委员会审批通过的药品，副主任医师以上职称具有处方权。在紧急情况下使用未经备案的超说明书用药方案的，由科主任提出超说明书用药申请，报医务部门同意后可使用。确无时间提前申请的，可在抢救结束后补交申请资料。以上特殊情况下的超说明书用药，仍须尽快经药事管理委员会和伦理委员会审批。审批通过的，可按批准方案使用；未审批通过的，立即停止使用。

（6）原则上所有超说明书用药均须有详细的病程记录，在使用前与患者签署知情同意书，明确告知其使用风险与获益。

五、超说明书用药的现状与问题

超说明书用药在国内外都普遍存在。一项针对美国基层诊所医师 2001 年全年开具处方的调研发现，超适应证用药处方约占 21%；另一项针对欧洲五国儿科病房的调研发现，46% 的处方存在超适应证用药。美国卫生系统药师协会和美国药典委员会定期更新超说明书用药的证据，指导临床合理用药。在我国，中国药理学会治疗药物监测研究专业委员会药品风险管理学组曾对 45 家医院进行超说明书用药调查，其中有 24 家医院存在不同程度的超说明书用药情况，而排名前 6 的药物分别是抗肿瘤药、免疫调节药、循环系统药、消化系统药、内分泌系统药和抗微生物药；从类别来看，90.4% 是超适应证用药，21.1% 是超用药剂量和频率，9.3% 是超用药途径，3.9% 是超说明书使用人群；从用药依据来看，73.3% 被国际指南、国内指南、国外药品说明书、专家共识、临床专著或专业教科书收录，或有其他循证医学证据支持（如文献报道、个案报道等）。

从现行医疗体制和环境、医师规范开具处方行为和药师干预合理用药等方面来看，我国超说明书用药情况仍存在一定问题和风险：①用药安全风险，超说明书用药可能会给患者带来一定的用药风险，尤其是不合理的超说明书用药缺乏一定的治疗安全性信息，因此如何规避超说明书用药带来的安全风险是亟待解决的重点问题之一；②合法合规矛盾，由于当代医学和药学的欠缺，超说明书用药只要符合临床治疗需求，在有充足循证医学证据和规范管理的前提下，也可以是合理存在的，但对于我国药品监督管理部门，依据现有的法律法规尚不支持超说明书用药，一旦发生医疗纠纷，医疗机构被患者起诉则属于违反医疗常规，因此两者之间的矛盾是超说明书用药难以管理的障碍之一；③医保报销问题，一般来说国家医保报销的主要依据是药品说明书中的适应证、用法用量、适用人群等，而超说明书用药多数可能会被医保部门拒绝报销相关费用，从而增加患者医疗负担，也有可能引起医疗纠纷。因此，我国超说明书用药管理还有待进一步规范。

六、超说明书用药管理的风险控制

为促进合理用药，保障患者用药安全，针对目前超说明书用药存在的问题与风险可采取以下措施来改善超说明书用药的管理。

（1）明确超说明书用药的合法地位：合理的超说明书用药对于医师和患者来说，都是提高医疗水平、改善疾病状态的关键措施之一。鉴于我国目前的法律法规，超说明书用药还尚未完全合法，因此倘若国家可以进一步明确合理超说明书用药的合法地位，不仅有利于保障医师在用药方面的权利，也有利于保护患者用药的利益。

（2）制定行业或国家诊疗标准：诊疗规范是超说明书用药的重要依据。依据《医疗机构管理条例实施细则》，技术规范是指由卫生和计划生育委员会、国家中医药管理局制定或认可的与诊疗活动有关的技术标准、操作规程等规范性文件。当诊疗规范与药品说明书不一致时，诊疗规范可以作为超说明书用药的重要依据，符合诊疗规范的说明书使用属于合理用药。因此，进一步制定和完善行业或国家诊疗标准，及时增加超说明书用药评价条目，有助于规避超说明书用药的风险。

（3）推进处方点评制度落实：处方点评作为合理用药干预的有力手段之一，对于超说明书用药管理也至关重要。由于超说明书用药处方在医师开具的处方中广泛存在，推进处方点评制度的落实，有助于加强超说明书用药管理，降低不合理的超说明书用药比例，从而进一步减少用药安全风险，减少医疗纠纷和患者医疗经济负担。

（4）鼓励药品说明书修订：药品说明书的局限性和滞后性是超说明书用药产生的原因之一，而药品说明书的修订可以进一步推进超说明书用药管理，把超说明书用药变成药品说明书内的规范用药。因此，国家应鼓励和支持制药企业和医疗机构积极开展超说明书相关的临床研究，挖掘更多药物治疗的有效性和安全性数据，并为制药企业修订药品说明书开通便捷办理通道，加速超说明书用药管理合理化。

（5）加强药物警戒体系建设：超说明书用药即便有循证医学依据或符合诊疗标准，由于药物本身的特性，也有可能发生非预期的不良反应。因此加强药物警戒体系建设，尤其是药品上市后安全性监测，关注超说明书用药安全，并对于发生非预期严重不良反应的患者给予一定补偿，有助于推进超说明书用药管理，改善合理用药现状，保障患者用药安全。

（6）建立医患风险的分担机制：知情同意是超说明书用药管理规避法律风险的有效手段，也是建立医患风险合理分担机制的重要举措。依据超说明书用药管理流程，医务人员应该向患者或其家属解释超说明书用药在临床治疗中的作用，告知患者可能面临的风险，并签署书面知情同意，从而全面了解患者的风险承担能力，让患者或其家属共同承担超说明书用药可能带来的风险，以便进一步减少产生医疗纠纷的可能性。

（7）发挥药师的监督指导作用：药师作为医疗团队中的一员，共同承担保障患者用药安全的责任。相较于临床医师，专业的药师可从药学的角度掌握更专业、全面的药品信息，也具备专业的药学服务技能，因此在说明书用药管理中，也可以发挥药师的监督和指导作用，通过与医师的互补与合作，进一步提高超说明书用药的合理性，规避用药风险。

（谢秋芬）

参 考 文 献

陈志东，2012. 处方点评的现状与思考[J]. 中国药师，15（10）：1469-1471.

从亚丽，邱仁宗，2001. 世界医学会赫尔辛基宣言涉及人类受试者的医学研究的伦理学原则[J]. 医学与哲学，22（4）：60-61.

耿丽平，姚鹏，2016. 处方点评制度对医院门诊、急诊处方合理用药的意义[J]. 牡丹江医学院学报，37（4）：42-44.

广东省药学会，2022. 临床重症与药学超说明书用药专家共识（2021新增版）[J]. 今日药学，32（5）：321-330.

韩璐，2013-01-23. 点评处方要用同一把"尺子"[N]. 健康报，（1）：2.

韩燕侠，赵瑞玲，2020.《医院处方点评管理规范》与《医疗机构处方审核规范》比较分析[J]. 中国药物与临床，20（20）：3492-3494.

黄蓓，2018.《医疗机构处方审核规范》印发[J]. 中医药管理杂志，26（14）：68-69.

黄蕾，陈珊，2017. 处方点评的现状与思考[J]. 中医药管理杂志，25（4）：165-166.

惠苏杭，2018. 门诊妊娠患者处方点评促进合理用药的临床意义[J]. 北方药学，15（9）：155-156.

孔维娜，2014. 实施处方点评促进合理用药的意义[J]. 临床合理用药杂志，7（9）：21-22.

赖静怡，2020. 药剂科开展三级处方点评模式的效果观察[J]. 中国实用医药，15（1）：181-182.

李明霞，2015. 药剂科开展处方点评的实践及意义探讨[J]. 临床合理用药杂志，8（32）：104-105.

李全志，张威，邓微，等，2019. 2型糖尿病处方合理性评价标准的建立[J]. 临床药物治疗杂志，17（9）：33-37.

梁思挺，吕杏放，罗端庆，2021. 探索开展处方点评活动对促进临床合理用药的作用[J]. 医学食疗与健康，19（4）：211-212.

廖联明，2008-04-29. 超适应证用药让FDA左右为难[N]. 健康报，3.

林平，马葵芬，宋士卒，等，2019. 医疗机构药学服务规范 第2部分 处方审核[J]. 中国药房，30（23）：3176-3177，3179.

刘利军，2012. 超说明书用药现状及管理对策研究[D]. 北京：北京协和医学院.

刘艳杰，李琳，吴烨青，2013. 上海市徐汇区医疗机构处方点评工作现状调查[J]. 上海预防医学，25（2）：87-88.

卢逸，2021. 处方点评意见反馈制度在合理用药中的促进作用[J]. 名医，2021（11）：181-182.

罗强，2016. 探讨处方点评制度在规范药剂处方书写和临床合理用药方面的意义和作用[J]. 世界最新医学信息文摘，16（83）：159-160.

罗晓珊，雷招宝，2011. 关于重视儿童的超说明书用药问题[J]. 北方药学，2011（2）：42-44.

牟修红，何文富，张磊，2011. 开展处方点评工作的实践与意义[J]. 中国药业，20（13）：40-41.

谭培艺，2021. 医院处方点评的现状分析[J]. 现代药物与临床，36（6）：1336-1340.

涂文念，2018. 处方点评在合理用药中的临床意义[J]. 临床医药文献电子杂志，5（13）：158-159.

王婷，孙健，白晓玲，2022. 药剂科处方点评对门诊合理用药的影响[J]. 中国药物滥用防治杂志，28（9）：1247-1249，1256.

卫生部，2010. 医院处方点评管理规范（试行）[J]. 中国药房，21（12）：1060-1061.

吴明杰，2015. 浅析进行处方点评对促进合理用药的意义[J]. 当代医药论丛，13（22）：4-5.

吴新荣，2018. 药师处方审核培训教材[M]. 北京：中国医药科技出版社.

徐帆，夏伟，周娅琳，等，2019. 医疗机构门诊处方点评现状分析[J]. 西北药学杂志，34（1）：131-133.

杨丽珠，廖献彩，2015. 药师开展处方审核的现状及对策[J]. 中国医院用药评价与分析，15（12）：1686-1688.

杨敏，劳海燕，曾英彤，2017. 医疗机构超药品说明书用药管理专家共识[J]. 中国现代应用药学，34（3）：436-438.

姚冰，聂娟，彭晓燕，2011.《医院处方点评管理规范（试行）》与《处方管理办法》的比较及问题思考[J]. 中国药业，20（8）：17-18.

佚名，2016. 超药品说明书用药药物经济学评价专家共识[J]. 今日药学，26（10）：681-683.

张珏，2018. 处方点评发展现状[J]. 天津药学，30（4）：62-65.

张镭，谭玲，陆进，2015. 超说明书用药专家共识[J]. 药物不良反应杂志，2015（2）：101-103.

张伶俐，李幼平，曾力楠，等，2012.15 国超说明书用药政策的循证评价[J]. 中国循证医学杂志，12（4）：426-435.

张芷兰，汪凌云，续璐，等，2022. 我国医疗机构用药安全的法律保障与策略[J]. 医药导报，41（8）：1097-1101.

质量技术监督行业职业技能鉴定指导中心，2014. 质量技术监督基础[M]. 2 版. 北京：中国标准出版社.

钟虹，王莹，2021. 专项点评干预对提高我院辅助用药应用合理性的作用[J]. 中医药管理杂志，29（7）：129-130.

朱东芳，2020. 在保证处方质量与减少医疗纠纷中应用处方点评的作用分析[J]. 中国社区医师，36（9）：11-12.

2010. 关于印发《药品未注册用法专家共识》的通知[J]. 今日药学，20（4）：1-3.

2019. 超药品说明书用药中患者知情同意权的保护专家共识[J]. 今日药学，29（6）：361-367.

GBD 2019 Diseases and Injuries Collaborators, 2020. Global burden of 369 diseases and injuries in 204 countries and territories, 1990-2019: a systematic analysis for the Global Burden of Disease Study 2019[J]. Lancet, 396（10258）：1204-1222.

第二章 常见出凝血疾病治疗原则

第一节 凝血性疾病

一、静脉血栓栓塞症

静脉血栓栓塞症（venous thromboembolism，VTE）包括深静脉血栓形成（deep venous thrombosis，DVT）和肺栓塞（pulmonary embolism，PE），DVT 是血液在深静脉内不正常凝结引起的静脉回流障碍性疾病，常发生于下肢，PE 是由血栓脱落引起的，二者是同种疾病在不同阶段的表现形式。

（一）抗凝治疗

抗凝治疗是静脉血栓栓塞症主要的治疗措施，可以有效防止血栓再形成和复发。常用的抗凝药物包括普通肝素、低分子量肝素、维生素 K 拮抗剂（华法林）、非维生素 K 拮抗剂口服抗凝药（直接凝血酶抑制剂和 X a 因子抑制剂）等，见表 2-1。

表 2-1 常用抗凝药物及注意事项

药名	注意事项
普通肝素	通常静脉给予 80U/kg 负荷剂量，之后 18U/（kg·h）静脉泵入，之后每 4～6 小时根据活化部分凝血活酶时间（APTT）调整剂量，使其延长至正常对照值的 1.5～2.5 倍
低分子量肝素	一般无须监测凝血指标，通常按体重给药，100U/kg，每 12h 一次（q12h），但对于严重肾功能不全的患者，应首选普通肝素
磺达肝癸钠	选择性 X a 因子抑制剂，一般 5～7.5mg/次，一天一次（qd），无须监测，对于肾功能不全患者应调整剂量
华法林	抗凝效果起效较慢，一般在连续服用 4～5 天后达到最大疗效，使用期间应定期监测国际标准化比值（INR），使抗凝强度为 INR 2.0～3.0
非维生素 K 拮抗剂	包括直接凝血酶抑制剂和 X a 因子抑制剂，该类药物不需要常规监测抗凝强度，药物相互作用较少

抗凝疗程尚无统一规范，一般需要 3～6 个月，之后评估抗凝获益风险比，决定是否继续抗凝。

（二）溶栓治疗

溶栓治疗包括导管溶栓（经导管溶栓）和系统溶栓（经外周静脉全身应用溶栓药物），目前的下肢深静脉血栓以导管溶栓为主。溶栓药物有尿激酶、链激酶、重组组织型纤溶酶原激活物等（表 2-2）。适用于急性近端深静脉（髂、股、腘静脉）血栓、全身状况好、预期生命＞1 年、低出血并发症危险和无溶栓禁忌证的严重下肢深静脉血栓和肺栓塞患者。

表 2-2　常用溶栓药物及特点

药名	特点
尿激酶	最常用，急性期治疗起效快，效果好，过敏反应少
链激酶	溶栓效果好，但过敏反应多，出血发生率高
重组组织型纤溶酶原激活物	溶栓效果好，出血发生率低，可重复使用

（三）手术治疗

（1）手术取栓：适用于严重下肢深静脉血栓形成，如髂、股静脉血栓等，是清除血栓的有效治疗方法，可迅速解除静脉梗阻。

（2）机械血栓清除术：主要采用旋转涡轮或流体动力的原理打碎或抽吸血栓，从而达到迅速清除或减少血栓负荷、解除静脉阻塞的作用。

（3）对于溶栓或手术取栓后的髂静脉狭窄，可以采用球囊扩张、支架置入等方法，以减少血栓复发、提高中远期通畅率。

（四）其他治疗

1. 下腔静脉过滤器　适用于抗凝治疗有禁忌、抗凝治疗无效或其他临床认为致死性肺栓塞的高危患者，可以预防和减少肺栓塞的发生。为减少远期并发症，建议首选可回收或临时过滤器，待发生肺栓塞风险因素解除后取出滤器。

2. 物理治疗　间歇气压治疗和弹力袜治疗在预防深静脉血栓形成和复发方面具有一定作用。

二、急性冠脉综合征

急性冠脉综合征（acute coronary syndrome，ACS）是指冠状动脉内不稳定的粥样硬化斑块破裂或糜烂继发新鲜血栓形成所导致的心脏急性缺血综合征，包括 ST 段抬高心肌梗死（ST segment elevation myocardial infarction，STEMI）、非 ST 段抬高心肌梗死（non-ST-segment elevation myocardial infarction，NSTEMI）和不稳定型心绞痛（unstable angina，UA）。其中 NSTEMI 与 UA 合称为非 ST 段抬高急性冠脉综合征（non-ST-segment elevation acute coronary syndrome，NSTE-ACS）。

（一）常规处理

1. 休息　患者需注意卧床休息，同时尽量保持室内安静、减少探视、减少不良刺激、解除焦虑。

2. 监护　密切监测心电图、血压、心率、呼吸、心功能和血氧饱和度等变化，为适时采取治疗措施提供客观依据。

3. 吸氧　呼吸困难和血氧饱和度降低的患者应持续吸氧。

4. 开放静脉通道

5. 镇痛　疼痛患者可考虑给予吗啡镇痛。

6. 其他支持治疗　积极处理引起心肌缺氧的疾病，如感染、贫血、低血压等。

（二）基本治疗

ACS 的基本治疗包括抗血小板、抗凝、抗缺血治疗等。

1. 抗血小板药物　包括环氧化酶抑制剂（阿司匹林）、P2Y12 受体拮抗剂（替格瑞洛、氯吡格雷等）、血小板膜糖蛋白（glycoprotein，GP）Ⅱb/Ⅲa 受体拮抗剂（阿昔单抗、替罗非班等）。

对于所有无阿司匹林禁忌证的患者，均立即服用阿司匹林（负荷量 300mg，继以 75～100mg/d 长期维持）；在阿司匹林基础上，联合应用一种 P2Y12 受体拮抗剂至少 12 个月，除非有极高出血风险等禁忌证；P2Y12 受体拮抗剂首选替格瑞洛（180mg 负荷量，以后每次 90mg，2 次/日）；对于不能使用替格瑞洛的患者，应用氯吡格雷（300～600mg 负荷量，以后每次 75mg，1 次/日）。

2. 抗凝药物　包括普通肝素、低分子量肝素、磺达肝癸钠、比伐芦定。

当患者确诊为 ACS 时，应尽快启动肠道外抗凝治疗，并与抗血小板治疗联合进行，警惕并观察出血风险。如果患者在早期（4～48 小时内）接受介入性治疗，建议选用普通肝素或比伐芦定；如果患者拟行非介入性治疗，宜先用磺达肝癸钠或低分子量肝素。

3. 抗缺血药物　包括硝酸酯类药物、钙通道阻滞剂和 β 受体阻滞剂。

对于没有 β 受体阻滞剂禁忌证的患者，在发病后 24 小时内应常规口服 β 受体阻滞剂，并长期服用。舌下含服硝酸酯类药物可用于缓解心绞痛，若患者有反复缺血性胸痛、难以控制的高血压或心力衰竭，可静脉应用硝酸酯类药物。

（三）急诊再灌注治疗

ACS 患者的早期再灌注治疗至关重要，主要包括经皮冠状动脉介入治疗（percutaneous coronary intervention，PCI）和经静脉溶栓治疗，少数患者需要紧急冠状动脉旁路移植术（coronary artery bypass grafting，CABG）。

1. 溶栓治疗

（1）STEMI 患者的溶栓治疗：溶栓治疗快速、简便，在不具备 PCI 条件的医院或因各种原因 PCI 时间明显延迟时，对于有适应证的 STEMI 患者，静脉内溶栓仍是好的选择，且院前溶栓效果优于入院后溶栓。主要溶栓药物包括特异性纤溶酶原激活剂（阿替普酶、瑞替普酶、替奈普酶和重组人尿激酶原）和非特异性纤溶酶原激活剂（尿激酶等）两大类，前者的溶栓再通率高，更适合溶栓治疗使用，后者再通率较低，出血风险高，现已渐少用。经静脉溶栓治疗的患者溶栓后应尽早（24 小时内）送至 PCI 中心；无论溶栓是否成功，均应对患者行冠状动脉造影并对梗死相关血管行血运重建。

（2）NSTE-ACS 患者不进行溶栓治疗。

2. 急诊 PCI 治疗　STEMI 患者应积极进行 PCI 治疗。对于 NSTE-ACS 患者，应准确危险分层，早期识别高危患者，对于极高危或高危患者，建议采取积极的早期介入策略。

3. CABG 紧急 CABG 也是再灌注治疗的一种手段，仅在少部分患者中考虑实施：溶栓治疗或 PCI 后仍有持续的或反复的缺血；冠状动脉造影显示血管解剖特点不适合行 PCI；心肌梗死机械并发症如室间隔穿孔、乳头肌功能不全或断裂等。

三、缺血性脑卒中

缺血性脑卒中是指由于脑的供血动脉（颈动脉和椎动脉）狭窄或闭塞，脑供血不足导致的脑组织坏死的总称。根据病程不同可分为短暂性脑缺血发作、可逆性脑缺血发作、进展性卒中、完全性卒中。

（一）治疗原则

1. 院前处理

（1）院前脑卒中的识别：院前处理的关键是迅速识别疑似脑卒中患者并尽快送到医院，目的是尽快对合适的急性缺血性脑卒中患者进行溶栓治疗或血管内取栓治疗。

（2）现场处理及运送：现场急救人员应尽快对患者进行简要评估和必要的急救处理，主要包括处理气道、呼吸和循环问题，心脏监护，建立静脉通道，吸氧，评估有无低血糖。同时在处理过程中应避免非低血糖患者输含糖液体、过度降低血压、大量静脉输液。同时，迅速获取简要病史，包括症状开始时间、近期患病史、既往病史、近期用药史。

（3）应尽快将患者送至附近有条件的医院，包括能全天进行急诊 CT 检查、具备溶栓和（或）血管内取栓条件。

2. 脑卒中单元（stroke unit） 是一种组织化管理住院脑卒中患者的医疗模式。以专业化的脑卒中医师、护士和康复人员为主，进行多学科合作，为脑卒中患者提供系统综合的规范化管理，包括药物治疗、肢体康复、语言训练、心理康复、健康教育等。

3. 急诊室处置 因为急性缺血性脑卒中治疗时间窗窄，及时评估病情和快速诊断至关重要，医院应建立脑卒中诊治快速通道，尽可能优先处理和收治脑卒中患者。

（二）一般处理

1. 呼吸与吸氧 必要时吸氧，应维持氧饱和度＞94%。气道功能严重障碍者应给予气道支持（气管插管或切开）及辅助呼吸。无低氧血症的患者无须常规吸氧。

2. 心脏监测与心脏病变处理 脑梗死后 24 小时内应常规进行心电图检查，根据病情，有条件时进行 24 小时或以上持续心电监护，以便早期发现阵发性心房颤动或其他严重心律失常等心脏病变；避免或慎用增加心脏负担的药物。

3. 体温控制 对于体温升高的患者，应寻找和处理发热原因，如存在感染，应给予抗感染治疗。对于体温＞38℃的患者，应给予退热措施。

4. 血压控制

（1）约 70% 的缺血性脑卒中患者急性期血压升高，多数患者在脑卒中后 24 小时内血压自发降低。美国心脏协会/美国卒中协会（American Heart Association/American Stroke

Association，AHA/ASA）推荐对收缩压≥200mmHg 或舒张压≥110mmHg、未接受静脉溶栓及血管内治疗、无须紧急降压处理的严重合并症患者，可在发病后 24 小时内将血压降低 15%。

（2）脑卒中后低血压：脑卒中后低血压很少见，原因有主动脉夹层、血容量减少及心排血量减少等。应积极查明原因，给予相应处理。

（3）血压控制推荐意见

1）缺血性脑卒中后 24 小时内血压升高的患者应谨慎处理。应先处理紧张、焦虑、疼痛、恶心呕吐及颅内压增高等情况。血压持续升高至收缩压≥200mmHg 或舒张压≥110mmHg，或伴有严重心功能不全、主动脉夹层、高血压脑病的患者，可予降压治疗，并严密观察血压变化。可选用拉贝洛尔、尼卡地平等静脉药物，建议使用微量输液泵给予降血压药，避免使用引起血压急剧下降的药物。

2）准备溶栓及桥接血管内取栓者，血压应控制在收缩压＜180mmHg、舒张压＜100mmHg。对未接受静脉溶栓而计划进行动脉内治疗的患者，血压管理可参照该标准，根据血管开通情况控制术后血压水平，避免过度灌注或低灌注。

3）脑卒中后病情稳定的患者，若血压持续≥140/90mmHg，且无禁忌证，可于起病数天后恢复使用发病前服用的降压药物或开始启动降压治疗。

4）脑卒中后低血压的患者应积极寻找和处理原因，必要时可采用扩容升压措施。

5. 血糖控制　血糖超过 10mmol/L 时可给予胰岛素治疗。应加强血糖监测，可将高血糖患者血糖控制在 7.8～10mmol/L；血糖低于 3.3mmol/L 时，可给予 10%～20%葡萄糖口服或注射治疗，目标是达到正常血糖。

（三）特异性治疗（急性期）

1. 改善脑血循环

（1）静脉溶栓：是目前恢复血流最主要的措施。溶栓药包括重组组织型纤溶酶原激活剂（rt-PA）、尿激酶和替奈普酶，一般认为有效挽救半暗带组织时间窗为 4.5 小时内或 6 小时内。

（2）血管内介入治疗：主要包括血管内机械取栓、动脉溶栓、血管成形术（颈动脉内膜剥脱术/颈动脉支架置入术）。

（3）抗血小板治疗：对于不符合静脉溶栓或血管内取栓适应证且无禁忌证的缺血性脑卒中患者，应在发病后尽早给予口服阿司匹林 150～300mg/d 治疗，急性期后可改为预防剂量（70～300mg/d），对于未接受静脉溶栓的轻型脑卒中患者，可在发病 24 小时内尽早启动双重抗血小板治疗（阿司匹林和氯吡格雷）并维持 21 天，可降低脑卒中复发风险。对于溶栓治疗者，阿司匹林等抗血小板药物应在溶栓 24 小时后开始使用。

（4）抗凝治疗：对于大多数急性缺血性脑卒中患者，不推荐无选择性早期进行抗凝治疗；对于少数特殊患者（如机械瓣膜置换术后），需评估患者综合情况和出血风险，谨慎选择使用抗凝药物。

（5）降纤治疗：包括降纤酶、巴曲酶等。对于不适合溶栓并经过严格筛选的脑梗死患者，特别是高纤维蛋白原血症患者，可选用降纤治疗。

（6）扩容：对于大多数缺血性脑卒中患者，不推荐扩容；对于低血压或脑血流低灌注所致的急性脑梗死，可考虑扩容。

（7）扩张血管：对于大多数缺血性脑卒中患者，不推荐扩张血管治疗。

（8）其他改善脑血管循环的药物：包括丁基苯酞、人尿激肽原酶等药物有改善脑部血液循环的作用，临床中可个体化应用。

2. 他汀类药物　急性缺血性脑卒中发病前已使用他汀类药物的患者应继续使用，发病后应尽早对动脉粥样硬化性脑梗死患者使用他汀类药物进行二级预防，其种类和强度应个体化。

3. 神经保护　包括依达拉奉、胞磷胆碱、吡拉西坦等，其疗效和安全性仍需进一步临床试验证实。

4. 其他疗法　高压氧、亚低温的疗效和安全性仍需进一步证实。

四、外周动脉疾病

外周动脉疾病是系统性动脉粥样硬化的常见表现，治疗目标不仅包括维持患肢功能、减少或消除症状，防止疾病进展，还包括降低心、脑血管事件风险。治疗措施包括改善生活方式、药物治疗及血运重建。

（一）改善生活方式

1. 戒烟　可降低心血管事件发生率和死亡率，特别是合并脑血管疾病和下肢动脉疾病患者，戒烟的益处更大。

2. 有氧步行　所有外周动脉疾病患者均应接受健康饮食和体育锻炼。外周动脉疾病患者每周步行锻炼≥2次能提高间歇性跛行患者的行走距离。

3. 控制血糖　外周动脉疾病患者应进行严格的血糖控制，以糖化血红蛋白<7%作为血糖控制目标。

4. 调脂　无论是否合并冠心病，均建议外周动脉疾病患者常规服用他汀类药物治疗，调脂目标是 LDL-C<1.8mmol/L 或如果治疗前 LDL-C 在 1.8～3.5mmol/L，需要将 LDL-C 降低50%以上。

5. 抗高血压　严格控制血压，能使外周动脉疾病患病风险降低，降低心脑血管事件风险。

（二）药物治疗

1. 抗血小板治疗　有症状的外周动脉疾病患者应接受抗血小板治疗。对于有症状的颈动脉狭窄患者，推荐长期单一抗血小板治疗。颈动脉支架置入术后、腹股沟以下旁路移植术后、腹股沟以下动脉行支架置入术后应予以双联抗血小板治疗至少1个月。

2. 抗凝治疗　对于存在口服抗凝药物指征的外周动脉疾病患者（如心房颤动或机械瓣膜置入术后），可考虑口服抗凝药物单药治疗。对于单纯外周动脉疾病患者，华法林抗凝并不能减少缺血性心脑血管事件的危险，与阿司匹林联用也未能改善支架再狭窄，且大出血发生率增加。

（三）血运重建

血运重建术适用于严重间歇性跛行影响生活质量、药物治疗无效、伴有静息疼痛、皮肤溃疡及坏疽等患者。血运重建术方法有血管内介入治疗和外科手术治疗，前者包括经皮球囊扩张、支架置入和激光血管成形术，外科手术包括人造血管和自体血管旁路移植术。

五、心 房 颤 动

心房颤动是常见的心律失常之一，心悸、胸闷和运动耐量下降是常见临床症状，也可无明显症状。主要治疗原则包括治疗危险因素及合并症，预防血栓栓塞，以及心室率控制和节律控制。心室率控制指不尝试恢复或维持窦性心律，通过药物治疗使心室率控制在一定范围。节律控制为恢复或维持窦性心律。同时必须高度关注患者的血栓栓塞风险，应根据脑卒中风险评估进行抗凝治疗。

（一）抗凝治疗

1. 血栓栓塞评估　瓣膜性房颤（中重度二尖瓣狭窄或机械瓣膜置换术后）为栓塞的重要危险因素，具有明确抗凝适应证，均需要抗凝治疗。对于非瓣膜性房颤，推荐使用 CHA2DS2-VASc 评分（充血性心力衰竭 1 分，高血压 1 分，年龄≥75 岁 2 分，糖尿病 1 分，脑卒中 2 分，血管疾病 1 分，年龄 65～74 岁 1 分，女性 1 分）评估患者栓塞风险；评分男性≥2 分，女性≥3 分者需服抗凝药物；评分男性 1 分，女性 2 分者，在权衡评估出血风险后建议口服抗凝药物治疗；评分 0 分且无其他危险因素者不需抗血栓治疗。

2. 出血风险评估　目前常用 HAS-BLED 评分（高血压 1 分，肝肾功能异常各 1 分，脑卒中 1 分，出血史 1 分，INR 波动 1 分，年龄＞65 岁 1 分，药物或饮酒各 1 分）。出血评分的结果不能用来决定是否抗凝，仅作为选择抗凝治疗策略的参考，提示抗凝治疗中注意减少或预防严重出血的风险。

3. 抗凝药物选择

（1）维生素 K 拮抗剂：即华法林，可抑制维生素 K 依赖的凝血因子 II a、VII a、IX a、X a 的合成。其抗凝效果肯定，但治疗窗较窄，个体差异较大，易受食物和药物的影响，需要常规监测抗凝，INR 控制在 2.0～3.0。

（2）非维生素 K 拮抗剂口服抗凝药：包括直接凝血酶抑制剂达比加群酯和直接 X a 因子抑制剂利伐沙班、阿哌沙班和艾多沙班，该类药物受食物及药物影响较少，无须常规监测凝血功能，但禁用于瓣膜性房颤（包括合并机械瓣膜置换、中重度二尖瓣狭窄）。

（二）心室率控制和节律控制

目前仍无明确证据说明心室率控制和节律控制在改善预防方面的优劣，需根据患者的症状确定治疗方案。对于所有心房颤动，均可首先考虑心室率控制，并非所有的阵发性或持续性心房颤动都要考虑节律控制。

1. 心室率控制 伴有快速心室率的心房颤动急性发作，可产生明显症状，如血流动力学不稳定，应首先用药物控制心室率，急性心房颤动发作时，心室率可控制在<110次/分，若症状仍明显，可继续控制至80～100次/分。一般使用静脉药物（如艾司洛尔、地尔硫䓬等），心室率控制后，及时使用口服药物控制心室率。

2. 转复和维持窦性心律治疗 心房颤动转复为窦性心律的方式有药物复律、电复律及导管消融。所有复律方式均存在血栓栓塞风险，择期复律需给予"前三后四"的充分抗凝治疗，即复律的前3周和后4周均需抗凝，如病情紧急，可在食管超声确定无血栓的情况下紧急复律，复律前后给予普通肝素或低分子量肝素抗凝。复律后控制并干预心房颤动复发危险因素（包括体重、睡眠呼吸暂停综合征、心力衰竭、高血压、糖尿病、左心房扩大及左心室功能障碍等），有助于维持窦性心律，必要时需长期服用抗心律失常的药物以预防心房颤动复发。

六、人工心脏瓣膜

（一）人工心脏瓣膜的选择

人工心脏瓣膜（heart valve prothesis，HVP）是可置入心脏内代替心脏瓣膜（如主动脉瓣、三尖瓣、二尖瓣），使血液单向流动，具有天然心脏瓣膜功能，一般包括生物瓣膜和金属瓣膜两类，当心脏瓣膜病变严重而不能用瓣膜分离手术或修补手术恢复或改善瓣膜功能时，则进行人工心脏瓣膜置换术。人工心脏瓣膜的选择应考虑以下因素。

（1）瓣膜选择首先应考虑的主要因素是患者个人意愿、年龄、预期寿命，以及抗凝治疗的适应证、禁忌证、合并症和再次手术的风险。

（2）对于年龄<60岁且预期寿命较长的患者，无抗凝禁忌证或高出血风险，可以使用机械瓣膜；对于年龄>65岁且无法进行瓣膜修复的患者，可选用生物瓣膜；对于年龄60～65岁，无抗凝禁忌证或高出血风险，且无法进行瓣膜修复的患者，可以根据患者个人意愿选择机械瓣膜或生物瓣膜。

（二）人工心脏瓣膜术后抗凝

1. 生物瓣膜置换术后

（1）生物瓣膜置换术后的患者仍需尽早开始华法林抗凝治疗3～6个月，其后可改为阿司匹林（100mg/d）长期服用。

（2）对于存在出血风险高危、抗凝禁忌或不合并其他需抗凝疾病的主动脉瓣生物瓣膜置换术后患者，可直接给予阿司匹林。

（3）对于存在血栓高危因素者（心房颤动、栓塞史、左室射血分数<35%、高凝状态等），可考虑长期抗凝治疗。

（4）对于经导管主动脉瓣置入术（transcatheter aortic valve implantation，TAVI）术后患者，对于出血风险高或存在明显抗凝禁忌者，阿司匹林（100mg/d）长期服用，早期联合氯吡格雷（75mg/d）治疗6个月；对于低出血风险者，建议给予华法林抗凝治疗3～6个月

（INR1.8～2.5），其后可给予阿司匹林（100mg/d）或氯吡格雷（75mg/d）长期维持。

2. 机械瓣膜置换术后 术后严禁使用新型口服抗凝药来替代华法林治疗。机械瓣膜置换术后不同机械瓣膜类型对应不同的抗凝指标（表2-3）。

表 2-3 不同机械瓣膜类型的抗凝指标

机械瓣膜类型	抗凝指标
主动脉瓣机械瓣置换术后患者，若无其他栓塞风险存在	华法林终身抗凝（INR 1.8～2.5）
机械瓣膜置换术后合并其他血栓高危风险者（如心房颤动、既往栓塞病史、左心功能低下、高凝状况等）	华法林终身抗凝（INR 2.0～3.0）
二尖瓣机械瓣膜置换术后	华法林终身抗凝（INR 1.8～2.5）
三尖瓣机械瓣膜置换术后	华法林终身抗凝（INR 2.0～3.0）

（三）术后管理

（1）服用华法林期间需定期监测INR，调整药物剂量；用药期间需监测是否出现黑便、血尿、咯血、牙龈出血等出血症状。

（2）由于细菌易在人工瓣膜处繁殖形成心内膜炎，因此在拔牙、肠镜检查等有创操作时适当应用抗生素。

（3）定期进行心脏复查。

第二节 出血性疾病

出血性疾病种类繁多，发病机制各异，临床上应根据不同病因及发病机制给予相应治疗措施。

一、血管因素所致出血性疾病

除病因治疗外，单纯血管因素所致出血一般用降低血管脆性和通透性的药物治疗（如芦丁、卡络磺钠、酚磺乙胺、血凝片、肾上腺皮质激素），可根据出血情况选用缩血管药物（如垂体后叶素、麻黄碱等）治疗。

二、血小板因素所致出血性疾病

除病因治疗外，主要使用促血小板生成药物。

1. 血小板生成素 参与巨核细胞增殖、分化、成熟并分裂形成有功能的血小板的全过程。

2. 白介素-11（interleukin-11，IL-11） 作用于骨髓细胞中的原始造血干细胞，引起巨核系祖细胞倍体的增加，促进巨核细胞成熟，增加外周血小板数量。

3. 巴曲酶 可能促进血小板活化，诱导血小板聚集。

4. 肾上腺皮质激素（一般用泼尼松）主要通过抑制血小板抗体的产生，阻断巨噬细胞 Fc 受体，使附有抗体或免疫复合物的血小板在单核吞噬细胞系统破坏减少，使血小板在脾内滞留减少，提高外周血小板数量，主要用于治疗免疫性血小板减少性紫癜。

5. 免疫抑制剂　长春新碱、环磷酰胺、硫唑嘌呤、环孢素等免疫抑制剂可通过抑制免疫使血小板抗体生成减少。

6. 脾切除　药物治疗无效或脾功能亢进所致血小板明显减少，可考虑做脾切除术以减少血小板破坏。

7. 输注血小板　原则上仅应用于各种原因引起的血小板量或质异常引起的严重出血。当血小板计数小于 $20 \times 10^9/L$ 时，常伴有广泛而严重的出血，如咯血、消化道出血、颅内出血等。预防性和治疗性输注血小板是最有效的治疗措施。当血小板计数大于 $20 \times 10^9/L$ 时，出血一般较轻，通常无须输注血小板，以免反复输注血小板后产生同种抗血小板抗体，导致日后需紧急输注血小板时疗效降低。

三、凝血障碍所致出血性疾病

根据发病机制的不同，凝血因子缺乏性疾病可分别采用补充维生素 K（凝血酶原及凝血因子 FⅦ、FⅨ、FⅩ缺乏）、补充血浆及血液制品等治疗措施。

（彭文星）

参 考 文 献

常光其，陈翠菊，陈忠，等，2014. 慢性下肢静脉疾病诊断与治疗中国专家共识[J]. 中国血管外科杂志（电子版），6（3）：143-151.

李世军，司全金，2018. 2017 年欧洲心脏病学会外周动脉疾病诊断与治疗指南解读[J]. 中华老年心脑血管病杂志，20（6）：669-672.

李晓强，张福先，王深明，2017. 深静脉血栓形成的诊断和治疗指南（第三版）[J]. 中国血管外科杂志（电子版），9（4）：250-257.

彭斌，吴波，2018. 中国急性缺血性脑卒中诊治指南 2018[J]. 中华神经科杂志，51（9）：666-682.

王学锋，蔡晓红，2017. 出血性疾病治疗应用血液制剂的专家共识[J]. 中国输血杂志，30（7）：661-663.

张新超，于学忠，陈凤英，等，2019. 急性冠脉综合征急诊快速诊治指南（2019）[J]. 临床急诊杂志，20（4）：253-262.

中国医师协会肾脏内科医师分会肾性贫血指南工作组，2021. 中国肾性贫血诊治临床实践指南[J]. 中华医学杂志，101（20）：1463-1502.

中华人民共和国国家卫生健康委员会，黄晓军，2022. 自身免疫性溶血性贫血诊疗指南（2022 年版）[J]. 中国实用乡村医生杂志，29（5）：4-7.

中华医学会，中华医学会杂志社，中华医学会全科医学分会，等，2020. 心房颤动基层诊疗指南（实践版·2019）[J]. 中华全科医师杂志，19（6）：465-473.

中华医学会胸心血管外科分会瓣膜病外科学组，2022. 心脏瓣膜外科抗凝治疗中国专家共识[J]. 中华胸心血管外科杂志，38（3）：164-174.

中华医学会胸心血管外科分会瓣膜病外科学组，2022. 心脏瓣膜外科人工瓣膜选择中国专家共识[J]. 中华胸心血管外科杂志，38（3）：138-145.

中华医学会血液学分会红细胞疾病（贫血）学组，2022. 铁缺乏症和缺铁性贫血诊治和预防的多学科专家共识（2022年版）[J]. 中华医学杂志，102（41）：3246-3256.

中华医学会血液学分会血栓与止血学组，2021. 中国血友病协作组.罕见遗传性出血性疾病诊断与治疗中国专家共识（2021年版）[J]. 中华血液学杂志，42（2）：89-96.

Hindricks G, Potpara T, Dagres N, et al, 2021. 2020 ESC Guidelines for the diagnosis and management of atrial fibrillation developed in collaboration with the European Association for Cardio-Thoracic Surgery（EACTS）: The Task Force for the diagnosis and management of atrial fibrillation of the European Society of Cardiology（ESC）Developed with the special contribution of the European Heart Rhythm Association（EHRA）of the ESC[J]. Eur Heart J, 42（5）: 373-498.

第三章　抗凝药物的处方点评

近年来，抗凝药物不断得到优化，抗凝药物种类日益增多。虽然抗凝药物可有效预防和治疗血栓疾病，但带来的出血风险也不容小觑，严重者可危及生命，因此抗凝药物在临床上的合理使用尤为重要。

血栓性疾病逐渐成为全球性的重大健康问题，成为导致全球人口死亡的第一位原因。正常情况下，人体内凝血和抗凝系统处于动态平衡，紊乱后可引起血液形成固体质块，称为血栓。血栓可以出现在循环系统的任何部位，包括静脉、动脉和毛细血管，在临床上主要表现为心肌梗死、脑卒中或静脉血栓栓塞。抗血栓药物用于预防和治疗血栓性疾病。其中，抗凝药物通过阻止血液凝固而防止血栓形成，是临床上非常重要的抗血栓药物，主要用于防治静脉血栓栓塞相关疾病，如心房颤动、急性心肌梗死、外周静脉血栓、人工机械瓣膜置换术后、肺栓塞、弥散性血管内凝血等。本章主要介绍临床常用的抗凝药物的分类与作用特点。

第一节　药物分类与作用特点

抗凝药物通过抑制凝血因子的活性影响凝血瀑布的形成，从而发挥抗凝作用。根据作用机制不同，抗凝药物可分为四大类：维生素 K 拮抗剂、间接凝血酶抑制剂、直接凝血酶抑制剂及 X a 因子抑制剂。抗凝药物的作用机制如图 3-1 所示，在肝肾功能不全患者中的应用见表 3-1。

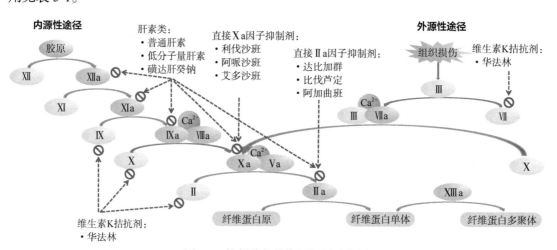

图 3-1　抗凝药物的作用机制示意图

表 3-1 肝肾功能不全患者的抗凝药物选择

分类	药品名称	肝功能不全	肾功能不全	血液透析或腹膜透析
维生素 K 拮抗剂	华法林	严密监测 INR	严密监测 INR	严密监测 INR
间接凝血酶抑制剂	肝素	慢性肝功能不全：酌情减少剂量；严重肝功能不全：禁用	根据 APTT 调整	根据 APTT 调整
	依诺肝素钠	严密监测	CCR 15～30ml/min：监测抗 X a 因子活性；CCR＜15ml/min：不推荐使用	慎用
	那屈肝素	严重肝功能不全：谨慎使用	CCR＜30ml/min：禁用	慎用
	达肝素	严重肝功能不全：谨慎使用	CCR＜30ml/min：慎用，需减少剂量，根据抗 X a 因子活性调整	慎用
直接凝血酶抑制剂	达比加群酯	Child-Pugh A 级：无须调整剂量；Child-Pugh B 级：慎用；Child-Pugh C 级：禁用	CCR＜50ml/min：减量使用；CCR＜30ml/min：不推荐使用	不推荐使用
	阿加曲班	严重肝功能不全：谨慎使用	根据 APTT 调整	根据 APTT 调整
	比伐芦定	无须调整剂量	减少剂量	减少剂量
X a 因子抑制剂	磺达肝癸钠	严重肝功能不全：谨慎使用	CCR 20～50ml/min：慎用；CCR＜20ml/min：不推荐使用	不推荐使用
	利伐沙班	Child-Pugh A 级：无须调整剂量；Child-Pugh B 级或 C 级：禁用	CCR＜50ml/min：减量使用；CCR＜15ml/min：不推荐使用	血液透析可考虑使用
	阿哌沙班	Child-Pugh A 级：无须调整剂量；Child-Pugh B 级：慎用；Child-Pugh C 级：禁用	CCR＜15ml/min：不推荐使用	血液透析可考虑使用
	艾多沙班	Child-Pugh A 级：无须调整剂量；Child-Pugh B 级：慎用；Child-Pugh C 级：禁用	CCR＜50ml/min：减量使用；CCR＜15ml/min：不推荐使用	不推荐使用

注：CCR，肌酐清除率。

一、维生素 K 拮抗剂

维生素 K 拮抗剂通过拮抗维生素 K 使肝脏合成凝血酶原及因子减少，从而发挥抗凝作用，主要包括双香豆素类和茚二酮类。

双香豆素类维生素 K 拮抗剂代表药物为华法林，华法林通过抑制维生素 K 环氧化物还原酶，限制合成凝血酶因子 Ⅱ、Ⅶ、Ⅸ 和 Ⅹ 而发挥抗凝作用。此外，也抑制具有抗凝作用的蛋白 S 和蛋白 C 在肝脏的合成。治疗剂量的华法林可使肝脏产生的活性维生素 K 依赖凝血因子总量减少 30%～50%。华法林对已合成的凝血因子无直接对抗作用，已合成的凝血因子在体内相对耗竭后，华法林才发挥抗凝作用。另外，由于已合成的蛋白 S 和蛋白 C 在体内的耗竭速度较快，华法林用药早期可能会立即产生促凝作用。华法林半衰期为 36～42 小时，故起作用需要 2～3 天。华法林的治疗窗较窄，药代动力学的个体差异较大，且容易受多种药物和食物的影响，故需要频繁监测 INR。

茚二酮类维生素 K 拮抗剂的抗凝作用与双香豆素类相同，但可引起严重的过敏反应，临床已少有应用。

二、间接凝血酶抑制剂

间接凝血酶抑制剂通过与抗凝血酶的相互作用间接抑制凝血因子的活性，发挥抗凝作用，主要包括普通肝素、低分子量肝素。

普通肝素是可变长度和分子量的硫酸化糖胺聚糖的混合物，平均分子量为 15 000Da。肝素主要通过结构中的戊多糖序列与抗凝血酶Ⅲ（ATⅢ）结合，从而增强抗凝血酶对凝血因子Ⅱa、Ⅸa、Ⅹa、ⅩⅠa、ⅩⅡa 的抑制作用，发挥抗凝作用。根据分子量大小的不同，普通肝素的抗凝作用和药理性质也不同，其体内外均具有抗凝作用。普通肝素是直接从脊椎动物组织中分离出来的，由于其生物利用度不可预测的性质，它在临床使用有许多局限性。普通肝素可引起过敏反应及血小板减少，故在用药期间应定期监测血小板计数。治疗剂量的普通肝素需常规监测 APTT 来评估其抗凝效果。普通肝素代谢迅速，轻微过量时停用即可，严重过量时可应用硫酸鱼精蛋白缓慢静脉注射予以中和。

低分子量肝素是肝素解聚制得的一种低分子量氨基葡萄糖，平均分子量为 4000～6000Da，大约是肝素的 1/3，临床上常见依诺肝素钠、那屈肝素、达肝素等。与普通肝素类似，低分子量肝素在催化抗凝血酶介导的凝血因子抑制中起主要作用。然而，由于低分子量肝素链较短，其抗凝血酶的能力远低于抗Ⅹa 因子的作用，最终使低分子量肝素比普通肝素具有更强的抑制Ⅹa 因子的作用。此外，与普通肝素相比，低分子量肝素具有生物利用度可预测（无须常规进行监测）、半衰期长、对血小板影响小、出血风险较小等优势。低分子量肝素主要通过肾脏排泄，肾功能不全患者依据肌酐清除率调整剂量和用药间隔，严重肾功能不全患者禁止使用。虽然不同低分子量肝素均来源于普通肝素，但不同药物相互之间分子差异较大，故应避免交叉使用。各药物特点详见表 3-2。

表 3-2 普通肝素与低分子量肝素的药学特征

	灭活目标凝血因子	抗Ⅹa/Ⅱa 因子活性比	平均分子量（Da）	生物利用度	鱼精蛋白	消除途径
肝素	Ⅱa、Ⅸa、Ⅹa、ⅩⅠa、ⅩⅡa	1	15 000	不可预测	完全中和	网状内皮细胞、肾脏
依诺肝素钠	Ⅹa、Ⅱa	3.9	4170	近 100%	部分中和	肾脏
那屈肝素	Ⅹa、Ⅱa	3.3	4470	87%±6%	部分中和	肾脏
达肝素	Ⅹa、Ⅱa	2.5	6100	近 100%	部分中和	肾脏

三、直接凝血酶抑制剂

直接凝血酶抑制剂通过抑制凝血酶，阻止纤维蛋白原裂解为纤维蛋白，阻断凝血瀑布的最后步骤及血栓形成，包括达比加群酯、阿加曲班、水蛭素及其类似物，见表 3-3。

达比加群酯作为小分子的前体药物，未显示有任何药理学活性。口服给药后达比加群酯可被迅速吸收，并在血浆和肝脏经由酯酶催化水解为达比加群。达比加群结合于凝血酶的纤维蛋白特异结合位点，阻止纤维蛋白原裂解为纤维蛋白，从而阻断了凝血瀑布网络的最后步骤及血栓形成，是强效、竞争性、可逆性、直接凝血酶抑制剂。达比加群酯和达比加群不通过细胞色素 P450 系统代谢，但为 P 糖蛋白底物，与强效 P 糖蛋白抑制剂间存在相互作用，80%通过肾脏排泄。达比加群酯的抗凝作用具有可逆性，专用拮抗剂依达赛珠单抗可逆转其抗凝作用。

表 3-3 直接凝血酶抑制剂的药学特征

	给药途径	前体药物	生物利用度（%）	分布容积	半衰期（h）	监测指标
达比加群酯	口服	是	6.5	50～70L	12～17	无须常规监测
阿加曲班	静脉注射	否	100	0.174L/kg	3～5	APTT、ACT
比伐芦定	静脉注射	否	40～80	0.2L/kg	1.0～1.5	APTT、ACT
地西芦定	皮下注射	否	100	25L	—	APTT

注：ACT，活化凝血时间。

阿加曲班是一种特异、可逆的凝血酶抑制剂。阿加曲班可逆性地与凝血酶活性位点结合后，通过抑制凝血酶催化或诱导的反应，包括血纤维蛋白的形成，凝血因子Ⅴ、Ⅷ、ⅩⅢ 的活化，蛋白酶 C 的活化，以及血小板聚集反应发挥抗凝作用。阿加曲班对凝血酶具有高度选择性，对游离的及与血凝块相关的凝血酶均具有抑制作用。阿加曲班与肝素诱导的抗体间没有相互作用，故可用于肝素诱导血小板减少症患者的抗凝治疗。阿加曲班不受肾功能影响，可用于严重肾功能不全患者。其通过肝脏代谢，严重肝功能障碍的患者应慎用，因可能有使本品血药浓度升高的风险。

水蛭素及其类似物如比伐芦定、地西芦定等。比伐芦定为凝血酶的直接、特异性、可逆性抑制剂。无论凝血酶处于血液循环中还是与血栓结合，均可与其催化位点和阴离子结合位点发生特异性结合，从而直接抑制凝血酶活性。因凝血酶可水解比伐芦定多肽顺序中 Arg3 和 Pro4 之间的肽键，使之失活，故比伐芦定对凝血酶的抑制作用是可逆而短暂的。血浆中的比伐芦定主要经肾脏排出，经蛋白酶水解联合作用代谢消除。其能被内源性多肽酶降解，因此可安全用于肾功能损害患者。比伐芦定不易引起血小板减少，故可用于肝素诱导血小板减少症患者的抗凝治疗。地西芦定是一个源于水蛭素的重组衍生物，为高度特异性凝血酶抑制剂，与凝血酶的催化部位和扩展底物识别部位紧密结合，形成高亲和力、不可逆的复合物，从而使凝血酶失去活性，发挥抗凝作用。

四、Ⅹa 因子抑制剂

Ⅹa 因子在凝血级联反应中处于内外源凝血交汇地位，Ⅹa 因子抑制剂使凝血瀑布的内源性和外源性途径中断，按是否依赖于 AT Ⅲ因子可分为间接与直接抑制剂。间接Ⅹa 因子抑制剂需要 AT Ⅲ因子作为辅助因子，不能抑制凝血酶原酶复合物结合的Ⅹa 因子，代表药物为磺达肝癸钠。直接Ⅹa 因子抑制剂则直接作用于Ⅹa 因子分子的活性中心，包括利伐沙班、阿哌沙班、艾多沙班等。

磺达肝癸钠是人工合成的、Ⅹa 因子的选择性间接抑制剂。磺达肝癸钠主要通过特异性结合 AT Ⅲ，选择性作用于Ⅹa 因子，打断凝血级联反应，抑制凝血酶的形成和血栓的增大。磺达肝癸钠不会与来自肝素诱导血小板减少症患者的血浆发生交叉反应，故对血小板无抑制作用。磺达肝癸钠 64%～77%被肾脏以原形药物排泄，故不应用于肌酐清除率＜20ml/min 的患者。

利伐沙班、阿哌沙班、艾多沙班等沙班类药物作为口服直接Ⅹa 因子抑制剂，既能抑制血浆中游离的Ⅹa 因子，也能抑制与凝血酶原酶复合物结合的Ⅹa 因子，从而发挥抗凝作用。此类药物的抗凝作用具有可预测性好、治疗窗宽、多次给药无蓄积及与食物、药物相互作用少等特点。近年来，随着临床研究的增多，此类药物与达比加群酯一起称为新型口服抗凝药（NOAC），其适用范围逐渐扩大。在发生危及生命的出血时，Ⅹa 因子拮抗剂 andexanet alfa 可逆转此三种药物的抗凝作用。各药物特点详见表 3-4。

表 3-4　Ⅹa 因子抑制剂的药学特征

	给药途径	生物利用度（%）	血浆蛋白结合率（%）	表观分布容积（L）	达峰时间（h）	半衰期（h）	肝脏代谢：CYP3A4 参与	肾脏清除（%）
磺达肝癸钠	皮下注射	100	＞94	7～11	2～3	17～21	否	64～77
利伐沙班	口服	66	＞90	50	2～4	5～9	是	35
阿哌沙班	口服	50	87	21	1～4	8～15	是（少量）	27
艾多沙班	口服	60	40～60	＞107	1～2	10～14	是（＜4%）	50

第二节　案 例 分 析

一、依诺肝素钠

陈　佩

案例 1

一般资料	科室名称：消化内科　　　患者姓名：×××　　　　住院号：××××× 性　别：男　　　　　年　龄：64 岁　　　　　　体　重：72kg
临床诊断	1. 慢性胃炎；2. 心律失常　心房颤动
其他信息	11.10　血小板计数 156×10⁹/L；血红蛋白 127g/L
药物治疗方案	11.10—11.14　注射用奥美拉唑钠　40mg＋NS　100ml　ivgtt　qd 11.10—11.14　康复新液　10mg　po　tid 11.10—11.14　依诺肝素钠注射液　0.4ml　ih　qd
用药点评	适应证不适宜。非瓣膜性心房颤动根据血栓栓塞（脑卒中）风险评估决定抗凝策略，CHA2DS2-VASc 评分系统，评分为 0 分，无须抗凝。该患者 CHA2DS2-VASc 评分为 0 分，无用药指征
备注	

ivgtt：静脉滴注；qd：1 日 1 次；po：口服；tid：1 日 3 次；ih：皮下注射

案例 2

一般资料	科室名称：血管外科　　　患者姓名：×××　　　　住院号：××××× 性　别：男　　　　　年　龄：77 岁　　　　　　体　重：56kg
临床诊断	1. 右下肢深静脉血栓形成；2. 右足部皮肤软组织感染；3. 肾病综合征；4. 糖尿病；5. 肺结核；6. 原发性高血压；7. 银屑病

续表

其他信息	10.23 肌酐 371.8μmol/L；白细胞计数 12×10^9/L
药物治疗方案	10.23—10.27 依诺肝素钠注射液 0.4ml ih qd
	10.23—10.27 注射用阿莫西林钠克拉维酸钾 0.6g＋NS 100ml ivgtt tid
	10.23—10.27 达格列净片 10mg po qd
	10.23—10.27 阿卡波糖片 50mg po tid
	10.23—10.27 非洛地平缓释片 5mg po qd
用药点评	禁忌证用药。依诺肝素钠注射液禁忌中不推荐用于终末期肾病患者（肌酐清除率＜15ml/min）。该患者的肌酐清除率为 11.6ml/min，说明书不推荐使用
备注	

案例 3

一般资料	科室名称：血管外科	患者姓名：×××	住院号：×××××
	性 别：女	年 龄：74 岁	体 重：56kg
临床诊断	1. 左下肢深静脉血栓形成；2. 易栓症；3. 双侧膝关节炎；4. 原发性高血压		
其他信息	11.24 抗凝血酶 31%；肌酐 57μmol/L		
药物治疗方案	11.23—11.28 依诺肝素钠注射液 0.4ml ih q12h		
	11.23—11.28 缬沙坦胶囊 80mg po qd		
用药点评	选药不当。抗凝血酶活性的目标值为＞50%～80%（50～80U/ml），抗凝血酶活性降低可能导致肝素抵抗，无法达到抗凝目标。依诺肝素钠是一种低分子量肝素，通过与抗凝血酶结合发挥抗凝作用。该患者抗凝血酶活性为 31%，使用依诺肝素钠可能无法达到最佳抗凝效果，药物选择不当		
备注			

案例 4

一般资料	科室名称：呼吸内科	患者姓名：×××	住院号：×××××
	性 别：男	年 龄：90.5 岁	体 重：55kg
临床诊断	1. 感染性发热；2. 糖尿病；3. 原发性高血压；4. 冠心病；5. 脑梗死（陈旧性）；6. 多发性脑动脉狭窄；7. 脑血栓后遗症；8. 双侧下肢静脉血栓形成（陈旧性）；9. 肾功能不全		
其他信息	01.06 C 反应蛋白 45.2mg/L；肌酐 173.3μmol/L		
药物治疗方案	01.06—01.11 注射用头孢唑肟钠 1g＋NS 100ml ivgtt q12h		
	01.06—01.11 阿托伐他汀钙片 20mg po qn		
	01.06—01.11 沙库巴曲缬沙坦钠片 50mg po bid		
	01.06—01.11 复方 α-酮酸片 2.52g po tid		
	01.06—01.11 依诺肝素钠注射液 0.4ml ih qd		
用药点评	剂量不适宜。在内科患者预防静脉血栓性疾病中，对于重度肾功能不全的患者（肌酐清除率为 15～30ml/min），推荐调整预防剂量为 2000AXaU qd。该患者肾功能不全，肌酐清除率为 19.2ml/min，推荐给药剂量为 0.2ml qd，高于推荐剂量		
备注			

案例 5

一般资料	科室名称：呼吸内科	患者姓名：×××	住院号：×××××
	性 别：男	年 龄：40 岁	体 重：89kg
临床诊断	1. 肺炎；2. 右踝关节骨折；3. 心律失常 心房颤动		
其他信息	手术史：20 天前右踝关节骨折后行右踝关节骨折切开复位内固定术		

药物治疗方案	11.11—11.12　注射用盐酸头孢替安　2g＋NS　100ml　ivgtt　q12h
	11.11—11.12　依诺肝素钠注射液　0.4ml　ih　q12h
用药点评	频次不当。非瓣膜性心房颤动根据血栓栓塞（脑卒中）风险评估决定抗凝策略，根据 CHA2DS2-VASc 评分系统，评分为 0 分，无须抗凝。该心房颤动患者 CHA2DS2-VASc 评分为 0 分，无须使用抗凝药物预防心源性脑卒中。而该患者静脉血栓栓塞症风险因素 Padua 评分[急性感染为 1 分，近期创伤（≤1 个月）为 2 分，肥胖（BMI≥30kg/m²）为 1 分]为 4 分，依诺肝素钠预防深静脉血栓性疾病的推荐剂量为皮下注射给药 4000AXaU（0.4ml）qd，故给药频次不当
备注	

案例 6

一般资料	科室名称：产科　　患者姓名：×××　　　住院号：×××××
	性　别：女　　　年　龄：42 岁　　　体　重：87kg
临床诊断	1. 先兆子痫（重度）；2. 孕 33⁺⁴ 周 G5P2 臀位；3. 严重胎儿生长受限；4. 高龄经产
其他信息	01.05　行子宫下段剖宫产术（严重合并症）
药物治疗方案	01.05　注射用头孢唑林钠　1g＋NS　100ml　ivgtt　once
	01.05　缩宫素注射液　20U　ivgtt　once
	01.06—01.09　依诺肝素钠注射液　0.4ml　ih　qd
	01.06—01.09　桂枝茯苓胶囊　0.93g　po　tid
用药点评	疗程不当。根据孕产妇深静脉血栓栓塞危险因素评分表，产后评分≥3 分时，低分子量肝素标准预防应用至产后 7~10 天。该患者产后评分为 6 分，仅使用依诺肝素钠 4 天，后续未再使用，因此疗程不当
备注	

案例 7

一般资料	科室名称：血管外科　　患者姓名：×××　　　住院号：×××××
	性　别：男　　　年　龄：57 岁　　　体　重：65kg
临床诊断	1. 左下肢深静脉血栓形成；2. 左侧大隐静脉曲张；3. 原发性高血压
其他信息	10.13　INR 1.77
	10.14　INR 2.1
药物治疗方案	10.09—10.14　依诺肝素钠注射液　0.4ml　ih　q12h
	10.09—10.16　缬沙坦胶囊　80mg　po　qd
	10.10—10.16　华法林钠片　3.75mg　po　qd
用药点评	疗程不当。深静脉血栓形成急性期治疗时，华法林需与依诺肝素钠联合使用，当 INR 稳定在 2~3 并持续 24 小时后停用依诺肝素钠，继续华法林治疗。该患者 10.14 检测 INR 为 2.1，达到目标值，随即停用依诺肝素钠，因此疗程不当
备注	

案例 8

一般资料	科室名称：血管外科　　患者姓名：×××　　　住院号：×××××
	性　别：男　　　年　龄：73 岁　　　体　重：71kg
临床诊断	1. 右下肢深静脉血栓形成；2. 腹膜后占位；3. 原发性高血压；4. 冠心病；5. 腰椎间盘突出症
其他信息	08.11　下肢静脉彩超：右下肢深静脉血栓形成；D-二聚体 2.63mg/L
药物治疗方案	08.11—08.14　依诺肝素钠注射液　0.4ml　ih　q12h
	08.11—08.17　阿托伐他汀钙片　20mg　po　qn
	08.11—08.17　硝苯地平控释片　20mg　po　qd
	08.15—08.17　达比加群酯胶囊　150mg　po　bid

续表

用药点评	1. 疗程不当。治疗深静脉血栓形成时，应在接受至少 5 天的依诺肝素钠治疗后开始使用达比加群酯胶囊，患者使用依诺肝素钠 4 天后开始使用达比加群酯胶囊，依诺肝素钠疗程不足 2. 药物转换不当。由依诺肝素钠转换达比加群酯：依诺肝素钠抗凝至少 5 天，并在下一次治疗时间前 2 小时内口服用达比加群酯。该患者 8.11 开始使用依诺肝素钠，至少在 8.16 治疗时间前 2 小时内口服用达比加群酯，故药物转换不当
备注	

案例 9

一般资料	科室名称：心脏外科　　患者姓名：×××　　　　住院号：××××× 性　别：女　　年　龄：64 岁　　　　体　重：45kg
临床诊断	1. 风湿性二尖瓣中度狭窄伴关闭不全；2. 三尖瓣关闭不全；3. 主动脉瓣关闭不全；4. 心房颤动；5. 慢性心力衰竭急性加重；6. 支气管炎
其他信息	11.06　INR 2.3
药物治疗方案	11.03—11.09　注射用头孢唑林钠　1g＋NS　100ml　ivgtt　q12h 11.03—11.05　华法林钠片　3mg　po　qd 11.06—11.09　依诺肝素钠注射液　0.4ml　ih　qd
用药点评	1. 药物转换不当。心脏手术前由华法林转为胃肠外抗凝治疗，当 INR 低于特定治疗范围时，应开始使用普通肝素/低分子量肝素桥接抗凝。11.6 患者 INR 为 2.3，未降至 2.0 以下，当日即开始使用依诺肝素钠抗凝 2. 频次不当。风湿性二尖瓣疾病合并心房颤动的血栓风险分层为高危，由华法林转换为低分子量肝素桥接抗凝时，需使用治疗剂量的低分子量肝素。该患者风湿性二尖瓣中度狭窄合并心房颤动，在由华法林转换为依诺肝素钠桥接抗凝时，应使用治疗剂量的依诺肝素钠，应每 12 小时给药一次
备注	

二、达 肝 素 钠

魏小娟

案例 1

一般资料	科室名称：妇科　　患者姓名：×××　　　　住院号：×××××××× 性　别：女　　年　龄：43 岁　　　　体　重：63kg
临床诊断	1. 子宫腺肌病；2. 子宫平滑肌瘤；3. 左卵巢子宫内膜异位症；4. 宫颈炎性疾病；5. 双侧慢性输卵管炎；6. 人工绝经后综合征；7. 阴道炎；8. 右侧乳腺癌综合治疗后；9. 双侧甲状腺结节；10. 高尿酸血症；11. 肺部阴影（肺部结节）；12.D-二聚体升高；13. 慢性胃炎；14. 左侧乳腺增生
其他信息	2.27　D-二聚体 1.19mg/L
药物治疗方案	03.03—03.08　盐酸氨溴索注射液　30mg＋NS　100ml　ivgtt　qd 03.05—03.08　西咪替丁注射液　0.2g＋NS　100ml　ivgtt　qd 03.11—03.14　达肝素钠注射液　5000U　ih　q12h 03.04—03.12　低分子量肝素钠注射液　5000U　ih　qd
用药点评	重复用药。达肝素钠注射液与低分子量肝素钠注射液均为肝素类药物，该患者同时于 3.11 和 3.12 使用两种肝素类药物，两者合用会增加出血风险，且患者用药期间未监测血浆抗 Xa 因子浓度，应避免重复用药
备注	

案例 2

一般资料	科室名称：妇科　　　　患者姓名：×××　　　　住院号：××××××××
	性　别：女　　　　年　龄：51 岁　　　　体　重：无
临床诊断	1. 子宫腺肌病；2. 子宫平滑肌瘤（多发）；3. 宫颈炎性疾病；4. 宫颈上皮内肿瘤（Ⅰ级）；5. 输卵管系膜囊肿（双侧）；6. 2 型糖尿病；7. 双侧肺炎；8. 高胆固醇血症；9. 脂肪肝；10. 肝囊肿（?）；11. 右肾肾盂扩张（?）；12. 二尖瓣反流；13. 中度贫血；14. D-二聚体升高
其他信息	05.13 糖化血红蛋白 6.2%；血浆凝血酶原时间（PT）1.39 秒；血浆纤维蛋白原 4.80g/L
药物治疗方案	05.22—05.28　盐酸二甲双胍缓释片　0.5g　po　qd
	05.22—05.28　格列喹酮片　60mg　po　tid
	05.22—05.24　胰岛素注射液　6U　ih　bid
	05.21—05.23　达肝素钠注射液　5000U　ih　q12h
	05.22—05.25　那屈肝素钙注射液　0.4ml　ih　qd
用药点评	重复用药。那屈肝素钙注射液与达肝素钠注射液均为肝素类药物，该患者 5.21～5.23 同时使用两种肝素类药物，且未监测血浆抗 Xa 因子浓度，为防止增加患者出血风险，应避免重复用药
备注	

案例 3

一般资料	科室名称：妇科　　　　患者姓名：×××　　　　住院号：××××××××
	性　别：女　　　　年　龄：38 岁　　　　体　重：40kg
临床诊断	1. 子宫多发性平滑肌瘤（伴玻璃样变性）；2. 阴道炎；3. 缺铁性贫血；4. 左膝关节滑膜炎；5. D-二聚体升高；6. 肺诊断性影像异常（左肺下叶胸膜下结节?）
其他信息	07.06 血红蛋白 91g/L；血细胞比容 0.33
药物治疗方案	07.11—07.14　蔗糖铁注射液　10mg＋NS　200ml　ivgtt　tiw
	07.09—07.13　达肝素钠注射液　5000U　ih　bid
	07.12—07.16　达肝素钠注射液　5000U　ih　bid
用药点评	重复用药。本患者（住院）住院期间同时开具多个达肝素钠注射液医嘱（7.12～7.13）。为防止增加患者出血风险，应避免重复给药
备注	

案例 4

一般资料	科室名称：重症医学科　　　患者姓名：×××　　　　住院号：×××××××
	性　别：男　　　　年　龄：37 岁　　　　体　重：75kg
临床诊断	1. 右侧颞顶部硬膜外出血（颅内血肿清除术后）；2. 颞骨骨折（右侧）；3. 脑疝；4. 蛛网膜下腔出血；5. 锁骨骨折（右侧）；6. 尿毒症；7. 多囊肾；8. 肺部感染；9. 胸腔积液（双侧）；10. 心包积液；11. 高钾血症；12. 低蛋白血症；13. 贫血；14. 高甘油三酯血症；15. 肝囊肿；16. 窦性心动过速
其他信息	05.09　C 反应蛋白（比浊法）220.3mg/L；血浆纤维蛋白原 5.8g/L
药物治疗方案	05.08—05.16　注射用丙戊酸钠　0.4g＋NS　50ml　iv　q12h
	05.08—05.24　注射用头孢他啶　0.5g＋NS　40ml　iv　qd
	05.27　达肝素钠注射液　5000U　ih　qd
用药点评	有禁忌证。达肝素钠注射液说明书中明确禁忌证如下：对达肝素钠、任一辅料、其他低分子量肝素和（或）肝素或猪肉制品过敏；确定或怀疑患有肝素诱导的免疫介导型血小板减少症（Ⅱ型）病史；急性胃十二指肠溃疡；脑出血或其他活动性出血；严重的凝血系统疾病；脓毒性心内膜炎；中枢神经系统、眼部及耳部的损伤和手术；接受大剂量达肝素（如治疗急性静脉血栓、肺动脉栓塞以及不稳定性冠状动脉疾病）时，禁止实施脊椎麻醉或硬膜外麻醉或椎管穿刺。该患者临床诊断颅内出血，属于禁忌证中脑出血或其他活动性出血，应避免使用该药
备注	

案例 5

一般资料	科室名称：<u>妇科</u> 　患者姓名：<u>×××</u> 　住院号：<u>×××××××</u> 性　别：<u>女</u> 　年　龄：<u>50 岁</u> 　体　重：<u>45kg</u>
临床诊断	1. 子宫腺肌病；2. 子宫内膜息肉；3. 左卵巢良性肿瘤（卵巢浆液性囊腺瘤）；4. 左卵巢滤泡囊肿；5. 子宫内膜异位症（左输卵管）；6. 右输卵管系膜囊肿；7. 双侧输卵管积水；8. 慢性子宫颈炎；9. 女性盆腔炎性疾病（后遗症）；10. 轻度贫血；11. 白细胞减少（待查）；12. 药物性皮炎（？）；13. 风湿性关节炎；14. 泌尿道感染；15. 肺诊断性影像异常（双肺少许慢性炎症，右肺小结节）；16. 左侧腮腺结核；17. 脾钙化（待查）；18. D-二聚体升高；19. 低钾血症
其他信息	07.27　D-二聚体 4.06mg/L 07.30　D-二聚体 2.55mg/L
药物治疗方案	07.22—07.26　醋酸甲羟孕酮片　10mg　po　q12h 07.22—07.26　氯雷他定片　10mg　po　qd 07.28　达肝素钠注射液　5000U　im　qd
用药点评	给药途径不当。达肝素钠注射液说明书中明确给药途径为皮下注射、持续静脉输注、静脉快速注射。为该患者开具的处方给药途径为肌内注射，给药途径不合适
备注	该患者行子宫全切术，术后 D-二聚体为 4.06mg/L，D-二聚体升高，考虑手术应激及术后卧床时间长的影响，加用达肝素钠 5000U ih qd 抗凝，预防血栓形成

案例 6

一般资料	科室名称：<u>综合科</u> 　患者姓名：<u>×××</u> 　住院号：<u>×××××××</u> 性　别：<u>女</u> 　年　龄：<u>57 岁</u> 　体　重：<u>85kg</u>
临床诊断	1. 下肢静脉血栓形成；2. 腰椎椎管狭窄（$L_{4,5}$）；3. 高血压 1 级；4. 腰椎压缩性骨折（L_1）；5. 腰椎退行性病变；6. 取除下腔静脉滤器；7. 贫血；8. 脂肪肝；9. 胸腔积液；10. 肺的其他疾病（右肺中叶及左肺上叶少量渗出）
其他信息	07.09　D-二聚体 5.63mg/L
药物治疗方案	07.11—07.19　注射用七叶皂苷钠　1 瓶 ＋NS　250ml　ivgtt　qd 07.11—07.19　地奥司明片　0.9g　po　bid（午、晚） 07.11—07.19　达肝素钠注射液　7500U　ih　q12h 07.12　注射用尿激酶　50 万 U＋NS　250ml　ivgtt　st
用药点评	联合用药不当。说明书明确：与影响止血的药物（如抗血小板药物、溶栓药物、非甾体抗炎药、GP、维生素 K 拮抗剂和葡聚糖）联合使用，可能会增加出血的风险，尤其是肾功能不全患者联用达肝素钠与非甾体抗炎药（如大剂量阿司匹林），应注意监测血浆抗 Xa 因子浓度，根据抗 Xa 因子浓度调整达肝素钠的剂量。该患者合用达肝素钠注射液与注射用尿激酶，可能加强达肝素钠注射液的抗凝血效果，谨慎合用
备注	该患者诊断下肢静脉血栓形成，给予达肝素钠注射液抗凝治疗，依据说明书 100U/kg q12h，给药剂量合理，但是该患者同时使用达肝素钠和注射用尿激酶抗凝治疗，且未监测血浆抗 Xa 因子浓度，因此不建议未检测抗 Xa 因子浓度的情况下联用两药

案例 7

一般资料	科室名称：<u>创伤骨科</u> 　患者姓名：<u>×××</u> 　住院号：<u>××××××</u> 性　别：<u>女</u> 　年　龄：<u>61 岁</u> 　体　重：<u>62kg</u>
临床诊断	1. 右股骨颈骨折；2. 老年性心脏瓣膜病
其他信息	02.11　D-二聚体 1.2mg/L
药物治疗方案	02.12—02.14　骨化三醇软胶囊　0.5μg　po　qd 02.12—02.14　奥美拉唑肠溶胶囊　20mg　po　qd 02.12—02.14　达肝素钠注射液　5000U　ih　q12h 02.12—02.14　阿哌沙班片　2.5mg　po　bid

续表

用药点评	联合用药不当。阿哌沙班片与达肝素钠注射液可能增加出血的风险，应避免合用。且两药联用也不符合药物相互转换的规则，因此两药联合用药不当
备注	依据中华医学会心电生理和起搏分会、中国医师协会心律学专业委员会、心房颤动防治专家工作委员会发布的《心房颤动：目前的认识和治疗建议》中对于新型口服抗凝药转为达肝素钠的规定：停用新型口服抗凝药，并在下次服药时间给予达肝素钠。该联合用药不当
	说明书中对于药物相互作用的规定：与影响止血的药物（如抗血小板药物、溶栓药物、非甾体抗炎药、GPI、维生素 K 拮抗剂和葡聚糖）联合使用，可能会增加出血的风险，尤其是肾功能不全患者联用达肝素钠与非甾体抗炎药或大剂量乙酰水杨酸类药物时，应注意监测血浆抗 X a 因子浓度，根据抗 X a 因子浓度调整达肝素钠的剂量。该患者同时使用抗凝药物，存在相互作用，会增加出血风险，应避免联用

三、那屈肝素钙

王芳芳

案例 1

一般资料	科室名称：骨科	患者姓名：×××	住院号：×××××
	性　别：男	年　龄：33 岁	体　重：47kg
临床诊断	左锁骨远端骨折		
其他信息	10.16　肌酐 74.6μmol/L		
药物治疗方案	10.16—10.18　塞来昔布胶囊　0.2g　po　qd		
	10.19—10.21　那屈肝素钙注射液　0.4ml　ih　qd		
	10.19—10.20　注射用头孢呋辛钠　0.75g＋NS　100ml　ivgtt　q8h		
用药点评	适应证不适宜。患者因"车祸致左肩部疼痛，活动受限 12 小时"于 10.15 入院，10.19 行左锁骨折切开复位内固定术，术后予以那屈肝素钙注射液抗凝预防静脉血栓栓塞症。患者术后进行血栓风险评估，Caprini 评分为 2 分（大型开放手术＞45 分钟），属于低危血栓风险，无须使用抗凝药物预防		
备注			

案例 2

一般资料	科室名称：骨科	患者姓名：×××	住院号：×××××
	性　别：女	年　龄：52 岁	体　重：75kg
临床诊断	1. 左胫腓骨开放性骨折；2. 右胫骨平台骨折；3. 颅顶部头皮裂伤；4. 双肺挫伤；5. 左侧第 3 肋骨骨折；6. 胸 3、4 椎体骨折；7. 左下肢深静脉血栓形成		
其他信息	10.10　肌酐 327.5μmol/L		
药物治疗方案	10.11—10.13　那屈肝素钙注射液　0.6ml　ih　bid		
用药点评	有禁忌证。患者 10.11 外周彩超提示左下肢腘静脉下段及胫后静脉上段血栓形成，予以那屈肝素钙注射液抗凝治疗，该患者肌酐清除率 20.95ml/min，严重肾功能损害，那屈肝素钙注射液说明书规定禁用于严重肾功能损害的患者		
备注	那屈肝素钙注射液说明书规定的禁忌证：对低分子量肝素或低分子量肝素注射液中任何赋形剂过敏；有使用低分子量肝素发生血小板减少的病史；与止血异常有关的活动性出血或出血风险的增加，不是由肝素引起的弥散性血管内凝血除外；可能引起出血的器质性损伤（如活动的消化性溃疡）；严重的肾功能损害（肌酐清除率＜30ml/min）；出血性脑血管意外；未控制的高血压		

案例 3

一般资料	科室名称：骨科　　　　患者姓名：×××　　　　　住院号：×××××
	性　别：男　　　　　年　龄：68 岁　　　　　体　重：75kg
临床诊断	1. 右股骨颈骨折；2. 胸 12、腰 2 及腰 4 椎体新鲜压缩性骨折；3. 冠状动脉粥样硬化性心脏病　心绞痛；
	4.3 级高血压（很高危）；5. 右下肢深静脉血栓形成；6. 重度骨质疏松症；7.2 型糖尿病
其他信息	03.31　肌酐 47.3μmol/L
药物治疗方案	03.31—04.05　那屈肝素钙注射液　0.4ml　ih　qd
	03.31—04.05　低分子量肝素钠注射液　0.4ml　ih　qd
	03.31—04.05　二甲双胍缓释片　0.5g　po　qd
	03.31—04.05　阿卡波糖片　50mg　po　tid
用药点评	重复用药。那屈肝素钙与低分子量肝素钠均属于低分子量肝素类药物，作用机制相同，联用属于重复用药
备注	

案例 4

一般资料	科室名称：骨科　　　　患者姓名：×××　　　　　住院号：×××××
	性　别：男　　　　　年　龄：52 岁　　　　　体　重：75kg
临床诊断	1. 左胫骨平台骨折（Ⅱ型）；2. 左下肢深静脉血栓形成
其他信息	10.08　肌酐 82.7μmol/L
药物治疗方案	10.08—10.17　那屈肝素钙注射液　0.6ml　ih　bid
	10.08—10.17　塞来昔布胶囊　0.2g　po　bid
用药点评	剂量不当。患者 10.07 做彩超发现左下肢腘静脉中下段血栓形成，开始予以那屈肝素钙注射液抗凝治疗。
	患者体重 75kg，肾功能正常，应予以 0.7ml bid 抗凝治疗，故医嘱给药剂量不足
备注	根据那屈肝素钙注射液说明书，对已形成深静脉栓塞的治疗，可依据患者的体重范围，按 0.1ml/10kg 的剂
	量每 12 小时注射一次

案例 5

一般资料	科室名称：骨科　　　　患者姓名：×××　　　　　住院号：×××××
	性　别：男　　　　　年　龄：22 岁　　　　　体　重：77kg
临床诊断	1. 左踝外侧副韧带损伤并踝关节不稳；2. 左外踝陈旧撕脱骨折
其他信息	12.08　肌酐 79.6μmol/L
药物治疗方案	12.09—12.13　那屈肝素钙注射液　0.4ml　ih　qd
	12.09—12.10　注射用头孢唑林钠　1g＋NS　100ml　ivgtt　q8h
	12.09—12.13　塞来昔布胶囊　0.2g　po　bid
用药点评	剂量不当。患者 12.09 行关节镜下左踝探查清理+骨块切除+外侧副韧带修复+石膏固定术，术后血栓风险
	评估 Caprini 评分为 3 分（关节镜手术 2 分、石膏固定 1 分），为中危风险，予以那屈肝素钙注射液 0.4ml
	qd 抗凝，剂量过大
备注	根据那屈肝素钙注射液说明书，对于中度血栓栓塞形成危险的手术，若患者没有显示有严重的血栓栓塞危
	险，每日注射 2850U（0.3ml）就可有效起到预防作用

案例 6

一般资料	科室名称：骨科　　　　患者姓名：×××　　　　　住院号：×××××
	性　别：女　　　　　年　龄：80 岁　　　　　体　重：60kg
临床诊断	1. $L_{3,4}$ 椎间盘突出症；2. 腰椎椎管狭窄症
其他信息	入院时间　10.12；身高 150cm
	10.13　D-二聚体 1.91μg/ml；肌酐 58.4μmol/L

药物治疗方案	10.14—10.18 那屈肝素钙注射液 0.3ml ih qd
	10.14—10.15 注射用头孢呋辛钠 0.75g＋NS 100ml ivgtt q8h
	10.14—10.18 塞来昔布胶囊 0.2g po bid
用药点评	给药时间不当。患者 10.12 入院时血栓风险评估 Caprini 评分为 5 分（体重指数 26.67kg/m² 1 分、卧床 1 分、年龄≥75 岁 3 分），属于高危风险，应立即予以抗凝药物预防血栓，但患者术后于 10.14 才开始使用那屈肝素钙注射液预防血栓栓塞症，给药时间太晚
备注	《医院内静脉血栓栓塞症防治与管理建议》（2018）中建议在每例患者入院时进行 VTE 风险评估，对手术患者建议采用 Caprini 评分量表，对非手术患者建议采用 Padua 评分量表

案例 7

一般资料	科室名称：骨科　　　　患者姓名：×××　　　　住院号：×××××
	性　别：男　　　　年　龄：94 岁　　　　体　重：40kg
临床诊断	1. 左股骨粗隆下粉碎性骨折；2. 重度骨质疏松症；3. 心律失常：房性期前收缩，完全性右束支传导阻滞；4. 低蛋白血症
其他信息	10.15 肌酐 98.1μmol/L；血红蛋白 78g/L
	10.16 输注红细胞悬液 2U
药物治疗方案	10.16—10.24 那屈肝素钙注射液 0.2ml ih qd
	10.16—10.19 阿司匹林肠溶片 100mg po qd
	10.16—10.24 塞来昔布胶囊 0.2g po bid
用药点评	联合用药不当。患者联合使用那屈肝素钙注射液、阿司匹林肠溶片、塞来昔布胶囊可能增加出血风险，且患者术后确实引流量增多，并予以输血对症处理
备注	那屈肝素钙注射液说明书指出，不建议同以下药物联合使用：非甾体抗炎镇痛药（全身性）增加出血危险；乙酰水杨酸以抗血小板剂量使用时有潜在出血危险性，应加强监测

案例 8

一般资料	科室名称：骨科　　　　患者姓名：×××　　　　住院号：×××××
	性　别：男　　　　年　龄：52 岁　　　　体　重：75kg
临床诊断	1. 左髋关节占位器置入术后；2. 2 型糖尿病；3. 高血压 2 级；4. 腰椎减压内固定术后；5. 左腓总神经损伤；6. 左下肢深静脉血栓形成
其他信息	02.21 肌酐 67.6μmol/L，葡萄糖 14.32mmol/L，D-二聚体 1.21μg/ml，INR 0.84；
	03.05 肌酐 56.5μmol/L，葡萄糖 4.77mmol/L，D-二聚体 2.03μg/ml，INR 0.97；
	03.16 肌酐 120.6μmol/L，葡萄糖 4.17mmol/L，D-二聚体 2.41μg/ml，INR 1.28
药物治疗方案	02.21—03.18 门冬胰岛素 30 注射液 根据血糖调整剂量 ih tid
	02.21—03.18 二甲双胍片 0.5g po bid
	02.21—03.18 阿卡波糖片 50mg po tid
	02.21—03.18 吡格列酮片 15mg po qd
	02.21—03.18 缬沙坦胶囊 80mg po qd
	02.21—03.18 苯磺酸氨氯地平片 5mg po qd
	02.21—03.16 注射用盐酸万古霉素 1g＋NS 250ml ivgtt q12h
	02.21—03.17 那屈肝素钙注射液 0.75ml ih bid
	03.18—03.25 华法林钠片 2.5mg po qd（出院带药）
用药点评	药物转换不当。患者术前已发现左下肢深静脉血栓形成，放置深静脉滤器后，行左髋关节占位器取出+全髋关节置换术，术后予以那屈肝素钙注射液抗凝治疗，出院前 1 日停药，并予以华法林钠片口服抗凝，华法林钠片起效慢，用药初期容易形成血栓，应与那屈肝素钙注射液联合使用，至 INR 达标后才可停用那屈肝素钙注射液

续表

备注	《2013 华法林抗凝治疗的中国专家共识》指出，如果需要快速抗凝，如 VTE 急性期治疗，给予普通肝素或低分子量肝素与华法林重叠应用 5 天以上，即在给予肝素的第 1 天或第 2 天即给予华法林，并调整剂量，当 INR 达到目标范围并持续 2 天以上时，停用普通肝素或低分子量肝素

案例 9

一般资料	科室名称：骨科 患者姓名：××× 住院号：×××××
	性　别：女　　年　龄：74 岁　　体　重：65kg
临床诊断	1. 右股骨颈骨折；2. 右膝关节置换术后；3. 高血压 1 级；4. 重度骨质疏松症
其他信息	01.12　肌酐 66.3μmol/L 01.14　行右侧人工全髋关节置换术
药物治疗方案	01.14—01.17　那屈肝素钙注射液　0.4ml　ih　qd 01.14—01.15　注射用头孢唑林钠　1g＋NS　100ml　ivgtt　q8h 01.18—01.25　阿司匹林肠溶片　100mg　po　qd（出院带药）
用药点评	药物转换不当。患者 1.14 行右侧人工全髋关节置换术，术后仅使用那屈肝素钙注射液抗凝 3 天，出院时调整为阿司匹林肠溶片抗血小板治疗，药物转换时间太早
备注	研究表明，对于全髋关节置换术后的患者，接受 5 天抗凝治疗后可改用阿司匹林预防静脉血栓栓塞

案例 10

一般资料	科室名称：骨科 患者姓名：××× 住院号：×××××
	性　别：男　　年　龄：36 岁　　体　重：60kg
临床诊断	右拇指末节完全离断伤
其他信息	01.14　肌酐 68.4μmol/L
药物治疗方案	01.14—01.25　那屈肝素钙注射液　0.4ml　ih　qd 01.14—01.25　右旋糖酐 40GS　500ml　ivgtt　bid 01.14—01.25　罂粟碱注射液　30mg　iv　tid
用药点评	适应证不适宜。患者因"外伤致右拇指离断 3 小时"入院，急行"右手清创拇指断指再植术"，术后予以那屈肝素钙注射液联合右旋糖酐 40GS 治疗。患者术后进行血栓风险评估，Caprini 评分为 2 分（手术＞45 分钟），属于低危血栓风险，无须使用药物预防 联合用药不当：根据那屈肝素钙注射液说明书，一般不宜同右旋糖酐联合使用
备注	有文献报道，断指再植术后使用低分子量肝素可有效预防血管危象，但并无权威指南或专家共识推荐

四、低分子量肝素钙

王　娜

案例 1

一般资料	科室名称：泌尿外科 患者姓名：××× 住院号：××××××
	性　别：女　　年　龄：58 岁　　体　重：59kg
临床诊断	1. 右侧输尿管结石伴有积水和感染；2. 右侧输尿管狭窄；3. 慢性肾功能不全；4.3 级高血压（极高危）；5. 冠状动脉粥样硬化性心脏病；6. 冠状动脉支架置入后状态（前降支）；7. 左侧单纯性肾囊肿；8. 右肺小结节；9. 痛风
其他信息	03.05　肌酐 330μmol/L；纤维蛋白原　3.94g/L

药物治疗方案	03.04—03.13　低分子量肝素钙　3000U　ih　qd
	03.06—03.08　注射用头孢唑肟钠　2g＋NS　100ml　ivgtt　bid
	03.09—03.13　左氧氟沙星氯化钠注射液　0.25g　ivgtt　qd
用药点评	有禁忌证。患者慢性肾功能不全诊断明确，采用 Cockcroft-Gault 法评估肾功能 CCR 为 17.92ml/min，为低分子量肝素钙的禁忌，应选用其他抗凝药物
备注	根据药品说明书，严重肾功能损害是本品使用禁忌证
	根据《肺血栓栓塞症诊治与预防指南》(2018)，低分子肝素的剂量应根据患者体重、肾功能情况进行调整，对于严重肾功能不全（CCR＜30ml/min）时，建议应用普通肝素

案例 2

一般资料	科室名称：肝胆外科　　　患者姓名：×××　　　　住院号：××××××
	性　　别：男　　　　　年　　龄：52 岁　　　　体　重：60kg
临床诊断	1. 肝恶性肿瘤（T4NxM0 ⅢB 期）；2. 恶性肿瘤介入治疗；3. 恶性肿瘤放射性粒子置入治疗；4. 门静脉血管支架置入术后状态；5. 门静脉瘤栓；6. 肝硬化失代偿期：脾大，胃冠状静脉、食管-胃底静脉曲张；7. 门静脉高压；8. 肺炎；9. 双肾结石；10. 肝功能检查异常；11. 副脾；12. 肺部阴影；13. 双侧单纯性肾囊肿；14. 肾功能检查异常；15. 三尖瓣关闭不全（轻度）；16. 中度贫血；17. 低蛋白血症；18. 低钠血症；19. 低钙血症；20. 低磷血症；21. 高镁血症；22. 窦性心动过速
其他信息	03.26　肌酐 99.3μmol/L；纤维蛋白原　4.76g/L
	03.29　普通彩超提示门静脉支架置入术后，支架闭塞可能，门静脉主干及右支、肠系膜上静脉、脾静脉血栓形成
药物治疗方案	03.29—03.31　低分子量肝素钙　6000U　ih　qd
	03.06—03.08　注射用头孢唑肟钠粉针　2g＋NS　100ml　ivgtt　q2h
	03.30　注射用盐酸丙帕他莫　2g＋NS　100ml　ivgtt　st
	03.29—04.01　康莱特注射液　20g　ivgtt　qd
用药点评	频次不当。患者于 3.24 行肝动脉栓塞术，3.29 普通彩超提示门静脉支架置入术后，支架闭塞可能，门静脉主干及右支、肠系膜上静脉、脾静脉血栓形成，患者体重 60kg，临床给予低分子量肝素钙 6000U qd，而说明书推荐治疗血栓应按 0.1ml/10kg 的剂量每 12 小时注射一次，该患者正确用法用量应为 6000U q12h
备注	根据药品说明书，治疗深部静脉血栓时，用药剂量为每次 85U/kg，每日 2 次，皮下注射，间隔 12 小时。可依据患者的体重范围，按 0.1ml/10kg 的剂量每 12 小时注射一次

案例 3

一般资料	科室名称：胃肠肛肠外科　　　患者姓名：×××　　　　住院号：××××××
	性　　别：男　　　　　年　　龄：65 岁　　　　体　重：60kg
临床诊断	1. 横结肠恶性肿瘤（pT4aN2aM1，ⅣB 期）；2. 肠周淋巴结继发恶性肿瘤；3. 腹膜后淋巴结继发恶性肿瘤；4. 肝继发恶性肿瘤；5. 结肠梗阻；6. 小肠梗阻；7. 低蛋白血症；8. 营养风险；9. 3 级高血压（极高危）；10. 急性胰腺炎；11. 腰椎压缩性骨折（轻度，L_4）；12. 骨继发恶性肿瘤（？）；13. 双肺慢性肺炎；14. 双侧胸腔积液；15. 双肺不张；16. 双肺小结节
其他信息	04.12　行开腹探查术
	04.11　肌酐 53.5μmol/L；纤维蛋白原　2.69g/L
药物治疗方案	04.15—04.22　低分子量肝素钙　4000U　ih　qd
	04.15—04.16　人血白蛋白　20g　ivgtt　qd
	04.21　氯丙嗪注射液　25mg　im　st
用药点评	给药时间不当。患者于 4.12 行开腹探查术，术前未使用抗凝药物，术后第 3 天开始使用低分子量肝素钙
备注	根据药品说明书，预防与手术有关的血栓形成。普外手术：术前 2～4 小时皮下注射 4000AXaU，手术后每天皮下注射 4000AXaU，连续用药 5 天或遵医嘱。在所有病例中，整个危险期均应预防性用药，直至患者可以下床活动

案例 4

一般资料	科室名称：<u>胃肠肛肠外科</u>　　　患者姓名：<u>×××</u>　　　住院号：<u>××××××</u> 性　　别：<u>女</u>　　　　　年　　龄：<u>80 岁</u>　　　体　　重：<u>57kg</u>
临床诊断	1. 结肠肝曲恶性肿瘤；2. 结肠梗阻；3. 肝囊肿；4. 双侧单纯性肾囊肿；5. 双侧腹股沟淋巴结肿大；6. 肺小结节；7. 肺气肿
其他信息	05.13　行腹腔镜右半结肠切除术 05.14　肌酐 60.3μmol/L
药物治疗方案	05.16　低分子量肝素钙　4000U　ih　st 05.13—05.20　达肝素钠注射液　5000U　ih　qd 05.16　注射用奥美拉唑钠　40mg＋NS　100ml　ivgtt　st
用药点评	重复用药。患者于 5.13 行腹腔镜右半结肠切除术，5.16 使用达肝素钠 5000U qd 的同时使用低分子量肝素钙。达肝素钠与低分子量肝素钙均属于低分子量肝素，重复用药，增加出血风险，故不宜同时使用
备注	

案例 5

一般资料	科室名称：<u>肾内科</u>　　　　患者姓名：<u>×××</u>　　　住院号：<u>××××××</u> 性　　别：<u>女</u>　　　　　年　　龄：<u>80 岁</u>　　　体　　重：<u>47kg</u>
临床诊断	1. 肾病综合征；2. 高脂血症；3. 低蛋白血症；4. 心脏瓣膜病；5. 主动脉瓣机械瓣置换状态；6. 双肾单纯性肾囊肿；7. 肺小结节；8. 慢性胃炎
其他信息	05.10　肌酐 117.6μmol/L；PT 15.4 秒；纤维蛋白原　4.57g/L 05.13　拟行肾穿刺，后未行，予取消
药物治疗方案	05.11—05.16　低分子量肝素钙　6000U　ih　qd 05.16—05.18　华法林钠片　2.5mg　po　qd 05.10—05.18　阿托伐他汀钙片　20mg　po　qd
用药点评	药物转换不当。患者主动脉瓣机械瓣置换术状态，长期服用华法林，拟行肾穿刺，故换用低分子量肝素，后未行手术，由低分子量肝素钙转换为华法林，5.16 当日停用低分子量肝素钙，启用华法林
备注	《2021 中国静脉血栓栓塞症防治抗凝药物的选用与药学监护指南》指出，低分子量肝素转为华法林时，应与华法林进行桥接，尤其是血栓急性期，联合使用低分子量肝素治疗至少 5 天，直到 INR＞2 且维持 24 小时以上

案例 6

一般资料	科室名称：<u>泌尿肾病中心</u>　　　患者姓名：<u>××</u>　　　住院号：<u>××××××</u> 性　　别：<u>男</u>　　　　　年　　龄：<u>59 岁</u>　　　体　　重：<u>60kg</u>
临床诊断	1. 慢性肾脏病 5 期、肾性贫血、肾性骨病；2. 单克隆免疫球蛋白沉积病；3. 肺部感染；4. 移植肾死亡；5. 2 型糖尿病；6. 高血压 3 级（极高危）、高血压性心脏病、心功能Ⅱ级；7. 中央型房间隔缺损（卵圆孔型）
其他信息	03.22　肌酐 848.76μmol/L；纤维蛋白原　3.13g/L
药物治疗方案	03.23—05.23　低分子量肝素钙　6000U　ih　透析时 03.23—03.24　注射用哌拉西林钠他唑巴坦钠　2g＋NS　100ml　ivgtt　q12h 03.24—05.23　硝苯地平控释片　30mg　po　qd 03.30—05.23　沙库巴曲缬沙坦钠片　100mg　po　bid
用药点评	有禁忌证、剂量不当。患者透析时应进行抗凝，但其肾功能不全，为慢性肾脏病 5 期、肾性贫血、肾性骨病，且采用 Cockcroft-Gault 法评估其肾功能，CCR 为 8.2ml/min，应选用其他抗凝药物 透析时，低分子肝素钙使用剂量为 6000U，剂量过高

备注	根据药品说明书，严重肾功能损害是低分子量肝素钙的使用禁忌证 根据《肺血栓栓塞症诊治与预防指南》(2018)，低分子量肝素的剂量应根据患者体重、肾功能情况进行调整，对于严重肾功能不全（CCR<30ml/min）时，建议应用普通肝素，根据药品说明书，血液透析时其可预防体外循环中血凝块形成 应考虑患者情况和血透技术条件选用最佳剂量，每次血液透析开始时应从动脉端给予单一剂量低分子量肝素钙 4000AXaU。有出血危险的患者血液透析时，低分子量肝素钙的用量可以是推荐剂量的一半。若血液透析时间超过 4 小时，血液透析时可再给予小剂量低分子量肝素钙，随后血液透析所用剂量应根据初次血液透析观察到的效果进行调整

案例 7

一般资料	科室名称：胃肠肛肠外科　　　患者姓名：×××　　　　　住院号：×××××× 性　　别：女　　　　　年　　龄：70 岁　　　　　体　　重：33kg
临床诊断	1. 直肠恶性肿瘤（中分化腺癌 T3N0M0 ⅡA 期）；2. 营养风险；3. 低蛋白血症；4. 双肺气肿；5. 腰椎压缩性骨折（L$_1$）；6. 休克；7. 肺动脉瓣关闭不全；8. 心功能不全（左心室舒张功能降低）；9. 右侧锁骨骨折内固定术后；10. 左下肺慢性肺炎；11. 双肾单纯性肾囊肿；12. 双肺小结节；13. 甲状腺钙化
其他信息	05.10 肌酐 49.8μmol/L；纤维蛋白原　3.02g/L 05.16 行腹腔镜下直肠癌根治性切除术+放射性粒子植入+腹腔灌注化疗术
药物治疗方案	05.20—05.24　低分子量肝素钙　6000U　ih　qd 05.20—05.24　复方苦参注射液　20ml　ivgtt　qd 05.20—05.22　丙氨酰谷氨酰胺粉针　10g　ivgtt　qd 05.20—05.22　水溶性维生素粉针　1 片　ivgtt　qd 05.20—05.22　甘油磷酸钠注射液　10ml　ivgtt　qd 05.20—05.22　脂溶性维生素注射液（Ⅱ）10ml　ivgtt　qd 05.20—05.22　脂肪乳（10%）/氨基酸（15）/葡萄糖（20%）注射液　1000ml　ivgtt　qd
用药点评	剂量不当、给药时间不当。患者行腹腔镜下直肠癌根治性切除术（NOTES）+放射性粒子植入+腹腔灌注化疗术，术后第 4 天才用药，给药时间不当；且剂量为 6000U，剂量过大
备注	根据药品说明书，预防与手术有关的血栓形成。普外手术：术前 2～4 小时皮下注射 4000AXaU，手术后每天皮下注射 4000AXaU，连续用药 5 天或遵医嘱。在所有病例中，整个危险期均应预防性用药，直至患者可以下床活动

五、贝米肝素钠

田璐璐

案例 1

一般资料	科室名称：胸心外科　　　患者姓名：×××　　　　　住院号：××××× 性　　别：女　　　　　年　　龄：61 岁　　　　　体　　重：60kg
临床诊断	右肺上叶浸润性腺癌（pT1bN0M0 Ⅰa 期）
其他信息	无
药物治疗方案	06.27—06.28　贝米肝素钠注射液　3500U　ih　qd 06.28—06.30　注射用盐酸溴己新　20mg + NS　100ml　ivgtt　qd 06.30—07.01　苏黄止咳胶囊　1.35g　po　tid（出院带药）
用药点评	适应证不适宜。贝米肝素钠注射液在国内说明书中仅用于血液透析时预防体外循环中发生凝血。该患者无相关诊断
备注	

案例 2

一般资料	科室名称：神经外科 患者姓名：×× × 住院号：××××× 性 别：女 年 龄：69岁 体 重：70kg
临床诊断	1. 自发性蛛网膜下腔出血，右额叶脑内血肿；2. 肺部感染；3.2级高血压；4.2型糖尿病；5. 胃大部切除术后；6. 低钠血症；7. 低氯血症
其他信息	06.06 头颅 CT：右侧脑出血，神经外科及介入科会诊后考虑前交通动脉瘤破裂引起右侧额叶脑出血破入环池，出血量约 10ml
药物治疗方案	06.06 贝米肝素钠注射液 3500U ih st 06.06 乳酸左氧氟沙星注射液 500mg ivgtt st 06.06 尼莫地平注射液 10ml ivvp st
用药点评	有禁忌证。自发性蛛网膜下腔出血为出血性脑卒中（该患者病历描述为前交通动脉瘤破裂引起右侧额叶脑出血破入环池，出血量约 10ml）。贝米肝素钠注射液说明书中禁忌项明确：有高度出血危险的任何器质性损伤（如活动性消化性溃疡、出血性脑卒中、脑动脉瘤或脑瘤）为禁忌证之一 适应证不适宜。贝米肝素钠注射液在国内说明书中仅用于血液透析时预防体外循环中发生凝血，患者为自发性蛛网膜下腔出血，不符合该药的适应证
备注	

案例 3

一般资料	科室名称：心血管科 患者姓名：×× × 住院号：××××× 性 别：女 年 龄：73岁 体 重：65kg
临床诊断	1. 心功能不全 心功能Ⅲ级；2. 社区获得性肺炎，非重症；3. 结肠恶性肿瘤个人史
其他信息	无
药物治疗方案	06.28—07.03 贝米肝素钠注射液 1800U ih qd 06.29—07.02 注射用头孢唑肟 1g＋NS 100ml ivgtt bid 07.01—07.02 呋塞米注射液 40mg iv bid
用药点评	剂量不当。体重超过 60kg 的患者，给药 3500U。该患者体重 65kg，给药剂量为 1800U，低于推荐剂量 适应证不适宜。贝米肝素钠注射液在国内说明书中仅用于血液透析时预防体外循环中发生凝血，患者为心功能不全、胸腔积液、心功能Ⅲ级，不符合该药的适应证
备注	

案例 4

一般资料	科室名称：老年科 患者姓名：×× × 住院号：××××× 性 别：男 年 龄：93岁 体 重：46kg
临床诊断	1. 混合型痴呆；2. 右侧桥脑腔隙性脑梗死；3. 前列腺癌
其他信息	无
药物治疗方案	06.18—06.28 贝米肝素钠注射液 3500U ih q12h 06.03—06.30 多奈哌齐片 10mg po qn 06.24—06.30 比卡鲁胺片 50mg po qd
用药点评	剂量不当且给药频次不当：体重低于 60kg 的患者，给药 2500U qd ih。该患者体重 46kg，给药 3500U q12h ih，高于推荐剂量及给药频次 适应证不适宜。贝米肝素钠注射液在国内说明书中仅用于血液透析时预防体外循环中发生凝血，患者为混合型痴呆，右侧桥脑腔隙性脑梗死、前列腺癌，不符合该药的适应证
备注	

案例 5

一般资料	科室名称：泌尿外科 患者姓名：×××　　住院号：××××× 性　别：男　　年　龄：76 岁　　体　重：76kg
临床诊断	1. 前列腺恶性肿瘤；2. 泌尿道感染
其他信息	无
药物治疗方案	06.18—06.19　贝米肝素钠注射液　3500U　im　qd 06.18—06.20　鸦胆子油乳注射液　30ml＋NS　250ml　ivgtt　qd 06.18—06.20　注射用哌拉西林钠他唑巴坦钠　3.75g＋NS　100ml　ivgtt　q12h
用药点评	给药途径不当。由于贝米肝素给药后有出现血肿的危险，故应避免肌内注射 适应证不适宜。贝米肝素钠注射液在国内说明书中仅用于血液透析时预防体外循环中发生凝血，患者为前 　　列腺恶性肿瘤，不符合该药的适应证
备注	贝米肝素钠注射液国内说明书描述其给药方式如下：对于重复血液透析时间不超过 4 小时且无出血危险的 　　患者，在开始透析时一次性向血管通路动脉端单剂量推注本品

案例 6

一般资料	科室名称：心血管科 患者姓名：×××　　住院号：××××× 性　别：女　　年　龄：71 岁　　体　重：70kg
临床诊断	1. 心律失常-窦性停搏　永久双腔起搏器置入术后；2. 心房颤动射频消融术后
其他信息	无
药物治疗方案	06.21—06.28　贝米肝素钠注射液　3500U　ih　qd 06.22—06.24　利伐沙班　10mg　po　qd 06.24—06.27　胺碘酮片　0.2g　po　tid 06.21—06.23　注射用环磷腺苷葡胺　180mg＋NS　250ml　ivgtt　qd
用药点评	重复用药。由于利伐沙班片属于口服的 Xa 因子抑制剂，贝米肝素钠的抗 Xa/Ⅱa 因子比值约为 8，两药合 　　用会增加出血风险 适应证不适宜。贝米肝素钠注射液在国内说明书中仅用于血液透析时预防体外循环中发生凝血，患者为心 　　律失常-窦性停搏、永久双腔起搏器置入术后，不符合该药的适应证
备注	

案例 7

一般资料	科室名称：神经内科 患者姓名：×××　　住院号：××××× 性　别：男　　年　龄：54 岁　　体　重：90kg
临床诊断	1. 脑梗死（左侧基底节区、右侧额叶皮质，心源性栓塞）；2. 慢性心力衰竭；3. 阵发性心房颤动 频发室 　　性期前收缩；4.2 型糖尿病
其他信息	无
药物治疗方案	06.29—07.02　贝米肝素钠注射液　3500U　ih　qd 06.25—07.02　奥扎格雷钠氯化钠注射液　100ml　ivgtt　bid 06.25—07.02　银杏二萜内酯葡胺注射液　5ml＋NS　250ml　ivgtt　qd 06.25—07.02　曲美他嗪缓释片　35mg　po　bid 06.30—07.02　二甲双胍缓释片　0.5mg　po　bid
用药点评	联合用药不当。奥扎格雷钠氯化钠注射液和银杏二萜内酯葡胺注射液均有抗血小板聚集作用，与抗凝药贝 　　米肝素钠注射液合用有增加发生出血事件的风险 适应证不适宜。贝米肝素钠注射液在国内说明书中仅用于血液透析时预防体外循环中发生凝血，患者为脑 　　梗死、慢性心力衰竭、阵发性心房颤动，不符合该药的适应证
备注	

案例 8

一般资料	科室名称：<u>泌尿外科</u>　　患者姓名：<u>×××</u>　　　住院号：<u>×××××</u> 性　别：<u>男</u>　　　　年　龄：<u>76 岁</u>　　　　体　重：<u>76kg</u>
临床诊断	1. 前列腺恶性肿瘤；2. 泌尿道感染；3. 前交通动脉瘤；4. 左侧颈总动脉闭塞；5. 左侧颈内动脉起始部重度狭窄；6. 右肾萎缩 肾功能不全
其他信息	06.17　颈部 CT 血管造影（CTA）：左侧前交通动脉瘤可能 06.14　血钾　3.73mmol/L；血肌酐　136μmol/L 07.01　血钾　4.70mmol/L；血肌酐　131μmol/L
药物治疗方案	06.18—06.30　贝米肝素钠注射液　3500U　im　qd 07.01—07.06　贝米肝素钠注射液　3500U　ih　qd 07.03　注射用倍他米松磷酸钠　4mg　iv　st 06.24—06.28　纳美芬注射液　0.5mg+5%GS　100ml　ivgtt　qd 07.01—07.03　注射用头孢米诺钠　2g+NS　100ml　ivgtt　bid
用药点评	适应证不适宜。贝米肝素钠注射液在国内说明书中仅用于血液透析时预防体外循环中发生凝血，患者诊断为前列腺恶性肿瘤、泌尿道感染、前交通动脉瘤，不符合该药的适应证 有禁忌证。说明书指出有高度出血危险的任何器质性损伤（如活动性消化性溃疡、出血性脑卒中、脑动脉瘤或脑瘤）禁用贝米肝素钠，患者有前交通动脉瘤，本次住院期间行前交通动脉瘤介入栓塞术，其间仍在使用贝米肝素钠 给药途径不当。6.18—6.30 采用肌内注射的给药方式，贝米肝素钠给药后有出现血肿的危险，应避免肌内注射 联合用药不当。联用全身作用的糖皮质激素有导致高血钾的风险，需严密监测血钾。患者 07.03 使用贝米肝素钠的同时联用注射用倍他米松磷酸钠，其血钾从两药联用前的 3.73mmol/L 升高至 4.7mmol/L
备注	

案例 9

一般资料	科室名称：<u>神经内科</u>　　患者姓名：<u>×××</u>　　　住院号：<u>×××××</u> 性　别：<u>女</u>　　　　年　龄：<u>48 岁</u>　　　　体　重：<u>61kg</u>
临床诊断	1. 颅内静脉窦血栓形成；2. 视盘水肿；3. 双眼视力丧失
其他信息	06.23　头部血管磁共振静脉图（MRV）：右侧横窦、部分右侧乙状窦显示欠清楚 06.24　眼底检查：双眼视盘水肿，右眼可见点片状视网膜出血，网膜平伏
药物治疗方案	06.30—07.06　贝米肝素钠注射液　3500U　ih　qd 07.02—07.06　达比加群酯胶囊　110mg　po　bid 07.01—07.05　注射用复方维生素（3）2 支+NS　500ml　ivgtt　qd 07.02—07.06　胞磷胆碱胶囊　0.2g　po　tid
用药点评	适应证不适宜。贝米肝素钠注射液在国内说明书中仅用于血液透析时预防体外循环中发生凝血，患者为颅内静脉窦血栓形成，不符合该药的适应证 有禁忌证。贝米肝素钠的说明书指出，最近 2 个月内中枢神经系统、眼和耳损伤或手术为用药禁忌之一，患者入院后行经皮颅内静脉取栓术，颈静脉支架置入术，其间仍使用贝米肝素钠 药物转换不当且联合用药不当。贝米肝素钠转为新型口服抗凝剂的方法：在需要给予下一个剂量的低分子量肝素时，即可开始给予新型口服抗凝剂。该患者 07.02—07.06 连续 4 天联用贝米肝素钠注射液和达比加群酯胶囊，由于达比加群酯属于口服的 IIa 因子抑制剂，贝米肝素钠的抗 Xa/IIa 因子比值约为 8，两药合用会增加出血风险
备注	

六、比 伐 芦 定

李瑞娟

案例 1

一般资料	科室名称：心血管内科	患者姓名：×××	住院号：××××××
	性　别：男	年　龄：66 岁	体　重：70kg
临床诊断	冠状动脉粥样硬化		
其他信息	02.07　ACT 300 秒		
药物治疗方案	02.07　比伐芦定　0.25g（用 5ml 注射用水溶解）＋NS　45ml　静脉注射 10.5ml，随后以 24.5ml/h 泵入　st 02.07—02.10　阿司匹林肠溶片　100mg　po　qd 02.07—02.10　阿托伐他汀钙片　20mg　po　qn 02.07—02.10　泮托拉唑肠溶片　40mg　po　qd		
用药点评	适应证不适宜。比伐芦定用于：①经皮腔内冠状动脉成形术（PTCA）；②经皮冠状动脉介入术（PCI）；③肝素诱导的血小板减少症/肝素诱导的血小板减少并血栓形成综合征（HIT/HITTS）患者或存在上述风险的患者进行 PCI。该患者动脉粥样硬化，本次手术目的是进行冠脉造影，未行 PTCA 或者 PCI，适应证不适宜		
备注			

案例 2

一般资料	科室名称：心血管内科	患者姓名：×××	住院号：××××××
	性　别：男	年　龄：76 岁	体　重：100kg
临床诊断	1. 急性广泛前壁心肌梗死；2. 急性广泛前壁心肌再梗死；3. 心源性休克		
其他信息	01.08　ACT 320 秒 01.08　血肌酐 604.2μmol/L 01.08　尿素 23.2mmol/L		
药物治疗方案	01.08　比伐芦定　0.5g（用 10ml 注射用水溶解）＋NS　90ml　静脉注射 15ml，随后以 35ml/h 泵入　st 01.08—01.28　阿司匹林肠溶片　100mg　po　qd 01.08—01.28　氯吡格雷片　75mg　po　qd 01.08—01.28　阿托伐他汀钙片　20mg　po　qn 01.08—01.28　泮托拉唑肠溶片　40mg　po　qd		
用药点评	有禁忌证。患者血肌酐 604.2μmol/L，计算 GFR 为 13.03ml/min，根据比伐芦定的药品说明书，GFR＜30ml/min 时禁用。患者存在禁忌证仍然过量使用比伐芦定		
备注			

案例 3

一般资料	科室名称：心血管内科	患者姓名：×××	住院号：××××××
	性　别：男	年　龄：38 岁	体　重：86.7kg
临床诊断	1. 急性下后壁心肌梗死 Killip 分级 I 级；2. 偶发房性期前收缩；3. 偶发室性期前收缩；4. 亚临床甲状腺功能亢进症；5. 糖耐量异常；6. 脂肪肝（轻度）；7. 左心房扩大；8. 胆囊炎；9. 胆囊结石		
其他信息	03.04　ACT 327 秒 03.04　血压 163/91mmHg		

续表

药物治疗方案	03.04　比伐芦定　0.25g（用10ml注射用水溶解）＋NS　45ml　静脉注射13ml，然后30ml/h泵入　st
	03.04　替罗非班氯化钠注射液　15mg　10ml/h　ivvp
	03.04—03.14　阿司匹林肠溶片　0.1g　po　qd
	03.04—03.14　替格瑞洛片　90mg　po　bid
	03.04—03.14　阿托伐他汀钙片　20mg　po　qn
用药点评	有禁忌证。患者术前血压163/91mmHg，存在严重的未能控制的高血压，存在比伐芦定用药禁忌，使用不合理
备注	

案例4

一般资料	科室名称：心血管内科　　患者姓名：×××　　住院号：×××××× 性　别：女　　年　龄：61岁　　体　重：65kg
临床诊断	1. 急性前壁心肌梗死 Killip 分级Ⅱ级；2. 高脂血症；3. 慢性胃炎；4. 肝左叶囊肿；5. 胆囊炎；6. 胆囊多发息肉
其他信息	05.04　ACT 350 秒 05.04　血肌酐 70.8μmol/L
药物治疗方案	05.04　比伐芦定　0.25g（用5ml注射用水溶解）＋NS　45ml　ivgtt（23ml/h）st
	05.04—5.10　吲哚布芬片　0.1g　po　bid
	05.04—05.10　替格瑞洛片　90mg　po　bid
	05.04—05.10　阿托伐他汀钙片　20mg　po　qn
	05.04—05.10　泮托拉唑肠溶片　40mg　po　bid
用药点评	剂量不当。在 PCI/PTCA 术前静脉注射 0.75mg/kg，然后立即静脉滴注 1.75mg/（kg·h）至手术结束。而该患者肾功能正常，初始未静脉注射，直接静脉滴注，且剂量不当
备注	

案例5

一般资料	科室名称：心血管内科　　患者姓名：×××　　住院号：×××××× 性　别：男　　年　龄：71岁　　体　重：67kg
临床诊断	1. 急性非 ST 段抬高心肌梗死 Killip 分级Ⅱ级；2. 冠状动脉支架置入术后；3. 频发房性期前收缩；4. 阵发性心房颤动
其他信息	05.04　ACT 346 秒；脑钠肽 256pg/ml
药物治疗方案	05.04　比伐芦定　0.5g（用10ml注射用水溶解）＋NS　90ml　静脉注射10.5ml，随后以24.5ml/h泵入　st
	05.04—05.09　美托洛尔缓释片　95mg　po　qd
	05.04—05.09　地高辛片　0.125mg　po　qd
	05.04—05.09　替格瑞洛片　90mg　po　bid
	05.04—05.09　阿托伐他汀钙片　20mg　po　qn
	05.04—05.09　螺内酯片　20mg　po　bid
用药点评	剂量不当。无 HIT/HITTS 的患者：在 PCI/PTCA 术前静脉注射 0.75mg/kg，然后立即静脉滴注 1.75mg/（kg·h）至手术结束（不超过 4 小时）。该患者体重 67kg，初始应给予 50.25mg，即 10.05ml 静脉注射，然后以 117.25mg/h 即 23.45ml/h，静脉滴注。初始静脉注射和之后每小时用药剂量不当
备注	

案例6

一般资料	科室名称：心血管内科　　患者姓名：×××　　住院号：×××××× 性　别：男　　年　龄：75岁　　体　重：63kg
临床诊断	1. 急性下壁、前壁心肌梗死；2. 心源性休克；3. 慢性肺炎；4. 高血压 3 级

其他信息	03.17　ACT 350 秒；血肌酐 129.6μmol/L
药物治疗方案	03.17　比伐芦定　0.5g（用 10ml 注射用水溶解）＋NS　90ml　静脉注射 10.5ml，随后以 23ml/h 泵入　st 03.17　替罗非班氯化钠注射液　5mg（50ml）3ml/h　ivvp 03.17—03.23　阿司匹林肠溶片　100mg　po　qd 03.17—03.23　替格瑞洛片　90mg　po　bid 03.17—03.23　泮托拉唑肠溶片　40mg　po　qd
用药点评	剂量不当。患者血肌酐 129.6μmol/L，CCR 38.86ml/min，根据药品说明书，肾功能损伤患者需要减少剂量，同时监测患者抗凝状况。肾功能中度损伤患者（CCR 30～59ml/min）给药剂量为 1.75mg/（kg·h），因此，对于该患者应减少剂量，不应初始静脉注射 10.5ml 比伐芦定
备注	

案例 7

一般资料	科室名称：心血管内科　　　患者姓名：×××　　　住院号：××××××
	性　别：男　　　　年　龄：43 岁　　　体　重：93.3kg
临床诊断	1. 急性前壁、右心室心肌梗死 Killip I 级；2. 高血压 3 级（极高危）；3. 低钾血症；4. 高甘油三酯血症； 5. 高同型半胱氨酸血症
其他信息	05.24　PT 62.9 秒；APPT 172.6 秒
药物治疗方案	05.24　比伐芦定　0.25g（用 5ml 注射用水溶解）＋NS　45ml　静脉注射 14ml，随后以 33ml/h 泵入　st 05.24—05.27　阿司匹林肠溶片　100mg　po　qd 05.24—05.27　替格瑞洛片　90mg　po　bid 05.24—05.27　阿托伐他汀钙片　20mg　po　qn 05.24—05.27　泮托拉唑肠溶片　40mg　po　qd 05.24—05.27　美托洛尔缓释片　23.75mg　po　qd 05.24—05.27　沙库巴曲缬沙坦钠片　50mg　po　bid
用药点评	静脉注射 5 分钟后，需监测 ACT，维持 ACT＞300 秒，未按照说明书要求用药后监测 ACT，对于药物治疗效果不详
备注	

案例 8

一般资料	科室名称：心血管内科　　　患者姓名：×××　　　住院号：××××××
	性　别：女　　　　年　龄：75 岁　　　体　重：73.3kg
临床诊断	1. 急性下壁、后壁心肌梗死 Killip 分级 II 级；2. 急性心力衰竭；3. 混合性高脂血症；4. 慢性浅表性胃炎 伴糜烂；5. 十二指肠炎；6. 电解质紊乱 低钠血症 低钾血症；7. 肺炎 肺结节；8. 脂肪肝（轻度）；9. 主 动脉硬化 主动脉瓣退行性变
其他信息	03.18　ACT 334 秒；PT 58 秒；APPT 164.6 秒
药物治疗方案	03.18　比伐芦定　0.25g（用 5ml 注射用水溶解）＋NS　45ml　静脉注射 11ml，随后以 26ml/h 泵入　st 03.18—03.26　阿司匹林肠溶片　100mg　po　qd 03.18—03.26　替格瑞洛片　90mg　po　bid 03.18—03.26　阿托伐他汀钙片　20mg　po　qn 03.18—03.26　泮托拉唑肠溶片　40mg　po　qd 03.18—03.26　培多普利叔丁胺片　2mg　po　qd 03.18—03.26　氯化钾缓释片　1g　po　tid
用药点评	用药前未测肾功能排除禁忌证即用药，用药不合理
备注	

案例 9

一般资料	科室名称：心血管内科	患者姓名：×××	住院号：××××××			
	性　　别：男		年　　龄：63 岁		体　重：66.6kg	
临床诊断	1. 不稳定型心绞痛；2. 主动脉硬化；3. 主动脉退行性变					
其他信息	03.20　ACT 317 秒；B 型钠尿肽 21.00 pg/ml；总胆固醇 4.71mmol/L；甘油三酯 1.66mmol/L；高密度脂蛋白胆固醇 1.22mmol/L；低密度脂蛋白胆固醇 3.15mmol/L					
药物治疗方案	03.20　比伐芦定　0.25g（用 5ml 注射用水溶解）＋NS　45ml　静脉注射 10ml，随后以 23ml/h 泵入　st					
	03.20—03.25　低分子量肝素　4100U　ih　q12h　术前开始					
	03.20—03.25　替格瑞洛片　90mg　po　bid					
	03.20—03.25　阿司匹林肠溶片　100mg　po　qd					
	03.20—03.25　美托洛尔片　12.5mg　po　bid					
	03.20—03.25　阿托伐他汀钙片　20mg　po　qn					
	03.20—03.25　泮托拉唑肠溶片　40mg　po　qd					
用药点评	药物转换不当。根据美国 FDA 说明书，用低分子量肝素抗凝治疗的患者，应在使用比伐芦定前至少 8 小时停用低分子量肝素，而患者应用比伐芦定的同时皮下注射低分子量肝素 4100U ih q12h					
备注						

七、磺达肝癸钠

贾　莉

案例 1

一般资料	科室名称：骨科	患者姓名：×××	住院号：××××××		
	性　　别：女	年　　龄：84 岁	体　重：54kg		
临床诊断	1. 病态窦房结综合征；2. 安装心脏起搏器；3. 心律失常；4. 左侧股骨粗隆间骨折；5. 重度骨质疏松；6. 肺部感染；7. 腔隙性脑梗死；8. 肺大疱；9. 腰椎骨折；10. 腰椎间盘突出；11. 腰椎椎管狭窄				
其他信息	4.11　肌酐 78.6μmol/L；纤维蛋白原 3.76g/L				
药物治疗方案	4.11　磺达肝癸钠注射液 2.5mg　ih　qd（术前）				
	4.11—4.17　艾瑞昔布片　0.1g　bid　po				
	4.11—4.13　吸入用布地奈德混悬液　1mg＋NS　2ml　bid　雾化吸入				
用药点评	适应证不适宜。磺达肝癸钠的适应证是预防下肢重大骨科手术如关节骨折、膝关节手术或髋关节置换术后静脉血栓栓塞事件				
备注	根据《中国骨科大手术静脉血栓栓塞症预防指南》（2015 年版），对于髋部骨折的患者，如果需要延迟手术，因为磺达肝癸钠半衰期长，所以不建议术前使用				

案例 2

一般资料	科室名称：骨科	患者姓名：×××	住院号：××××××		
	性　　别：男	年　　龄：77 岁	体　重：79kg		
临床诊断	1. 双膝骨关节炎；2. 左膝鹅足滑囊炎；3. 贫血；4. 低蛋白血症；5. 慢性肾功能不全 4 期				
其他信息	4.9　血肌酐 321μmol/L				
药物治疗方案	4.9—4.13　磺达肝癸钠注射液　2.5mg　ih　qd（术后 6 小时首剂）				
	4.9—4.13　酮咯酸氨丁三醇　30mg　q12h　im				
用药点评	有禁忌证。患者血肌酐为 321μmol/L，计算肌酐清除率为 19.07ml/min。根据药品说明书，磺达肝癸钠禁用于肌酐清除率小于 20ml/min 的患者				
备注					

案例 3

一般资料	科室名称：骨科	患者姓名：×××	住院号：××××××
	性　　别：女	年　　龄：54 岁	体　　重：75kg
临床诊断		1. 左侧股骨头无菌性坏死；2. 难治性肾病综合征；3. 系膜增生性肾小球肾炎（伴小管间质损伤，伴早期糖尿病肾病）；4. 药物性糖尿病；5. 高血压 3 级（极高危）；6. 甲状腺功能减退症；7. 低蛋白血症；8. 贫血	
其他信息		4.5　白蛋白 25.97g/L 4.7　肌酐 59.56μmol/L；红细胞计数 $3.2×10^{12}$/L	
药物治疗方案		4.8—4.11　磺达肝癸钠注射液　2.5mg　ih　q12h 4.6—4.11　多糖铁复合物胶囊　150mg　qd　po 4.6—4.11　左甲状腺素钠片　62.5μg　qd　po	
用药点评		频次不当。磺达肝癸钠注射液用于骨科手术后患者预防静脉血栓栓塞事件的推荐剂量为 2.5mg qd。该患者的给药频次为 q12h，高于推荐剂量	
备注			

案例 4

一般资料	科室名称：骨科脊柱病区	患者姓名：×××	住院号：××××××
	性　　别：男	年　　龄：77 岁	体　　重：85kg
临床诊断		1. 右侧股骨粗隆间骨折；2. 腰椎退行性病变；3. 支气管哮喘；4. 脑缺血灶（多发）；5. 双下肢动脉硬化；6. 肝囊肿（多发）；7. 低蛋白血症；8. 高尿酸血症	
其他信息		4.21　尿酸 513.85μmol/L	
药物治疗方案		4.21—4.25　磺达肝癸钠注射液　2.5mg　im　qd 4.21—4.25　盐酸曲马多　0.1g　im　bid 4.21—4.25　碳酸氢钠片　1 片　tid　po	
用药点评		给药途径不当。磺达肝癸钠注射液的给药方式为皮下注射或通过已建立的静脉通道直接给药，不得肌内注射	
备注			

案例 5

一般资料	科室名称：骨科创伤病区	患者姓名：×××	住院号：××××××
	性　　别：女	年　　龄：77 岁	体　　重：78kg
临床诊断		1. 耻骨骨折；2. 高血压 3 级（极高危）；3. 肺部阴影；4. 双侧胸膜肥厚；5. 食管裂孔疝	
其他信息		4.14　纤维蛋白原 3.16g/L；D-二聚体 17.94mg/L	
药物治疗方案		4.13　磺达肝癸钠注射液　2.5mg　ih　st 4.13—4.18　盐酸曲马多注射液　0.1g　im　bid 4.13—4.18　艾瑞昔布片　0.1g　bid　po	
用药点评		疗程不当。骨科手术后磺达肝癸钠持续用药至静脉血栓栓塞风险已减少，通常至患者可起床走动，至少用至术后 5 日。该患者的医嘱为术后 1 剂，给药疗程过短	
备注			

案例 6

一般资料	科室名称：骨科脊柱病区	患者姓名：×××	住院号：××××××
	性　　别：女	年　　龄：63 岁	体　　重：76kg
临床诊断		1. 左侧膝关节骨性关节炎；2. 腰椎术后；3. 骨质疏松；4. 2 型糖尿病；5. 腹型肥胖	
其他信息		4.8　肌酐 47.13μmol/L；纤维蛋白原 5.06g/L；D-二聚体 0.63mg/L	

续表

药物治疗方案	4.8—4.10 磺达肝癸钠注射液 2.5mg ih qd 4.8—4.10 利伐沙班 10mg po qd 4.8—4.10 盐酸二甲双胍片 0.25g tid po
用药点评	重复用药。磺达肝癸钠和利伐沙班都是选择性X因子抑制剂，两种药物联合使用属于重复用药
备注	

案例 7

一般资料	科室名称：心内科　　　患者姓名：×××　　　住院号：××××× 性　别：女　　　年　龄：63 岁　　　体　重：64kg
临床诊断	1. 急性 ST 段抬高心肌梗死；2. 急性心力衰竭；3. 冠状动脉支架置入后状态；4. 冠状动脉粥样硬化性心脏病；5. 药物性肝损害；6. 肝素诱导的血小板减少症
其他信息	4.22　血小板计数 78×10^9/L；D-二聚体＞20mg/L
药物治疗方案	4.18—4.22 低分子量肝素 40mg ih q12h 4.18—4.27 阿司匹林肠溶片 100mg qd po 4.18—4.22 替格瑞洛片 90mg bid po 4.23—4.27 磺达肝癸钠注射液 5mg ih qd
用药点评	剂量不当。对肝素诱导的血小板减少症，磺达肝癸钠的剂量应根据体重调整：50kg 以下者，一次 5mg，一日 1 次；50～100kg 者，一次 7.5mg，一日 1 次；100kg 以上者，一次 10mg，一日 1 次。该患者 64kg，无肾功能不全，给予 5mg qd，剂量偏低
备注	

八、舒洛地特

陈家鑫

案例 1

一般资料	科室名称：胸心外科　　　患者姓名：×××　　　住院号：××××× 性　别：男　　　年　龄：52 岁　　　体　重：60kg
临床诊断	1. 双侧多发肋骨骨折；2. 双肺挫伤；3. 左侧胸腔少量积血
其他信息	03.19 肌酐 75μmol/L；PT 13.4 秒；PT 活动度 77.6%；纤维蛋白原 2.6g/L；APTT 29.6 秒；凝血酶时间（TT）20.3 秒；D-二聚体 4.950ng/ml
药物治疗方案	03.20—04.15 多库酯钠片 0.1g po qd 03.23—04.15 舒洛地特注射液 600LSU im qd 03.29—04.15 注射用头孢他啶 2g＋NS 100ml ivgtt q12h
用药点评	适应证不适宜。舒洛地特适用于有血栓形成危险的血管疾病，非常规 VTE 预防首选药物。患者无血栓形成危险的血管疾病，虽有长期卧床及外伤等 VTE 危险因素，但无应用舒洛地特指征，建议选用肝素或其他口服抗凝药预防
备注	

案例 2

一般资料	科室名称：胸心外科　　　患者姓名：×××　　　住院号：××××× 性　别：男　　　年　龄：52 岁　　　体　重：58kg
临床诊断	1. 右肺中下叶恶性肿瘤（腺癌靶向治疗后 cT4N2M0 ⅢB 期）；2. 多部位淋巴结继发恶性肿瘤（肺门、纵隔）；3. 肺部阴影（双肺多发结节）；4. 窦性心动过缓（伴不齐）

其他信息	06.04　PT 11.7 秒；PT 活动度 88.1%；纤维蛋白原 4.500g/L；APTT 22.9 秒；凝血酶时间 16.2 秒；D-二聚体 0.640ng/ml
	06.05　肌酐 82μmol/L
药物治疗方案	06.05—06.09　舒洛地特注射液　600LSU　im　qd
	06.05—06.09　叶酸片　0.4mg　po　qd
	06.05—06.09　索法酮干混悬剂　100mg　po　tid
用药点评	适应证不适宜。舒洛地特适用于有血栓形成危险的血管疾病，非常规 VTE 预防首选药物。患者无血栓形成危险的血管疾病，虽有活动性肿瘤等 VTE 危险因素，但无应用舒洛地特指征，建议选用肝素或其他口服抗凝药预防
备注	

案例 3

一般资料	科室名称：神经外科　　患者姓名：×××　　住院号：××××× 性　别：女　　年　龄：64 岁　　体　重：55kg
临床诊断	1. 左侧丘脑出血（破入脑室）；2. 梗阻性脑积水；3. 高血压；4. 吸入性肺炎（？）
其他信息	01.01　肌酐 38μmol/L
药物治疗方案	01.01—01.06　舒洛地特注射液　600LSU＋NS 20ml　iv　qd
	01.02—01.06　那屈肝素钙注射液　6150U　ih　qd
	01.03—01.15　门冬氨酸钾注射液　20ml＋5%GS　500ml　ivgtt　qd
用药点评	联合用药不当。舒洛地特的抗血栓效果主要是与剂量依赖性地抑制一些凝血因子，特别是抑制活化的 X 因子有关，其作用机制与那屈肝素钙注射液重叠，不推荐联合使用。同时由于舒洛地特是肝素样分子，可增加肝素本身或同时口服使用的其他抗凝剂的抗凝作用，建议监测凝血指标，本例患者用药期间均未监测
备注	

案例 4

一般资料	科室名称：介入科　　患者姓名：×××　　住院号：××××× 性　别：女　　年　龄：32 岁　　体　重：60kg
临床诊断	1. 左侧髂静脉压迫综合征；2. 左侧大隐静脉曲张；3. 左侧髂静脉造影＋成形术＋左下肢静脉造影＋泡沫硬化术
其他信息	11.20　肌酐 75μmol/L；PT 10.3 秒；PT 活动度 116.6%；纤维蛋白原 1.9g/L；APTT 28.2 秒；凝血酶时间 17.4 秒
药物治疗方案	11.24—11.30（出院带药）舒洛地特软胶囊　250LSU　po　bid
	11.24—11.30（出院带药）阿哌沙班片　2.5mg　po　bid
	11.24—11.30（出院带药）艾瑞昔布片　0.1g　po　bid
用药点评	联合用药不当。舒洛地特的抗血栓效果主要是与剂量依赖性地抑制一些凝血因子，特别是抑制活化的 X 因子有关，其作用机制与阿哌沙班重叠，不推荐联合使用
备注	

九、阿加曲班

戴亨纷

案例 1

一般资料	科室名称：**急诊创伤外科**	患者姓名：**×××**	住院号：**××××××**
	性　别：**男**	年　龄：**80 岁**	体　重：**未测（轮椅入院）**
临床诊断	1. 左下肢深静脉血栓形成；2. 左髂外静脉血栓形成；3. 高血压 3 级；4. 2 型糖尿病；5. 慢性肾脏病 5 期；6. 低蛋白血症；7. 凝血障碍；8. 电解质代谢紊乱；9. 低钾血症；10. 肝功能异常		
其他信息	10.02　血小板计数 $166×10^9/L$；PT 16.20 秒；APPT 38.60 秒；纤维蛋白原 3.53g/L；D-二聚体 2.34mg/L		
药物治疗方案	10.03—10.30　阿加曲班注射液　10mg + NS　100ml　ivgtt　q12h 10.02—10.30　沙库巴曲缬沙坦片　50mg　po　bid 10.02—10.30　沙格列汀片　5mg　po　qd 10.09—10.25　巴曲酶注射液　5BU　ivgtt　qod 10.10—10.30　复方 α-酮酸片　2520mg　po　tid 10.15—10.30　人血白蛋白注射液　10g　ivgtt　qd 10.18—10.30　氯化钾缓释片　1g　po　tid		
用药点评	适应证不适宜。阿加曲班主要用于发病 48 小时内的缺血性脑梗死急性期患者的神经症状（运动麻痹）、日常活动（步行、起立、坐位保持、饮食）的改善，也用于对慢性动脉闭塞症（血栓闭塞性脉管炎、闭塞性动脉硬化症）患者的四肢溃疡、静息痛及冷感等的改善。该患者无相关诊断		
备注			

案例 2

一般资料	科室名称：**普外科**	患者姓名：**×××**	住院号：**××××××**
	性　别：**男**	年　龄：**82 岁**	体　重：**未测（轮椅入院）**
临床诊断	1. 手术后恶性肿瘤化学治疗；2. 升结肠恶性肿瘤；3. 高血压 3 级；4. 2 型糖尿病；5. 肺部感染；6. 双肺多发结节；7. 肾囊肿；8. 肾结石；9. 前列腺增生		
其他信息	12.06　总蛋白 64.8g/L；白蛋白 39.0g/L；肌酐 195μmol/L；PT 11.60 秒；纤维蛋白原 1.93g/L		
药物治疗方案	12.06—12.16　阿加曲班注射液　10mg + NS　100ml　ivgtt　qd 12.06—12.13　注射用奥美拉唑　40mg + NS　100ml　ivgtt　qd 12.06—12.13　注射用红色诺卡氏菌细胞壁骨架　200μg + 灭菌注射用水　0.3ml　ih　1 周 2 次 12.06—12.06　奥沙利铂注射液　150mg + GS　250ml　ivgtt　qd 12.06—12.15　卡培他滨片　1.5g　po　bid 12.06—12.15　甲泼尼龙片　4mg　po　bid 12.06—12.15　盐酸异丙嗪片　12.5mg　po　tid		
用药点评	适应证不适宜。患者为升结肠恶性肿瘤患者，无阿加曲班的适应证（发病 48 小时内的缺血性脑梗死急性期、慢性动脉闭塞症）。该患者无相关诊断。		
备注			

案例 3

一般资料	科室名称：**神经内科**	患者姓名：**×××**	住院号：**××××××**
	性　别：**男**	年　龄：**57 岁**	体　重：**56kg**
临床诊断	1. 急性脑梗死；2. 高血压 2 级；3. 高尿酸血症；4. 高脂血症；5. 颈动脉硬化；6. 锁骨下动脉粥样硬化；7. 低钾血症；8. 轻度脂肪肝；9. 肝囊肿；10. 双肺多发结节；11. 脑萎缩		

其他信息	07.16　γ-谷氨酰转肽酶 73.3U/L；肌酐 51μmol/L；葡萄糖 13.73mmol/L；高敏肌钙蛋白 14.4ng/L；氨基端脑钠肽前体＜10.0pg/ml；D-二聚体 1.41mg/L			
药物治疗方案	07.16—07.17	阿加曲班注射液	30mg	ivvp q12h
	07.17—08.13	阿加曲班注射液	10mg	ivvp qd
	07.16—08.13	吡拉西坦氯化钠	100ml	ivgtt qd
	07.16—07.30	注射用尤瑞克林	0.15PNA 单位 + NS　250ml	ivgtt qd
	07.16—07.30	注射用兰索拉唑	30mg + NS　100ml	ivgtt qd
	07.16—07.30	胞磷胆碱钠片	0.2g	po tid
	07.16—07.30	丁苯酞软胶囊	0.2g	po tid
	07.16—07.30	阿司匹林肠溶片	0.1g	po qd
	07.16—07.30	阿托伐他汀钙片	40mg	po qd
用药点评	剂量不当。阿加曲班用于发病 48 小时内的缺血性脑梗死急性期患者的神经症状（运动麻痹）、日常活动（步行、起立、坐位保持、饮食）的改善：成人开始使用该药的 2 天内，6 支（60mg）/天，以适当量的输液稀释，经 24 小时持续静脉滴注。其后的 5 天中，10mg bid，1 次以 3 小时静脉滴注			
备注	该患者脑梗死急性期用药剂量不足，尤其是发病的 48 小时内，通过延长用药疗程，并未增加药物的疗效，患者预后较差，增加了住院时间			

案例 4

一般资料	科室名称：神经内科　　　　患者姓名：×××　　　　住院号：×××××× 性　别：女　　　　年　龄：71 岁　　　　体　重：51kg			
临床诊断	1. 多发性脑梗死；2. 高血压 2 级；3.2 型糖尿病；4. 混合性高脂血症；5. 多发腔隙性脑梗死；6. 上额窦炎；7. 间质性肺水肿；8. 胸腔积液；9. 颈动脉硬化；10. 腰椎间盘突出症；11. 大脑中动脉狭窄；12. 肾囊肿			
其他信息	09.13　谷丙转氨酶 193U/L；谷草转氨酶 95U/L；γ-谷氨酰转肽酶 90.2U/L；碱性磷酸酶 147U/L；肌酸激酶 318U/L；乳酸脱氢酶 259U/L；纤维蛋白原 4.71g/L；D-二聚体 1.09mg/L			
药物治疗方案	09.13—11.09	阿加曲班注射液	10mg + NS　100ml	ivgtt q12h
	09.13—09.28	吡拉西坦氯化钠	100ml	ivgtt qd
	09.13—10.14	硫酸氢氯吡格雷	75mg	po qd
	09.13—10.28	阿托伐他汀钙片	20mg	po qd
	09.15—11.09	丁苯酞软胶囊	0.2g	po tid
	09.15—11.09	艾地苯醌片	0.2g	po tid
	09.28—10.13	注射用头孢他啶粉针	2g + NS　100ml	ivgtt q12h
用药点评	疗程不当。阿加曲班用于发病 48 小时内的缺血性脑梗死急性期患者的神经症状（运动麻痹）、日常活动（步行、起立、坐位保持、饮食）改善的疗程为 7 天，可根据年龄、症状适当增减剂量；用于慢性动脉闭塞症患者的疗程为 4 周以内。该患者诊断为脑梗死，按照说明书疗程应为 7 天，给药疗程超标			
备注	阿加曲班持续用药时间超过 1 个月的循证证据不足			

案例 5

一般资料	科室名称：神经内科　　　　患者姓名：×××　　　　住院号：×××××× 性　别：男　　　　年　龄：62 岁　　　　体　重：64kg
临床诊断	1. 左侧基底节急性脑梗死；2. 高血压 3 级；3. 脑萎缩；4. 鼻中隔偏曲；5. 右侧颈内动脉动脉瘤；6. 颈动脉狭窄；7. 肝囊肿
其他信息	09.13　血小板计数 694×10⁹/L；PT 17.4 秒；INR 1.47；APPT 51.00 秒；凝血酶时间 67.80 秒；纤维蛋白原 3.82 g/L；乳酸脱氢酶 253U/L

药物治疗方案	09.13—10.16　阿加曲班注射液　10mg＋NS　100ml　ivgtt　q12h 09.14—10.04　低分子肝素钠　5000U ih　q12h 09.13—09.29　吡拉西坦氯化钠　100ml　ivgtt　qd 09.13—09.27　注射用腺苷钴胺　1.5mg＋灭菌注射用水　2ml　im　qd 09.13—10.16　硫酸氢氯吡格雷　75mg　po　qd 09.13—10.16　阿托伐他汀钙片　20mg　po　qd 09.13—10.10　普罗布考片　0.5g　po　bid 09.13—09.30　丁苯酞软胶囊　0.2g　po　tid
用药点评	联合用药不当。阿加曲班注射液与以下药物合并使用时，可引起出血倾向增加，应注意减量：①抗凝剂，如肝素、华法林等；②抑制血小板凝集的药物，如阿司匹林、奥扎格雷钠、盐酸噻氯匹定、硫酸氢氯吡格雷、西洛他唑、双嘧达莫（潘生丁）等；③血栓溶解剂，如尿激酶、链激酶、重组组织型纤溶酶原激活剂等；④降低纤维蛋白原的去纤酶（巴曲酶）等
备注	

十、达比加群酯

洪珊珊

案例 1

一般资料	科室名称：心血管内科　　　患者姓名：×××　　　住院号：×××××× 性　　别：男　　　　　年　　龄：69 岁　　　体　重：71.5kg
临床诊断	1. 冠状动脉粥样硬化性心脏病；2. 高血压 2 级；3.2 型糖尿病；4. 混合性高脂血症；5. 高尿酸血症；6. 双侧颈动脉多发斑块；7. 前列腺增生；8. 双肺气肿
其他信息	6.29　肌酐 60.9μmol/L
药物治疗方案	07.01—07.07　达比加群酯胶囊 150mg　po　bid
用药点评	适应证不适宜。达比加群酯主要用于预防成人非瓣膜性心房颤动患者的脑卒中和全身性栓塞，治疗和预防成人急性深静脉血栓形成和（或）肺栓塞及预防死亡。该患者诊断为冠状动脉粥样硬化性心脏病，无使用达比加群酯的指征
备注	

案例 2

一般资料	科室名称：心血管内科　　　患者姓名：×××　　　住院号：×××××× 性　　别：女　　　　　年　　龄：61 岁　　　体　重：53kg
临床诊断	1. 阵发性心房颤动；2. 冠状动脉硬化症；3. 混合性高脂血症；4. 高尿酸血症；5. 脾动脉走行区动脉瘤可能；6. 肝囊肿可能；7. 胆囊多发结石
其他信息	12.28　肌酐 64.8μmol/L
药物治疗方案	12.29—01.07　达比加群酯胶囊　150mg　po　bid
用药点评	适应证不适宜。患者诊断为阵发性心房颤动，血栓风险评分 CHA2DS2-VASc 为 0 分，不需要抗凝治疗
备注	

案例 3

一般资料	科室名称：肿瘤内科	患者姓名：×××	住院号：×××××
	性　别：男	年　龄：63 岁	体　重：71.5kg
临床诊断	1. 恶性肿瘤靶向治疗；2. 肿瘤免疫治疗；3. 左肺腺癌并左侧颞枕交界区转移免疫治疗后；4. 癌性疼痛；5. 右下肢静脉血栓形成；6. 肝囊肿可能；7. 胆囊多发结石		
其他信息	无		
药物治疗方案	10.24—10.30　达比加群酯胶囊　150mg　po　bid		
用药点评	超说明书用药。《肿瘤相关静脉血栓栓塞症预防与治疗指南（2019 版）》推荐肿瘤住院患者静脉血栓栓塞治疗的口服抗凝药有利伐沙班和华法林，未推荐达比加群酯		
备注			

案例 4

一般资料	科室名称：感染科	患者姓名：×××	住院号：×××××
	性　别：男	年　龄：55 岁	体　重：64kg
临床诊断	1. 酒精性肝硬化失代偿期；2. 心房颤动；3. 慢性左心衰竭，心功能 2 级；4. 酒精性心肌病；5. 肝右叶结节；6. 2 型糖尿病；7. 高血压 3 级（极高危）		
其他信息	09.05　白蛋白 27.9g/L；总胆红素 33.6μmol/L；PT 18.9 秒		
药物治疗方案	09.05—09.15　达比加群酯胶囊　150mg　po　bid		
用药点评	有禁忌证。该患者为肝功能分级 Child Pugh C 级肝硬化失代偿期，而达比加群酯禁用于 Child Pugh C 级肝硬化患者		
备注			

案例 5

一般资料	科室名称：呼吸内科	患者姓名：×××	住院号：×××××
	性　别：女	年　龄：75 岁	体　重：51kg
临床诊断	1. 间质性肺病；2. 肺部感染；3. 真菌性溃疡性口炎；4. 梗阻性肥厚型心肌病；5. 阵发性心房颤动；6. 高血压 3 级（极高危）；7. 主动脉及冠状动脉粥样硬化		
其他信息	07.10　肌酐清除率 47.4ml/min		
药物治疗方案	07.12—08.05　达比加群酯胶囊　150mg　po　bid		
用药点评	剂量不当。根据说明书，肌酐清除率在 30～50ml/min，推荐达比加群酯的剂量为 110mg bid；该患者肌酐清除率为 47.4ml/min，达比加群酯剂量应为 110mg bid		
备注			

案例 6

一般资料	科室名称：神经内科	患者姓名：×××	住院号：×××××
	性　别：男	年　龄：59 岁	体　重：63kg
临床诊断	1. 心房颤动；2. 左侧额顶叶脑梗死；3. 癫痫样发作；4. 原发性高血压；5. 红细胞增多症；6. 低钠血症		
其他信息	无		
药物治疗方案	05.07—05.16　达比加群酯胶囊　150mg　po　bid 05.07—05.16　丙戊酸钠缓释片　0.5g　po　bid		
用药点评	联合用药不当。丙戊酸钠是糖蛋白诱导剂，合用会降低达比加群酯的血药浓度，因此不建议两者合用		
备注			

案例 7

一般资料	科室名称：神经内科　　患者姓名：×××　　　　住院号：××××××
	性　别：男　　　　年　龄：59 岁　　　　　体　重：63kg
临床诊断	1. 心房颤动；2. 心功能Ⅲ级；3. 慢性心力衰竭急性加重；4. 高血压 2 级（极高危）；5.2 型糖尿病；6. 高钾血症；7. 陈旧性肺结核
其他信息	无
药物治疗方案	12.26—01.02　达比加群酯胶囊　150mg　po　bid 12.26—01.02　胺碘酮片　0.2g　po　tid
用药点评	联合用药不当。胺碘酮是 P 糖蛋白抑制剂，会增加达比加群酯的血药浓度（12%～60%），合用应谨慎，应密切监护
备注	

案例 8

一般资料	科室名称：心血管内科　　患者姓名：×××　　　　住院号：××××××
	性　别：男　　　　年　龄：60 岁　　　　　体　重：85kg
临床诊断	1. 阵发性心房颤动；2. 高血压 3 级（极高危）；3. 短阵房性心动过速；4. 高甘油三酯血症；5. 脂肪肝
其他信息	无
药物治疗方案	01.11—01.17　达肝素钠注射液 0.5 万 U ih　q12h 01.19—01.21　达比加群酯胶囊　150mg　po　bid
用药点评	药物转换不当。从非口服抗凝药转换为达比加群酯，应在下次治疗时间前 2 小时内服用达比加群酯。该患者停用达肝素钠 2 天后才启动达比加群酯
备注	

案例 9

一般资料	科室名称：心血管内科　　患者姓名：×××　　　　住院号：××××××
	性　别：男　　　　年　龄：61 岁　　　　　体　重：61kg
临床诊断	1. 阵发性心房颤动；2. 冠状动脉硬化症；3. 混合性高脂血症；4. 高尿酸血症；5. 主动脉硬化症
其他信息	无
药物治疗方案	12.29 16：23—01.04 9：29　依诺肝素钠 4000AXaU　ih　q12h 01.05 15：41—01.07 9：20　达比加群酯胶囊　150mg　po　bid
用药点评	药物转换不当。从非口服抗凝药转换为达比加群酯，应在下次治疗时间前 2 小时内服用达比加群酯。该患者 01.04 9：29 停用依诺肝素钠，下一个剂量应该是在 21：29 使用，达比加群酯服用时间应在 01.04 19：29—21：29，而该患者是 01.05 才开始服用达比加群酯
备注	

十一、利 伐 沙 班

林小娟

案例 1

一般资料	科室名称：神经内科　　患者姓名：×××　　　　住院号：××××××
	性　别：女　　　　年　龄：39 岁　　　　　体　重：58kg
临床诊断	1. 颅内静脉窦血栓；2. 高尿酸血症；3. 子宫肌瘤
其他信息	无

药物治疗方案	6.14—6.27 利伐沙班片 20mg po qd 6.14—6.27 非布司他片 20mg po qd
用药点评	适应证不适宜。利伐沙班的适应证包括①用于择期髋关节或膝关节置换手术成年患者，以预防静脉血栓形成；②用于治疗成人深静脉血栓形成和肺栓塞，降低初始治疗6个月后深静脉血栓形成和肺栓塞复发的风险；③用于具有一种或多种危险因素（如充血性心力衰竭、高血压、年龄≥75岁、糖尿病、脑卒中或短暂性脑缺血发作病史）的非瓣膜性心房颤动成年患者，以降低脑卒中和全身性栓塞的风险。该患者无相关诊断
备注	颅内静脉系统血栓形成是比较罕见的静脉血栓，利伐沙班在颅内静脉系统血栓形成的治疗方面缺乏大型的前瞻性随机对照试验，个案报道或者病例对照研究显示利伐沙班治疗颅内静脉窦血栓安全有效，但研究的病例数较少，证据级别较低，有待进一步研究

案例 2

一般资料	科室名称：胸心外科　　　患者姓名：×××　　　住院号：×××××× 性　别：女　　　年　龄：56岁　　　体　重：49kg
临床诊断	1. 扩张型心肌病；2. 心房血栓；3. 心力衰竭
其他信息	无
药物治疗方案	03.04—03.09 利伐沙班片 20mg po qd 03.04—03.09 呋塞米片 20mg po tid
用药点评	适应证不适宜。利伐沙班的适应证包括①用于择期髋关节或膝关节置换手术成年患者，以预防静脉血栓形成；②用于治疗成人深静脉血栓形成和肺栓塞，降低初始治疗6个月后深静脉血栓形成和肺栓塞复发的风险；③用于具有一种或多种危险因素（如充血性心力衰竭、高血压、年龄≥75岁、糖尿病、脑卒中或短暂性脑缺血发作病史）的非瓣膜性心房颤动成年患者，以降低脑卒中和全身性栓塞的风险。该患者无相关诊断
备注	X-TRA研究是探讨利伐沙班溶解非瓣膜性心房颤动或心房扑动患者左心房血栓的前瞻性、多中心试验，结果表明60.4%的患者血栓完全溶解或明显缩小，但也有研究报道利伐沙班治疗过程中出现左心房血栓，换用华法林治疗后血栓溶解。因此，目前的研究存在矛盾，使用利伐沙班证据不充分

案例 3

一般资料	科室名称：胸心外科　　　患者姓名：×××　　　住院号：×××××× 性　别：女　　　年　龄：46岁　　　体　重：78kg
临床诊断	1. 二尖瓣机械瓣置换术后；2. 心房颤动；3. 高血压；4. 胆囊息肉
其他信息	无
药物治疗方案	03.04—03.09 利伐沙班片 20mg po qd 03.04—03.09 氨氯地平片 5mg po qd
用药点评	有禁忌证。利伐沙班的说明书指出，尚未在使用人工心脏瓣膜的患者中研究利伐沙班的安全性和有效性，没有数据支持利伐沙班可为这一患者人群提供充分抗凝作用，不推荐将利伐沙班应用于此类患者
备注	

案例 4

一般资料	科室名称：血管外科　　　患者姓名：×××　　　住院号：×××××× 性　别：女　　　年　龄：69岁　　　体　重：61kg
临床诊断	1. 下肢静脉血栓；2. 糖尿病；3. 肾功能不全
其他信息	03.08　血清肌酐 180μmol/L

续表

药物治疗方案	03.09—03.14　利伐沙班片　15mg　po　qd
	03.09—03.14　二甲双胍缓释片　1g　po　qn
	03.09—03.14　阿卡波糖片　50mg　po　tid
用药点评	有禁忌证。该患者肾功能不全，经计算得该患者的肌酐清除率为25ml/min，根据药品说明书，下肢静脉血栓患者肌酐清除率≤30ml/min时应禁止使用利伐沙班
备注	

案例 5

一般资料	科室名称：肿瘤内科 　　　患者姓名：×××　　　　住院号：××××××
	性　　别：男　　　　年　龄：56岁　　　　体　重：72kg
临床诊断	右中肺鳞癌（术后复发并多发淋巴结转移，右上肺、右下颈皮下转移 cT4N3M0 ⅢC 期，EGFR、ALK、ROS-1 野生型）
其他信息	无
药物治疗方案	04.13—04.19　利伐沙班片　20mg　po　qd
	04.13—04.19　鸦胆子油口服乳液　20ml　po　tid
用药点评	适应证不适宜。利伐沙班的适应证包括①用于择期髋关节或膝关节置换术成年患者，以预防静脉血栓形成；②用于治疗成人深静脉血栓形成和肺栓塞，降低初始治疗6个月后深静脉血栓和肺栓塞复发的风险；③用于具有一种或多种危险因素（如充血性心力衰竭、高血压、年龄≥75岁、糖尿病、脑卒中或短暂性脑缺血发作病史）的非瓣膜性心房颤动成年患者，以降低脑卒中和全身性栓塞的风险。该患者无相关诊断
备注	根据《医院内静脉血栓栓塞症防治质量评价与管理指南（2022版）》，预防住院患者静脉血栓栓塞症可根据患者的静脉血栓风险分级、病因、体重、肾功能状况选择药物，包括普通肝素、低分子量肝素、磺达肝癸钠、直接口服抗凝药等

案例 6

一般资料	科室名称：心血管内科 　　　患者姓名：×××　　　　住院号：××××××
	性　　别：女　　　　年　龄：63岁　　　　体　重：55kg
临床诊断	1. 心房颤动；2. 糖尿病；3. 高血压；4. 胆囊憩室；5. 单纯性肾囊肿
其他信息	无
药物治疗方案	04.07—04.13　利伐沙班片　10mg　po　qd
	04.07—04.13　二甲双胍缓释片　1g　po　qn
	04.07—04.13　氨氯地平片　5mg　po　qd
用药点评	剂量不当。利伐沙班用于非瓣膜性心房颤动成年患者，降低脑卒中和体循环栓塞的风险，推荐剂量是20mg qd，对于低体重和高龄（>75岁）的患者，医师可根据患者的情况，酌情使用15mg qd，该患者使用10mg剂量偏低
备注	

案例 7

一般资料	科室名称：心血管内科 　　　患者姓名：×××　　　　住院号：××××××
	性　　别：男　　　　年　龄：67岁　　　　体　重：78kg
临床诊断	1. 冠心病；2. 糖尿病；3. 腔隙性脑梗死
其他信息	无
药物治疗方案	07.07—07.13　利伐沙班片　5mg　po　qd
	07.07—07.13　二甲双胍缓释片　1g　po　qn
	07.07—07.13　阿司匹林肠溶片　100mg　po　早餐前

用药点评	剂量不当、频次不当。利伐沙班与阿司匹林联合给药，用于冠心病或外周动脉疾病患者，以降低主要心血管事件（心血管死亡、心肌梗死和脑卒中）风险时，推荐剂量为 2.5mg bid，使用 5mg qd 虽然日剂量一样，但未经临床试验验证，可能影响疗效
备注	

案例 8

一般资料	科室名称：心血管内科	患者姓名：×××	住院号：××××××
	性　别：男	年　龄：76 岁	体　重：58kg
临床诊断	1. 心房颤动；2. 高血压；3. 心力衰竭；4. 肺部感染；5. 消化道出血史		
其他信息	无		
药物治疗方案	07.11—07.23　利伐沙班片　20mg　po　qd 07.11—07.23　盐酸胺碘酮注射液　0.3g＋5%GS　250ml　ivgtt　qd 07.11—07.23　氨氯地平片　5mg　po　qd		
用药点评	联合用药不当。根据欧洲心律协会发布的《新型口服抗凝药在非瓣膜性房颤患者中的应用指南》，合并 2 项危险因素（年龄≥75 岁、体重≤60kg、合并抗血小板药物、非甾体抗炎药、激素、其他抗凝药物、消化道出血史、近期重要器官手术史、跌倒风险高、正在出血或有出血倾向）的患者，使用 P 糖蛋白抑制剂胺碘酮时需调整利伐沙班的剂量，否则可能导致利伐沙班血药浓度增高，增加出血风险。该患者合并年龄≥75 岁、体重≤60kg、消化道出血史三项危险因素，使用利伐沙班片 20mg 剂量偏大		
备注			

案例 9

一般资料	科室名称：呼吸内科	患者姓名：×××	住院号：××××××
	性　别：女	年　龄：67 岁	体　重：47kg
临床诊断	1. 肺部曲霉菌感染；2. 肺栓塞；3. 高血压；4. 甲状腺结节		
其他信息	无		
药物治疗方案	09.13—09.26　利伐沙班片　20mg　po　qd 09.13—09.26　伏立康唑胶囊　200mg　po　bid 09.13—09.26　氨氯地平片　5mg　po　qd		
用药点评	联合用药不当。根据欧洲心律协会发布的《新型口服抗凝药在非瓣膜性房颤患者中的应用指南》，伏立康唑是 P 糖蛋白、CYP3A4 抑制剂，可提高利伐沙班的血药浓度达 160%，可能增加出血风险，应避免联合使用。该患者同时使用利伐沙班和伏立康唑不适宜		
备注			

十二、阿 哌 沙 班

王海平

案例 1

一般资料	科室名称：创伤骨科	患者姓名：×××	住院号：××××××
	性　别：男	年　龄：80 岁	体　重：55kg
临床诊断	1. 左股骨粗隆间骨折；2. 心功能不全；3. 腹股沟斜疝；4. 重度贫血；5.2 型糖尿病		
其他信息	患者 01.15 行骨折闭合复位髓内针内固定术		

药物治疗方案	01.15—01.25 低分子量肝素钠注射液 0.3ml ih qd 01.15—01.16 氟比洛芬酯注射液 50mg ivgtt bid 01.25 阿哌沙班片 2.5mg po bid（出院带药） 01.11—01.25 重组人促红素注射液 3000U ih tiw 01.11—01.25 吡格列酮二甲双胍片 0.515g po bid
用药点评	适应证不适宜。阿哌沙班国内说明书适应证为择期髋关节或膝关节置换术成年患者。美国说明书适应证还包括①治疗成人深静脉血栓、肺栓塞；②深静脉血栓和肺栓塞的长期预防；③男性 CHA2DS2-VASc 评分≥1 分、女性 CHA2DS2-VASc 评分≥2 分的非瓣膜性心房颤动成年患者。患者行骨折闭合复位髓内针内固定术，不符合该药的适应证
备注	

案例 2

一般资料	科室名称：放疗科　　　　患者姓名：×××　　　　住院号：×××××× 性　　别：女　　　　年　龄：76 岁　　　　体　重：48kg
临床诊断	1. 恶性肿瘤放射治疗；2. 恶性肿瘤免疫治疗；3. 尿道口恶性黑色素瘤术后复发左侧腹股沟盆腔淋巴结、腹腔淋巴结转移化疗 1 个疗程后；4. 高血压；5. 轻度贫血；6. D-二聚体升高；7. 化疗后骨髓抑制；8. 低蛋白血症；9. 疼痛
其他信息	无
药物治疗方案	08.31 卡瑞利珠单抗 200mg + 5%GS 100ml ivgtt st 8.31—9.06 阿哌沙班片 2.5mg po bid 09.06 阿哌沙班片 2.5mg po bid（出院带药） 8.31—9.06 螺内酯片 40mg po qd 8.31—9.06 琥珀酸美托洛尔缓释片 47.5mg po qd
用药点评	适应证不适宜。阿哌沙班国内说明书适应证为择期髋关节或膝关节置换术成年患者。美国说明书适应证还包括①治疗成人深静脉血栓、肺栓塞；②深静脉血栓和肺栓塞的长期预防；③男性 CHA2DS2-VASc 评分≥1 分、女性 CHA2DS2-VASc 评分≥2 分的非瓣膜性心房颤动成年患者。《肿瘤相关静脉血栓栓塞症预防与治疗指南（2019 版）》建议对所有诊断为活动性肿瘤或临床怀疑患有肿瘤并且没有抗凝治疗禁忌证的住院患者进行预防性抗凝治疗，阿哌沙班除在多发性骨髓瘤患者 VTE 一级预防中获得推荐，其余恶性肿瘤住院患者相关指南均未推荐其用于 VTE 一级预防。患者尿道口恶性黑色素瘤术后复发左侧腹股沟盆腔淋巴结、腹腔淋巴结转移化疗 1 个疗程后，入院行恶性肿瘤放射治疗，无用药适应证
备注	

案例 3

一般资料	科室名称：肿瘤科　　　　患者姓名：×××　　　　住院号：×××××× 性　　别：女　　　　年　龄：62 岁　　　　体　重：60kg
临床诊断	1. 恶性肿瘤靶向治疗；2. 姑息性化疗；3. 直肠癌右肺转移Ⅳ期术后化疗 6 个疗程后；4.2 型糖尿病；5. 药物性肝损害；6. 贵要静脉及部分腋静脉置管周边血栓形成；7. 静脉炎；8. 单纯性肾囊肿
其他信息	无
药物治疗方案	6.18 西妥昔单抗注射液 0.65 + NS 250ml ivgtt 维持 2 小时 6.18 伊立替康注射液 300mg + NS 250ml ivgtt 6.18 左亚叶酸钙粉针 300mg + NS 100ml ivgtt 6.18 注射用氟尿嘧啶 0.5g + NS 50ml ivgtt 6.18 注射用氟尿嘧啶 4.075g + NS 138ml ivgtt 6.18 甲氧氯普胺注射液 10mg im 6.20—7.06 达肝素钠注射液 5000U ih q12h 7.06 阿哌沙班片 2.5mg po bid（出院带药）

续表

用药点评	超说明书用药。阿哌沙班国内说明书适应证为择期髋关节或膝关节置换术成年患者。美国说明书适应证还包括①治疗成人深静脉血栓、肺栓塞；②深静脉血栓和肺栓塞的长期预防；③男性 CHA2DS2-VASc 评分≥1 分、女性 CHA2DS2-VASc 评分≥2 分的非瓣膜性心房颤动成年患者。输液导管相关静脉血栓（catheter related thrombosis, CRT）是 VTE 的一种特殊类型，有研究指出新型口服抗凝药对 CRT 也有良好的治疗效果、较低的出血风险和极高的导管保留率。输液导管相关静脉血栓形成防治中国专家共识指出目前缺乏足够的临床研究指导 CRT 抗凝药物选择，对于 CRT 无高出血风险（如胃肠道肿瘤，有泌尿生殖道、膀胱或肾造口出血风险的恶性肿瘤）的患者，推荐新型口服抗凝药作为首选治疗用药。患者贵要静脉及部分腋静脉置管周边血栓形成，使用阿哌沙班为超说明书用药
备注	

案例 4

一般资料	科室名称：创伤骨科	患者姓名：×××	住院号：××××××××
	性　别：女	年　龄：64 岁	体　重：未测（平车入院）
临床诊断	1. 右股骨头无菌性坏死；2. 高血压病 2 级（中危）；3. 肾结石		
其他信息	患者 08.28 行右侧全髋关节置换术。		
药物治疗方案	08.24—09.09　缬沙坦胶囊　80mg　po　qd 08.29—09.09　低分子量肝素钠注射液　0.3ml　ih　qd 09.09　阿哌沙班片　2.5mg　po　qd（出院带药）		
用药点评	频次不当。患者行髋关节置换术，阿哌沙班用于髋、膝关节置换术的说明书推荐剂量：每日 2 次，每次口服 2.5mg。该患者行髋关节置换术，阿哌沙班给药频次为每日 1 次，用药频次不当		
备注			

案例 5

一般资料	科室名称：创伤关节骨科	患者姓名：×××	住院号：××××××××
	性　别：女	年　龄：72 岁	体　重：69.5kg
临床诊断	1. 左侧膝关节骨性关节病；2. 右侧膝关节骨性关节病；3. 腰椎间盘突出症；4. 高血压；5. 2 型糖尿病；6. 心脏射频消融术后；7. 痔疮术后；8. 白内障；9. 低蛋白血症；10. 贫血		
其他信息	患者 10.21 日行左侧全膝关节置换术		
药物治疗方案	10.19—11.02　缬沙坦胶囊　80mg　po　qd 10.19—11.02　恩格列净片　10mg　po　qd 11.02　阿哌沙班片　2.5mg　po　bid（出院带药）		
用药点评	给药时间不当。患者 10.21 行左侧全膝关节置换术，阿哌沙班说明书指出膝关节置换术术后应于 12～24 小时开始给药预防 VTE，该患者住院期间都未进行 VTE 预防，直到 11.02 才出院带药阿哌沙班予以 VTE 预防，给药时间不当		
备注			

案例 6

一般资料	科室名称：创伤关节骨科	患者姓名：×××	住院号：××××××××
	性　别：女	年　龄：49 岁	体　重：52kg
临床诊断	1. 左侧股骨头缺血性坏死并髋关节半脱位；2. 左侧股骨头缺血性坏死并髋关节半脱位；3. 胃间质瘤术后；4. 贫血；5. 双肺多发结节；6. 甲状腺左叶结节；7. 低蛋白血症		
其他信息	患者 01.20 行左侧髋关节置换术。		
药物治疗方案	01.21—01.24　阿哌沙班片　2.5mg　po　bid 01.21—01.31　葡萄糖酸亚铁片　2 片　po　tid		

续表

用药点评	疗程不当。根据阿哌沙班说明书，髋关节置换术后使用阿哌沙班预防 VTE 疗程为 32~38 天，患者 01.20 行左侧髋关节置换术，术后 24 小时开始给阿哌沙班片 2.5mg bid 预防 VTE，仅用 3 天，疗程不当
备注	

案例 7

一般资料	科室名称：肾内科　　　　患者姓名：×××　　　　住院号：×××××× 性　　别：男　　　　　年　　龄：58 岁　　　　体　　重：68kg
临床诊断	1. 慢性肾脏病 5 期；2. 心房颤动；3. 心功能Ⅱ级；4. 肾性贫血；5. 原发性高血压；6. 痛风；7. 肝内多发囊肿；8. 动脉硬化
其他信息	肌酐清除率 13.27ml/min
药物治疗方案	07.17—07.23　阿哌沙班片　2.5mg　po　bid 07.17—07.23　重组人促红素注射液　3000U　ih　tiw 07.23　阿哌沙班片　2.5mg　po　bid（出院带药）
用药点评	超说明书用药。阿哌沙班国内说明书适应证为择期髋关节或膝关节置换术成年患者。美国阿哌沙班片说明书适应证还包括①治疗成人深静脉血栓、肺栓塞；②深静脉血栓和肺栓塞的长期预防；③男性 CHA2DS2-VASc 评分≥1 分、女性 CHA2DS2-VASc 评分≥2 分的非瓣膜性心房颤动成年患者。该患者为非瓣膜性心房颤动，CHA2DS2-VASc 评分为 1 分（高血压 1 分），选用阿哌沙班用于脑卒中预防，属于超说明书用药 有禁忌证。阿哌沙班禁用于以下患者：①对阿哌沙班或片剂中任何辅料过敏的患者；②Child Pugh B、C 级的肝硬化患者；③人工机械瓣置换术患者；④瓣膜病患者；⑤抗磷脂综合征患者；⑥CCR 30ml/min 的髋、膝关节置换术患者，深静脉血栓和肺栓塞患者，深静脉血栓和肺栓塞复发长期预防患者；⑦CCR <15ml/min 的非瓣膜性心房颤动患者。该患者为非瓣膜性心房颤动，年龄 58 岁，体重 68kg，CCR 为 13.27ml/min，属于禁忌证用药
备注	

案例 8

一般资料	科室名称：创伤关节骨科　　　患者姓名：×××　　　　住院号：×××××××× 性　　别：男　　　　　年　　龄：81 岁　　　　体　　重：60kg
临床诊断	1. 左股骨颈骨折；2. 右侧小腿静脉血栓；3. 重度贫血；4. 低蛋白血症；5. 左肾小结石；6. 双侧颈动脉多发粥样硬化斑块；7. 老年性心脏病；8. 帕金森病；9. 左肾囊肿；10. 右肺结节
其他信息	无
药物治疗方案	12.29—01.02　低分子量肝素钠注射液　6000U　ih　q12h 12.25—01.02　重组人促红素注射液　3000U　ih　tiw 01.07　阿哌沙班片　2.5mg　po　bid（出院带药）
用药点评	超说明书用药。阿哌沙班国内说明书适应证为择期髋关节或膝关节置换术成年患者。美国说明书适应证还包括①治疗成人深静脉血栓、肺栓塞；②深静脉血栓和肺栓塞的长期预防；③男性 CHA2DS2-VASc 评分≥1 分、女性 CHA2DS2-VASc 评分≥2 分的非瓣膜性心房颤动成年患者。患者右侧小腿静脉血栓，属于超说明书用药 药物转换不当。根据美国阿哌沙班说明书，非口服抗凝药物转换为阿哌沙班时应停用非口服抗凝药，并在下次给药的时间开始服用阿哌沙班。患者右侧小腿静脉血栓，予以低分子量肝素钠注射液抗凝治疗，停用 5 天后才用阿哌沙班片进行抗凝治疗，应停用低分子量肝素，并在下次给药的时间开始服用阿哌沙班，药物转换不合理 剂量不当。美国阿哌沙班说明书中对于深静脉血栓、肺栓塞的推荐剂量为前 7 天 10mg bid，之后 5mg bid，该患者阿哌沙班使用剂量 2.5mg bid，使用剂量不当
备注	

案例 9

一般资料	科室名称：<u>中医科</u>　　患者姓名：<u>×××</u>　　住院号：<u>×××××××</u>
	性　别：<u>男</u>　　年　龄：<u>68 岁</u>　　体　重：<u>63kg</u>
临床诊断	1. 前列腺增生并炎症；2. 高血压；3. 心功能不全；4. 右侧小腿腓静脉多发血栓形成；5. 左下肢创伤性切断后；6. 完全性右束支阻滞；7. 动脉硬化；8. 甲状腺结节；9. 骨质增生；10. 糖耐量受损；11. 低蛋白血症；12. 高尿酸血症；13. 高甘油三酯血症；14. 肺气肿
其他信息	无
药物治疗方案	08.06—08.21　阿哌沙班片 2.5mg　po　bid 08.06—08.12　低分子量肝素钠注射液　6400U　ih　q12h 08.06—08.21　苯磺酸氨氯地平片　5mg　po　qd
用药点评	超说明书用药。阿哌沙班国内说明书适应证为择期髋关节或膝关节置换术成年患者。美国说明书适应证还包括①治疗成人深静脉血栓、肺栓塞；②深静脉血栓和肺栓塞的长期预防；③男性 CHA2DS2-VASc 评分≥1 分、女性 CHA2DS2-VASc 评分≥2 分的非瓣膜性心房颤动成年患者。患者右下肢深静脉血栓，属于超说明书用药 重复用药。医嘱 08.06—08.12 同时使用阿哌沙班和低分子量肝素钠注射液，两者都是抗凝药物，属于重复用药 剂量不当。美国阿哌沙班说明书中对于治疗深静脉血栓、肺栓塞的推荐剂量：前 7 天 10mg bid，之后 5mg bid，该患者用法用量为 2.5mg bid，剂量偏小
备注	

案例 10

一般资料	科室名称：<u>公安监管病区</u>　　患者姓名：<u>×××</u>　　住院号：<u>×××××××</u>
	性　别：<u>男</u>　　年　龄：<u>69 岁</u>　　体　重：<u>未测（平车入院）</u>
临床诊断	1. 脑梗死（左侧基底节区、丘脑及左侧颞叶）；2. 肺部感染；3. 腰椎间盘突出症；4. 高血压 1 级（中危）；5. 高同型半胱氨酸血症；6. 隐性梅毒；7. 混合性高脂血症；8. 右锁骨中段陈旧性骨折
其他信息	无
药物治疗方案	10.04—10.12　阿哌沙班片　5mg　po　bid 10.04—10.27　阿司匹林肠溶片　0.1g　po　qd 10.04—10.27　氯吡格雷片　75mg　po　qd 10.04—10.27　舒洛地特软胶囊　250U　po　q12h
用药点评	适应证不宜。阿哌沙班国内说明书适应证为择期髋关节或膝关节置换术成年患者。美国说明书适应证还包括①治疗成人深静脉血栓、肺栓塞；②深静脉血栓和肺栓塞的长期预防；③男性 CHA2DS2-VASc 评分≥1 分、女性 CHA2DS2-VASc 评分≥2 分的非瓣膜性心房颤动成年患者。患者非心源性脑梗死，无适应证用药 联合用药不当。阿哌沙班国内说明书示应避免与肝素、低分子量肝素、抑制凝血因子 Xa 的低聚糖（如磺达肝癸钠）、凝血酶直接抑制药（如阿加曲班）、溶栓药、血小板糖蛋白 Ⅱb/Ⅲa 受体拮抗药、维生素 K 拮抗药和其他口服抗凝药合用。该患者阿哌沙班和阿司匹林、氯吡格雷、舒洛地特 4 种抗栓药物联用，增加患者出血风险，联合用药不当
备注	

案例 11

一般资料	科室名称：<u>公安监管病区</u>　　患者姓名：<u>×××</u>　　住院号：<u>×××××××</u>
	性　别：<u>男</u>　　年　龄：<u>55 岁</u>　　体　重：<u>65kg</u>
临床诊断	1. 慢性胃炎；2. 双侧髂外静脉、双侧髂总静脉、双侧腘静脉、双侧胫后静脉、左侧浅静脉血栓形成；3. 双侧下肢胫后动脉、腓动脉、足背动脉血栓闭塞性脉管炎；4. 双侧股总静脉及双侧大隐静脉闭塞性脉管炎；5. 肝功能不全；6. 慢性丙型肝炎后肝硬化失代偿脾大伴脾功能亢进；7. 上消化道出血；8. 右第 7 肋、左第 9 肋陈旧性骨折

续表

其他信息	患者于 12.25 出现呕吐物隐血（+++），考虑消化道出血
药物治疗方案	12.11—12.25　阿哌沙班片　10mg　po　bid 12.11—12.25　阿司匹林肠溶片　0.1g　po　qd 12.11—12.25　氯吡格雷片　75mg　po　qd 12.11—12.25　舒洛地特软胶囊　250U　po　q12h 12.24—12.25　降香粉　1 瓶　po　tid
用药点评	超说明书用药。阿哌沙班国内说明书适应证为择期髋关节或膝关节置换术成年患者。美国说明书适应证还包括①治疗成人深静脉血栓、肺栓塞；②深静脉血栓和肺栓塞的长期预防；③男性 CHA2DS2-VASc 评分≥1 分、女性 CHA2DS2-VASc 评分≥2 分的非瓣膜性心房颤动成年患者。患者为双下肢多发深静脉血栓，属超说明书用药 剂量不当。国外阿哌沙班适应证用于治疗深静脉血栓、肺栓塞的推荐剂量：前 7 天 10mg bid，之后 5mg bid，该患者双下肢静脉血栓，用阿哌沙班 10mg bid 治疗，7 天后用法用量仍为 10mg bid，剂量不当 联合用药不当。阿哌沙班国内说明书示应避免与肝素、低分子量肝素、抑制凝血因子Ⅹa 的低聚糖（如磺达肝癸钠）、凝血酶直接抑制药（如阿加曲班）、溶栓药、血小板糖蛋白Ⅱb/Ⅲa 受体拮抗药、维生素 K 拮抗药和其他口服抗凝药合用。该患者阿哌沙班和阿司匹林、氯吡格雷、舒洛地特四种抗血栓药物+活血化瘀中成药降香粉联用，增加患者出血风险，患者于 12.25 出现呕吐物隐血（+++），考虑消化道出血，停用以上药物，联合用药不当
备注	

案例 12

一般资料	科室名称：肿瘤内科　　　患者姓名：×××　　　住院号：××××××× 性　　别：男　　　　　年　　龄：53 岁　　　体　　重：65kg
临床诊断	1. 乙状结肠溃疡型低-中分化腺癌并梗阻 pT4aN2aM0 ⅢC 期；2. 左下肢深静脉血栓形成；3. 腹腔感染；4. 慢性胃炎；5. 甲状腺肿物性质待查；6. 原发性高血压；7. 中度贫血；8. 低蛋白血症
其他信息	无
药物治疗方案	06.20—07.05　注射用哌拉西林他唑巴坦钠　4.5g＋NS　100ml　ivgtt　q8h 06.20—07.05　低分子量肝素钠注射液　6400U　ih　q12h 07.05　阿哌沙班片　5mg　po　qd（出院带药） 06.20—07.05　苯磺酸氨氯地平片　10mg　po　qd
用药点评	超说明书用药。阿哌沙班国内说明书适应证为择期髋关节或膝关节置换术成年患者。美国说明书适应证还包括①治疗成人深静脉血栓、肺栓塞；②深静脉血栓和肺栓塞的长期预防；③男性 CHA2DS2-VASc 评分≥1 分、女性 CHA2DS2-VASc 评分≥2 分的非瓣膜性心房颤动成年患者。患者为左下肢深静脉血栓形成，属超说明书用药。 频次不当。根据阿哌沙班美国说明书，治疗深静脉血栓、肺栓塞的推荐剂量为前 7 天 10mg bid，之后 5mg bid。该患者左下肢深静脉血栓形成出院带药（抗凝治疗 7 天后）使用剂量 5mg　qd，频次不当
备注	

十三、艾多沙班

章　靓

案例 1

一般资料	科室名称：胸心外科　　　患者姓名：×××　　　住院号：××××× 性　　别：女　　　　　年　　龄：91 岁　　　体　　重：42kg
临床诊断	1. 双下肢肿胀；2. 脑梗死（治疗后）

续表

其他信息	无
药物治疗方案	07.08—07.15　甲苯磺酸艾多沙班片　30mg　po　qd 07.08—07.15　地奥司明片　0.9g　po　bid 07.08—07.15　呋塞米片　20mg　po　qd 07.08—07.15　螺内酯片　30mg　po　qd
用药点评	适应证不适宜。甲苯磺酸艾多沙班的适应证：①伴有一个或多个风险因素（充血性心力衰竭、高血压、年龄≥75 岁、糖尿病、既往脑卒中或短暂性脑缺血发作病史）的非瓣膜性心房颤动成人患者，预防脑卒中和体循环栓塞；②治疗成人深静脉血栓和肺栓塞；③预防成人复发性静脉血栓栓塞。该患者无相关诊断
备注	

案例 2

一般资料	科室名称：心血管科　　　　患者姓名：×××　　　　住院号：××××× 性　别：男　　　　年　龄：59 岁　　　　体　重：59kg
临床诊断	1. 心律失常；2. 心房颤动（伴长间歇）；3. 安装心脏起搏器（心脏永久起搏器置入术后）；4. 胃恶性肿瘤；5. 高脂血症；6. 蛛网膜囊肿（左侧枕部蛛网膜囊肿？）
其他信息	无
药物治疗方案	11.18—11.25　甲苯磺酸艾多沙班片　30mg　po　qd 11.18—11.25　阿托伐他汀钙片　20mg　po　qn
用药点评	适应证不适宜。该患者心房颤动，CHA2DS2-VASc 评分为 0，无须抗凝治疗
备注	

案例 3

一般资料	科室名称：心血管科　　　　患者姓名：×××　　　　住院号：××××× 性　别：男　　　　年　龄：61 岁　　　　体　重：69.4kg
临床诊断	1. 心律失常 心房颤动；2. 2 型糖尿病；3. 左肺结节；4. 腔隙性脑梗死；5. 肝功能不全
其他信息	06.22　天冬氨酸氨基转移酶（AST）140.5U/L；谷氨酸氨基转移酶（ALT）212.6U/L
药物治疗方案	06.23—07.05　甲苯磺酸艾多沙班片　60mg　po　qd 06.23—07.05　多烯磷脂酰胆碱胶囊　228mg　po　tid 06.23—07.05　二甲双胍片　0.5g　po　bid 06.23—07.05　美托洛尔缓释片　47.5mg　po　qd
用药点评	有禁忌证。甲苯磺酸艾多沙班禁忌证包括：①对艾多沙班或片剂中其他辅料过敏的患者；②有临床明显活动性出血；③血小板减少症（血小板计数<30×10⁹/L）的患者，不能进行预防性抗凝；④肝功能不全（ALT/AST>2×ULN）或总胆红素≥1.5×ULN 的患者或 Child-Pugh C 级患者；⑤具有大出血显著风险的病灶或病情，如目前或近期患有胃肠道溃疡，存在出血风险较高的恶性肿瘤，近期发生脑部或脊椎损伤，近期接受脑部、脊椎或眼科手术，近期发生颅内出血，已知或疑似的食管静脉曲张、动静脉畸形、血管动脉瘤或重大脊椎内或脑内血管畸形；⑥无法控制的重度高血压；⑦除了转换为口服抗凝剂治疗（如与华法林合并使用用于抗凝桥接），或给予维持中心静脉或动脉导管通畅所需剂量普通肝素的特殊情况外，禁用任何其他抗凝剂的伴随治疗；⑧儿童、妊娠期和哺乳期妇女；⑨CCR<15ml/min 或透析的患者；⑩机械瓣置换术后或合并中度到重度二尖瓣狭窄的心房颤动患者。该患者肝功能不全，ALT 212.6U/L，AST 140.5U/L，存在用药禁忌
备注	

案例 4

一般资料	科室名称：心血管科　　　　患者姓名：×××　　　　住院号：××××× 性　　别：男　　　　　　年　　龄：70 岁　　　　体　　重：70kg
临床诊断	1. 冠状动脉粥样硬化性心脏病；2. 前降支远段冠状动脉肌桥；3. 阵发性心房颤动；4. 高血压 2 级（极高危）；5. 双侧颈动脉硬化（左侧斑块形成）；6. 混合性高脂血症；7. 高尿酸血症；8. 脂肪肝（轻度）；9. 胆囊结石；10. 前列腺增生；11. 阑尾术后
其他信息	06.11　肌酐 76.9μmol/L；尿素氮 3.80mmol/L
药物治疗方案	06.11—06.15　胺碘酮片　0.2g　po　tid 06.11—06.22　美托洛尔缓释片　47.5mg　po　qd 06.11—06.22　甲苯磺酸艾多沙班片　30mg　po　qd 06.11—06.22　替米沙坦片　80mg　po　qd 06.11—06.22　阿托伐他汀钙片　20mg　po　qn
用药点评	剂量不当。该患者无肾功能不全，未联合使用 P 糖蛋白抑制剂，体重>60kg，给药剂量为 30mg，低于推荐剂量
备注	甲苯磺酸艾多沙班说明书规定，对于预防脑卒中和体循环栓塞的非瓣膜性心房颤动患者，推荐剂量为 60mg qd

案例 5

一般资料	科室名称：心血管科　　　　患者姓名：×××　　　　住院号：××××× 性　　别：男　　　　　　年　　龄：63 岁　　　　体　　重：89kg
临床诊断	1. 心律失常　阵发性心房扑动　心脏射频消融术后（心房颤动）；2. 慢性心力衰竭　心功能Ⅲ级；3. 高血压 1 级（极高危）高血压性心脏病；4. 肾功能不全；5. 痛风；6. 翼状胬肉（切除术后）
其他信息	09.02　肌酐 172.6μmol/L；尿素氮 14.80mmol/L
药物治疗方案	09.01—09.03　呋塞米注射液　20mg　iv　qd 09.01—09.03　螺内酯片　20mg　po　qd 09.01—09.03　地高辛片　0.125mg　po　qd 09.01—09.10　甲苯磺酸艾多沙班片　60mg　po　qd 09.01—09.10　非布司他片　20mg　po　qd
用药点评	剂量不当。该患者肾功能不全，肌酐清除率 35.5ml/min，应调整剂量为 30mg
备注	甲苯磺酸艾多沙班说明书提及，存在一种或一种以上下列因素的非瓣膜性心房颤动和静脉血栓栓塞患者：①中度或重度肾损害（CCR 15～50ml/min）②体重≤60kg；③与 P 糖蛋白抑制剂联合用药（环孢素、决奈达隆、红霉素或酮康唑等）；甲苯磺酸艾多沙班的使用剂量调整为 30mg qd

案例 6

一般资料	科室名称：心血管科　　　　患者姓名：×××　　　　住院号：××××× 性　　别：女　　　　　　年　　龄：66 岁　　　　体　　重：67kg
临床诊断	1. 椎基底动脉供血不足；2. 颈椎病　颈椎间盘突出（中央型）颈椎退行性病变　腰椎退行性病变；3. 腰椎压缩性骨折；4. 下肢静脉血栓形成；5. 高脂血症；6. 双侧额叶腔隙性脑梗死；7. 右侧上颌窦炎；8. 骨质疏松；9. 双侧胸膜肥厚；10. 右肺上叶肺结节（磨玻璃结节）
其他信息	07.20　彩超：双下肢动脉硬化伴多发斑块形成；左侧小腿皮下浅静脉曲张；右侧大隐静脉静脉瓣功能不全；右侧胫后静脉及肌间静脉扩张伴低回声（血栓形成）
药物治疗方案	07.19—07.29　阿托伐他汀钙片　10mg　po　qn 07.19—07.29　氟桂利嗪胶囊　5mg　po　qn 07.21—08.05　甲苯磺酸艾多沙班片　60mg　po　qd
用药点评	给药时间不当。该患者 7 月 19 日入院，7 月 20 日彩超提示：右侧胫后静脉及肌间静脉扩张伴低回声（血栓形成），7 月 21 日直接启用甲苯磺酸艾多沙班治疗，给药时间不当
备注	甲苯磺酸艾多沙班说明书提及，在治疗深静脉血栓形成、肺栓塞及预防静脉血栓栓塞时：经初始非口服抗凝剂治疗至少 5 天后开始给药

案例 7

一般资料	科室名称：疮疡蛇伤脉管外科 　　患者姓名：×××　　　　住院号：××××× 性　　别：男　　　　　　年　　龄：85 岁　　　　体　　重：55kg		
临床诊断	1. 下肢肿胀；2. 左枕部皮下血肿；3. 心房颤动；4. 主动脉及冠状动脉动脉硬化；5. 双肺慢性肺炎；6. 双侧胸腔积液（少量）；7. 脑萎缩；8. 脑白质病；9. 胆囊切除术后状态；10. 心律失常型冠心病；11. 心力衰竭；12. 心功能Ⅲ级（NYHA 分级）；13. 频发性室性期前收缩；14. 高血压 2 级（极高危）		
其他信息	无		
药物治疗方案	09.16—09.17　呋塞米片　20mg　po　qd 09.16—09.23　地奥司明片　0.9g　po　bid 09.16—09.23　低分子量肝素钠注射液　4250IU　ih　qd 09.16—09.23　美托洛尔缓释片　47.5mg　po　qd 09.24—09.25　甲苯磺酸艾多沙班片　30mg　po　qd		
用药点评	疗程不当。该患者心房颤动合并冠心病，CHA2DS2-VASc 评分 4 分，仅使用甲苯磺酸艾多沙班 2 天，后续未再使用，因此疗程不当		
备注	甲苯磺酸艾多沙班说明书规定非瓣膜性心房颤动患者采用艾多沙班治疗时应长期使用。《中国血栓性疾病防治指南（2018）》指出：心房颤动合并冠心病，CHA2DS2-VAS 评分≥2 分（女性≥3 分）的患者，如无禁忌，推荐长期口服抗凝治疗，并个体化选择是否联合抗血小板治疗		

案例 8

一般资料	科室名称：心血管科 　　　患者姓名：×××　　　　住院号：××××× 性　　别：男　　　　　　年　　龄：72 岁　　　　体　　重：74kg		
临床诊断	1. 冠状动脉肌桥；2. 短暂性脑缺血发作（？）；3. 冠状动脉粥样硬化性心脏病；4. 心律失常 心房颤动（伴长间歇）；5. 高血压 2 级（极高危）；6. 慢性心力衰竭 心功能Ⅱ级；7. 高尿酸血症；8. 高脂血症；9. 腔隙性脑梗死；10. 双肺上叶肺大疱；11. 前列腺增生（伴钙化）；12. 轻度脂肪肝；13. 右肝囊肿		
其他信息	无		
药物治疗方案	10.15—10.18　沙库巴曲缬沙坦钠片　200mg　po　qd 10.15—10.21　低分子量肝素钠注射液　4250U　ih　q12h 10.15—10.25　阿托伐他汀钙片　20mg　po　qn 10.20—11.02　甲苯磺酸艾多沙班片　60mg　po　qd		
用药点评	药物转换不当。甲苯磺酸艾多沙班说明书指出，由非口服抗凝剂转换为艾多沙班时，如低分子量肝素、磺达肝癸钠，应先中止该类药物皮下注射，并在下一次预定皮下注射抗凝剂时口服艾多沙班。该患者 10 月 20 日仍在使用低分子量肝素，此时直接转换为甲苯磺酸艾多沙班不适宜，应在停止使用低分子量肝素后，再转换为甲苯磺酸艾多沙班		
备注			

案例 9

一般资料	科室名称：心血管科 　　　患者姓名：×××　　　　住院号：××××× 性　　别：男　　　　　　年　　龄：84 岁　　　　体　　重：69kg		
临床诊断	1. 冠状动脉粥样硬化性心脏病 慢性心力衰竭 心功能Ⅲ级 心律失常 持续性心房颤动；2. 高血压 1 级（极高危）；3. 糖耐量受损；4. 右锁骨下动脉斑块；5. 下肢动脉粥样硬化（伴斑块）；6. 甲状腺结节；7. 胆囊结石；8. 低钾血症；9. 高尿酸血症；10. 双侧肾上腺增生		
其他信息	11.19　肌酐 98.4μmol/L；尿素氮 5.71mmol/L		

续表

药物治疗方案	11.18—11.23　比索洛尔片　2.5mg　po　qd 11.18—11.23　利伐沙班片　10mg　po　qd 11.18—11.30　地高辛片　0.125mg　po　qd 11.18—11.30　沙库巴曲缬沙坦钠片　50mg　po　bid 11.18—11.30　阿托伐他汀钙片　20mg　po　qn 11.23—12.07　甲苯磺酸艾多沙班片　30mg　po　qd
用药点评	剂量不当。甲苯磺酸艾多沙班说明书提及存在一种或一种以上下列因素的非瓣膜性心房颤动和静脉血栓栓塞患者：①中度或重度肾损害（CCR 15～50ml/min）；②体重≤60kg；③与 P 糖蛋白抑制剂联合用药（环孢素、决奈达隆、红霉素或酮康唑等），甲苯磺酸艾多沙班的使用剂量调整为 30mg qd。该患者体重大于 60kg，CCR 50ml/min，未联合使用 P 糖蛋白抑制剂，甲苯磺酸艾多沙班给药剂量 30mg，低于推荐的剂量 药物转换不当。甲苯磺酸艾多沙班说明书规定由除华法林外的口服抗凝剂转换为艾多沙班时，应中止口服抗凝剂，并在下一次预定服药时给予艾多沙班，该患者 11 月 23 日仍在使用利伐沙班片，同时给予甲苯磺酸艾多沙班片，故药物转换不当
备注	

练　习　题

一、不定项选择题

1. 外源性和内源性凝血途径的交汇点是（　　　）
   A. 凝血因子 Xa
   B. 凝血因子Ⅱa
   C. 凝血因子Ⅸa
   D. 凝血因子Ⅶa

2. 以下药物经肾脏排泄比例最多的药物是（　　　）
   A. 利伐沙班片
   B. 达比加群酯
   C. 阿哌沙班
   D. 艾多沙班

3. 华法林作用靶点包括（　　　）
   A. 凝血因子Ⅶ
   B. 凝血因子Ⅱ
   C. 凝血因子Ⅸ
   D. 凝血因子Ⅹ

4. 磺达肝癸钠使用时应常规监测的实验室指标为（　　　）
   A. APTT
   B. ACT
   C. 抗 Xa 因子活性
   D. 无须常规监测

5. 需依赖抗凝血酶发挥抗凝作用的药物包括（　　　）
   A. 肝素
   B. 低分子量肝素
   C. 磺达肝癸钠
   D. 阿加曲班

6. 可口服的直接凝血酶抑制剂是（　　　）
   A. 比伐芦定
   B. 达比加群酯
   C. 阿加曲班
   D. 利伐沙班

7. 相较华法林，新型口服抗凝药的优势包括（　　　）
   A. 起效较快
   B. 药物相互作用较少
   C. 不用频繁监测凝血指标
   D. 没有胃肠道出血风险

8. 对水蛭素过敏的患者应禁用（　　　）
   A. 利伐沙班
   B. 磺达肝癸钠
   C. 地西芦定
   D. 比伐芦定

9. 以下可用于肝素诱导的血小板减少症患者的抗凝药物不包括（　　　）

  A. 阿加曲班   B. 磺达肝癸钠   C. 比伐芦定   D. 那屈肝素

10. 以下是达比加群酯专用拮抗剂的为（   ）

  A. 维生素 K   B. 鱼精蛋白

  C. 依达赛珠单抗   D. 凝血酶原复合物

二、案例分析题

案例 1

一般资料	科室名称：神经内科 患者姓名：××× 住院号：××××××
	性 别：女 年 龄：77 岁 体 重：56kg
临床诊断	1. 脑梗死；2. 左椎动脉颅内段轻度至中度狭窄；3. 高血压 2 级（极高危）；左侧小腿肌间静脉血栓形成
其他信息	肌酐清除率 41ml/min
药物治疗方案	01.10—01.18 达比加群酯胶囊 150mg po bid
用药点评	
备注	

案例 2

一般资料	科室名称：消化内科 患者姓名：××× 住院号：×××××
	性 别：男 年 龄：53 岁 体 重：69kg
临床诊断	1. 多发性胃息肉；2. 非萎缩性胃炎；3. 主动脉瓣机械瓣置换术后（二叶式）
其他信息	行经内镜取组织活检手术
药物治疗方案	09.18—09.20 华法林钠片 2.5mg po qd 09.21—09.24 依诺肝素钠注射液 0.4ml ih qd
用药点评	
备注	

案例 3

一般资料	科室名称：康复医学科 患者姓名：××× 住院号：××××××
	性 别：男 年 龄：58 岁 体 重：无
临床诊断	1. 颈部脊髓损伤（ASIA 分级 C4~D 级 中央综合征）；2. 肺部感染；3. 双肺气肿；4. 高血压；5. 冠状动脉性心脏病 冠状动脉支架置入后状态；6. 主动脉硬化；7. 双侧胸腔积液（少量）；8. 骨折术后[颈（$C_{3,4}$、$C_{4,5}$、$C_{5,6}$）减压植骨融合内固定术后]；9. 泌尿道感染；10. 双侧下肢静脉血栓形成（肌间静脉）；11. 肝功能检查的异常结果（丙氨酸氨基转移酶、γ-谷氨酰转肽酶升高）；12. 低蛋白血症；13. 高尿酸血症；14. 心电图异常（P-R 间期缩短）
其他信息	无
药物治疗方案	03.03—03.05 达肝素钠注射液 5000U ih q12h 02.26—03.04 依诺肝素钠注射液 0.4ml ih qd
用药点评	
备注	

案例 4

一般资料	科室名称：骨科 患者姓名：××× 住院号：×××××
	性 别：男 年 龄：93 岁 体 重：70kg
临床诊断	1. 右股骨颈骨折；2. 左侧全髋关节置换术后；3. 原发性高血压；4. 骨质疏松；5. 左下肢股浅静脉血栓形成；6. 慢性支气管炎；7. 房性期前收缩

其他信息	01.03　血红蛋白 109g/L； 01.06　血红蛋白 87g/L，胃液隐血（＋）
药物治疗方案	01.06—01.11　泮托拉唑钠粉针剂　80mg　ivgtt（维持 12 小时）q12h 01.06—01.08　生长抑素注射液　3mg　ivgtt（维持 12 小时）q12h 01.10—01.15　那屈肝素钙注射液　0.4ml　ih　qd
用药点评	
备注	

案例 5

一般资料	科室名称：急诊医学科　　患者姓名：×××　　　住院号：××××× 性　　别：女　　　　　年　　龄：61 岁　　　体　　重：49kg
临床诊断	1. 肺栓塞；2. 吸入性肺炎；3. 2 型糖尿病；4. 纹状体黑质变性；5. 压疮
其他信息	06.30　肺部 CT：肺栓塞
药物治疗方案	07.01—07.06　贝米肝素钠注射液　3500U　ih　q12h 07.05　利伐沙班片　10mg　po　qd 07.06　阿哌沙班片　5mg　po　bid 06.28—07.06　注射用头孢米诺钠　2g＋NS　100ml　ivgtt　q8h 06.28—07.06　多索茶碱注射液　0.3g＋NS　100ml　ivgtt　qd
用药点评	
备注	

案例 6

一般资料	科室名称：血液科　　患者姓名：×××　　　住院号：×××××× 性　　别：男　　　　　年　　龄：75 岁　　　体　　重：80kg
临床诊断	1. 急性前壁心肌梗死 Killip Ⅰ级；2. 不完全左束支传导阻滞；3. 高血压 2 级（极高危）；4. 慢性胆囊炎； 　5. 高胆固醇血症；6. 心房颤动射频消融术后；7. 直肠癌术后
其他信息	粪常规：便隐血（＋）
药物治疗方案	04.23　比伐芦定　0.25g（用 5ml 注射用水溶解）＋NS　45ml　ivgtt（28ml/h）st
用药点评	
备注	

案例 7

一般资料	科室名称：神经内科　　患者姓名：×××　　　住院号：×××××× 性　　别：男　　　　　年　　龄：68 岁　　　体　　重：65kg
临床诊断	1. 左侧大脑中动脉供血区大面积急性脑梗死；2. 右侧额叶急性脑梗死
其他信息	无
药物治疗方案	06.10—06.17　利伐沙班片　20mg　po　qd 06.10—06.17　阿托伐他汀钙片　20mg　po　qn
用药点评	
备注	

案例 8

一般资料	科室名称：肾内科	患者姓名：×××	住院号：××××××××
	性 别：男	年 龄：24 岁	体 重：82kg
临床诊断	1. 肾病综合征；2. 肺部感染；3. 急性胃肠炎；4. 上下矢状窦、窦汇、双侧横窦及右侧乙状窦血栓形成； 5. 右侧胸腔积液；6. 电解质紊乱：低钾低钙血症；7. 高尿酸血症		
其他信息	无		
药物治疗方案	07.23 阿哌沙班片 2.5mg po bid（出院带药）		
用药点评			
备注			

案例 9

一般资料	科室名称：心血管科	患者姓名：×××	住院号：×××××
	性 别：男	年 龄：67 岁	体 重：65kg
临床诊断	1. 慢性心力衰竭 心功能Ⅲ级（CHA2DS2—VASC 评分 3 分）；2. 冠状动脉粥样硬化性心脏病；3. 心律失常 心房颤动 窦性心动过缓 频发室性期前收缩；4. 心脏扩大；5. 心包积液（少量）；6. 溃疡性结肠炎；7. 直肠肿物（性质待查）；8. 肛瘘；9. 肛裂；10. 右肺结节；11. 主动脉斑块；12. 右锁骨下动脉斑块；13. 右侧椎动脉狭窄；14. 双下肢深静脉瓣膜功能不全；15. 双下肢大隐静脉曲张；16. 肝结节（囊肿？）；17. 高尿酸血症；18. 脑膜炎后遗症；19. 腔隙性脑梗死		
其他信息	10.23 肌酐 111.1μmol/L；尿素氮 7.27mmol/L；肌酐清除率 58.8ml/min		
药物治疗方案	10.22—10.25 呋塞米片 20mg po qd 10.22—10.25 螺内酯片 20mg po qd 10.22—10.26 甲苯磺酸艾多沙班片 30mg po qd 10.22—11.05 阿托伐他汀钙片 20mg po qn 10.22—11.05 丙戊酸钠缓释片 0.5g po qn 10.23—11.05 非布司他片 20mg po qd 10.26—11.04 低分子量肝素钠注射液 5000U ih qd		
用药点评			
备注			

参 考 答 案

一、不定项选择题

1. A　2. B　3. ABCD　4. D　5. ABC　6. B　7. ABC　8. CD　9. D　10. C

二、案例分析题

案例 1

答案：剂量不当。根据达比加群酯说明书，肌酐清除率在 30～50ml/min 时，推荐达比加群酯的剂量为 110mg bid；该患者肌酐清除率为 41ml/min，建议达比加群酯剂量为 110mg bid。

案例 2

答案：适应证不适宜。经内镜取组织活检手术的出血风险评估为中危，需要术前停用抗凝药物。对于正在服用华法林的患者，需根据患者发生血栓栓塞的风险，决定停药后是否行桥接抗凝治疗。二叶式主动脉瓣机械瓣置换，且无心房颤动和其他脑卒中危险因素时，血栓风险分层为低危，无须桥接抗凝。该患者术前停用华法林即可，无须使用依诺肝素钠桥接抗凝。

案例 3

答案：重复用药。达肝素钠注射液与依诺肝素钠注射液均为肝素类药物，该患者在03.03 和 03.04 同时使用两种肝素类药物，且未监测血浆抗 Ⅹa 因子浓度，防止出血风险，应避免重复用药。

案例 4

答案：禁忌证用药。患者 2022-01-05 行左侧人工双极股骨头置换术，术后反复呕吐，呕吐物呈咖啡色，隐血弱阳性，复查血常规提示血红蛋白持续下降，请消化科会诊考虑腹胀引起呕吐诱发贲门撕裂可能性较大，予以加强抑酸护胃、输血等处理，术后第 5 天在未排除消化道出血的情况下使用那屈肝素钙注射液抗凝，属于禁忌证用药。

那屈肝素钙注射液说明书规定的禁忌证：对低分子量肝素或低分子量肝素注射液中任何赋形剂过敏；有使用低分子量肝素发生血小板减少的病史；与止血异常有关的活动性出血或出血风险的增加，不是由肝素引起的弥散性血管内凝血除外；可能引起出血的器质性损伤（如活动的消化性溃疡）；严重的肾功能损害（肌酐清除率＜30ml/min）；出血性脑血管意外；未控制的高血压。

案例 5

答案：无适应证用药。贝米肝素钠注射液在国内说明书中仅用于血液透析时预防体外循环中发生凝血，患者诊断为肺栓塞、吸入性肺炎、2 型糖尿病，不符合该药的适应证。

剂量不当且给药频次不当：体重低于 60kg 的患者，给药 2500U qd ih。该患者体重 49kg，给药 3500U q12h ih，高于推荐剂量及给药频次。

重复用药。由于利伐沙班片属于口服的 Ⅹa 因子抑制剂，贝米肝素钠的抗 Ⅹa/Ⅱa 比值约为 8，两药联用会增加出血风险。患者 07.05 在使用贝米肝素钠同时联用利伐沙班片，属于重复用药。

药物转换不当。贝米肝素钠转换为新型口服抗凝剂的方法：在需要给予下一个剂量的低分子量肝素时，即可开始给予新型口服抗凝剂。该患者 07.06 停用贝米肝素钠，应该在07.07 同一给药时间给予阿哌沙班或者利伐沙班等新型口服抗凝剂。

案例 6

答案：禁忌证用药。患者术前查便常规：便隐血（＋），存在消化道出血的可能，未进一步明确出血情况即开始手术用药，属于禁忌证用药。

案例 7

答案：适应证不适宜。利伐沙班的适应证包括①用于择期髋关节或膝关节置换术成年患者，以预防静脉血栓形成；②用于治疗成人深静脉血栓形成和肺栓塞，降低初始治疗 6个月后深静脉血栓形成和肺栓塞复发的风险；③用于具有一种或多种危险因素（如充血性心力衰竭、高血压、年龄≥75 岁、糖尿病、脑卒中或短暂性脑缺血发作病史）的非瓣膜性心房颤动成年患者，以降低脑卒中和全身性栓塞的风险。该患者无相关诊断。

案例 8

答案：无适应证用药。阿哌沙班国内说明书适应证为择期髋关节或膝关节置换术成年患者。美国说明书适应证还包括①治疗成人深静脉血栓、肺栓塞；②深静脉血栓和肺栓塞的长期预防；③男性 CHA2DS2-VASc 评分≥1 分、女性 CHA2DS2-VASc 评分≥2 分的非瓣膜性心房颤动成年患者。患者上下矢状窦、窦汇、双侧横窦及右侧乙状窦血栓形成，无适应证用药。

案例 9

答案：剂量不当。甲苯磺酸艾多沙班说明书提及存在一种或一种以上下列因素的非瓣膜性心房颤动和静脉血栓栓塞患者：①中度或重度肾损害（CCR 15～50ml/min）；②体重≤60kg；③与 P 糖蛋白抑制剂联合用药（环孢素、决奈达隆、红霉素或酮康唑等），甲苯磺酸艾多沙班的使用剂量调整为 30mg qd。该患者肌酐清除率为 58.8ml/min（＞50ml/min），体重 65kg（＞60kg），未合并使用 P 糖蛋白抑制剂，甲苯磺酸艾多沙班给药剂量 30mg，低于推荐的剂量。

疗程不当。该患者心房颤动，CHA2DS2-VASc 评分 3 分，应长期抗凝，但该患者出院后未再进行抗凝治疗。

联合用药不当。艾多沙班禁止与利托那韦、丙戊酸钠、达芦那韦考比司他等联用。10.22—10.26 患者联合使用丙戊酸钠与甲苯磺酸艾多沙班。

药物转换不当。甲苯磺酸艾多沙班说明书规定，由艾多沙班转换为除华法林外的口服抗凝剂或非口服抗凝剂：停用艾多沙班，在下一次预定给药时间给予除华法林外的口服抗凝剂或非口服抗凝剂，该患者 10.26 仍在使用甲苯磺酸艾多沙班，同时皮下注射低分子量肝素，故药物转换不当。

甲苯磺酸艾多沙班说明书规定非瓣膜性心房颤动患者采用艾多沙班治疗时应长期使用。《中国血栓性疾病防治指南（2018）》指出：心房颤动合并冠心病，CHA2DS2-VASc 评分≥2 分（女性≥3 分）的患者，如无禁忌，推荐长期口服抗凝治疗，并个体化选择是否联合抗血小板治疗。

2021 年欧洲心律协会 Practical Guide on the use of NOACs 列出艾多沙班禁止与利托那韦、圣约翰草、长春碱、多柔比星、伊马替尼、克唑替尼、舒尼替尼、凡德他尼、阿比特龙、恩杂鲁胺、丙戊酸、达芦那韦考比司他联用。

（王　娜）

参 考 文 献

低分子肝素防治自然流产中国专家共识编写组，2018. 低分子肝素防治自然流产中国专家共识[J]. 中华生殖与避孕杂志，38（9）：701-708.

刘晓辉，宋景春，张进华，等，2022. 中国医药教育协会血栓与止血危重病专业委员会. 中国抗血栓药物相关出血诊疗规范专家共识[J]. 解放军医学杂志，47（12）：1169-1179.

刘星，莫非，2021. 抗 X a 活性监测低分子肝素抗凝疗效的应用及研究进展[J]. 国际检验医学杂志，42（18）：2276-2280.

王乔宇，武明芬，柳鑫，等，2021. 2021 中国静脉血栓栓塞症防治抗凝药物的选用与药学监护指南[J]. 中国临床药理学，37（21）：2999-3016.

微循环学会周围血管疾病专业委员会，2021. 静脉血栓栓塞症合并慢性肾脏疾病的抗凝治疗微循环专家共识[J]. 血管与腔内血管外科杂志，7（1）：1-13.

中国心胸血管麻醉学会非心脏麻醉分会，2020. 抗血栓药物围手术期管理多学科专家共识[J]. 中华医学杂志，100（39）：3058-3074.

中国医师协会心血管内科医师分会，2010. 依诺肝素在急性冠状动脉综合征抗凝治疗的中国专家共识[J]. 中华内科杂志，（1）：82-87.

中国医师协会心血管内科医师分会血栓防治专业委员会，2018.《中华医学杂志》编辑委员会. 肝素诱导的血小板减少症中国专家共识（2017）[J]. 中华医学杂志，98（6）：408-417.

中华医学会，中华医学会杂志社，中华医学会全科医学分会，等，2020. 心房颤动基层诊疗指南（2019年）[J]，19（6）：465-473.

中华医学会骨科学分会创伤骨科学组，中华医学会骨科学分会外固定与肢体重建学组，中国医师协会骨科医师分会创伤专家工作委员会，等，2021. 中国创伤骨科患者围手术期静脉血栓栓塞症预防指南[J]. 中华创伤骨科杂志，23（3）：185-192.

中华医学会外科学分会，2016. 中国普通外科围手术期血栓预防与管理指南[J]. 中华外科杂志，54（5）：321-327.

中华医学会外科学分会血管外科学组，2017. 深静脉血栓形成的诊断和治疗指南（第三版）[J]. 中华普通外科杂志，32（9）：807-812.

中华医学会心血管病学分会，2013. 华法林抗凝治疗的中国专家共识[J]. 中华内科杂志，52（1）：76-82.

左嵩，马长生，2016. 新型口服抗凝药的临床应用[J]. 中国实用内科杂志，36（4）：261-264.

《中国血栓性疾病防治指南》专家委员会，2018. 中国血栓性疾病防治指南[J]. 中华医学杂志，98（36）：2861-2888.

Cosmi B，2015. Current management of heparin-induced thrombocytopenia[J]. Expert Rev Hematol，8（6）：837-849.

DeWald TA，Washam JB，Becker RC，2018. Anticoagulants：Pharmacokinetics，Mechanisms of Action，and Indications[J]. Neurosurg Clin N Am，29（4）：503-515.

Garcia DA，Baglin TP，Weitz JI，et al，2012. Parenteral anticoagulants：antithrombotic therapy and prevention of thrombosis，9th ed：American College of Chest Physicians evidence-based clinical practice guidelines[J]. Chest，141（2 Suppl）：e24S-e43S.

Gilmore JF，Adams CD，Blum RM，et al，2015. Evaluation of a multi-target direct thrombin inhibitor dosing and titration guideline for patients with suspected heparin-induced thrombocytopenia[J]. Am J Hematol，90（8）：E143-E145.

Heestermans M，Poenou G，Hamzeh-Cognasse H，et al，2002. Anticoagulants：A Short History，Their Mechanism of Action，Pharmacology，and Indications[J]. Cells，11（20）：3214.

Holbrook A，Schulman S，Witt DM，et al，2012. WittEvidence-based management of anticoagulant therapy：Antithrombotic Therapy and Prevention of Thrombosis，9th ed：American College of Chest Physicians Evidence-Based Clinical Practice Guidelines[J]. Chest，141（2 Suppl）：e152S-e184S.

Key NS，Khorana AA，Kuderer NM，et al，2020. Venous thromboembolism prophylaxis and treatment in patients with cancer：ASCO clinical practice guideline update. J Clin Oncol，38（5）：496-520.

Linkins LA，Dans AL，Moores LK，et al，2012. Treatment and prevention of heparin-induced thrombocytopenia：Antithrombotic Therapy and Prevention of Thrombosis，9th ed：American College of Chest Physicians Evidence-Based Clinical Practice Guidelines[J]. Chest，141（2Suppl）：e495S-e530S.

Monagle P, Cuello CA, Augustine C, et al, 2018. American Society of Hematology 2018 Guidelines for management of venous thromboembolism: treatment of pediatric venous thromboembolism[J]. Blood Adv, 2 (22): 3292-3316.

Monagle P, Cuello CA, Augustine C, et al, 2018. American Society of Hematology 2018 Guidelines for management of venous thromboembolism: treatment of pediatric venous thromboembolism[J]. Blood Adv, 2 (22): 3292-3316.

Steffel J, Collins R, Antz M, et al, 2021. 2021 EHRA European Heart Rhythm Association Practical Guide on the Use of Non-Vitamin K Antagonist Oral Anticoagulants in Patients with Atrial Fibrillation[J]. Europace, 23 (10): 1612-1676.

Steffel J, Collins R, Antz M, et al, 2021. 2021 European Heart Rhythm Association Practical Guide on the Use of Non-Vitamin K Antagonist Oral Anticoagulants in Patients with Atrial Fibrillation[J]. Europace, 23 (10): 1612-1676.

Warkentin TE, Greinacher A, 2004. Heparin-induced thrombocytopenia: recognition, treatment, and prevention: the Seventh ACCP Conference on Antithrombotic and Thrombolytic Therapy[J]. Chest, 126 (3Suppl): 311S-337S.

Yngve F, Charles W, Norman A, et al, 2012. Prevention of VTE in Orthopedic Surgery Patients. Antithrombotic Therapy and Prevention of Thrombosis, 9th ed: American College of Chest Physicians Evidence-Based Clinical Practice Guidelines[J]. Chest, 141 (2)(Suppl): e278S-e325S.

第四章　抗血小板药物的处方点评

抗血小板药物可抑制血小板聚集，进而抑制动脉中血栓形成，是防治动脉血栓性疾病的重要治疗药物。随着心脑血管疾病发病率逐年增加，临床对抗血小板药物的应用、疗效和不良反应的研究越来越多。为了获得更好的抗血小板疗效，该类药物如何合理使用已经成为临床工作中备受关注的问题。

血小板体积小、无细胞核，由骨髓中的巨核细胞产生。成熟的巨核细胞膜表面形成许多凹陷，伸入胞质之中，相邻的凹陷细胞膜在凹陷深部相互融合，使巨核细胞部分胞质与母体分开脱离，经过骨髓造血组织中的血窦进入血液循环成为血小板。新生成的血小板先通过脾脏，约有 1/3 在此贮存。贮存的血小板可与进入循环血中的血小板自由交换，以维持血中的正常量。血小板寿命为 7~14 天，每天约更新总量的 1/10，衰老的血小板大多在脾脏中被清除。正常成年人血液中的血小板数量为（100~300）$\times 10^9$/L，低于 50×10^9/L 有出血危险。

在正常情况下，循环血小板不会与血管内皮细胞下的结缔组织基质接触。当动脉硬化斑块破裂、慢性炎症或其他因素诱导血管壁受损时，内皮下基质成分如胶原、纤维蛋白原等就会暴露，血管膜上糖蛋白（glycoprotein，GP）Ib/IX/V通过血浆血管性血友病因子（vWF）与胶原结合，使血小板黏附、激活并分泌 5-羟色胺（5-hydroxytryptamine，5-HT）、血栓素 A_2（thromboxane A_2，TXA_2）和腺苷二磷酸（adenosine diphosphate，ADP）等生物活性物质至循环中，其中 TXA_2 和 ADP 与血小板表面相应的受体结合通过正反馈机制进一步加速血小板的黏附和聚集，形成血小板血栓。活化的血小板还可通过血小板整合素 GP IIb/IIIa，在 Ca^{2+} 的作用下与纤维蛋白原结合，从而连接相邻的血小板，使血小板聚集成团。此外，活化的血小板表面出现带负电荷的磷脂，凝血因子、凝血酶原等通过 Ca^{2+} 与磷脂结合，使凝血因子在血小板磷脂表面浓缩、局限，并被激活，产生大量凝血酶，进而形成纤维蛋白网，网罗其他血细胞形成凝血块。其中血小板有伪足伸入网中，借助血小板中肌动蛋白的收缩，使凝血块回缩，逐渐形成坚固血栓。本章主要介绍临床常用抗血小板药物的分类与作用特点。

第一节　抗血小板药物的分类与作用特点

抗血小板药物主要通过抑制血小板表面受体及相关通路发挥抗血小板作用，影响血小板黏附、激活和聚集的不同环节（图 4-1）。常用的抗血小板药物按其机制可分为 TXA_2 抑制剂、ADP 受体抑制剂、GP Ⅱ b/Ⅲ a 受体抑制剂、磷酸二酯酶（phosphodiesterase，PDE）抑制剂、蛋白酶激活受体-1（protease activated receptor 1，PAR-1）拮抗剂及 5-HT 受体拮抗剂。

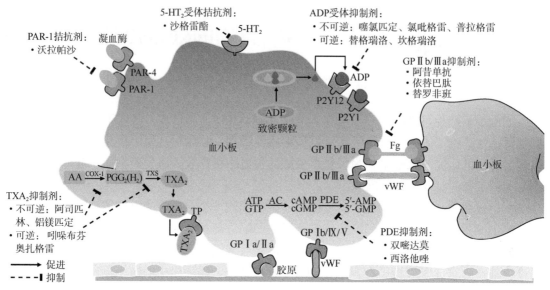

图 4-1　抗血小板药物作用机制图

AA：花生四烯酸；AC：腺苷酸环化酶；ADP：腺苷二磷酸；cAMP：环磷酸腺苷；cGMP：环磷酸鸟苷；COX-1：环氧化酶-1；Fg：纤维蛋白原；GP：糖蛋白；PG：前列腺素；PDE：磷酸二酯酶；PAR：蛋白酶激活受体；TXS：血栓烷合成酶；TXA$_2$：血栓素 A$_2$；TP：血栓素前列腺素受体；vWF：血管性血友病因子；5-HT：5-羟色胺

一、血栓素 A$_2$ 抑制剂

血小板释放的 TXA$_2$ 具有强烈的聚集血小板和缩血管作用。血小板内并无 TXA$_2$ 的储存，当血小板受刺激而被激活时，血小板内的磷脂酶 A$_2$ 也被激活，进而裂解膜磷脂，游离出花生四烯酸，后者在环加氧酶（cyclooxygenase，COX）作用下生成前列腺素 G$_2$ 和 H$_2$（prostaglandin G$_2$/H$_2$，PGG$_2$/PGH$_2$），并进一步在血小板的血栓烷合成酶（thromboxane synthetase，TXS）的催化下生成 TXA$_2$。TXA$_2$ 可降低血小板内 cAMP 的浓度，对血小板的聚集有正反馈作用。临床上常用的 TXA$_2$ 抑制剂包括阿司匹林、铝镁匹林、吲哚布芬和奥扎格雷，见表 4-1。

表 4-1　TXA$_2$ 抑制剂的药学特征

	阿司匹林	铝镁匹林	吲哚布芬	奥扎格雷
作用机制	不可逆	不可逆	可逆	可逆
给药途径	po	po	po	iv 或 po
生物利用度（%）	40～50	未知	未知	未知
蛋白结合率（%）	50～90	未知	99	34.8
分布容积	未知	未知	15L	（2.32±0.62）L/kg
消除半衰期	阿司匹林：13～19min；水杨酸盐：3.5～4.5h	未知	8h	（1.22±0.44）h
排泄途径	经尿液	经肾脏	经肾脏	经尿液

续表

	阿司匹林	铝镁匹林	吲哚布芬	奥扎格雷
达峰时间	30～40min（普通剂型）； 3～4h（肠溶片）	10～20min	2h	未知
肝功能不全	严重肝功能不全者禁用	肝功能障碍者慎用	严重肝功能不全者禁用	严重肝功能不全者禁用
肾功能不全	严重肾功能不全者禁用	肾功能障碍者慎用	30ml/min<肌酐清除率<80ml/min， 100mg bid；肌酐清除率<30ml/min 者禁用	严重肾功能不全者禁用
血液透析/腹膜透析	可清除	未知	未知	可清除
妊娠分级	C 级	未知	未知	未知
是否经乳汁分泌	可经乳汁分泌	可经乳汁分泌	未知	可经乳汁分泌

阿司匹林是目前应用最广、研究最多的抗血小板药物。低剂量的阿司匹林通过共价键结合，不可逆地将 COX-1 活性部位处的丝氨酸残基乙酰化，使花生四烯酸转化为 TXA_2 受阻，从而减少血小板的释放和聚集。口服阿司匹林后 30～40 分钟血浆水平达峰值。肠溶阿司匹林口服后主要在小肠上部吸收，3～4 小时血浆浓度达峰值。因此，如果需要快速的抗血小板作用，在服用阿司匹林肠溶片时应嚼服。尽管阿司匹林半衰期很短（15～20 分钟），但其具有永久性、不可逆的酶失活作用，导致其抗血小板作用时间可持续血小板整个生命周期，停用阿司匹林 5～7 天，可恢复血小板总量的 50%，血小板功能基本恢复正常。

据统计，使用阿司匹林的患者中有 5.5%～60%会表现出一定程度的"阿司匹林抵抗"。阿司匹林抵抗定义如下，临床抵抗：按推荐剂量定期摄入阿司匹林，仍发生闭塞性心血管事件；实验室抵抗：通过实验室检测发现阿司匹林治疗后仍持续存在血小板 COX-1 活性。诊断标准为应用 1mg/ml 花生四烯酸作为激动剂，血小板聚集率≥20%及用 10μmol/L ADP作诱导剂，血小板聚集率≥70%。阿司匹林抵抗发生机制尚不明确，可能因素包括药物依从性差、药物吸收及代谢差异、药物间相互作用、血小板更新速度加快、环境或生活方式、药物治疗人群的选择和基因多态性等。对于该类患者，治疗方案需考虑以下因素：确保依从性、确保最佳剂量和药物剂型（避免使用肠溶制剂）、评估可能的药物相互作用、评估患者伴随感染或炎症状况、增加药物剂量、更换或加用其他作用途径的抗血小板药物等。

铝镁匹林片（Ⅱ）是阿司匹林的复方制剂，每片药物除含阿司匹林 81mg 外，还含有重质碳酸镁（22mg）和甘羟铝（11mg）的抗酸缓冲成分，可在有效抗血小板聚集的同时发挥保护胃黏膜的作用，长期服用也不必担心铝蓄积问题。其中，抗酸物质重质碳酸镁和甘羟铝为大分子网状结构，甘羟铝可中和胃酸，降低胃内酸度并使胃蛋白酶活性降低，改善胃酸增多、上腹部疼痛等临床症状，并有收敛、止泻等作用。重质碳酸镁为抗酸药，可减少阿司匹林对胃的不良刺激，显著降低胃黏膜糜烂和溃疡的发生率，并加速胃排空，从而使阿司匹林迅速进入主要吸收部位。铝镁匹林片（Ⅱ）81mg、162mg、324mg 首次口服 2小时后即出现抗血小板聚集效应（>80%）；连续口服 7 天，血小板抑制效应不随服药时间的增加而变化，作用可持续至停药后第 3 天，停药 7 天后抗血小板聚集效应消失。

吲哚布芬是异吲哚啉基苯基丁酸衍生物，其作用机制包括可逆性抑制血小板 COX-1 活性，减少 TXA_2 的合成；选择性地抑制 ADP、肾上腺素、血小板活化因子、胶原和花生四烯酸诱导的血小板聚集；降低血小板、腺苷三磷酸（ATP）、5-HT、血小板因子 3 和 4、β

血小板球蛋白水平,减少血小板黏附。对于激动剂诱发的血小板聚集,单次口服该药200mg后2小时达最大抑制作用,12小时后仍有显著抑制作用(90%),停药后24小时内恢复。有研究发现,吲哚布芬注射剂型能显著抑制血小板聚集及血栓形成,同时呈现一定的量效关系,其作用优于阿司匹林。吲哚布芬静脉剂型较口服剂型的半衰期缩短,体内起效及达峰时间缩短,清除速率加快,蓄积时间减少,可在最佳治疗窗内获得良好治疗效果,也可降低出血等药物不良反应的发生率。除上述多种途径的抗血小板作用外,吲哚布芬还具有抗凝、舒张血管、抑制单核细胞组织因子、抗纤维化等多方面作用,可用于动脉硬化引起的缺血性心脑血管病变、静脉血栓形成,以及血液透析时预防血栓形成。

奥扎格雷为高效、选择性TXS抑制剂,可有效抑制PGH_2生成TXA_2,从而促进前列环素(prostaglandin I_2,PGI_2)的生成,进而改善TXA_2与PGI_2的平衡失调,具有抗血小板聚集和扩张血管的作用。适用于治疗急性血栓性脑梗死和脑梗死所伴随的运动障碍,以及改善蛛网膜下腔出血手术后的脑血管痉挛收缩和并发的脑缺血症状。

二、腺苷二磷酸受体抑制剂

ADP储存在血小板的致密颗粒中,在血小板活化时释放。血小板表面ADP受体属于嘌呤类受体,包括P2Y1和P2Y12受体。P2Y1受体主要负责调控血小板形状和聚集状态的变化,经Ca^{2+}偶联的P2Y12受体通过一系列信号转导使细胞内腺苷酸环化酶的活性降低,血小板内cAMP浓度降低,血小板的激活反应通过信号途径继发扩大,进一步激活磷脂酰肌醇3-激酶、活化丝氨酸-苏氨酸蛋白激酶,加速血小板的分泌、黏附、聚集,形成血栓。血小板表面P2Y12受体数量远超过P2Y1,因此P2Y12受体是抗血小板药物的重要靶点之一。P2Y12受体拮抗剂根据化学结构大致可分为噻吩并吡啶类和非噻吩并吡啶类。噻吩并吡啶类药物有噻氯匹定、氯吡格雷和普拉格雷,均为前体药物,在体内需经过肝细胞色素P450(CYP450)酶系统代谢为有活性的代谢产物,活化的巯基基团与P2Y12受体半胱氨酸残基形成二硫键,不可逆地抑制P2Y12受体;相反,非噻吩并吡啶类药物替格瑞洛和坎格瑞洛不需要生物活化,并与P2Y12受体可逆地结合,见表4-2。

表4-2 常见ADP受体抑制剂的药学特征

	氯吡格雷	普拉格雷	替格瑞洛	坎格瑞洛
作用机制	不可逆	不可逆	可逆	可逆
给药途径	po	po	po	iv
生物利用度(%)	50	≥79	36	100
蛋白结合率(%)	98	98	>99	97~98
分布容积(L)	39 240±33 520	44~68	88	3.9
达峰时间	(1.40±1.07)h	30min	1.5h	—
代谢	被肝酯酶水解为无活性的硫醇衍生物;被CYP450(主要是CYP2C19)代谢为活性硫醇衍生物	被肠和血清酯酶水解为无活性的硫代内酯中间体,再经过CYP450(主要是CYP3A4和CYP2B6)氧化为活性代谢物	主要由CYP3A4代谢	经去磷酸化作用转化为主要代谢物核苷而失活

续表

	氯吡格雷	普拉格雷	替格瑞洛	坎格瑞洛
消除半衰期	原形：6h 活性代谢物：30min	7.4h	原形：7h 主要代谢物：9h	3～6min
排泄途径	50%经尿液排泄 46%经粪便排泄	无活性代谢 68%经尿液排泄 27%经粪便排泄	58%经粪便排泄 27%经尿液排泄	58%经尿液排泄 35%经粪便排泄
肝功能不全	无须调整	轻中度肝功能损害无须调整	轻度肝功能损害无须调整；中度肝功能损害慎用；重度肝功能损害禁忌	无须调整
肾功能不全	无须调整	无须调整	无须调整	无须调整
血液透析/腹膜透析	未知	未知	无法清除	未知
妊娠分级	B级	B级	C级	未知
是否经乳汁分泌	未知，停止哺乳	未知，停止哺乳	未知，停止哺乳	未知

　　噻氯匹定为第一代噻吩并吡啶类药物，于1978年在法国上市，用于预防脑血管、心血管及周围动脉硬化伴发的血栓性疾病。但由于该药存在严重的副作用，主要为中性粒细胞减少，目前已逐渐退出临床应用。

　　氯吡格雷为第二代噻吩并吡啶类药物，是噻氯匹定的衍生物。单次口服75mg，2小时后开始起效，3～7天达到抑制血小板功能的最大稳定状态。300～400mg负荷剂量给药2～5小时内就可达到最大抗血小板效应。氯吡格雷个体间的药效差异较大，部分患者经标准治疗后，ADP诱导的血小板功能未达到有效抑制，称为"氯吡格雷抵抗"，这可能与药物的代谢过程相关。作为前药，在体内85%的药物被酯酶水解成羧酸衍生物而失效，其余15%通过肝CYP450酶途径进行激活，经两步氧化生成含有巯基的活性代谢物而发挥抗血小板作用。CYP2C19酶是两步氧化代谢过程中的关键酶。在CYP2C19多态性中，2种最常见的功能丧失性突变为CYP2C19*2和CYP2C19*3，多项研究表明携带CYP2C19功能丢失等位基因的患者，氯吡格雷活性代谢产物水平明显降低，抑制血小板聚集的作用明显下降，不良心血管事件发生率明显升高。此外，氯吡格雷代谢可能受同时应用的其他药物影响，如质子泵抑制剂、钙通道阻滞剂或华法林，这些药物在肝脏CYP450酶介导的代谢中抑制或增强CYP活性或与氯吡格雷竞争，需在用药过程中加强监护。

　　普拉格雷为第三代噻吩并吡啶类药物，与氯吡格雷抑制P2Y12受体的机制略有不同，普拉格雷具有更强、起效更快的血小板抑制作用，药效分别较氯吡格雷和噻氯匹定强10倍和100倍。同样为前药，普拉格雷口服吸收完全，首先经肠道酯酶代谢为含有硫内酯结构的无活性代谢物R95913，再经过肝脏CYP450氧化一步转化为活性代谢物R138727。其代谢过程主要通过CYP3A4、CYP2B6代谢，也有一部分通过CYP2C19、CYP2C9代谢，因此个体间服药差异小，抑制血小板的功能受基因多态性的影响较小。60mg负荷剂量给药，30分钟起效，1小时内血小板抑制率约50%，最大抑制水平约80%。每天10mg维持剂量，3～5天抑制作用达稳态，血小板平均抑制水平约70%。考虑到活性代谢物的不可逆结合，停药后血小板的恢复时间接近血小板的寿命，与氯吡格雷（5～7天）相比，由于血小板抑制水平的提高，普拉格雷需要 7～10 天。

替格瑞洛为环戊基三唑嘧啶类化合物，能非竞争性地与 P2Y12 受体结合，直接、可逆地抑制 P2Y12 受体。该药是一种非前体药物，无须代谢活化即具有活性，主要代谢产物 AR-C124910XX 也是很强的 P2Y12 受体拮抗剂。与噻吩并吡啶类相比，替格瑞洛的血小板抑制作用强，起效时间短，停药后血小板功能恢复迅速（3～5 天）。对于氯吡格雷抵抗患者，可给予替格瑞洛替代治疗。常规给药 2～4 小时后血小板抑制率达 80% 以上，负荷剂量给药 0.5 小时后血小板抑制率达 41%。由于替格瑞洛还能抑制平衡型核苷转运体-1（ENT-1），从而抑制细胞内腺苷的摄取，用药后常伴随呼吸困难、心动过缓或血肌酐升高等不良反应。

坎格瑞洛为 ATP 化学结构类似物，是首个速效、强效、可逆性静脉用 P2Y12 受体拮抗剂。坎格瑞洛直接作用于 P2Y12 受体，无须通过肝脏转化为其他的活性代谢产物。静脉注射给药，药效强度与静脉注射剂量成正比，可在 1～2 分钟内迅速起效，半衰期仅为 3～6 分钟，静脉输注大约 30 分钟达最大抑制作用，而在持续输注过程中，血小板抑制作用可保持稳定长达 72 小时。停药 60～90 分钟后，血小板功能几乎可以完全恢复。可用于未曾接受 P2Y12 受体拮抗剂且不会接受 GPⅡb/Ⅲa 受体抑制剂的行经皮冠脉介入术患者的辅助治疗，以降低围术期心肌梗死、支架内血栓形成和重复冠状动脉血运重建的风险。

三、糖蛋白Ⅱb/Ⅲa受体抑制剂

GPⅡb/Ⅲa 受体属于整合素家族黏附受体，由血小板 GPⅡb（αⅡb）和 GPⅢa（β3）两个亚基经 Ca^{2+} 介导以非共价键的形式结合，在内质网装配成异二聚体复合物。Ca^{2+} 依赖的 GPⅡb/Ⅲa 复合物三级结构是其发挥生物学功能的基础，其构型的改变是 GPⅡb/Ⅲa 功能调节的基本机制。GPⅡb/Ⅲa 受体广泛分布于血小板表面，可识别黏附蛋白分子的 2 个肽序列，即 RGD 序列（精氨酸-甘氨酸-天冬氨酸）和 KGD 序列（赖氨酸-甘氨酸-天冬氨酸）。血小板 GPⅡb/Ⅲa 受体拮抗剂（glycoprotein Ⅱb/Ⅲa inhibitor，GPI）通过占据 GPⅡb/Ⅲa 受体的结合位点，阻碍纤维蛋白原与其结合，进而抑制血小板的聚集。其作用在血小板聚集的最终共同通路，是最强的抗血小板药物。目前，临床上常用的 GPI 有三种：阿昔单抗、替罗非班和依替巴肽，均为静脉制剂，见表 4-3。

阿昔单抗是最早应用于临床的 GPI，为人-鼠嵌合单克隆抗体 7E3 的 Fab 片段，能非特异性地与 GPⅡb/Ⅲa 受体和其他整合素不可逆结合，从而抑制血小板聚集。静脉注射后，血浆中游离阿昔单抗的浓度迅速降低，10 分钟可达最大血小板抑制程度。虽然半衰期只有 10～30 分钟，但由于其具不可逆性，停药 48 小时以上血小板功能才能恢复正常。静脉滴注最大剂量后，2 小时内 80% GPⅡb/Ⅲa 受体被结合，血小板聚集几乎被完全抑制。持续输注可持续抑制血小板聚集，停止输注后低水平受体阻滞作用仍可持续 10 日之久。在多数患者中，血小板在 24 小时内恢复至基线水平的 50% 或以上。阿昔单抗还可通过免疫复合物激活补体，损伤血小板，因而易于发生出血风险，且不能单纯通过停药而得到改善，部分患者还可能出现血小板减少症。

表 4-3　GPⅡb/Ⅲa 受体抑制剂的药学特征

	阿昔单抗	依替巴肽	替罗非班
结构	人-鼠嵌合单克隆抗体	环肽 KGD	小分子非肽 RGD
分子量（Da）	47 600	832	495
给药途径	iv	iv	iv
蛋白结合率（%）	未知	25	65
分布容积	未知	0.2L/kg	22～42L
消除半衰期	10～30min	2.5h	2h
排泄途径	结合药物消除慢	尿液	以原形经尿液（65%）和粪便（25%）排出
受体抑制可逆性	不可逆	可逆	可逆
GPⅡb/Ⅲa 选择性	差	较强	较强
与 GPⅡb/Ⅲa 受体亲和力，解离速率常数 K_d	高，5nmol/L	低，120nmol/L	较低，15nmol/L
起效时间	迅速，给药后 10min 抑制体内＞80%血小板的聚集；药效达峰时间 30min	立即，给药后 5min 抑制体内＞80%血小板聚集，对血小板的抑制呈剂量依赖性	给药后 10min 内抑制体内 90%血小板聚集
药效持续时间	持续时间长（24～48h）	持续时间短（＜4h）	持续时间短（4～8h）
肝功能不全	未知	未知	轻中度肝功能不全无须调整剂量
肾功能不全	未知	对于肌酐清除率＜50ml/min 者，输注速率降低至 1μg/（kg·min）	严重肾功能不全者剂量应减少 50%
血液透析/腹膜透析	未知	可清除	可清除
妊娠分级	C 级	B 级	B 级
是否经乳汁分泌	未知	未知	未知

依替巴肽是一种人工合成的环状七肽，活性基团为 KGD 序列，属于可逆的、竞争性的 GPI。相对于阿昔单抗，依替巴肽与 GPⅡb/Ⅲa 受体的结合具有更强的定向性和特异性。其抗血小板作用起效迅速，呈浓度和剂量依赖性。在超过 75%的患者中，静脉注射 180μg/kg 或 135μg/kg 依替巴肽后 15 分钟内，80%以上的 ADP 介导的血小板聚集受到抑制。其半衰期短，约 2.5 小时，抗血小板作用可在停药 4 小时后消退。由于依替巴肽 50%是通过肾脏排泄的，使用时需根据肌酐清除率来减量使用，禁用于血液透析的患者。

替罗非班是目前国内上市可使用的 GPI，属于小分子非肽类酪氨酸衍生物，由解聚多肽衍生而来，结构与 RGD 序列相仿，能特异性地和 GPⅡb/Ⅲa 受体可逆结合，竞争性抑制纤维蛋白原结合，呈浓度和剂量依赖性。静脉注射给药，具有起效快、作用强、安全性高、无免疫原性等特点，输注 5 分钟内血小板抑制率达 90%以上，1 小时内达稳态血药浓度。半衰期短（1.4～1.8h），需持续给药，约 50%的患者停药 4 小时后血小板功能恢复。主要经肾脏（40%～70%）和胆道清除，也需根据肌酐清除率来减量使用。

四、磷酸二酯酶抑制剂

cAMP 和 cGMP 能抑制血小板内促进血小板聚集的信号通路，而 PDE 可催化 cAMP 和

cGMP 生成无活性的 AMP 和 GMP，降低细胞内的 cAMP 和 cGMP 水平。PDE 抑制剂能抑制 PDE 的催化作用而抵抗血小板聚集。常见的 PDE 抑制剂有双嘧达莫和西洛他唑，见表 4-4。

表 4-4　PDE 受体抑制剂的药学特征

	双嘧达莫	西洛他唑
作用特点	抑制 PDE3 和 PDE5	选择性抑制 PDE3
给药途径	po 或 iv	po
生物利用度	容易吸收，但存在差异	未知
蛋白结合率（%）	99	95～98
分布容积（L/kg）	1～2.5	未知
达峰时间	75min	未知
代谢	在肝脏和葡萄糖醛酸结合	主要经 CYP3A4 代谢
消除半衰期（h）	10～12	11～13
排泄途径	经胆汁排泄	74%经尿液排泄，20%经粪便排泄
肝功能不全	未知	严重肝功能不全者慎用
肾功能不全	未知	严重肾功能不全者慎用
血液透析/腹膜透析	可能无法清除	无法清除
妊娠分级	B 级	C 级
是否经乳汁分泌	是	未知

双嘧达莫又名潘生丁，可抑制血小板聚集，高浓度（50μg/ml）时可抑制血小板释放。具体的作用机制可能如下：抑制血小板、上皮细胞和红细胞摄取腺苷，局部腺苷浓度增高，作用于血小板的 A_2 受体，刺激腺苷酸环化酶，使血小板内 cAMP 增多；通过抑制各种组织中的 PDE，强化内皮舒张因子引起的 cGMP 浓度增高；抑制 TXA_2 形成，降低血小板聚集作用；作为一种抗氧剂，通过清除使 COX 失活的自由基来增强内源性 PGI_2 的生物合成，兼具舒张血管的功效。口服后吸收迅速，平均血药浓度达峰时间约为 75 分钟，血浆半衰期为 2～3 小时。与血浆蛋白结合率高达 90%以上。在肝内代谢，与葡萄糖醛酸结合，随胆汁排泄，肝肠循环可延迟排泄。

西洛他唑属于喹啉类衍生物，选择性抑制 PDE3 活性，导致富含 PDE3 的细胞内 cAMP 水平上升，包括血小板、血管平滑肌细胞、内皮细胞、心肌细胞和脂肪细胞，从而抑制血小板聚集和使血管扩张，防止血栓形成和血管阻塞。西洛他唑还能可逆性地抑制多种化学和物理刺激（ADP、肾上腺素、胶原、花生四烯酸、凝血酶等）诱导的血小板初期和二期的聚集和释放，效果呈剂量相关性。由于药理作用与阿司匹林、氯吡格雷不同，可起到协同互补作用，减少抗血小板药物抵抗的发生率。服药后 6 小时内发挥抗血小板作用，停药 48 小时后血小板功能可恢复正常。

五、蛋白酶激活受体-1 拮抗剂

凝血酶是一种强血小板激活因子，通过血小板表面的 PAR 起作用。已知 4 种 PAR 亚型，与血小板激活相关的主要是 PAR-1 和 PAR-4。PAR-1 在多种类型的细胞（包括内皮细胞、神经细胞、平滑肌细胞）表面均有表达，可触发细胞内钙离子浓度短暂快速升高以发挥抗凝作用；PAR-4 引起细胞内钙离子浓度缓慢持久升高以发挥持久抗凝作用。其中，凝血酶对 PAR-1 的亲和力比 PAR-4 高 40 倍。

沃拉帕沙是一种新型、口服速效、高度选择性 PAR-1 拮抗剂，2014 年经 FDA 批准上市，是一种可逆性凝血酶受体拮抗剂，半衰期较长，使其有效性不逆转。沃拉帕沙可抑制凝血酶和凝血酶受体激动肽（thrombin receptor activating peptide，TRAP）诱导的血小板聚集，且作用与药物剂量成正比。临床前研究证实，沃拉帕沙不影响由 ADP、胶原、血栓烷诱导的血小板聚集，也不影响凝血参数。临床用于有心肌梗死史或周围动脉病患者血栓事件的预防，需与阿司匹林和（或）氯吡格雷联用。血小板抑制起效时间及停药后血小板功能恢复时间与药物剂量相关：健康受试者单次口服 40mg、20mg、10mg 后，1 小时、2 小时、6 小时能有效抑制（＞80%）PAR 介导的血小板聚集且持续 72 小时以上，4～8 周后可观察到血小板聚集功能恢复到基线值的 50%以上，每日 5mg 给药后 1 天可完全抑制（＞80%）PAR 介导的血小板聚集，每日 1mg 和 3mg 给药后 7 天才能完全抑制 PAR 介导的血小板聚集，停药后可在 4～8 周恢复血小板功能。该药禁用于有脑卒中、短暂性脑缺血发作、颅内出血及活动性病理性出血病史的患者。

六、5-羟色胺受体拮抗剂

5-HT 是一种神经递质和血管活性物质，人体内超过 90%的 5-HT 储存在血小板内。血小板的 5-HT 受体有两类：5-HT$_1$ 受体和 5-HT$_2$ 受体。沙格雷酯是一种 5-HT$_2$ 受体拮抗剂，对血小板及血管平滑肌上的 5-HT$_2$ 受体具有特异性拮抗作用，进而抑制血小板凝聚、血栓形成、血管平滑肌收缩。同时，本药还可使慢性动脉闭塞症患者的透皮性组织氧分压及皮肤表面温度升高，并改善侧支循环障碍。一般用于改善慢性动脉闭塞症引起的溃疡、疼痛及冷感等缺血性症状。

第二节　案　例　分　析

一、阿　司　匹　林

林妹妹

案例 1

一般资料	科室名称：心血管内科　　　患者姓名：×××　　　住院号：××××× 性　别：男　　　　年　龄：45 岁　　　体　重：72kg
临床诊断	1. 冠状动脉肌桥；2. 高尿酸血症；3. 肺诊断性影像异常（肺结节性质待查）
其他信息	03.29　患者行冠脉造影术前负荷剂量抗血小板治疗，排除冠心病后诊断为冠状动脉肌桥 03.30　高敏肌钙蛋白＜1.5ng/L；血小板计数 160×10^9/L

药物治疗方案	03.26—03.30　阿司匹林肠溶片　100mg　po　qd 03.28　阿司匹林肠溶片　200mg　po　st 03.26—03.28　依诺肝素钠注射液　6000U　ih　q12h 03.26—03.28　替格瑞洛片　90mg　po　bid 03.26—03.30　琥珀酸美托洛尔缓释片　23.75mg　po　qd 03.26—03.30　盐酸曲美他嗪片　20mg　po　tid 03.31—04.06　阿司匹林肠溶片　100mg　po　qd（出院带药） 03.31—04.06　琥珀酸美托洛尔缓释片　45.7mg　po　qd（出院带药） 03.31—04.06　盐酸曲美他嗪片　20mg　po　tid（出院带药）
用药点评	超适应证用药和适应证不适宜。阿司匹林用于治疗不稳定型心绞痛、急性心肌梗死、预防心肌梗死复发、动脉血管手术或介入手术后、预防短暂性脑缺血发作和已出现早期症状后预防脑梗死。2021 年，由美国心脏病学会（ACC）、AHA、美国心血管造影与介入学会（SCAI）联合发布的《冠状动脉血运重建指南》推荐对于拟行冠脉介入治疗的患者，给予负荷剂量（300mg）的阿司匹林以减少缺血性事件的发生。该患者疑是冠状动脉粥样硬化性心脏病拟行冠脉介入治疗，术前使用负荷剂量阿司匹林肠溶片属于超适应证用药。诊断冠状动脉肌桥后仍然使用阿司匹林，该药尚无用于冠状动脉肌桥的循证推荐，属于无适应证用药
备注	

案例 2

一般资料	科室名称：神经内科　　　患者姓名：×××　　　住院号：××××× 性　别：女　　　　　年　龄：88 岁　　　体　重：58kg
临床诊断	1. 脑梗死（大动脉粥样硬化性）；2. 原发性高血压；3. 双侧颈内动脉狭窄；4. 左颈外动脉狭窄（中度）；5. 轻度贫血；6. 心包积液；7. 肝回声不均；8. 左肾单纯性肾囊肿
其他信息	02.28　肌酐 76μmol/L；血小板计数 243×10⁹/L
药物治疗方案	02.28　注射用阿替普酶　45mg　ivvp　qd 02.28—03.06　阿托伐他汀钙片　40mg　po　qn 02.28　阿司匹林肠溶片　200mg　po　st 03.01—03.06　阿司匹林肠溶片　200mg　po　qd 02.28—03.06　注射用尤瑞克林　0.15PNA 单位＋NS　250ml　ivgtt　qd 03.07—03.13　阿司匹林肠溶片　100mg　po　qd（出院带药） 03.07—03.13　阿托伐他汀钙片　10mg　po　qn（出院带药）
用药点评	给药时机不当。本例患者于 2 月 28 日使用阿替普酶溶栓，溶栓后当日就使用阿司匹林肠溶片，用药时机不当
备注	《中国急性缺血性脑卒中诊治指南（2018）》指出，对于溶栓治疗者，阿司匹林等抗血小板药物应在溶栓 24 小时后开始使用（Ⅰ级推荐，B 级证据），如果患者存在其他特殊情况（如合并疾病），在评估获益大于风险后可以考虑在阿替普酶静脉溶栓 24 小时内使用抗血小板药物（Ⅲ级推荐，C 级证据）

案例 3

一般资料	科室名称：神经内科　　　患者姓名：×××　　　住院号：××××× 性　别：男　　　　　年　龄：77 岁　　　体　重：68kg
临床诊断	1. 脑梗死；2. 原发性高血压；3.2 型糖尿病；4. 脑动脉粥样硬化；5. 双侧颈动脉硬化伴斑块形成；6. 无名动脉斑块；7. 室间隔肥大；8. 左心房扩大；9. 脂肪肝；10. 右侧单纯性肾囊肿；11. 前列腺增生
其他信息	03.21　头颅 MRI 提示左侧丘脑新发脑梗死 03.25　肌酐 63μmol/L；血小板计数 156×10⁹/L

药物治疗方案	03.16　盐酸替罗非班氯化钠注射液　5mg　ivgtt　bid 03.17　盐酸替罗非班氯化钠注射液　5mg　ivgtt　qd 03.18　阿司匹林肠溶片　200mg　po　st 03.18　硫酸氢氯吡格雷片　300mg　po　st 03.21—03.29　阿司匹林肠溶片　100mg　po　qd 03.21—03.29　硫酸氢氯吡格雷片　75mg　po　qd 03.23—03.29　阿托伐他汀钙片　40mg　po　qn 03.30—04.05　阿司匹林肠溶片　100mg　po　qd（出院带药） 03.30—04.05　硫酸氢氯吡格雷片　75mg　po　qd（出院带药） 03.30—04.05　阿托伐他汀钙片　20mg　po　qn（出院带药）
用药点评	疗程不当。阿司匹林肠溶片用药1天后无故停药2天，03.21头颅MRI提示左侧丘脑新发脑梗死后又启用抗血小板药，用药随意无连续性
备注	

案例4

一般资料	科室名称：儿科　　　　　患者姓名：×××　　　　住院号：××××× 性　别：男　　　　　年　龄：3岁　　　　体　重：13kg
临床诊断	1. 黏膜皮肤淋巴结综合征（川崎病）；2. 急性支气管炎；3. 细菌性感染；4. 小儿肠炎
其他信息	04.21　血小板计数446×10⁹/L；肌酐24μmol/L；超声心动图示心脏大小及功能未见明显异常改变
药物治疗方案	04.21　布洛芬混悬液　4ml　po　prn 04.21　静脉注射用人免疫球蛋白　25g　ivvp　qd 04.22—04.27　阿司匹林肠溶片　200mg　po（饭前）tid 04.28之后维持6~8周　阿司匹林肠溶片　50mg　po（饭前）qd（出院带药）
用药点评	超说明书用药、给药途径不当。阿司匹林用于治疗不稳定型心绞痛、急性心肌梗死、预防心肌梗死复发、动脉血管手术或介入手术后、预防短暂性脑缺血发作和已出现早期症状后预防脑梗死。该患儿无相关诊断，但有用于川崎病的循证依据，属于超适应证用药；阿司匹林肠溶片说明书中指出不应压碎、掰开或咀嚼肠溶片，以确保活性物质在小肠碱性环境中释放。本例患儿为一名3岁的学龄前儿童，考虑幼儿无法吞服药片且肠溶片不适碾碎服用，建议更换为阿司匹林泡腾片放入温开水中溶解后服用，或更换为阿司匹林平片碾碎溶解后服用，以达到治疗效果
备注	《川崎病诊断和急性期治疗专家共识（2022）》和《阿司匹林在川崎病治疗中的儿科专家共识（2022）》推荐川崎病患儿急性期使用阿司匹林30~50mg/（kg·d），分2~3次口服，至热退48~72小时或发病14天后减量至3~5mg/（kg·d），顿服维持。持续口服6~8周，发生冠状动脉病变的患儿则需口服至冠状动脉正常 《阿司匹林在川崎病治疗中的儿科专家共识》（2022）提及阿司匹林应用于川崎病患儿的适宜剂型，与成人相比，儿童用药的剂型选择还需考虑儿童服药的方便性，以及不同年龄段儿童用药剂量的方便性。一般来说，婴幼儿首选滴剂和糖浆剂，2~5岁的学龄前儿童可使用溶液剂、糖浆剂、悬浮剂、泡腾剂等，而大颗粒的胶囊剂、丸剂或片剂给儿童使用可能造成吞咽困难及损伤。此外，肠溶片、肠溶胶囊要求整粒吞服，不适合低龄儿使用

案例5

一般资料	科室名称：儿科　　　　　患者姓名：×××　　　　住院号：××××× 性　别：男　　　　　年　龄：1岁　　　　体　重：13.9kg
临床诊断	1. 黏膜皮肤淋巴结综合征（川崎病）；2. 低蛋白血症；3. 肝功能检查的异常结果；4. 轻度贫血
其他信息	02.05　血小板计数356×10⁹/L；肌酐25μmol/L；超声心动图示心脏大小及功能未见明显异常改变

药物治疗方案	02.05—02.06 布洛芬混悬液 4ml po prn
	02.05 静脉注射用人免疫球蛋白 25g ivvp qd
	02.05 阿司匹林肠溶片 100mg po st＋200mg po（饭后碾碎溶解服用）bid
	02.06—02.10 阿司匹林肠溶片 200mg po（饭后碾碎溶解服用）bid
	02.11—02.15 阿司匹林肠溶片 100mg po（饭后碾碎溶解服用）tid
	02.16—02.20 阿司匹林肠溶片 100mg po（饭后碾碎溶解服用）bid
	02.21—02.24 阿司匹林肠溶片 50mg po（饭后碾碎溶解服用）bid
	02.25 之后维持 6～8 周 阿司匹林肠溶片 50mg po（饭后碾碎溶解服用）qd（出院带药）
用药点评	超说明书用药、剂量不当和联合用药不当。阿司匹林用于治疗不稳定型心绞痛、急性心肌梗死、预防心肌梗死复发、动脉血管手术或介入手术后、预防短暂性脑缺血发作和已出现早期症状后预防脑梗死。该患儿无相关诊断，但有用于川崎病的循证依据，属于超适应证用药。《川崎病诊断和急性期治疗专家共识》（2022）和《阿司匹林在川崎病治疗中的儿科专家共识》（2022）一致推荐川崎病患儿急性期阿司匹林用法用量如下。①抗炎剂量：30～50mg/（kg·d），分 3 次口服；②抗血小板维持剂量：3～5mg/kg 每日顿服 6～8 周。该治疗方案中阿司匹林肠溶片不符合推荐的用法用量。《阿司匹林在川崎病治疗中的儿科专家共识》（2022）不推荐川崎病患儿急性期使用布洛芬退热，联合使用布洛芬会对抗阿司匹林诱导的不可逆的血小板抑制作用，建议应用对乙酰氨基酚口服溶液退热
备注	

案例 6

一般资料	科室名称：儿科　　患者姓名：×××　　住院号：×××××
	性　别：女　　年　龄：1 岁　　体　重：9.5kg
临床诊断	1. 黏膜皮肤淋巴结综合征（川崎病）；2. 急性支气管炎；3. 流行性感冒（甲型）；4. 轻度贫血；5. 低蛋白血症；6. 肝功能检查的异常结果
其他信息	03.26 肌酐 22μmol/L
	03.27 甲型流感病毒抗原性（＋）；超声心动图示心脏大小及功能未见明显异常改变
	04.01 血小板计数 460×10⁹/L；甲型流感病毒抗原阴性（－）
药物治疗方案	03.26—03.28 阿莫西林克拉维酸钾干混悬剂（7：1）0.5 袋 po bid
	03.27—03.28 布洛芬混悬液 3ml po prn
	03.27 静脉注射用人免疫球蛋白 20g ivvp qd
	03.27—03.30 阿司匹林肠溶片 100mg po（饭后碾碎溶解服用）tid
	03.31—04.01 双嘧达莫片 25mg po（早上服用）＋12.5mg po（晚上服用）
	04.02 之后维持 6～8 周 阿司匹林肠溶片 37.5mg po（饭后碾碎溶解服用）qd（出院带药）
用药点评	超说明书用药、有禁忌证和联合用药不当。阿司匹林用于治疗不稳定型心绞痛、急性心肌梗死、预防心肌梗死复发、动脉血管手术或介入手术后、预防短暂性脑缺血发作和已出现早期症状后预防脑梗死。该患儿无相关诊断，但有用于川崎病的循证依据，属于超适应证用药。《川崎病诊断和急性期治疗专家共识》（2022）指出合并流行性感冒或水痘感染的川崎病患儿应用较大剂量的阿司匹林有发生瑞氏综合征的风险，应避免应用，可单独应用大剂量静脉注射丙种球蛋白；后续抗血小板可选择氯吡格雷或双嘧达莫。《阿司匹林在川崎病治疗中的儿科专家共识》（2022）不推荐川崎病患儿急性期使用布洛芬退热，联合使用布洛芬会对抗阿司匹林诱导的不可逆的血小板抑制作用，建议应用对乙酰氨基酚口服溶液退热
备注	

二、铝镁匹林

屈芬芬

案例 1

一般资料	科室名称：心血管内二科　　　患者姓名：×××　　　住院号：××××× 性　别：女　　　　　　年　龄：55 岁　　　　体　重：65kg
临床诊断	1. 缺铁性贫血；2. 轻度贫血；3. 心脏神经官能症；4. 慢性浅表性胃炎；5. 脑出血个人史
其他信息	06.06　丙氨酸氨基转移酶 10U/L；天冬氨酸氨基转移酶 18U/L；低密度脂蛋白胆固醇 3.1mmol/L
药物治疗方案	06.06—06.8　硫酸氢氯吡格雷片　75mg　po　qd 06.06—06.08　铝镁匹林片（Ⅱ）81mg　po　qd 06.06—06.08　单硝酸异山梨酯缓释片　40mg　po　qd 06.06—06.09　瑞舒伐他汀钙片　10mg　po　qn 06.06—06.09　泮托拉唑钠肠溶片　40mg　po　qd 06.06—06.09　苯磺酸左旋氨氯地平片　2.5mg　po　qd 06.07—06.09　琥珀酸亚铁片　0.2g　po　qd 06.06—06.08　丹红注射液　40ml　ivgtt　qd
用药点评	适应证不适宜。用于下述情况需使用阿司匹林抑制血小板黏附和聚集，但患者不能耐受阿司匹林的胃肠道反应时：不稳定型心绞痛、急性心肌梗死、局部缺血性脑血管障碍等。该患者无相关诊断，既往未使用阿司匹林且胃肠道出血风险为低危
备注	《铝镁匹林片（Ⅱ）在心脑血管疾病中的临床应用中国专家共识（2017）》：①建议铝镁匹林片（Ⅱ）用于需要阿司匹林进行心脑血管病一、二级预防的人群。②建议具有消化道损伤风险的人群优先使用铝镁匹林片（Ⅱ）

案例 2

一般资料	科室名称：心血管二科　　　患者姓名：×××　　　住院号：××××× 性　别：女　　　　　　年　龄：68 岁　　　　体　重：60.5kg
临床诊断	1. 2 型糖尿病；2. 心脏神经官能症；3. 梅尼埃病；4. 锁骨下动脉斑块；5. 胃息肉；6. 慢性结肠炎；7. 胆囊切除术后状态；8. 结肠息肉
其他信息	10.14　糖化血红蛋白 7%；粪便隐血试验阴性
药物治疗方案	10.13—10.16　硫酸氢氯吡格雷片　75mg　po　qd 10.13—10.16　铝镁匹林片（Ⅱ）81mg　po　qd 10.13—10.15　硝酸异山梨酯缓释片　10mg　po　tid 10.13—10.17　阿托伐他汀钙片　20mg　po　qn 10.13—10.16　泮托拉唑钠肠溶片　40mg　po　qd 10.13—10.16　酒石酸美托洛尔片　6.25mg　po　bid 10.13—10.17　阿卡波糖片　100mg　po　tid 10.14—10.15　乳果糖口服溶液　6.67g　po　qd 10.16—10.17　养血清脑丸　2.5g　po　qd 10.13—10.16　肌苷注射液　0.4g＋NS　250ml　ivgtt　qd
用药点评	适应证不适宜。用于下述情况需使用阿司匹林抑制血小板黏附和聚集，但患者不能耐受阿司匹林的胃肠道反应时：不稳定型心绞痛、急性心肌梗死、局部缺血性脑血管障碍等。该患者胃肠道损伤风险为中危，但无相关诊断
备注	

案例 3

一般资料	科室名称：心血管二科　　患者姓名：×××　　住院号：××××		
	性　别：男　　　　　年　龄：57 岁　　　　体　重：64kg		
临床诊断	1. 冠状动脉粥样硬化性心脏病；2. 急性非 ST 段抬高心肌梗死，Killp Ⅰ级；3. 肺气肿；4. 肺大疱；5. 肝功能异常		
其他信息	10.18　丙氨酸氨基转移酶 10U/L；天冬氨酸氨基转移酶 18U/L；低密度脂蛋白胆固醇 2.16mmol/L；粪便隐血试验阴性		
药物治疗方案	10.19—10.25　铝镁匹林片（Ⅱ）81mg　po　qd		
	10.19—10.25　替格瑞洛片　90mg　po　bid		
	10.19—10.25　单硝酸异山梨酯缓释片　40mg　po　qd		
	10.19—10.25　瑞舒伐他汀钙片　10mg　po　qn		
	10.19—10.25　泮托拉唑钠肠溶片　40mg　po　qd		
	10.19—10.25　酒石酸美托洛尔片　12.5mg　po　bid		
	10.19—10.25　依那普利片　5mg　po　bid		
	10.19—10.25　甘草酸二铵肠溶胶囊　150mg　po　tid		
用药点评	选药不当。患者既往无消化道病史，消化出血评分低危，且使用阿司匹林期间无胃肠道不适，更换为铝镁匹林药物选择不适宜		
备注			

案例 4

一般资料	科室名称：心血管内二科　　患者姓名：×××　　住院号：××××		
	性　别：女　　　　　年　龄：61 岁　　　　体　重：65kg		
临床诊断	1. 2 型糖尿病；2. 高血压 3 级（极高危）；3. 冠状动脉粥样硬化性心脏病；4. 冠状动脉支架置入后状态；5. 不稳定型心绞痛		
其他信息	11.23　低密度脂蛋白胆固醇 1.13mmol/L；粪便隐血试验阴性；糖化血红蛋白 8.08%		
	11.24　花生四烯酸聚集率 73.29%；腺苷二磷酸聚集率 25.85%；胶原聚集率 77.46%		
药物治疗方案	11.23—11.27　硫酸氢氯吡格雷片　75mg　po　qd		
	11.23—11.27　铝镁匹林片（Ⅱ）81mg　po　qd		
	11.23—11.27　硝酸异山梨酯缓释片　10mg　po　tid		
	11.23—11.27　阿托伐他汀钙片　20mg　po　qn		
	11.23—11.27　酒石酸美托洛尔片　12.5mg　po　bid		
	11.23—11.27　阿卡波糖片　100mg　po　tid		
	11.23—11.27　苯磺酸左旋氨氯地平片　2.5mg　po　qd		
	11.23—11.27　便通片　1.38g　po　bid		
	11.23—11.27　注射用环磷腺苷葡胺　0.18g＋5%GS　500ml　ivgtt　qd		
用药点评	选药不当。患者既往无消化道病史，消化出血评分低危，无阿司匹林服用史，直接使用铝镁匹林，药物选择不适宜		
备注			

案例 5

一般资料	科室名称：心血管内一科　　患者姓名：×××　　住院号：××××		
	性　别：男　　　　　年　龄：52 岁　　　　体　重：85kg		
临床诊断	1. 高甘油三酯血症；2. 冠状动脉粥样硬化；3. 十二指肠溃疡；4. 骨折术后高血压级（极高危）		
其他信息	02.22　低密度脂蛋白胆固醇 2.68mmol/L；丙氨酸氨基转移酶 29U/L；天冬氨酸氨基转移酶 22U/L；肌酐 82μmol/L		
	既往用药史：既往使用阿司匹林未诉有胃肠道不适		

药物治疗方案	02.23 至今 铝镁匹林片（Ⅱ）81mg po qd 02.23 至今 阿托伐他汀钙片 20mg po qn 02.23 至今 泮托拉唑钠肠溶片 40mg po qd
用药点评	超说明书用药、选药不当。患者既往有十二指肠溃疡病史，自诉规律口服药物后治愈，且既往使用阿司匹林未诉有胃肠道不适，住院期间使用阿司匹林无不适，出院时更换为铝镁匹林不适宜
备注	《质子泵抑制剂优化应用专家共识》指出：PPI 是预防抗血小板药物相关消化道损伤的首选药物，优于 H$_2$ 受体拮抗剂，包括高剂量 H$_2$ 受体拮抗剂。《质子泵抑制剂临床应用指导原则（2020 年版）》《急性冠状动脉综合征抗栓治疗合并出血防治多学科专家共识》指出：质子泵抑制剂是预防和治疗非甾体抗炎药相关胃肠道损伤的首选药物

案例 6

一般资料	科室名称：心血管内一科 患者姓名：××× 住院号：××××× 性 别：男 年 龄：52 岁 体 重：85kg
临床诊断	1. 冠状动脉粥样硬化性心脏病；2. 高血压 2 级（极高危）；3. 陈旧性脑梗死；4. 不稳定型心绞痛
其他信息	09.28 粪便隐血试验阴性；低密度脂蛋白胆固醇 3.02mmol/L；丙氨酸氨基转移酶 11U/L；天冬氨酸氨基转移酶18U/L；肌酐 70μmol/L
药物治疗方案	09.27—10.03 硫酸氢氯吡格雷片 75mg po qd 09.27—10.03 铝镁匹林片（Ⅱ）81mg po qd 09.27—10.03 单硝酸异山梨酯缓释片 40mg po qd 09.27—10.03 阿托伐他汀钙片 20mg po qn 09.27—10.03 尼可地尔片 5mg po tid 09.27—10.03 兰索拉唑胶囊 30mg po qd 09.27—10.03 琥珀酸美托洛尔缓释片 47.5mg po qd 09.27—10.03 通心络胶囊 0.78g po tid 09.27—10.03 舒血宁注射液 20ml + 5%GS 250ml ivgtt qd
用药点评	选药不当。患者胃肠道损伤风险为中风险，但既往未使用阿司匹林，入院直接使用铝镁匹林不适宜
备注	

三、吲哚布芬

傅 芳

案例 1

一般资料	科室名称：心内科 患者姓名：××× 住院号：××××× 性 别：男 年 龄：39 岁 体 重：90kg
临床诊断	1. 冠状动脉肌桥；2. 消化性溃疡；3. 糖尿病；4. 下肢动脉粥样硬化
其他信息	01.26 肌酐 51.7μmol/L；血红蛋白 159g/L
药物治疗方案	01.29—02.15 吲哚布芬片 0.1g po bid（出院带药） 01.29—02.15 瑞舒伐他汀钙片 10mg po qd（出院带药） 01.29—02.15 泮托拉唑钠肠溶片 20mg po qd（出院带药） 01.29—02.15 阿卡波糖片 50mg po tid（出院带药）

续表

用药点评	超说明书用药。国外吲哚布芬说明书（捷克，辉瑞制药）适应证包括动脉粥样硬化性质的外周血管疾病，该患者下肢动脉粥样硬化，符合该诊断
备注	外周动脉疾病的诊断和治疗（2017，欧洲心脏病学会）：建议对有症状的下肢动脉疾病（LEAD）患者进行长期的单一抗血小板治疗（Ⅰ级推荐，A级证据）；不推荐孤立性无症状性LEAD患者进行常规抗血小板治疗（Ⅲ级推荐，A级证据）；对于需要抗血小板治疗的患者，氯吡格雷优于阿司匹林（Ⅱb级推荐，B级证据）

案例 2

一般资料	科室名称：心内科 患者姓名：××× 住院号：×××××
	性　别：女 年　龄：78岁 体　重：73kg
临床诊断	1. 冠状动脉粥样硬化性心脏病；2. 陈旧性心肌梗死；3. 缺血性心肌病；4. 心功能Ⅲ级；5. 消化道出血（个人史）；6. 高血压3级（极高危）；7. 2型糖尿病；8. 贫血；9. 肾功能不全；10. 下肢动脉粥样硬化
其他信息	03.25 肌酐91.5μmol/L；血红蛋白74g/L
药物治疗方案	03.25—长期　吲哚布芬片　0.2g　po　qd
	03.25—长期　氯吡格雷片　75mg　po　qd
	03.25—长期　阿托伐汀片　20mg　po　qd
	03.25—长期　沙库巴曲缬沙坦钠片　25mg　po　bid
	03.25—长期　螺内酯片　20mg　po　qd
	03.25—长期　雷贝拉唑钠肠溶片　10mg　po　qd
用药点评	剂量不当、频次不当。65岁以上老年患者及肾功能不全患者，每天50～100mg bid为宜。患者78岁，单次剂量超出推荐剂量，频次不适宜
备注	

案例 3

一般资料	科室名称：心内科 患者姓名：××× 住院号：×××××
	性　别：男 年　龄：53岁 体　重：70kg
临床诊断	1. 冠状动脉粥样硬化性心脏病；2. 原发性高血压；3. 高脂血症；4. 糖尿病；5. 阻塞性睡眠呼吸暂停低通气综合征（中度）；6. 颈动脉硬化；7. 下肢动脉粥样硬化
其他信息	01.20 肌酐61.8μmol/L；血红蛋白129g/L
药物治疗方案	01.09—长期　吲哚布芬片　0.2g　po　bid
	01.09—长期　瑞舒伐他汀钙片　10mg　po　qd
	01.09—长期　缬沙坦胶囊　80mg　po　qd
	01.09—长期　瑞格列奈片　1mg　po　tid
	01.09—长期　泮托拉唑钠肠溶片　20mg　po　qd
用药点评	剂量不当。动脉硬化引起的缺血性心血管病变（稳定型心绞痛）：100mg bid。单次剂量超出推荐剂量
备注	《内科学》第8版（2018年）提及吲哚布芬胃肠反应小，出血风险少，对于稳定型心绞痛患者，可考虑用于有胃肠道出血或消化性溃疡病史等阿司匹林不耐受患者的替代治疗，维持剂量为100mg，每日2次

案例 4

一般资料	科室名称：心内科 患者姓名：××× 住院号：×××××
	性　别：女 年　龄：77岁 体　重：44.5kg
临床诊断	1. 冠状动脉粥样硬化性心脏病 不稳定型心绞痛 心功能Ⅰ级；2. 2型糖尿病；3. 高脂血症；4. 右侧锁骨下动脉斑块；5. 双下肢动脉粥样硬化（股总动脉斑块）；6. 腔隙性脑梗死（左侧基底节区）；7. 胆囊息肉（样变）；8. 肾功能异常；9. 手术后状态（白内障、右侧膝关节置换）

其他信息	07.11　肌酐 69.0μmol/L；血红蛋白 123g/L
药物治疗方案	07.11　吲哚布芬片　0.2g　po　st 07.11　氯吡格雷片　300mg　po　st 07.12—长期　吲哚布芬片　0.2g　po　qd 07.12—长期　氯吡格雷片　75mg　po　qd 07.11—长期　阿托伐他汀　20mg　po　qd 07.12—长期　美托洛尔缓释片　23.75mg　po　qd 07.12—长期　雷贝拉唑钠肠溶片　10mg　po　qd 07.12—长期　二甲双胍片　0.5g　po　bid
用药点评	剂量不当、频次不当。动脉硬化引起的缺血性心血管病变（不稳定型心绞痛、非 ST 段抬高心肌梗死、ST 段抬高心肌梗死）：负荷量 200mg，维持剂量 100mg bid。65 岁以上老年患者及肾功能不全患者，每天 50～100mg bid 为宜。患者 77 岁，维持剂量的单次剂量超出推荐剂量，频次不适宜
备注	《急性 ST 段抬高型心肌梗死溶栓治疗的合理用药指南（第 2 版）》《急性冠状动脉综合征非血运重建患者抗血小板治疗中国专家共识（2018）》中提及，吲哚布芬可考虑用于有胃肠道出血或消化道溃疡病史等阿司匹林不耐受患者的替代治疗，负荷剂量 200mg，维持剂量 100mg bid

四、奥 扎 格 雷

朱珊珊

案例 1

一般资料	科室名称：神经内科　　　　患者姓名：×××　　　　住院号：××××× 性　别：男　　　　年　龄：56 岁　　　　体　重：75kg
临床诊断	1. 代谢性脑病；2. 肌酸激酶升高；3. 2 型糖尿病 2 型糖尿病合并周围神经病；4. 脂肪肝；5. 甲状腺结节；6. 高脂血症；7. 前列腺增大；8. 左肾结石；9. 双侧颈内动脉硬化合并斑块形成；10. 窦性心动过缓
其他信息	12.11　肌酐 71.4μmol/L；甘油三酯 5.87mmol/L
药物治疗方案	12.12—12.25　阿司匹林肠溶片　100mg　po　qd 12.12—12.25　硫酸氢氯吡格雷　75mg　po　qd 12.12—12.25　注射用奥扎格雷钠　40mg＋NS　250ml　ivgtt　bid 12.12—12.25　阿卡波糖片　50mg　po　tid 12.12—12.25　格列齐特片　80mg　po　qd 12.12—12.25　阿托伐他汀钙片　40mg　po　qn
用药点评	适应证不适宜。注射用奥扎格雷钠药品说明书规定其主要用于急性血栓性脑梗死和脑梗死伴发的运动障碍性疾病。患者临床诊断为代谢性脑病，不符合用药适应证，属于无适应证用药
备注	奥扎格雷可通过血栓素合成酶抑制作用抑制血小板凝聚，与抗血小板药物具有相似的药理作用。患者联合使用抗血小板药物会增加出血风险，故应减少注射用奥扎格雷钠使用剂量

案例 2

一般资料	科室名称：神经内科　　　　患者姓名：×××　　　　住院号：××××× 性　别：男　　　　年　龄：58 岁　　　　体　重：82kg
临床诊断	1. 短暂性脑缺血发作；2. 2 型糖尿病；3. 冠心病 不稳定型心绞痛；4. 高脂血症
其他信息	3.15　肌酐 63.6μmol/L；糖化血红蛋白 6.30%；血小板计数 156×10^9/L

续表

药物治疗方案	03.14—03.26　阿司匹林肠溶片　100mg　po　qd
	03.14—03.26　注射用奥扎格雷钠　40mg＋NS　100ml　ivgtt　bid
	03.14—03.26　盐酸二甲双胍缓释片　1g　po　bid
	03.14—03.26　阿托伐他汀钙片　40mg　po　qn
	03.14—03.26　倍他司汀片　6mg　po　tid
用药点评	适应证不适宜。注射用奥扎格雷钠药品说明书规定其主要用于急性血栓性脑梗死和脑梗死伴发的运动障碍性疾病。患者为短暂性脑缺血发作，不符合该药的适应证
备注	临床实践指出，短暂性脑缺血发作是诱发缺血性脑卒中的高危因素，故有效治疗短暂性脑缺血发作是预防脑卒中的关键。《中国缺血性脑卒中和短暂性脑缺血发作二级预防指南2022》指出，对于非心源性短暂性脑缺血发作患者，推荐给予口服抗血小板药物预防脑卒中及其他心血管事件的发生，常用的抗血小板药物有阿司匹林、氯吡格雷、双嘧达莫、西洛他唑等。近年来，国内多数研究表明，奥扎格雷可有效改善短暂性脑缺血发作预后，降低进展为脑卒中的风险。但研究均为小规模的临床研究，建议未来进一步开展高质量大规模的临床研究以获取更多的循证医学证据指导临床使用

案例 3

一般资料	科室名称：神经内科　　　患者姓名：×××　　　　住院号：××××× 性　别：男　　　　年　龄：42 岁　　　　体　重：85kg
临床诊断	1. 急性脑梗死 定位：右侧基底节区 TOAST 分型：小动脉闭塞型；2. 高血压 3 级（极高危）
其他信息	3.22　肌酐 60.6μmol/L；D-二聚体 0.43mg/L；血压 216/132mmHg
药物治疗方案	03.22—04.04　阿司匹林肠溶片　100mg　po　qd
	03.22—04.04　注射用奥扎格雷钠 40mg＋NS　250ml　ivgtt　bid
	03.22—04.04　叶酸片　5mg　po　qd
	03.22—04.04　缬沙坦氨氯地平片　1 片　po　qd
	03.25—04.04　特拉唑嗪片 2mg　po　qd
用药点评	有禁忌证。注射用奥扎格雷钠的禁忌证包括①脑出血、脑梗死并发出血者、大面积脑梗死伴深度昏迷者；②有严重心、肺、肝、肾功能不全（如严重心律不齐、心肌梗死）者；③有血液病或有出血倾向者；④严重高血压（收缩压超过 200mmHg）患者；⑤对本品过敏者。该患者入院治疗期间，监测血压为 216/132mmHg（03.22），建议血压控制稳定后使用
备注	因患者联合使用抗血小板药物（阿司匹林肠溶片、硫酸氢氯吡格雷），故应减少注射用奥扎格雷钠使用剂量

案例 4

一般资料	科室名称：过渡病区　　　患者姓名：×××　　　　住院号：××××× 性　别：女　　　　年　龄：76 岁　　　　体　重：48kg
临床诊断	1. 急性脑梗死 定位：右侧大脑半球 TOAST 分型：小动脉闭塞型；2. 高血压 3 级（极高危）；3. 高脂血症；4. 右足足趾骨折；5. 陈旧性脑梗死
其他信息	12.18　肌酐 45.5μmol/L；总胆固醇 7.35mmol/L
药物治疗方案	12.18—12.30　硫酸氢氯吡格雷片　75mg　po　qd
	12.18—12.30　注射用奥扎格雷钠　80mg＋NS　250ml　ivgtt　qd
	12.18—12.30　阿托伐他汀钙片　20mg　po　qn
	12.18—12.30　中风回春片　1.2g　po　tid
用药点评	用药频次不当。由于奥扎格雷钠的半衰期较短（最长 1.93h），单次静脉滴注可迅速代谢为无活性的代谢产物，无法达到稳态血药浓度，故而也无法得到良好的治疗效果。根据药品说明书，建议每日两次给药
备注	

案例 5

一般资料	科室名称：神经内科 患者姓名：×××　住院号：××××× 性　别：女　　年　龄：73 岁　体　重：60kg
临床诊断	1. 急性脑梗死；2. 高血压 2 级（极高危）；3. 颈动脉硬化并斑块形成；4. 高脂血症；5. 冠心病 心肌缺血型 心功能Ⅱ级；6. 腰椎间盘突出症；7. 股动脉硬化并斑块形成；8. 脑动脉硬化并狭窄；9. 锁骨下动脉窃血综合征Ⅰ期；10. 焦虑抑郁状态
其他信息	04.27 总胆固醇 3.25mmol/L
药物治疗方案	04.27—05.10 硫酸氢氯吡格雷片 75mg po qd 04.27—05.10 注射用奥扎格雷钠 80mg＋NS 500ml ivgtt bid 04.27—05.10 厄贝沙坦氢氯噻嗪片 1 片 po qd 04.27—05.05 灯盏生脉胶囊 2 粒 po tid 04.28—05.03 阿普唑仑片 0.4mg po qn
用药点评	疗效监测不充分。患者因急性脑梗死入院治疗，给予氯吡格雷联合注射用奥扎格雷钠治疗，在治疗前后未对治疗效果进行监测（NIHSS 评分、mRS 评分和 Barthel 指数）。由于患者病情变化与医疗干预程度密切相关，应在充分了解患者病情变化的基础上，为后续提供有效治疗方案
备注	

案例 6

一般资料	科室名称：神经内科 患者姓名：×××　住院号：××××× 性　别：男　　年　龄：70 岁　体　重：85kg
临床诊断	1. 急性脑梗死 定位：左侧基底节区 TOAST 分型：小动脉闭塞型；2. 高血压 3 级（极高危）；3. 肾功能不全；4. 冠心病 心肌缺血型；5. 脑血管病后遗症；6. 肾结石；7. 肾囊肿；8. 颈动脉硬化并多发斑块；9. 高同型半胱氨酸血症
其他信息	01.26 D-二聚体 0.38mg/L；肌酐 80.1μmol/L；糖化血红蛋白 6.20% 01.28 同型半胱氨酸 21.6μmol/L
药物治疗方案	01.27—02.05 硫酸氢氯吡格雷片 75mg po qd 01.27—02.05 注射用奥扎格雷钠 40mg＋NS 250ml ivgtt bid 01.27—02.05 阿托伐他汀钙片 20mg po qn 01.28—02.05 叶酸片 5mg po qd
用药点评	用药疗程不当。注射用奥扎格雷钠说明书明确规定用药疗程为 14 天，充足的用药疗程有助于达到预期改善脑血流和神经功能恢复的临床疗效。该患者仅使用 10 天，属于疗程不足
备注	

案例 7

一般资料	科室名称：神经内科 患者姓名：×××　住院号：××××× 性　别：男　　年　龄：63 岁　体　重：75kg
临床诊断	1. 急性脑梗死 定位：小脑半球 TOAST 分型：大动脉粥样硬化型；2. 社区获得性肺炎；3. 低钾血症；4. 大脑血管狭窄；5. 前庭神经炎；6. 甲状腺结节；7. 基底动脉凸起待查；8. 颈动脉硬化；9. 高同型半胱氨酸血症；10. 窦性心动过缓
其他信息	12.02 同型半胱氨酸 23.8μmol/L 12.19 血钾 3.20mmol/L

药物治疗方案	12.01—12.25　阿司匹林肠溶片　100mg　po　qn
	12.01—12.25　阿托伐他汀钙片　10mg　po　qn
	12.02—12.12　丁苯酞氯化钠注射液　100ml　ivgtt　q12h
	12.13—12.25　丁苯酞软胶囊　0.2g　po　tid
	12.07—12.25　叶酸片　5mg　po　qd
	12.13—12.25　注射用奥扎格雷钠　40mg＋NS　250ml　ivgtt　bid
	12.20—12.25　枸橼酸钾颗粒　1.45g　po　tid
用药点评	给药时间不当。急性脑梗死起病急骤，脑血流中断4~6分钟即可引起脑组织和神经的不可逆性损伤。该患者12.01入院，后诊断为急性脑梗死，待12.13给予患者注射用奥扎格雷钠治疗，给药时间不当
备注	《日本脑卒中治疗指南》指出，应在非心源性脑卒中发病后5天内静脉注射奥扎格雷钠

案例 8

一般资料	科室名称：神经内科	患者姓名：×××	住院号：×××××
	性　别：女	年　龄：71岁	体　重：70kg
临床诊断	1. 急性脑梗死 定位：右侧丘脑 TOAST 分型：小动脉闭塞型；2. 高血压3级（极高危）；3. 冠状动脉粥样硬化性心脏病 心功能Ⅰ级		
其他信息	01.01　肌酐81.0μmol/L；纤维蛋白原4.37g/L		
药物治疗方案	01.01—01.21　阿司匹林肠溶片　100mg　po　qd		
	01.01—01.21　硫酸氢氯吡格雷　75mg　po　qd		
	01.01—01.21　阿托伐他汀钙片　40mg　po　qn		
	01.02—01.21　苯磺酸氨氯地平片　5mg　po　qd		
	01.08—01.21　注射用奥扎格雷钠　40mg＋NS　250ml　ivgtt　bid		
用药点评	给药时间不当，该患者01.01入院，脑CT示双侧基底节区及右侧丘脑腔梗死，诊断为急性脑梗死。待1月8日给予患者注射用奥扎格雷钠治疗。考虑急性脑梗死起病急骤，脑血流中断4~6分钟即可引起脑组织和神经不可逆性损伤。故该患者给药时间不当		
备注	《日本脑卒中治疗指南》指出，应在非心源性脑卒中发病后5天内静脉注射奥扎格雷钠		

案例 9

一般资料	科室名称：神经内科	患者姓名：×××	住院号：×××××
	性　别：男	年　龄：68岁	体　重：63kg
临床诊断	1. 急性脑梗死；2. 高脂血症；3. 颈动脉硬化并斑块形成；4. 陈旧性脑梗死		
其他信息	05.08　血小板计数351×10⁹/L；总胆固醇6.48mmol/L；低密度脂蛋白4.20mmol/L		
药物治疗方案	05.08—05.19　阿司匹林肠溶片　0.1g　po　qd		
	05.08—05.19　养血清脑颗粒　4g　po　tid		
	05.08—05.19　阿托伐他汀钙片　20mg　po　qd		
	05.08—05.17　注射用奥扎格雷钠　80mg＋NS　250ml　ivgtt　qd		
用药点评	用药频次不当、溶媒用量不当和疗程不当。注射用奥扎格雷钠说明书中推荐成人用量为80mg bid，溶于500ml NS或5%葡萄糖溶液中，静脉滴注，2周为一个疗程。同时考虑奥扎格雷半衰期较短，最长为1.93h，每日2次给药较1次给药更适宜，属于用药频次不当。该例患者用药配伍溶媒用量仅250ml，溶媒用量不足；且疗程仅用10天，疗程不足		
备注			

五、氯吡格雷

蔡晓芳

案例 1

一般资料	科室名称：**呼吸与危重症学科** 患者姓名：××× 住院号：××××
	性　别：**女** 年　龄：**80岁** 体　重：**49kg**
临床诊断	1. 慢性阻塞性肺疾病伴急性加重；2. 肺部感染；3. 气管狭窄（待查）；4. Ⅱ型呼吸衰竭；5. 肝内胆管结石伴胆管炎；6. 肝胆管扩张；7. 膈疝；8. 高血压2级（极高危）；9. 2型糖尿病；10. 聋哑症；11. 肺诊断性影像异常（肺结节）；12. 子宫腺肌瘤；13. 单纯性肾囊肿（双肾囊肿伴部分囊壁钙化）；14. 电解质紊乱（低钾血症）
其他信息	04.14 糖化血红蛋白 7.70%；血压 175/90mmHg
	04.19 空腹血糖 6.3mol/L；餐后血糖 14.6mol/L
	04.20 空腹血糖 6.9mol/L；餐后血糖 14.0mol/L
药物治疗方案	04.14—04.22 硫酸氢氯吡格雷片 75mg po qd
	0.14—04.21 注射用哌拉西林钠舒巴坦钠 2.5g＋NS 100ml ivgtt q12h
	04.14—04.22 瑞格列奈片 2mg po tid
	04.17—04.20 氯化钾缓释片 0.5g po tid
用药点评	适应证不适宜。氯吡格雷适用于有以下症状的患者：①近期心肌梗死（从几天到小于35天）；②近期缺血性脑卒中（从7天到小于6个月）；③外周动脉性疾病；④急性冠脉综合征：非ST段抬高急性冠脉综合征（包括不稳定型心绞痛或无Q波心肌梗死），包括经皮冠状动脉介入术后置入支架的患者，与阿司匹林合用；ST段抬高急性冠脉综合征，可与阿司匹林联合用于溶栓治疗。该患者无相关诊断
备注	2019年欧洲心脏病学会发布的《糖尿病、糖尿病前期和心血管疾病指南》提到：对于无明确禁忌证的极高风险或高风险糖尿病患者，推荐阿司匹林（75～100mg/d）用于一级预防（Ⅰa级推荐，A级证据），对于阿司匹林不耐受的患者，推荐使用氯吡格雷替代抗血小板治疗（Ⅱa级推荐，B级证据） 《中国2型糖尿病防治指南（2020年版）》指出：①对于合并其他心血管危险因素的2型糖尿病患者，建议采取降糖、降压、调脂及合理应用阿司匹林治疗等综合管理措施，以预防心血管病和糖尿病微血管病变的发生（Ⅲ级推荐，A级证据）。其他心血管危险因素（如吸烟、高血压、血脂异常、男性>55岁、女性>65岁，BMI≥28kg/m² 等）。②阿司匹林（75～150mg/d）作为一级预防用于糖尿病合并动脉粥样硬化性心血管疾病高危者的适应证为年龄≥50岁而且合并至少1项主要危险因素（早发动脉粥样硬化性心血管疾病家族史、高血压、血脂异常、吸烟、慢性肾脏病、蛋白尿），无出血高风险（Ⅰ级推荐，C级证据）。③阿司匹林过敏的动脉粥样硬化性心血管疾病患者，需应用氯吡格雷（75mg/d）作为二级预防

案例 2

一般资料	科室名称：**骨一科** 患者姓名：××× 住院号：××××
	性　别：**女** 年　龄：**80岁** 体　重：**50kg**
临床诊断	1. 骨质疏松；2. 胸椎楔形变（胸5）；3. 胸椎退行性病变；4. 腰椎退行性病变；5. 高血压；6. 手术后状态；7. 房性期前收缩
其他信息	1.23 血压 189/86mmHg
	1.23 左侧椎动脉支架置入术后
药物治疗方案	06.16—06.24 硫酸氢氯吡格雷片 75mg po qd
	06.16—06.24 厄贝沙坦氢氯噻嗪片 1片 po qd
	06.16—06.24 碳酸钙 D_3 片 1片 po bid
用药点评	超说明书用药。患者4年前行左侧椎动脉支架置入术，根据相关指南可以术后给予氯吡格雷长期用药，属于超说明书用药

续表

备注	《2017 欧洲血管外科协会临床实践指南：颈动脉和椎动脉动脉粥样硬化病的管理》推荐对椎动脉放置支架的患者，给予阿司匹林（75～325mg/d）及氯吡格雷 75mg/d；氯吡格雷应于手术前 3 日开始或单用剂量 300mg 术前给予（急诊），随后 75mg qd，术后双联抗血栓至少 4 周，随后长期进行最适合的二级预防性抗血小板治疗（Ⅰ级推荐，C 级证据）

案例 3

一般资料	科室名称：<u>神经内科一区</u> 　患者姓名：<u>×××</u> 　住院号：<u>×××××</u> 性　　别：<u>女</u> 　　年　　龄：<u>72 岁</u> 　　体　　重：<u>55kg</u>
临床诊断	1. 侧大脑后动脉狭窄；2. 高血压 3 级（高危）；3. 自主神经功能紊乱；4. 糖尿病；5. 高甘油三酯血症
其他信息	11.05　血压 158/82mmHg 11.07　空腹血糖 11.1mol/L；餐后血糖 16.4mol/L 11.09　高密度脂蛋白 1.00mmol/L；载脂蛋白 B 0.71g/L
药物治疗方案	11.04—11.09　硫酸氢氯吡格雷片　75mg po qd 11.04—11.09　厄贝沙坦氢氯噻嗪片　1 片 po qd 11.04—11.09　二甲双胍格列吡嗪片　1 片 po qd 11.04—11.09　非诺贝特胶囊　1 粒 po qd
用药点评	超说明书用药。该患者无相关诊断，伴有高血压 3 级（高危）、高龄、糖尿病及血脂异常，根据相关指南，可以选择氯吡格雷作为预防用药，属于超说明书用药
备注	《中国高血压防治指南（2018 年修订版）》中指出抗血小板治疗对心脑血管疾病一级预防的获益主要体现在高危人群，如高血压伴糖尿病、高血压伴慢性肾脏病、50～69 岁心血管高风险者（10 年心血管总风险≥10%或高血压合并 3 项及以上其他危险因素），可用小剂量阿司匹林（75～150mg/d）进行一级预防。阿司匹林不能耐受者可应用氯吡格雷（75mg/d）代替

案例 4

一般资料	科室名称：<u>神经内科二区</u> 　患者姓名：<u>×××</u> 　住院号：<u>×××××</u> 性　　别：<u>男</u> 　　年　　龄：<u>72 岁</u> 　　体　　重：<u>53kg</u>
临床诊断	1. 左侧颈内动脉斑块；2. 高血压 2 级（高危）；3. 头晕；4. 糖尿病
其他信息	08.07　血压 158/99mmHg 08.07　空腹血糖 13.5mol/L；餐后血糖 11.4mol/L
药物治疗方案	08.08—08.20　硫酸氢氯吡格雷片　75mg po qd 08.08—08.20　阿托伐他汀片　10mg po qn 08.08—08.20　二甲双胍片　0.25g po tid 08.08—08.20　盐酸贝那普利片　10mg po qd
用药点评	超说明书用药。根据相关指南，患者颈动脉有斑块，男性、≥50 岁、吸烟、糖尿病，入院有头晕症状，可以选择使用氯吡格雷作为预防用药，属于超说明书用药
备注	欧洲血管外科学会（ESVS）于 2023 年发布的动脉粥样硬化性颈动脉和椎动脉疾病管理的临床实践指南指出，①对于颈动脉狭窄>50%的无症状患者，若阿司匹林不耐受或过敏，应考虑氯吡格雷 75mg/d（Ⅰ级推荐）。②对于近期有症状的颈动脉狭窄患者，如果未考虑进行颈动脉内膜切除术或支架置入术，且对阿司匹林和氯吡格雷不耐受或过敏，建议使用双嘧达莫单药治疗或替格瑞洛单药治疗（Ⅱa 级推荐）

案例 5

一般资料	科室名称：<u>呼吸与危重症医学科</u> 　患者姓名：<u>×××</u> 　住院号：<u>×××××</u> 性　　别：<u>男</u> 　　年　　龄：<u>79 岁</u> 　　体　　重：<u>55kg</u>
临床诊断	1. 慢性阻塞性肺疾病伴急性下呼吸道感染；2. Ⅱ型呼吸衰竭；3. 肺性脑病；4. 肺大疱；5. 休克；6. 前列腺增生；7. 肝功能不全；8. 心功能不全；9. 肾功能不全

其他信息	1.23　肌酐 125μmol/L
药物治疗方案	01.21—01.30　硫酸氢氯吡格雷片　75mg　鼻饲　qd 01.21—01.29　注射用美罗培南　0.5g＋NS　100ml　ivgtt　q12h
用药点评	适应证不适宜。该患者无相关诊断
备注	

案例 6

一般资料	科室名称：重症医学科　　　　患者姓名：×××　　　　住院号：××××× 性　　别：男　　　　　　　年　　龄：82 岁　　　　体　　重：52kg
临床诊断	1. 重症肺炎 吸入性肺炎（多重耐药铜绿假单胞菌）；2. Ⅱ型呼吸衰竭，院外受压区压疮[感染（铜绿假单胞菌、大肠埃希菌）]；3. 慢性心功能不全；4. 慢性阻塞性肺疾病，高血压 2 级（高危）；5. 快速型心房颤动；6. 脊髓型颈椎病（四肢瘫痪）；7. 前列腺增生；8. 腔隙性脑梗死（可能）；9. 双侧少量胸腔积液；10. 中度贫血；11. 肾功能不全；12. 高尿酸血症；13. 电解质代谢紊乱（高钾低钠）；14. 消化道出血
其他信息	9.18　粪便隐血（＋）；血红蛋白 58g/L；肌酐 128μmol/L
药物治疗方案	09.18—10.02　硫酸氢氯吡格雷片　75mg　鼻饲　qd 09.18—10.02　注射用美罗培南　0.5g　ivgtt　q12h
用药点评	有禁忌证。氯吡格雷说明书指出禁用于活动性病理性出血，如颅内出血或消化性溃疡
备注	

案例 7

一般资料	科室名称：神经内科一区　　　　患者姓名：×××　　　　住院号：××××× 性　　别：男　　　　　　　年　　龄：60 岁　　　　体　　重：62kg
临床诊断	1. 急性后循环脑梗死；2. 高血压 3 级（极高危）；3. 双侧颈动脉硬化（伴斑块形成）；4. 完全性右束支传导阻滞；5. 胼胝体先天性畸形（发育不良）
其他信息	无
药物治疗方案	04.06—04.08　硫酸氢氯吡格雷片　75mg　po　bid 04.06—04.08　贝那普利氢氯噻嗪片　1 片　po　qd 04.06—04.08　阿托伐他汀片　10mg　po　qd
用药点评	频次不当。氯吡格雷治疗心肌梗死、缺血性脑卒中、外周动脉性疾病时推荐 75mg qd 给药
备注	

案例 8

一般资料	科室名称：内二科（心血管组）　　患者姓名：×××　　　　住院号：××××× 性　　别：男　　　　　　　年　　龄：79 岁　　　　体　　重：60kg
临床诊断	1. 冠状动脉粥样硬化性心脏病；2. 电解质代谢紊乱（低钾低钠低氯）；3. 陈旧性心肌梗死；4. 高血压 3 级（高危）；5. 高血压性心脏病；6. 2 型糖尿病；7. 2 型糖尿病肾病；8. 2 型糖尿病性周围神经病；9. 慢性阻塞性肺疾病；10. 右侧颈外动脉狭窄（轻度）；11. 双单纯性肾囊肿；12. 冠状动脉支架置入后状态（左前降支、左回旋支）；13. 肺诊断性影像异常（左肺上叶尖后段及右肺上叶后段微结节、粟粒样结节性质待查）；14. 前列腺术后；15. 眼术后（白内障）；16. 手术的随诊医疗（腹股沟疝术后）
其他信息	无
药物治疗方案	07.05—07.06　硫酸氢氯吡格雷片　75mg　po　tid 07.05—07.06　贝那普利氢氯噻嗪片　1 片　po　qd 07.05—07.06　阿托伐他汀片　10mg　po　qn 07.05—07.06　二甲双胍片　0.25g　po　tid

用药点评	频次不当。氯吡格雷治疗心肌梗死、缺血性脑卒中、外周动脉性疾病时推荐 75mg qd 给药
备注	

案例 9

一般资料	科室名称：神经内科一区	患者姓名：×××　　　　住院号：×××××
	性　别：男	年　龄：53 岁　　　　　体　重：45kg
临床诊断	1. 后循环缺血；2. 腔隙性脑梗死；3. 睡眠障碍	
其他信息	12.30　放射检查：后循环缺血；腔隙性脑梗死；双侧筛窦少许炎症	
药物治疗方案	12.31—01.30　硫酸氢氯吡格雷片　50mg po qd	
用药点评	剂量不当。氯吡格雷治疗心肌梗死、缺血性脑卒中、外周动脉性疾病时推荐 75mg qd 给药	
备注		

案例 10

一般资料	科室名称：中医科	患者姓名：×××　　　　住院号：×××××
	性　别：女	年　龄：85 岁　　　　　体　重：46kg
临床诊断	1. 脑卒中；2. 右侧脑梗死；3. 皮层下动脉硬化性脑病；4. 老年性骨质疏松；5. 高血压（待排查）；6. 肝肾阴虚证	
其他信息	无	
药物治疗方案	10.21　硫酸氢氯吡格雷片　300mg po st 10.21—10.28　注射用艾司奥美拉唑钠　40mg+ NS　100ml ivgtt qd 10.21—10.28　盐酸贝那普利片　10mg po qd	
用药点评	存在药物相互作用。氯吡格雷说明书指出，应避免与强效或中度 CYP2C19 抑制剂（如奥美拉唑、艾司奥美拉唑）联合使用，否则会使氯吡格雷活性代谢物血药浓度下降，临床应避免合用	
备注	《老年人质子泵抑制剂合理应用专家共识（2015）》指出，氯吡格雷由 CYP2C19 代谢为活性代谢物，使用抑制此酶活性的药物将导致氯吡格雷活性代谢产物的血浆浓度降低；80% 以上的奥美拉唑与 50% 以上的艾司奥美拉唑也经 CYP2C19 代谢；欧盟、加拿大及 FDA 等分别在 2010 年、2011 年、2009 年发出了黑框警告，建议避免在应用氯吡格雷的同时联用奥美拉唑和艾司奥美拉唑	

六、替 格 瑞 洛

张　瑜

案例 1

一般资料	科室名称：心血管科	患者姓名：×××　　　　住院号：×××××
	性　别：男	年　龄：72 岁　　　　　体　重：72kg
临床诊断	1. 胸闷（待查）；2. 高血压 1 级（极高危）；3. 2 型糖尿病；4. 高尿酸血症；5. 左甲状腺癌扩大根治术	
其他信息	10.08　糖化血红蛋白 7.1%；总胆固醇 4.3mmol/L；低密度脂蛋白胆固醇 2.6mmol/L 10.09　超敏促甲状腺素 0.043mU/L；游离三碘甲状腺原氨酸（FT$_3$）4.93pmol/L；游离甲状腺素（FT$_4$）18.56pmol/L	
药物治疗方案	10.08—10.11　二甲双胍片　500mg po tid 餐中 10.08—10.15　左甲状腺素　100μg po qd 早餐前 30 分钟 10.08—10.15　瑞舒伐他汀　10mg po qn 10.08—10.15　单硝酸异山梨酯片　20mg po bid 10.09—10.15　替格瑞洛片　90mg po bid 10.09—10.11　阿司匹林肠溶片　100mg po bid	

续表

用药点评	联合用药不当。根据替格瑞洛说明书，在急性冠脉综合征患者中对本品与阿司匹林联合用药进行了研究。结果发现，阿司匹林维持剂量大于100mg会降低替格瑞洛减少复合终点事件的临床疗效，因此，阿司匹林的维持剂量不能超过每日100mg。本例10.09—10.11阿司匹林日剂量为200mg，超过每日100mg，属于联合用药不当
备注	

案例 2

一般资料	科室名称：心血管科　　　　患者姓名：×××　　　　住院号：××××× 性　别：女　　　　年　龄：71岁　　　　体　重：60kg
临床诊断	1. 冠状动脉粥样硬化性心脏病 不稳定型心绞痛 冠状动脉支架置入后状态（前降支）心功能Ⅱ级；2. 高血压3级（极高危）高血压性心脏病；3. 二尖瓣狭窄（中度）；4. 双侧放射冠区腔隙性脑梗死（多发）；5. 脑萎缩
其他信息	03.12　肌钙蛋白Ⅰ<0.010ng/ml；天冬氨酸氨基转移酶24U/L；乳酸脱氢酶217U/L；肌酸磷酸激酶117U/L；肌酸激酶同工酶19.8U/L
药物治疗方案	03.12—03.18　替格瑞洛片　90mg　po　bid 03.12—03.14　利伐沙班片　10mg　po　qd 03.12—03.18　瑞舒伐他汀片　10mg　po　qd 03.12—03.18　氯沙坦钾氢氯噻嗪片　1片　po　qd 03.14—03.18　琥珀酸美托洛尔缓释片　11.875mg　po　qd
用药点评	联合用药不当。根据《替格瑞洛临床应用中国专家共识（2016）》，暂不推荐替格瑞洛与口服抗凝药联用；《急性冠状动脉综合征特殊人群抗血小板治疗中国专家建议（2018）》，急性冠脉综合征患者如果使用新型口服抗凝药，可考虑以下方案减少出血风险：①达比加群酯110mg bid 联合氯吡格雷75mg qd；②利伐沙班15mg qd 联合氯吡格雷75mg qd；③利伐沙班2.5mg bid 联合双联抗血小板（氯吡格雷75mg qd+阿司匹林100mg qd）。均不推荐替格瑞洛与口服抗凝药物联合用药，本例替格瑞洛联合利伐沙班，属于联合用药不当
备注	

案例 3

一般资料	科室名称：心血管科　　　　患者姓名：×××　　　　住院号：××××× 性　别：男　　　　年　龄：83岁　　　　体　重：55kg
临床诊断	1. 晕厥原因待查 冠状动脉粥样硬化性心脏病（？）心律失常（？）2. 高血压3级（极高危）
其他信息	08.25　红细胞计数4.23×10¹²/L；血小板计数88×10⁹/L；血红蛋白量136g/L
药物治疗方案	08.25—09.02　替格瑞洛片　90mg　po　bid 08.25—09.02　阿司匹林肠溶片　100mg　po　qd 08.25—09.02　硝苯地平控释片　30mg　po　qd 08.25—09.02　雷贝拉唑肠溶片　10mg　po　qd 08.25—09.02　阿托伐他汀钙片　20mg　po　qn 09.01—09.02　琥珀酸美托洛尔缓释片　23.75mg　po　qd
用药点评	有禁忌证。根据《急性冠状动脉综合征特殊人群抗血小板治疗中国专家建议（2018）》，对于血小板计数<100×10⁹/L 的急性冠脉综合征患者，应避免使用替格瑞洛。本患者血常规（08.25）示血小板计数为 88×10⁹/L，存在替格瑞洛用药禁忌证
备注	《急性冠脉综合征特殊人群抗血小板治疗中国专家建议（2018）》：如急性冠脉综合征患者血小板计数<100×10⁹/L 且>60×10⁹/L，低出血风险患者可首选氯吡格雷联合阿司匹林治疗。高出血风险患者可考虑使用单药（氯吡格雷或阿司匹林）治疗，避免使用替格瑞洛

案例 4

一般资料	科室名称：心血管科　　患者姓名：×××　　　　住院号：××××× 性　别：女　　　　年　龄：78 岁　　　　体　重：未测（平车入院）
临床诊断	1. 冠状动脉粥样硬化性心脏病 下壁急性 ST 段抬高心肌梗死 冠状动脉支架置入后状态（回旋支）心功能 I 级（Killip 分级）；2. 2 型糖尿病伴血糖控制不佳 2 型糖尿病性周围血管病；3. 高脂血症；4. 双侧放射冠区腔隙性脑梗死（多发）；5. 脑白质病变；6. 脑萎缩；7. 右侧上颌窦炎；8. 双肺气肿；9. 支气管扩张；10. 颈动脉粥样硬化；11. 主动脉硬化；12. 桥本甲状腺炎；13. 左侧甲状腺结节；14. 膀胱憩室；15. 神经源性膀胱；16. 右肾结石；17. 低蛋白血症；18. 肝功能不全
其他信息	08-03　白蛋白 35.3g/L；球蛋白 42.5g/L；白球比 0.83；总胆红素 10.2μmol/L；直接胆红素 4.1μmol/L；间接胆红素 6.1μmol/L；丙氨酸氨基转移酶 485U/L；天冬氨酸氨基转移酶 237U/L；γ-谷氨酰转肽酶 88U/L；碱性磷酸酶 147U/L；肌酸激酶 289U/L；肌酸激酶同工酶 42.4U/L
药物治疗方案	08.03—08.21　替格瑞洛片　90mg　po　bid 08.03—08.21　阿司匹林肠溶片　100mg　po　qd 08.03—08.21　瑞舒伐他汀片　20mg　po　qd 08.03—08.21　注射用谷胱甘肽　2.4g＋NS　250ml　ivgtt　qd 08.03—08.21　注射用泮托拉唑钠　40mg＋NS　100ml　ivgtt　qd
用药点评	有禁忌证。根据说明书，重度肝功能损害是替格瑞洛的禁忌证。本例患者入院时氨基转移酶明显升高，存在严重肝功能不全，属于替格瑞洛使用禁忌证
备注	

案例 5

一般资料	科室名称：脑病科　　患者姓名：×××　　　　住院号：××××× 性　别：男　　　　年　龄：64 岁　　　　体　重：60kg
临床诊断	1. 脑梗死；2. 高血压 2 级（高危）；3. 脑动脉粥样硬化；4. 脑梗死病史
其他信息	04.07　颅脑 MRI 平扫：左侧放射冠区新发脑梗死。 04.07　头颈联合 CTA：1. 颈部 CTA 示颈动脉粥样硬化改变，以左侧颈内动脉 $C_{5,6}$ 段重度狭窄显著。2. 头颅 CTA 示左侧大脑中动脉额叶分支稀疏，左侧大脑后动脉 P2 段重度狭窄 04.07　阿司匹林 GP1BA 基因检测：敏感性中等，阿司匹林抵抗风险增加；氯吡格雷 CYP2C19 基因检测：中间代谢型
药物治疗方案	04.03—04.16　阿司匹林肠溶片　100mg　po　qd 04.03—04.09　硫酸氢氯吡格雷片　75mg　po　qd 04.03—04.12　阿托伐他汀钙片　40mg　po　qn 04.03—04.12　雷贝拉唑肠溶片　10mg　po　qd 04.03—04.11　丁苯酞胶囊　0.2g　po　tid 04.03—04.11　注射用尤瑞克林　0.15PNA 单位＋NS　250ml　ivgtt　qd 04.09—04.16　替格瑞洛片　90mg　po　bid
用药点评	超说明书用药。替格瑞洛与阿司匹林合用，用于急性冠脉综合征患者或有心肌梗死病史且伴有至少一种动脉粥样硬化血栓形成事件高危因素（见临床试验 PEGASUS 研究）的患者，降低心血管死亡、心肌梗死和脑卒中的发生率。本例替格瑞洛用于脑梗死（右侧肢体无力 2 天）。04.09 阿司匹林基因 GP1BA 检测结果为敏感性中等，阿司匹林抵抗风险增加；氯吡格雷基因 CYP2C19 检测为中间代谢型，将氯吡格雷改为替格瑞洛抗血小板治疗。04.12 行左侧颈内动脉 C4 段球囊扩张支架置入术。但替格瑞洛说明书中的适应证无脑梗死，因此，本例属于超说明书用药

续表

备注	《中国颅内外大动脉非急性闭塞血管内介入治疗专家共识（2020版）》指出，在行颅内外大动脉血管介入治疗时，围术期推荐术前3～5天给予双重抗血小板药物治疗。常用的方案为阿司匹林（100mg/d）联用氯吡格雷（75mg/d）。对于阿司匹林不耐受的患者，可更换为替格瑞洛或西洛他唑等。同时参考CYP 2C19* 2等位基因多态性检测结果，对于氯吡格雷抵抗的患者，可增加药物剂量。对于同时存在阿司匹林和氯吡格雷抵抗的患者，分析具体原因后，可换用药物如替格瑞洛，或加用其他种类药物，如GPⅡb/Ⅲa受体拮抗药及磷酸二酯酶抑制药 《中国急性缺血性脑卒中诊治指南（2018）》，对于未接受静脉溶栓治疗的轻型脑卒中患者（NIHSS≤3分），在发病24小时内应尽早启动双重抗血小板治疗（阿司匹林和氯吡格雷）并维持21天，有益于降低发病90天内的脑卒中复发风险。临床研究未证实替格瑞洛治疗轻型脑卒中优于阿司匹林，不推荐替格瑞洛代替阿司匹林用于轻型脑卒中的急性期治疗。替格瑞洛的安全性与阿司匹林相似，可考虑作为有阿司匹林禁忌证的替代药物（Ⅲ级推荐，B级证据）

案例6

一般资料	科室名称：脑病科　　　患者姓名：×××　　　　　住院号：××××× 性　　别：男　　　　　年　　龄：61岁　　　　　体　　重：未测（平车入院）
临床诊断	1. 脑梗死；2. 高血压2级（极高危）
其他信息	06.14　颅脑CT平扫：双侧放射冠区腔梗死，脑白质变性，左侧枕叶软化灶 06.17　颅脑CT平扫：左枕叶软化灶；双侧放射冠区多发腔梗死，脑白质变性；基底动脉支架置入术后 06.16　阿司匹林GP1BA基因检测：敏感性中等，阿司匹林抵抗风险增加；氯吡格雷CYP2C19基因检测：中间代谢型
药物治疗方案	06.13—06.25　阿司匹林肠溶片　100mg　po　qd 06.13—06.17　硫酸氢氯吡格雷片 75mg　po　qd 06.13—06.25　阿托伐他汀钙片　40mg　po　qn 06.18—06.25　替格瑞洛片 90mg　po　bid
用药点评	超说明书用药。替格瑞洛与阿司匹林合用，用于急性冠脉综合征（ACS）患者或有心肌梗死病史且伴有至少一种动脉粥样硬化血栓形成事件高危因素（见临床试验PEGASUS研究）的患者，降低心血管死亡、心肌梗死和脑卒中的发生率。本例用于脑梗死（左侧肢体无力9小时余），06.13行基底动脉支架取栓术+基底动脉球囊扩张术+基底动脉支架置入术，06.16阿司匹林基因GP1BA检测结果为敏感性中等，阿司匹林抵抗风险增加；氯吡格雷基因CYP2C19检测为中间代谢型。06.17将氯吡格雷改为替格瑞洛继续抗血小板治疗。但替格瑞洛说明书中的适应证无脑梗死，因此，本例属于超说明书用药
备注	《中国急性缺血性脑卒中早期血管内介入诊疗指南（2018）》指出，行急诊支架置入术时，术前应予以服用负荷剂量抗血小板药物（阿司匹林300mg及氯吡格雷300mg），术后每天联合服用阿司匹林100mg及氯吡格雷75mg至少1个月（Ⅰ级推荐，C级证据）

案例7

一般资料	科室名称：心血管科　　　患者姓名：×××　　　　　住院号：××××× 性　　别：男　　　　　年　　龄：81岁　　　　　体　　重：55kg
临床诊断	1. 胸闷待查；2. 慢性萎缩性胃炎；3. 完全性右束支传导阻滞；4. 左前分支传导阻滞；5. 前列腺增生；6. 肝囊肿；7. 单纯性肾囊肿；8. 痔疮切除术后
其他信息	08.26　肌钙蛋白Ⅰ＜0.010ng/ml；总胆固醇3.1mmol/L；低密度脂蛋白胆固醇：1.85mmol/L
药物治疗方案	08.25—09.08　泮托拉唑肠溶片　40mg　po　qd 08.27—09.03　替格瑞洛片　90mg　po　qd 08.27—09.08　阿司匹林肠溶片　100mg　po　qd 08.27—09.08　阿托伐他汀钙片　20mg　po　qn 09.01—09.08　琥珀酸美托洛尔缓释片　23.75mg　po　qd 09.07—09.08　坦索罗辛缓释胶囊　200μg　po　qn

续表

用药点评	频次不当。替格瑞洛说明书推荐剂量：单次负荷量 180mg（90mg×2 片），然后维持给药，维持剂量为每次 1 片（90mg），每日 2 次。本例给药频次为每日 1 次，给药频次不当
备注	

案例 8

一般资料	科室名称：心血管科　　　　患者姓名：×××　　　　　住院号：××××× 性　　别：女　　　　　年　　龄：70 岁　　　　　体　重：51kg
临床诊断	1. 冠状动脉粥样硬化性心脏病　稳定型心绞痛　冠状动脉支架置入后状态（前降支）心功能Ⅱ级；2. 高血压 3 级（极高危）高血压性心脏病；3. 2 型糖尿病　糖尿病周围神经病变
其他信息	2019.04.17　冠状动脉 CTA：1. 冠脉平扫示左冠状动脉近段及右冠状动脉近段支架置入术后改变，冠脉部分粥样硬化。2. 冠脉 CTA 示①左前降支近段支架置入术后，支架开口上方血管见低密度斑块并管腔中度狭窄；右冠状动脉近段支架置入术后，支架内未见再狭窄。②CAD-RADS3/S，冠脉部分分支粥样硬化（如上述）；左心室后壁局部钙化 2020.04.10　氯吡格雷 *CYP2C19* 基因检测：中间代谢型
药物治疗方案	04.12—04.14　氯吡格雷片　75mg　po　qd 04.14—04.23　替格瑞洛片　90mg　po　bid 04.12—04.17　缬沙坦胶囊　80mg　po　qd 04.12—04.25　尼可地尔片　5mg　po　tid 04.12—04.23　达格列净片　10mg　po　qd 04.12—04.23　氟伐他汀钠缓释片　80mg　po　qn
用药点评	剂量不当。根据说明书推荐，对于有心肌梗死病史至少 1 年且伴有至少一种动脉粥样硬化血栓形成事件高危因素（见临床试验 PEGASUS 研究）的患者，当患者需要长期治疗时，推荐给药剂量为 60mg bid。对于伴有动脉粥样硬化血栓形成事件高风险的 ACS 患者，在用本品 90mg 或其他 ADP 受体抑制剂治疗 1 年后，可立即开始给予本品 60mg bid 持续治疗。本例患者既往服用阿司匹林后出现皮肤瘀斑，氯吡格雷基因检测为中间代谢型，故予停氯吡格雷，改为替格瑞洛片抗血小板聚集。但患者 2018.09 放置冠脉内支架，本次住院时间为 2021.04，已超过 1 年，建议替格瑞洛的用量为 60mg bid。本例用药剂量为 90mg bid，剂量偏高
备注	

案例 9

一般资料	科室名称：心血管科　　　　患者姓名：×××　　　　　住院号：××××× 性　　别：男　　　　　年　　龄：73 岁　　　　　体　重：60kg
临床诊断	1. 心律失常　室性期前收缩；2. 胃部分切除术后、腰椎间盘突出术后
其他信息	06.19　脑钠肽 467ng/L 06.22　行冠脉造影检查，诊断为冠状动脉粥样硬化，未放置冠脉支架 06.24　动态心电图：1. 窦性心律（心率 50～96 次/分，平均 65 次/分）；2. 多源室性期前收缩共 16 次；3. 间歇性不完全性右束支传导阻滞
药物治疗方案	06.18—06.26　阿司匹林肠溶片 100mg　po　qd 06.21—06.26　替格瑞洛片　90mg　po　bid 06.21—06.26　雷贝拉唑肠溶片　10mg　po　qd

续表

用药点评	剂量和疗程不当。根据《中国经皮冠状动脉介入治疗指南（2016）》，对于稳定性冠心病患者，已知冠脉病变且决定行择期 PCI 的患者，术前 6 小时以上，给予氯吡格雷 300～600mg；术前 2～6 小时给予氯吡格雷 600mg。长期服用 75mg/d 氯吡格雷的患者，一旦确定行 PCI 治疗，可考虑重新给予 300～600mg 氯吡格雷的负荷剂量。择期支架置入前服用阿司匹林负荷剂量 100～300mg，其后 100mg/d 维持。《冠心病双联抗血小板治疗中国专家共识（2021）》推荐氯吡格雷联合阿司匹林作为大部分慢性冠脉综合征（CCS）接受 PCI 患者的治疗策略。替格瑞洛联合阿司匹林治疗可考虑用于择期 PCI 的特定高风险 CCS 患者（如支架内血栓史、左主干支架置入、慢性完全闭塞病变或分叉病变）。术前 2 小时给予负荷剂量的替格瑞洛能够有效抑制血小板的活性。不推荐 DAPT（双联抗血小板）用于单纯药物治疗（无 PCI 病史）且无心肌梗死病史的稳定性冠心病患者。本例患者于 06.22 行冠脉造影检查，诊断为冠状动脉粥样硬化，未放置冠脉支架。本例冠脉造影前未给予替格瑞洛负荷剂量，给药剂量不当。本例仅诊断为冠状动脉粥样硬化，未放置冠脉支架，但术后仍予以双抗治疗 5 天，疗程过长。对于用于单纯药物治疗（无 PCI 病史）且无心肌梗死病史的稳定性冠心病患者，不推荐双联抗血小板治疗。因此，本例患者双抗疗程过长
备注	

七、替罗非班

王 航

案例 1

一般资料	科室名称：神经外科　　　患者姓名：×××　　　住院号：×××××X 性　别：男　　　年　龄：81 岁　　　体　重：70kg
临床诊断	1. 左侧颈动脉狭窄；2. 高血压；3. 糖尿病；4. 脑梗死恢复期；5. 高纤维蛋白原血症；6. 肝功能不全；7. 双侧慢性肺炎；8. 肺气肿；9. 心包积液；10. 胆囊结石；11. 慢性鼻窦炎
其他信息	01.19 纤维蛋白原 3.59g/L
药物治疗方案	01.21 盐酸替罗非班氯化钠注射液　5mg　ivvp（6ml/h）qd
用药点评	适应证不适宜。盐酸替罗非班氯化钠注射液说明书中适应证为不稳定型心绞痛或无 Q 波心肌梗死患者，预防心脏缺血事件，同时也适用于冠脉缺血综合征患者进行冠脉血管成形术或冠脉内斑块切除术，以预防与经治冠脉突然闭塞有关的心脏缺血并发症。本例患者行颈内动脉支架置入，适应证不适宜
备注	

案例 2

一般资料	科室名称：神经内科　　　患者姓名：×××　　　住院号：×××××× 性　别：男　　　年　龄：78 岁　　　体　重：未测（平车入院）
临床诊断	1. 脑梗死；2. 前列腺增生；3. 心房颤动
其他信息	01.26 纤维蛋白原 3.4g/L
药物治疗方案	01.26 阿司匹林　100mg　po　qd 01.26 氯吡格雷　75mg　po　qd 01.26 盐酸替罗非班氯化钠注射液　5mg　ivvp（6ml/h）qd

用药点评	有禁忌证。盐酸替罗非班氯化钠注射液禁用于对其任何成分过敏的患者。也禁用于那些以前使用替罗非班出现血小板减少的患者。由于抑制血小板聚集可增加出血的危险，本品禁用于具有下述情况的患者：①在30天内有脑卒中史或任何出血性脑卒中史；②已知的颅内疾病史（如肿瘤、动静脉畸形、动脉瘤）；③活动性或近期（在治疗之前30天内）临床相关出血史（如胃肠道出血）；④恶性高血压；⑤在过去6周中相关创伤或重大外科手术干预；⑥血小板减少症（血小板计数<100 000/mm³）、血小板功能障碍；⑦凝血障碍（如 PT>1.3 倍正常值或 INR>1.5）；⑧重度肝衰竭。01.26 该患者尿常规隐血（+++）存在出血风险；近1个月有消化道出血史，具体不详，存在禁忌证
备注	

案例 3

一般资料	科室名称：介入科　　患者姓名：×××　　住院号：×××××× 　　性　别：男　　年　龄：83 岁　　体　重：不明
临床诊断	1. 脑梗死；2. 颈动脉闭塞；3. 肺炎；4. 胸腔积液；5. 颈内动脉斑块；6. 高血压 2 级（极高危）；7. 心房颤动；8. 室性期前收缩；9. 动脉硬化；10. 肺多发小结节；11. 心包积液；12. 肝囊肿；13. 副脾；14. 前列腺增生；15. 膀胱出血；16. 慢性膀胱炎；17. 膀胱结石；18. 膀胱憩室
其他信息	03.23 肾小球滤过率 54.39ml/min
药物治疗方案	03.16— 阿司匹林　100mg　po　qd 03.16— 氯吡格雷　75mg　po　qd 03.16—03.18 盐酸替罗非班氯化钠注射液 2.5mg　ivvp（6ml/h） 03.18 盐酸替罗非班氯化钠注射液 2.5～5mg　ivvp（2ml/h）
用药点评	有禁忌证。盐酸替罗非班氯化钠注射液禁用于对其任何成分过敏的患者。也禁用于那些以前使用替罗非班出现血小板减少的患者。由于抑制血小板聚集可增加出血的危险，本品禁用于具有下述情况的患者：①在30天内有脑卒中史或任何出血性脑卒中史；②已知的颅内疾病史（如肿瘤、动静脉畸形、动脉瘤）；③活动性或近期（在治疗之前30天内）临床相关出血史（如胃肠道出血）；④恶性高血压；⑤在过去6周中相关创伤或重大外科手术干预；⑥血小板减少症（血小板计数<100000/mm³）、血小板功能障碍；⑦凝血障碍（如 PT>1.3 倍正常值或 INR>1.5）；⑧重度肝衰竭。该患者有膀胱出血，合并有高血压危象，存在禁忌证
备注	

案例 4

一般资料	科室名称：神经外科　　患者姓名：×××　　住院号：×××××× 　　性　别：女　　年　龄：41 岁　　体　重：未测（平车入院）
临床诊断	颈内动脉瘤
其他信息	03.08 纤维蛋白原 2.97g/L
药物治疗方案	03.08— 阿司匹林　100mg　po　qd 03.08— 氯吡格雷　75mg　po　qd 03.10—03.11 盐酸替罗非班氯化钠注射液　5mg　qd　ivvp（6ml/h）
用药点评	适应证不适宜。盐酸替罗非班氯化钠注射液说明书指出该药适应证为不稳定型心绞痛或无 Q 波心肌梗死患者，以预防心脏缺血事件，同时也适用于冠脉缺血综合征患者进行冠脉血管成形术或冠脉内斑块切除术，以预防与经治冠脉突然闭塞有关的心脏缺血并发症。该患者入院诊断为颈动脉瘤，适应证不适宜
备注	

八、双嘧达莫

董晓敏

案例1

一般资料	科室名称：儿科 患者姓名：××× 住院号：××××× 性　别：女 年　龄：6岁 体　重：26kg
临床诊断	1. 混合型过敏性紫癜；2. 消化道出血；3. 呼吸道感染；4. 支原体感染；5. 上颌窦
其他信息	12.11　白细胞计数　14.14×10⁹/L；中性粒细胞绝对值 10.888×10⁹/L；血小板计数　410×10⁹/L；尿蛋白阴性；D-二聚体 7.8μg/ml；肌酐 40μmol/L。
药物治疗方案	12.08—12.16　注射用头孢呋辛钠　1g＋NS　50ml　ivgtt　bid 12.11—12.11　注射用甲泼尼龙琥珀酸钠　40mg＋5% GS　100ml　ivgtt　qd 12.12—12.13　注射用甲泼尼龙琥珀酸钠　30mg＋5% GS　100ml　ivgtt　q12h 12.12—12.23　双嘧达莫片　25mg　po　tid 12.13—12.17　注射用甲泼尼龙琥珀酸钠　30mg＋5% GS　100ml　ivgtt　qd
用药点评	适应证不适宜。2013 年发布的《中国儿童过敏性紫癜循证诊疗建议》中，小样本的研究未证实抗血小板药物双嘧达莫、阿司匹林有预防肾损害的作用，但研究的证据水平不高。中国《紫癜性肾炎诊治循证指南（2016）》可加用抗凝剂和（或）抗血小板药物，多为口服双嘧达莫 3～5mg/（kg·d），以改善患儿高凝状态（Ⅱa 级推荐，C 级证据）。该患儿无肾炎累积，无血栓征象，适应证不适宜
备注	

案例2

一般资料	科室名称：皮肤性病科 患者姓名：××× 住院号：××××× 性　别：女 年　龄：57岁 体　重：75kg
临床诊断	1. 疱疹性脓疱病；2. 系统性红斑狼疮；3. 下肢深静脉血栓形成
其他信息	11.04　白细胞计数　12.13×10⁹/L；中性粒细胞绝对值 10.432×10⁹/L；血小板计数　334×10⁹/L；白蛋白 30.2g/L；肌酐 88μmol/L；尿 β₂微球蛋白 2774.473μg/L
药物治疗方案	11.04—长期　双嘧达莫片　50mg　po　tid 11.04—长期　甲泼尼龙片　12mg　po　qd 11.06—长期　硫唑嘌呤片　100mg　po　qd 11.06—长期　硫酸羟氯喹片　200mg　po　bid
用药点评	适应证不适宜。皮肤型红斑狼疮诊疗指南（2019 版）未推荐抗血小板治疗；我国《深静脉血栓形成的诊断和治疗指南（第三版）》(2017) 指出，对于无诱因的近端 DVT 或 PE 患者，决定停用或已停用抗凝治疗且没有阿司匹林禁忌时，建议使用阿司匹林预防 VTE 复发。该患者使用双嘧达莫预防 VTE 复发，属于适应证不适宜
备注	

案例3

一般资料	科室名称：风湿免疫科 患者姓名：××× 住院号：××××× 性　别：女 年　龄：37岁 体　重：42kg
临床诊断	无肌病性皮肌炎
其他信息	07.15　白细胞计数　4.74×10⁹/L；中性粒细胞绝对值 3.849×10⁹/L；血小板计数 157×10⁹/L；白蛋白 32.946g/L；肌酐 42μmol/L

药物治疗方案	07.16—长期　双嘧达莫片　25mg　po　tid
	07.16—长期　甲泼尼龙片　20mg　po　qd
	07.16—长期　环孢素胶囊　50mg　po　bid
	07.16—长期　硫酸羟氯喹片　100mg　po　bid
	07.16—长期　沙利度胺片　25mg　po　qn
用药点评	适应证不适宜。《成人皮肌炎诊疗中国专家共识（2022 年）》不推荐用抗血小板药物治疗皮肌炎，属于适应证不适宜
备注	

案例 4

一般资料	科室名称：综合科	患者姓名：×× ×	住院号：×××× ×
	性　　别：女	年　　龄：72 岁	体　　重：42kg
临床诊断	1. 脑梗死；2. 高血压 3 级（极高危）		
其他信息	01.24　甘油三酯　0.85mmol/L；胆固醇 3.32mmol/L；低密度胆固醇 1.4mmol/L；血红蛋白浓度 120g/L 01.25　大便隐血（＋）；尿隐血（＋）		
药物治疗方案	01.24—长期　双嘧达莫片　50mg　po　bid 01.24—长期　阿托伐他汀钙片　20mg　po　qn 01.24—长期　厄贝沙坦片　150mg　po　qd		
用药点评	选药不当，剂量不当。《中国缺血性卒中和短暂性脑缺血发作二级预防指南（2022）》推荐阿司匹林（25mg）＋缓释型双嘧达莫（200mg）bid 或西洛他唑（100mg）bid，均可作为阿司匹林和氯吡格雷的替代治疗药物（Ⅱ级推荐，B 级证据）。该患者抗血小板治疗单用双嘧达莫，给药剂量为 50mg bid，剂量较低，需要联合小剂量阿司匹林		
备注			

案例 5

一般资料	科室名称：四肢创伤手外科	患者姓名：×× ×	住院号：×××× ×
	性　　别：女	年　　龄：68 岁	体　　重：70kg
临床诊断	1. 右下肢蜂窝组织炎；2. 急性肾损伤；3. 低钾血症；4. 右下肢大隐静脉曲张		
其他信息	05.23　D-二聚体　18.41μg/ml 05.31　白细胞计数　4.74×10⁹/L；中性粒细胞绝对值　3.849×10⁹/L；血小板计数　157×10⁹/L；白蛋白 19.7g/L；肌酐　72μmol/L		
药物治疗方案	05.31—06.10　注射用头孢哌酮舒巴坦钠　2g＋NS　100ml　ivgtt　q8h 05.31　双嘧达莫片　50mg　po　tid		
用药点评	适应证不适宜，剂量不当。该案例中双嘧达莫用于预防血栓形成，右下肢蜂窝组织炎、急性肾损伤不存在抗凝指征，属于无适应证用药。说明书推荐一次 25～50mg tid，餐前服用，该患者口服药物 50mg qd，使用剂量不合理		
备注			

九、西洛他唑

陈芬燕

案例 1

一般资料	科室名称：风湿免疫科 患者姓名：××× 住院号：×××××
	性 别：女 年 龄：22 岁 体 重：47kg
临床诊断	1. 系统性红斑狼疮；2. 狼疮性肾炎Ⅱ型；3. 右侧乳腺纤维瘤；4. 左侧乳腺纤维瘤术后
其他信息	05.19 肌酐 52μmol/L；血红蛋白 107g/L
药物治疗方案	05.18—05.20 甲泼尼龙片 6mg po qd
	05.18—05.20 硫酸羟氯喹片 0.2g po bid
	05.18—05.20 硫唑嘌呤片 50mg po qd
	05.18—05.20 西洛他唑片 100mg po bid
	05.20—05.27 西洛他唑片 100mg po bid（出院带药）
用药点评	适应证不适宜。西洛他唑用于以下患者的治疗：①改善因为慢性动脉闭塞症引起的溃疡、肢痛、冷感及间歇性跛行等缺血性症状；②预防脑梗死复发（心源性脑梗死除外）。该患者无相关诊断
备注	

案例 2

一般资料	科室名称：心血管外二科 患者姓名：××× 住院号：×××××
	性 别：女 年 龄：83 岁 体 重：74kg
临床诊断	1. 肺部感染；2. 急性呼吸衰竭；3. 心力衰竭 心功能Ⅲ级（NYHA 分级）；4.2 型糖尿病足；5. 高血压 3 级（极高危）；6.2 型糖尿病；7. 颈外动脉重度狭窄；8. 左桡动脉、右尺动脉狭窄伴侧支循环形成；9. 左锁骨下动脉狭窄（中远段）；10. 左侧下肢动脉内膜切除术后；11. 腔隙性脑梗死
其他信息	06.24 肌酐 63μmol/L
	06.30 肌酐 55μmol/L
药物治疗方案	06.20—07.08 西洛他唑片 50mg po bid
	06.20—07.08 苯磺酸氨氯地平片 5mg po qd
	06.20—07.08 阿托伐他汀钙片 20mg po qn
	06.20—07.08 盐酸二甲双胍缓释片 0.5g po bid
	07.08—07.15 西洛他唑片 50mg po bid（出院带药）
用药点评	有禁忌证。患者为心力衰竭 心功能Ⅲ级（NYHA 分级），西洛他唑说明书禁忌证包括充血性心力衰竭患者（NYHA 分级Ⅲ～Ⅳ级）
备注	

案例 3

一般资料	科室名称：心血管内一科 患者姓名：××× 住院号：×××××
	性 别：女 年 龄：73 岁 体 重：60kg
临床诊断	1. 慢性心力衰竭急性加重 心功能Ⅲ级（NYHA 分级）；2.2 型糖尿病 糖尿病伴外周动脉（双侧胫动脉、胫前动脉、足背动脉、胫后动脉、腓动脉）闭塞症 糖尿病性周围神经病变 糖尿病性视网膜病变 糖尿病肾病 糖尿病足伴感染（右足趾坏疽）；3. 高血压 3 级（极高危）；4. 肺部感染；5. 电解质紊乱（低氯、低钙、低磷）
其他信息	03.02 肌酐 70μmol/L；血红蛋白 92g/L
	03.08 肌酐 56μmol/L；血红蛋白 76g/L

续表

药物治疗方案	03.02—03.11　坎地沙坦酯片　4mg　po　qd
	03.02—03.11　羟苯磺酸钙胶囊　0.5g　po　tid
	03.03—03.11　贝前列素钠片　40μg　po　tid
	03.04—03.11　西洛他唑片　50mg　po　bid
	03.11—03.18　西洛他唑片　50mg　po　bid（出院带药）
用药点评	有禁忌证。患者为心力衰竭，心功能Ⅲ级（NYHA分级），西洛他唑说明书禁忌证包括充血性心力衰竭患者（NYHA分级Ⅲ～Ⅳ级）
备注	

案例 4

一般资料	科室名称：心血管外一科　　　患者姓名：×××　　　住院号：×××××
	性　别：男　　　年　龄：57岁　　　体　重：60kg
临床诊断	1. 肠系膜上动脉夹层；2. 肠系膜上动脉中远段及部分空回肠动脉栓塞；3. 双侧下肢动脉粥样硬化；4. 慢性胆囊炎；5. 胆囊腹壁结石；6. 肝囊肿；7. 骶髂关节退行性变；8. 前列腺增生伴结石；9. 阑尾炎术后
其他信息	06.09　肌酐68μmol/L
	06.10　隐血试验（+）
药物治疗方案	06.08—06.13　西洛他唑片　100mg　po　bid
	06.08—06.13　注射用奥美拉唑钠　40mg＋NS　100ml　ivgtt　qd
	06.08—06.29　贝前列素钠片　40μg　po　tid
用药点评	剂量不当。本例中患者同时使用西洛他唑与奥美拉唑，西洛他唑主要由肝代谢酶CYP3A4代谢，一部分由CYP2D6、CYP2C19代谢。当西洛他唑与抑制CYP2C19的药物如奥美拉唑联用时，会使西洛他唑血药浓度升高，两者合用时应注意减量或从低剂量开始给药。因此，临床应谨慎合用，西洛他唑推荐剂量可减少至50mg bid
备注	

案例 5

一般资料	科室名称：心血管内三科　　　患者姓名：×××　　　住院号：×××××
	性　别：男　　　年　龄：44岁　　　体　重：70kg
临床诊断	1. 急性ST段抬高心肌梗死（前壁）；2. 冠状动脉粥样硬化性心脏病 心功能Ⅳ级（Killip分级）；3. 2型糖尿病；4. 高血压3级（极高危）；5. 吸入性肺炎；6. 肝功能异常；7. 冠状动脉粥样硬化；8. 心肺复苏术后；9. 慢性乙型肝炎病毒携带
其他信息	05.01　PT 14.2秒；APPT 100.9秒；纤维蛋白（原）降解产物12.9ng/ml；D-二聚体3.95mg/L；肌酐102μmol/L
	05.15　肌酐182μmol/L；APPT 46.0秒
	05.19　肌酐210μmol/L；纤维蛋白原6.88g/L
	05.27　肌酐91μmol/L；纤维蛋白原5.78g/L
药物治疗方案	05.11—05.20　富马酸替诺福韦二吡呋酯片　300mg　po　qd
	05.25—06.02　沙库巴曲缬沙坦片　50mg　po　bid
	05.25—06.02　西洛他唑片　100mg　po　bid
	05.25—06.02　伊曲康唑胶囊　200mg　po　qd
	05.31—06.02　盐酸伊伐布雷定片　2.5mg　po　qd
	06.02—06.09　西洛他唑片　100mg　po　bid（出院带药）
	06.02—06.09　伊曲康唑胶囊　200mg　po　qd（出院带药）
用药点评	剂量不当。本例中患者同时使用西洛他唑与伊曲康唑，西洛他唑主要由肝代谢酶CYP3A4代谢，当西洛他唑与抑制CYP3A4的药物如伊曲康唑联用时，会使西洛他唑血药浓度升高，两者合用时应注意减量或从低剂量开始给药。因此，临床应谨慎合用，西洛他唑推荐剂量可减少至50mg bid
备注	

案例 6

一般资料	科室名称：风湿免疫科	患者姓名：×××	住院号：×××××
	性　别：女	年　龄：32 岁	体　重：48kg
临床诊断	1. 系统性红斑狼疮；2. 轻度贫血；3. 右侧髋关节置换术后；4. 窦性心律不齐；5. 右腕关节滑膜炎		
其他信息	01.22　纤维蛋白原 3.99g/L；肌酐 42μmol/L；血红蛋白 96g/L		
药物治疗方案	01.21—01.24　西洛他唑片　100mg　po　bid 01.21—01.24　华法林钠片　1.5mg　po　qn 01.21—01.24　甲泼尼龙片　6mg　po　qd 01.21—01.24　甲氨蝶呤片　10mg　po　qw 01.24—01.30　华法林钠片　1.5mg　po　qn（出院带药） 01.24—01.31　西洛他唑片　100mg　po　bid（出院带药）		
用药点评	适应证不适宜。西洛他唑用于以下患者的治疗：①改善由慢性动脉闭塞症引起的溃疡、肢痛、冷感及间歇性跛行等缺血性症状；②预防脑梗死复发（心源性脑梗死除外）。该患者无相关诊断 联合用药不当。患者服用西洛他唑期间同时予华法林钠片抗凝，两者合用增加出血风险，合并用药时需密切监测血常规、凝血指标		
备注			

案例 7

一般资料	科室名称：风湿免疫科	患者姓名：×××	住院号：×××××
	性　别：女	年　龄：53 岁	体　重：57kg
临床诊断	1. 系统性硬化症；2. 间质性肺病；3. 肺动脉高压（轻度）；4. 窦性心律不齐；5. 双侧少量胸腔积液；6. 肾囊肿；7. 右侧甲状腺乳头状癌术后		
其他信息	12.28　肌酐 57μmol/L；纤维蛋白原 2.55g/L；血红蛋白 147g/L		
药物治疗方案	12.28—01.10　西洛他唑片　100mg　po　bid 12.28—01.10　奥美拉唑肠溶胶囊　20mg　po　qd 12.28—01.10　甲泼尼龙片　4mg　po　qd 12.28—01.10　来氟米特片　15mg　po　qd 12.30—01.10　安立生坦片　5mg　po　qd 01.10—01.17　西洛他唑片　100mg　po　bid（出院带药）		
用药点评	适应证不适宜。西洛他唑用于以下患者的治疗：①改善由慢性动脉闭塞症引起的溃疡、肢痛、冷感及间歇性跛行等缺血性症状；②预防脑梗死复发（心源性脑梗死除外）。该患者无相关诊断 剂量不当。本例中患者同时使用西洛他唑与奥美拉唑，西洛他唑主要由肝代谢酶 CYP3A4 代谢，一部分由 CYP2D6、CYP2C19 代谢。当西洛他唑与抑制 CYP2C19 的药物如奥美拉唑联用时，会使西洛他唑血药浓度升高，两者合用时应注意减量或从低剂量开始给药。因此，临床应谨慎合用时，西洛他唑推荐剂量可减少至 50mg bid		
备注			

十、沙格雷酯

闫佳佳

案例 1

一般资料	科室名称：烧伤外科	患者姓名：×××	住院号：××××××
	性　别：女	年　龄：64 岁	体　重：45kg
临床诊断	1. 2 型糖尿病足（伴感染，Wagner 分级 2 级）；2. 2 型糖尿病伴有并发症；3. 2 型糖尿病酮症；4. 2 型糖尿病性周围神经病；5. 结节性甲状腺肿；6. 高血压 3 级（极高危）		

其他信息	03.24　肌酐 77μmol/L；丙氨酸氨基转移酶 24U/L；天冬氨酸氨基转移酶 19U/L；碱性磷酸酶 87U/L；总胆红素 10.9μmol/L；血小板计数 304×10⁹/L；PT 13.9 秒；INR 1.06；APPT 35.4 秒；凝血酶时间 16.5 秒；纤维蛋白原 4.0g/L；尿隐血（－）；大便隐血（－）；糖化血红蛋白 7.2%
药物治疗方案	03.23—04.13　盐酸沙格雷酯片　100mg　po　tid 03.23—04.13　门冬胰岛素注射液　6U　ih　tid 03.23—04.13　甘精胰岛素注射液　12U　ih　qn 03.23—04.13　缬沙坦胶囊　80mg　po　qd
用药点评	适应证不适宜。沙格雷酯用于改善慢性动脉闭塞所引起的溃疡、疼痛及冷感等缺血症状。该患者无相关诊断
备注	《中国糖尿病足防治指南（2019 版）》提及盐酸沙格雷酯作为血管扩张药治疗下肢血管病变，能减少患者溃疡面积，增加踝肱指数（ABI）、足背动脉血流量及无痛行走距离。《糖尿病微循环障碍临床用药专家共识（2021 版）》提出盐酸沙格雷酯主要抑制 5-HT₂ 受体导致的血小板凝聚，可改善包括糖尿病周围血管病变引起的疼痛、冷感等多种症状

案例 2

一般资料	科室名称：整形外科　　　患者姓名：×××　　　住院号：×××××× 性　　别：女　　　年　　龄：27 岁　　　体　　重：51kg
临床诊断	1. 慢性肾脏病 5 期（维持性血液透析）；2. 尿毒症性心肌病；3. 高血压 3 级（极高危）；4. 重度贫血；5. 低蛋白血症；6. 慢性胃炎；7. 肾囊肿（左）；8. 血小板减少症；9. 甲状旁腺功能亢进
其他信息	05.22　肌酐 873μmol/L；丙氨酸氨基转移酶 14U/L；天冬氨酸氨基转移酶 11U/L；碱性磷酸酶 43U/L；总胆红素 6.9μmol/L；血小板计数 92×10⁹/L；PT 13.0 秒；INR 1.14；APPT 27.1 秒；凝血酶时间 16.2 秒；纤维蛋白原 3.08g/L；D-二聚体 0.51mg/L FEU；尿隐血（－）；大便隐血（－）
药物治疗方案	05.22—06.02　盐酸沙格雷酯片　100mg　po　tid 05.22—06.02　沙库巴曲缬沙坦钠片　100mg　po　bid 05.22—06.02　复方 α-酮酸片　4 片　po　tid
用药点评	适应证不适宜。该患者诊断为慢性肾脏病 5 期，合并慢性胃炎、血小板减少症等，而沙格雷酯无相关适应证，同时可能引起胃肠道不适、血小板减少等不良反应，不宜使用
备注	

案例 3

一般资料	科室名称：放射介入科　　　患者姓名：×××　　　住院号：×××××× 性　　别：女　　　年　　龄：61 岁　　　体　　重：41kg
临床诊断	1. 肠系膜上动脉夹层；2. 肝占位性病变（S4 段脂肪浸润）；3. 晚期潜伏梅毒；4. 肺气肿（双肺）；5. 肾囊肿（右）
其他信息	05.21　肌酐 107μmol/L；丙氨酸氨基转移酶 14U/L；天冬氨酸氨基转移酶 25U/L；碱性磷酸酶 81U/L；总胆红素 11.1μmol/L；血小板计数 151×10⁹/L；PT 11.9 秒；INR 0.95；APPT 30.7 秒；凝血酶时间 18.4 秒；纤维蛋白原 3.23g/L；尿隐血（－）；大便隐血（－）
药物治疗方案	05.21—05.27　盐酸沙格雷酯片　100mg　po　tid 05.21—05.27　苯磺酸氨氯地平片　10mg　po　qd 05.21—05.27　琥珀酸美托洛尔缓释片　47.5mg　po　qd
用药点评	适应证不适宜。该患者诊断为肠系膜上动脉夹层等，不符合该药的适应证
备注	

案例 4

一般资料	科室名称：心内三科　　　　　患者姓名：×××　　　　　住院号：××××××
	性　别：男　　　　　　　年　龄：64 岁　　　　　　体　重：75kg
临床诊断	1. 慢性心力衰竭急性加重；2. 冠状动脉粥样硬化性心脏病 PCI 术后 不稳定型心绞痛 左心房，右心房扩大；3. 阵发性心房颤动；4. 肺动脉高压（中度）；5. 心功能Ⅳ级；6. 高血压 3 级（极高危）；7. 2 型糖尿病 糖尿病足 糖尿病肾病；8. 下肢动脉硬化闭塞症（左侧）；9. 消化道出血
其他信息	01.02　肌酐 127μmol/L；丙氨酸氨基转移酶 12U/L；天冬氨酸氨基转移酶 30U/L；碱性磷酸酶 83U/L；总胆红素 11.3μmol/L
	01.08　血小板计数 220×10⁹/L；血红蛋白 59g/L；PT 19.5 秒；INR 1.62；APPT 53.7 秒；凝血酶时间 18.7秒；纤维蛋白原 5.2g/L；D-二聚体 0.81mg/L FEU；尿隐血（+）；粪便血红蛋白（++）
药物治疗方案	01.02—01.14　盐酸沙格雷酯片　100mg po tid（带药出院）
	01.02—01.14　沙库巴曲缬沙坦钠片　100mg po bid
	01.02—01.14　盐酸二甲双胍片　0.5g po tid
	01.02—01.14　琥珀酸美托洛尔缓释片　47.5mg po qd
	01.02—01.08　阿司匹林肠溶片　100mg po qd
	01.02—01.08　利伐沙班片　15mg po qd
	01.08—01.11　注射用泮托拉唑钠　80mg + NS 50ml ivvp qd
	01.08—01.11　醋酸奥曲肽注射液　0.6mg + NS 50ml ivvp q12h
用药点评	有禁忌证。沙格雷酯禁用于出血性患者，包括血友病、毛细血管脆弱症、消化性溃疡、尿道出血、咯血、玻璃体积血等，该患者住院期间出现消化道出血后未及时停药
备注	

案例 5

一般资料	科室名称：血管外科　　　　　患者姓名：×××　　　　　住院号：××××××
	性　别：男　　　　　　　年　龄：63 岁　　　　　　体　重：62kg
临床诊断	1. 下肢动脉硬化闭塞症（左侧）；2. 足坏疽（左侧，感染性）；3. 高血压 1 级（中危）；4. 十二指肠球部溃疡（急性期）
其他信息	10.15　肌酐 58μmol/L；丙氨酸氨基转移酶 33U/L；天冬氨酸氨基转移酶 38U/L；碱性磷酸酶 110U/L；总胆红素 13.8μmol/L；血小板计数 272×10⁹/L；PT 12.9 秒；INR 1.13；APPT 42.4 秒；凝血酶时间 16.0秒；纤维蛋白原 3.9g/L；尿隐血（−）；大便隐血（±）
药物治疗方案	10.15—10.20　盐酸沙格雷酯片　100mg po tid（带药出院）
	10.15—10.20　艾司奥美拉唑镁肠溶片　40mg po qd（带药出院）
	10.15—10.20　苯磺酸氨氯地平片　5mg po qd（带药出院）
用药点评	有禁忌证。沙格雷酯禁用于出血性患者，包括血友病、毛细血管脆弱症、消化性溃疡、尿道出血、咯血、玻璃体积血等，该患者处于十二指肠球部溃疡急性期，应禁用沙格雷酯
备注	

案例 6

一般资料	科室名称：血管外科　　　　　患者姓名：×××　　　　　住院号：××××××
	性　别：女　　　　　　　年　龄：91 岁　　　　　　体　重：38kg
临床诊断	1. 下肢动脉硬化闭塞症（右侧）；2. 肺占位性病变（周围型肺癌？）；3. 高血压 3 级（高危）；4. 慢性肾功能不全（慢性肾脏病期）
其他信息	04.04　肌酐 132μmol/L；丙氨酸氨基转移酶 7U/L；天冬氨酸氨基转移酶 14U/L；碱性磷酸酶 92U/L；总胆红素 6.9μmol/L；血小板计数 254×10⁹/L；PT 13.5 秒；INR 1.01；APPT 38.3 秒；凝血酶时间 17.9秒；纤维蛋白原 3.42g/L；尿隐血（−）；大便隐血（−）

药物治疗方案	04.04—04.21　盐酸沙格雷酯片　200mg　po　bid（带药出院）
	04.04—04.21　硝苯地平控释片　30mg　po　qd（带药出院）
	04.04—04.21　布地格福吸入气雾剂　2吸　吸入　bid（带药出院）
用药点评	剂量不当，频次不当。沙格雷酯用量通常推荐成人 100mg tid，饭后口服，但应根据年龄、症状的不同适当增减药量；而对老年患者用药，建议应从低剂量开始（如 150mg/d），边观察患者情况边慎重用药。该例患者 91 岁高龄，低体重，合并慢性肾脏病 4 期，单次剂量 200mg，可能出现血药浓度持续偏高的现象，同时考虑沙格雷酯半衰期较短[50mg 规格为（0.6±0.2）小时，100mg 规格为（0.8±0.2）小时]，每日 3 次给药较 2 次给药更适宜，再结合该患者仅单侧下肢动脉硬化闭塞症，建议初始给药剂量为 50mg tid，根据临床表现评估是否需要增加剂量，最大剂量不应超过 100mg tid
备注	

案例 7

一般资料	科室名称：血管外科　　患者姓名：×××　　　　住院号：××××××
	性　别：男　　年　龄：62 岁　　　　体　重：56kg
临床诊断	1. 主髂动脉闭塞症；2. 中央型肺癌（右）；3. 高血压 3 级（极高危）；4. 2 型糖尿病；5. 脑梗死后遗症；6. 无名动脉闭塞（右）
其他信息	08.24　肌酐 103μmol/L；丙氨酸氨基转移酶 24U/L；天冬氨酸氨基转移酶 26U/L；碱性磷酸酶 91U/L；总胆红素 7.9μmol/L；低密度胆固醇 4.2mmol/L；血小板计数 204×10⁹/L；PT 14.2 秒；INR 1.12；APPT 42.2 秒；凝血酶时间 17.6 秒；纤维蛋白原 3.98g/L；尿隐血（-）；大便隐血（-）
药物治疗方案	08.24—08.27　盐酸沙格雷酯片　100mg　po　tid
	08.24—09.01　硝苯地平控释片　30mg　po　qd（带药出院）
	08.24—09.01　阿托伐他汀钙片　20mg　po　qd（带药出院）
	08.24—09.01　门冬胰岛素注射液　6U　ih　tid
	08.24—09.01　德谷胰岛素注射液　8U　ih　qn
用药点评	疗程不当。《主髂动脉闭塞症的诊断和治疗：中国专家共识（2020）》指出，对于有症状或行血运重建的下肢动脉闭塞症，推荐长期治疗。该例患者为主髂动脉闭塞症，合并高血压、糖尿病、脑梗死等多个高危因素，无用药禁忌，仅使用沙格雷酯 3 日停药，属于用药疗程偏短
备注	

案例 8

一般资料	科室名称：血管外科　　患者姓名：×××　　　　住院号：××××××
	性　别：男　　年　龄：76 岁　　　　体　重：62kg
临床诊断	1. 下肢动脉硬化闭塞症（左侧，股动脉支架置入术后）；2. 冠状动脉粥样硬化性心脏病；3. 左心室室壁瘤
其他信息	04.02　肌酐 63μmol/L；丙氨酸氨基转移酶 34U/L；天冬氨酸氨基转移酶 29U/L；碱性磷酸酶 69U/L；总胆红素 12.1μmol/L；血小板计数 250×10⁹/L；PT 14.9 秒；INR 1.15；APPT 40.2 秒；凝血酶时间 17.2 秒；纤维蛋白原 3.95g/L；D-二聚体 0.56mg/L FEU；尿隐血（-）；大便隐血（-）
药物治疗方案	04.02—04.23　盐酸沙格雷酯片　100mg　po　tid（出院带药）
	04.02—04.23　西洛他唑片　100mg　po　bid（出院带药）
	04.02—04.23　贝前列素钠片　40ug　po　tid（出院带药）
	04.02—04.23　阿司匹林肠溶片　100mg　po　qd（出院带药）
	04.02—04.23　硝苯地平控释片　30mg　po　qd（出院带药）
	04.02—04.23　盐酸伊伐布雷定片　2.5mg　po　bid（出院带药）

续表

用药点评	联合用药不当。沙格雷酯联合使用具有抑制血小板聚集作用的药物（如阿司匹林、西洛他唑、贝前列素钠等）有加剧出血的可能。该例老年患者左下肢动脉硬化闭塞症合并冠心病，已行股动脉支架置入术进行血运重建，可在服用阿司匹林的基础上联用 1～2 种其他具有抗血小板聚集作用的血管扩张剂，无必要联用 3 种药物，需加强监测出血表现
备注	

案例 9

一般资料	科室名称：<u>血管外科</u>　　　患者姓名：×××　　　住院号：××××× 性　　别：<u>男</u>　　　年　　龄：<u>69 岁</u>　　　体　　重：<u>58kg</u>
临床诊断	1. 下肢动脉硬化闭塞症（右侧）；2. 冠状动脉粥样硬化性心脏病（PCI 术后）；3. 阵发性心房颤动；4. 陈旧性胫骨骨折
其他信息	05.22　肌酐 95μmol/L；丙氨酸氨基转移酶 34U/L；天冬氨酸氨基转移酶 24U/L；碱性磷酸酶 51U/L；总胆红素 11.7μmol/L；血小板计数 246×10⁹/L；PT 12.3 秒；INR 1.03；APPT 27.2 秒；凝血酶时间 17.8 秒；纤维蛋白原 3.21g/L；D-二聚体 0.60mg/L FEU；尿隐血（－）；大便隐血（－）
药物治疗方案	05.22—06.02　盐酸沙格雷酯片　100mg po tid（出院带药） 05.22—06.02　西洛他唑片　100mg po bid（出院带药） 05.22—06.02　铝镁匹林片　1 片 po qd（出院带药） 05.22—06.02　利伐沙班片　15mg po qd（出院带药） 05.22—06.02　琥珀酸美托洛尔缓释片　47.5mg po qd 05.22—06.02　阿托伐他汀钙片　20mg po qd（带药出院）
用药点评	联合用药不当。沙格雷酯联合使用抗凝剂（肝素类、华法林、新型口服抗凝药等），以及具有抑制血小板聚集作用的药物（如阿司匹林、西洛他唑、贝前列素钠等）有加剧出血的可能。该例老年患者在服用铝镁匹林抗血小板、利伐沙班抗凝基础上联用 2 种其他具有抗血小板聚集作用的血管扩张剂沙格雷酯和西洛他唑，出血风险增高，需加强监测，建议病情允许时保留其中一种即可
备注	

十一、尤 瑞 克 林

刘秀梅

案例 1

一般资料	科室名称：<u>神经内科</u>　　　患者姓名：×××　　　住院号：××××× 性　　别：<u>女</u>　　　年　　龄：<u>59 岁</u>　　　体　　重：<u>70kg</u>
临床诊断	1. 短暂性脑缺血发作 右侧颈内动脉系统；2. 颈椎间盘突出症；3. 腰椎间盘突出症；4. 高血压 2 级（中危）
其他信息	11.28　肌酐 59μmol/L
药物治疗方案	11.28—12.07　注射用尤瑞克林　0.15PNA 单位 +NS　100ml ivgtt qd 11.27—12.07　疏血通注射液　6ml + NS 250ml ivgtt qd 11.28—12.07　阿司匹林肠溶片　100mg po qd 11.28—12.07　硫酸氢氯吡格雷片　75mg po qd 11.28—12.07　阿托伐他汀钙片　40mg po qn 11.28—12.07　依折麦布片　10mg po qd 11.28—12.07　泮托拉唑钠肠溶片　40mg po bid 11.28—12.07　脑栓通胶囊　1.2g po tid 12.03—12.07　舒肝解郁胶囊　0.72g po bid 12.05—12.07　苯磺酸氨氯地平片　5mg po qd

续表

用药点评	超说明书用药。注射用尤瑞克林用于轻度至中度急性血栓性脑梗死，该患者诊断为短暂性脑缺血发作，属于超说明书用药
备注	辽宁省药学会、吉林省药学会和黑龙江省药学会联合组织专家编写的《超药品说明书用药目录（2022 版）》将尤瑞克林应用于短暂性脑缺血发作

案例 2

一般资料	科室名称：<u>神经内科</u> 患者姓名：<u>×××</u> 住院号：<u>×××××</u> 性　别：<u>女</u> 年　龄：<u>39 岁</u> 体　重：<u>62kg</u>
临床诊断	周围性面神经麻痹
其他信息	05.13 　肌酐 49μmol/L
药物治疗方案	05.12—05.16 　注射用尤瑞克林 0.15PNA 单位 ＋NS 　100ml 　ivgtt 　qd 05.12—05.15 　疏血通注射液 　6ml ＋NS 　250ml 　ivgtt 　qd 05.17—05.19 　泮托拉唑钠肠溶片 　40mg 　po 　bid 05.16—05.19 　舒血宁注射液 20ml ＋5%GS 　250ml 　ivgtt 　qd 05.16—05.19 　注射用甲泼尼龙琥珀酸钠 　80mg ＋NS 　100ml 　ivgtt 　qd 05.16—05.18 　泛昔洛韦分散片 　0.25g 　po 　tid 05.17—05.19 　碳酸钙 D_3 片 　600mg 　po 　qd 05.18—05.19 　阿昔洛韦片 　0.3g 　po 　qid
用药点评	适应证不适宜。注射用尤瑞克林用于轻度至中度急性血栓性脑梗死，该患者无脑梗死诊断
备注	

案例 3

一般资料	科室名称：<u>神经内科</u> 患者姓名：<u>×××</u> 住院号：<u>×××××</u> 性　别：<u>男</u> 年　龄：<u>67 岁</u> 体　重：<u>75kg</u>
临床诊断	1. 卵圆孔未闭；2. 头晕；3. 脑梗死
其他信息	03.12 　患者突发脑梗死 03.27 　肌酐 80μmol/L；纤维蛋白原 1.6g/L
药物治疗方案	03.26—03.31 　注射用尤瑞克林 0.15PNA 单位 ＋NS 　100ml 　ivgtt 　qd 03.26—04.05 　阿司匹林肠溶片 　100mg 　po 　qd 03.26—03.31 　疏血通注射液 　6ml ＋NS 　250ml 　ivgtt 　qd 03.26—04.02 　瑞舒伐他汀钙片 　10mg po qn
用药点评	用法不适宜。注射用尤瑞克林说明书中提及对于轻度至中度急性血栓性脑梗患者，应在起病 48 小时内开始用药。患者于 03.12 突发脑梗死，03.26 开始应用注射用尤瑞克林，给药时间不当
备注	

案例 4

一般资料	科室名称：<u>神经内科</u> 患者姓名：<u>×××</u> 住院号：<u>×××××</u> 性　别：<u>男</u> 年　龄：<u>44 岁</u> 体　重：<u>68.5kg</u>
临床诊断	1. 脑梗死 椎基底动脉系统 TOAST 分型：小动脉闭塞型；2. 脑梗死恢复期；3. 高血压 3 级（极高危）； 4. 肝损伤
其他信息	01.08 　丙氨酸氨基转移酶 90U/L；碱性磷酸酶 197U/L；γ-谷氨酰转移酶 639U/L；总胆红素 22.9μmol/L； 间接胆红素 17.5μmol/L

续表

药物治疗方案	01.07—01.15 注射用尤瑞克林 0.15PNA 单位 + NS 100ml ivgtt qd
	01.14—01.18 培哚普利叔丁胺片 4mg po qd
	01.07—01.18 阿司匹林肠溶片 100mg po qd
	01.07—01.18 硫酸氢氯吡格雷片 75mg po qd
	01.07—01.16 泮托拉唑钠肠溶片 40mg po bid
	01.07—01.13 丁苯酞软胶囊 0.2g po tid
	01.07—01.18 脑栓通胶囊 0.8g po tid
	01.07—01.18 疏血通注射液 6ml + NS 250ml ivgtt qd
	01.10—01.18 注射用谷胱甘肽 + NS 100ml ivgtt qd
	01.10—01.18 熊去氧胆酸片 0.25g po bid
用药点评	联合用药不当。尤瑞克林与血管紧张素转化酶抑制剂（ACEI）类药物有协同降血压作用，合并用药可能导致血压急剧下降，不建议与培哚普利叔丁胺片联用
备注	

练 习 题

一、不定项选择题

1. 血小板的生理特性不包括（　　）

   A. 黏附　　　　　　　　B. 释放　　　　　　　　C. 聚集

   D. 收缩　　　　　　　　E. 趋化

2. 下列药物中，属于抗血小板药物的是（　　）

   A. 奥扎格雷　　　　　B. 阿司匹林　　　　　C. 双嘧达莫　　　　D. 氨甲环酸

3. 阿司匹林抗血小板作用的机制是（　　）

   A. 抑制凝血酶　　　　　　　　　　B. 抑制环氧酶

   C. 抑制叶酸合成酶　　　　　　　　D. 抑制磷酸二酯酶

4. 铝镁匹林的成分有（　　）

   A. 阿司匹林　　　　　B. 轻质碳酸镁　　　　C. 甘羟铝　　　　D. 重质碳酸镁

5. 关于吲哚布芬，下面说法错误的是（　　）

   A. 属于异吲哚啉基苯基丁酸衍生物

   B. 可逆性抑制血小板 COX-1 活性

   C. 半衰期短，停药后 24 小时即可恢复血小板功能

   D. 不具有抗凝作用

6. 属于环戊基三唑嘧啶类药物，不需经肝脏代谢而直接作用于 P2Y12 受体的是（　　）

   A. 氯吡格雷　　　　　B. 普拉格雷　　　　　C. 替格瑞洛　　　　D. 坎格瑞洛

7. 腺苷二磷酸受体抑制剂中属于前药的是（　　）

   A. 噻氯匹定　　　　　B. 氯吡格雷　　　　　C. 普拉格雷　　　　D. 坎格瑞洛

8. 关于 GPⅡb/Ⅲa 受体拮抗剂，下面说法错误的是（　　）

   A. 血小板 GPⅡb/Ⅲa 是一种膜结合蛋白

   B. 因半衰期较长，这类药物需要持续静脉注射

C. GPI 通过占据 GPⅡb/Ⅲa 受体的结合位点，阻碍了纤维蛋白原与其结合，进而抑制血小板聚集

D. 其常用代表药物有阿昔单抗、依替巴肽、替罗非班

9. 使血小板内环磷腺苷浓度增高而产生抗血小板作用的药物是（　　）

A. 替罗非班
B. 双嘧达莫

C. 噻氯匹定
D. 氯吡格雷

10. 作为纤维蛋白原受体、参与血小板聚集的血小板膜蛋白是（　　）

A. GPⅠb/Ⅸ复合物
B. GPⅡb/Ⅲa 复合物

C. GPⅠa/Ⅱa 复合物
D. FV/X 复合物

二、案例分析题

案例 1

一般资料	科室名称：心血管内科	患者姓名：×××	住院号：×××××
	性　别：男	年　　龄：64 岁	体　重：65kg
临床诊断	1. 冠状动脉肌桥；2. 肝功能不全；3. 隐性梅毒		
其他信息	01.11　患者行冠脉造影术，排除冠心病，诊断为冠状动脉肌桥		
药物治疗方案	01.07—01.20　阿司匹林肠溶片　100mg　饭前口服　qd		
用药点评			
备注			

案例 2

一般资料	科室名称：心血管内二科	患者姓名：×××	住院号：×××××
	性　别：男	年　　龄：93 岁	体　重：未测（卧床）
临床诊断	1. 冠状动脉粥样硬化性心脏病；2. 缺血性心肌病；3. 高血压 2 级（极高危）；4. 胸腔积液；5. 急性左心衰竭；6. 心功能Ⅳ级；7. 急性非 ST 段抬高心肌梗死，Killip 分级Ⅳ级		
其他信息	无		
药物治疗方案	09.27 至今　铝镁匹林片（Ⅱ）　81mg　po　qd		
用药点评			
备注			

案例 3

一般资料	科室名称：心内科	患者姓名：×××	住院号：×××××
	性　别：女	年　　龄：73 岁	体　重：69kg
临床诊断	1. 冠状动脉粥样硬化；2. 高血压 2 级（极高危）高血压性心脏病；3. 糖尿病；4. 肾功能不全；5. 高尿酸血症；6. 左侧单纯性肾囊肿；7. 胆囊息肉		
其他信息	12.12　肌酐 104.7μmol/L；血红蛋白 119g/L		
药物治疗方案	12.12—12.16　吲哚布芬片　0.2g po bid（出院带药） 12.12—12.16　阿托伐他汀钙片　20mg po qd（出院带药） 12.12—12.16　硝苯地平控释片　30mg po qd（出院带药） 12.12—12.16　二甲双胍片　0.5g po bid（出院带药） 12.12—12.16　雷贝拉唑钠肠溶片　10mg po qd（出院带药）		
用药点评			
备注			

案例 4

一般资料	科室名称：神经内科 患者姓名：×××　　住院号：××××× 性　别：女　　　年　龄：79 岁　　体　重：70kg
临床诊断	1. 急性脑梗死 定位：左侧基底节区 TOAST 分型：小动脉闭塞型；2. 高血压 3 级（极高危）；3. 冠心病（心肌缺血型）、心功能 II 级
其他信息	无
药物治疗方案	01.21—01.29　注射用奥扎格雷钠　80mg＋NS　500ml　ivgtt　bid
用药点评	
备注	

案例 5

一般资料	科室名称：内一科　　患者姓名：×××　　住院号：××××× 性　别：女　　　年　龄：70 岁　　体　重：52kg
临床诊断	1. 椎基底动脉供血不足；2. 糖尿病；3. 高血压；4. 先天性右肾萎缩（可能）
其他信息	无
药物治疗方案	11.04—11.25　硫酸氢氯吡格雷片　75mg　po　qd
用药点评	
备注	

案例 6

一般资料	科室名称：心血管科　　患者姓名：×××　　住院号：××××× 性　别：男　　　年　龄：68 岁　　体　重：59kg
临床诊断	1. 右下肢股动脉狭窄；2. 右下肢胫前动脉狭窄（接近闭塞）；3. 右下肢胫后动脉狭窄；4. 高血压 2 级（高危）；5. 痛风
其他信息	09.07　纤维蛋白原 2.65g/L；D-二聚体 0.5μg/ml 08.29　双下肢动脉彩超：①双侧下肢动脉粥样硬化伴多发斑块形成；②斑块致右侧下肢股动脉狭窄（狭窄率为 50%～75%）；③斑块致右侧下肢胫前动脉不规则狭窄，接近闭塞 09.02　下肢 CTA：双下肢动脉粥样硬化改变。右侧股动脉上段中重度狭窄伴部分附壁血栓可能；右侧胫前、胫后动脉部分节段中重度狭窄，以胫前动脉为重
药物治疗方案	09.06—09.10　阿托伐他汀钙片　20mg　po　qn 09.06—09.10　氯沙坦钾片　50mg　po　qd 09.06—09.07　阿司匹林肠溶片　100mg　po　qd 09.06—09.10　替格瑞洛片　90mg　po　bid 09.07—09.10　西洛他唑片　100mg　po　bid
用药点评	
备注	

案例 7

一般资料	科室名称：肾内科二　　患者姓名：×××　　住院号：××××× 性　别：男　　　年　龄：71 岁　　体　重：59.5kg
临床诊断	1. 肾病综合征；2. 慢性肾脏病 3 期 肾性贫血 肾性骨病
其他信息	11.06　血小板计数 219×10⁹/L；D-二聚体 1.85μg/ml；肌酐 83μmol/L；白蛋白 23.8g/L 11.08　尿微量白蛋白/尿肌酐 6165.22mg/g

续表

药物治疗方案	11.07—11.18　双嘧达莫片　50mg　po　tid
	11.12—11.17　低分子量肝素钠注射液　5000U　ih　qd
	11.07—11.17　骨化三醇软胶囊　0.25µg　po　qd
用药点评	
备注	

案例 8

一般资料	科室名称：放射介入科　　　　患者姓名：×××　　　　住院号：××××××
	性　别：男　　　　　　　年　龄：48 岁　　　　　　　体　重：72kg
临床诊断	1. 血管闭塞性脉管炎；2. 双下肢动脉硬化闭塞症；3. 高尿酸血症；4. 低高密度脂蛋白胆固醇血症
其他信息	06.02　肌酐 62µmol/L；丙氨酸氨基转移酶 14U/L；天冬氨酸氨基转移酶 17U/L；碱性磷酸酶 75U/L；总胆红素 9.4µmol/L；血尿酸 450µmol/L；血小板计数 256×10⁹/L；PT 11.4 秒；INR 0.96；APPT 29.7 秒；凝血酶时间 19.4 秒；纤维蛋白原 2.51g/L；尿隐血（－）；大便隐血（－）
药物治疗方案	06.02—06.08　盐酸沙格雷酯片　50mg　po　bid（带药出院）
	06.02—06.08　普瑞巴林胶囊　75mg　po　bid
	06.02—06.08　苯溴马隆片　50mg　po　qd
用药点评	
备注	

案例 9

一般资料	科室名称：心血管内科　　　　患者姓名：×××　　　　住院号：××××××
	性　别：男　　　　　　　年　龄：63 岁　　　　　　　体　重：54kg
临床诊断	1. 稳定型冠心病 心房颤动 心脏扩大 心功能Ⅱ级 PCI 术后；2. 高血压 2 级（极高危）；3. 腰椎滑脱（内固定术后）；4. 甲状腺术后（并双叶结节性甲状腺肿 TI-RADS2 类）；5. 上臂脂肪瘤（右上臂皮下）
其他信息	05.25　肌酐 89µmol/L；丙氨酸氨基转移酶 32U/L；天冬氨酸氨基转移酶 21U/L；碱性磷酸酶 77U/L；总胆红素 13.9µmol/L；低密度胆固醇 3.46mmol/L；血小板计数 201×10⁹/L；PT 14.2 秒；INR 1.09；APPT 33.6 秒；凝血酶时间 17.1 秒；纤维蛋白原 4.1g/L；D-二聚体 0.40mg/L FEU；尿隐血（－）；大便隐血（－）
药物治疗方案	05.25—05.31　利伐沙班片　20mg　po　qd
	05.25—05.31　盐酸沙格雷酯片　100mg　po　tid
	05.25—05.31　苯磺酸氨氯地平片　5mg　po　qd
	05.25—05.31　琥珀酸美托洛尔缓释片　47.5mg　po　qd
	05.25—05.31　阿托伐他汀钙片　20mg　po　qn
用药点评	
备注	

案例 10

一般资料	科室名称：神经内科　　　　患者姓名：×××　　　　住院号：×××××
	性　　别：男　　　　　　年　　龄：80 岁　　　　　　体　重：60kg
临床诊断	1. 大脑动脉狭窄脑梗死；2. 额叶出血；3. 大脑动脉粥样硬化；4. 高血压 3 级（极高危）；5. 2 型糖尿病；6. 冠状动脉粥样硬化性心脏病；7. 心房颤动；8. 慢性胰腺炎；9. 胆囊结石；10. 慢性胆囊炎；11. 输尿管结石；12. 肾结石；13. 高同型半胱氨酸血症；14. 不稳定型心绞痛；15. 心功能Ⅲ级
其他信息	12.22　纤维蛋白原 363mg/dL；肌酐 102µmol/L
	01.02　肌酐 75µmol/L

续表

药物治疗方案	12.23　注射用尤瑞克林 0.15PNA 单位 ＋NS　100ml　ivgtt　qd
	12.23—01.05　盐酸贝那普利片　5mg　po　qd
	12.23—01.05　阿托伐他汀钙片　40mg　po　qn
	12.23—12.27　注射用吡拉西坦　4g ＋NS　250ml　ivgtt　qd
	12.23—01.05　甲钴胺片　0.5mg　po　tid
	12.24—01.05　阿卡波糖片　50mg　po　tid
	12.23—01.01　盐酸二甲双胍片　0.5g　po　tid
	12.26—01.05　苯磺酸左氨氯地平片　2.5mg　po　qd
用药点评	
备注	

参 考 答 案

一、不定项选择题

1. E　2. ABC　3. B　4. ACD　5. D　6. C　7. ABC　8. B　9. B　10. B

二、案例分析题

案例1

答案：超说明书用药、剂量不当、适应证不适宜。阿司匹林用于治疗不稳定型心绞痛、急性心肌梗死、预防心肌梗死复发、动脉血管手术或介入手术后、预防短暂性脑缺血发作和已出现早期症状后预防脑梗死。2021 年，由 ACC/AHA/SCAI 联合发布的《冠状动脉血运重建指南》推荐对于拟行冠脉介入治疗的患者，给予负荷剂量（300mg）的阿司匹林以减少缺血性事件的发生。该患者于 01.11 行冠脉造影术，术前使用阿司匹林肠溶片属于超说明书用药，但是无使用指南推荐的 300mg 负荷剂量的阿司匹林，用药剂量不适宜。诊断冠状动脉肌桥后仍然使用阿司匹林，该药尚无用于冠状动脉肌桥的循证依据，属于无适应证用药。

案例2

答案：有禁忌证。患者为心功能Ⅳ级（NYHA 分级），重度心力衰竭时禁用。

案例3

答案：适应证不适宜、剂量不当。吲哚布芬用于动脉硬化引起的缺血性心血管病变，可考虑作为有胃肠道出血或消化性溃疡病史等阿司匹林不耐受、过敏或胃肠道反应较大者的替代治疗。该患者冠状动脉粥样硬化，非冠状动脉粥样硬化性心脏病，无相关诊断。65 岁以上老年患者及肾功能不全患者，每天 50～100mg bid 为宜。患者 73 岁，单次剂量超出推荐剂量。

案例4

答案：疗程不当。注射用奥扎格雷钠说明书明确规定用药疗程为 14 天，该患者仅使用 9 天。

案例5

答案：超说明书用药。氯吡格雷适用于有以下症状的患者。①近期心肌梗死（从几天到小于 35 天）；②近期缺血性脑卒中（从 7 天到小于 6 个月）；③外周动脉性疾病；④急性冠脉综合征：非 ST 段抬高急性冠脉综合征（包括不稳定型心绞痛或无 Q 波心肌梗死），包括经皮冠状动脉介入术后置入支架的患者，与阿司匹林合用；ST 段抬高急性冠脉综合征，与阿司匹林联合可用于溶栓治疗中。《中国高血压防治指南（2018 年修订版）》抗血小板治疗对心脑血管疾病一级预防的获益主要体现在高危人群，如高血压伴糖尿病、高血压伴慢性肾脏病、50～69 岁心血管高风险者（10 年心血管总风险≥10%或高血压合并 3 项及以上其他危险因素），可用小剂量阿司匹林（75～150mg/d）进行一级预防。阿司匹林不能耐受者可应用氯吡格雷（75mg/d）代替。该患者无相关诊断，但伴有高血压、糖尿病、高龄，根据相关指南，可以选择氯吡格雷预防用药，属于超说明书用药。

案例 6

答案：超说明书用药。替格瑞洛与阿司匹林合用，用于急性冠脉综合征患者或有心肌梗死病史且伴有至少一种动脉粥样硬化血栓形成事件高危因素（见临床试验 PEGASUS 研究）的患者，降低心血管死亡、心肌梗死和脑卒中的发生率。《下肢动脉硬化闭塞症诊治指南（2015 版）》推荐所有行血管重建的患者采用阿司匹林抗血小板治疗，以减少心血管事件的发生，提高通畅率。腹股沟韧带以下动脉裸支架置入术后推荐进行至少 1 个月的双联抗血小板治疗。本例诊断为下肢动脉闭塞，行下肢动脉球囊扩张成形术，无说明书相关适应证，属于超说明书用药。

案例 7

答案：剂量不当。《安徽省成人肾病综合征分级诊疗指南（2016 年版）》指出，当血浆白蛋白低于 20g/L 时，提示存在高凝状态，推荐抗凝的同时可辅以抗血小板药，如双嘧达莫 300～400mg/d，分 3～4 次服，该患者服用剂量较低。

案例 8

答案：剂量不当。该患者为中年男性，无肝肾功能不全、出血倾向等慎重用药表现，同时双侧下肢均存在动脉硬化闭塞症，给药剂量 50mg tid，偏低，建议使用常规剂量 100mg tid。

案例 9

答案：适应证不适宜。该患者诊断为冠心病、高血压等，不符合沙格雷酯的适应证，该药尚无用于冠心病抗血小板治疗的循证推荐。

案例 10

答案：有禁忌证。注射用尤瑞克林禁忌证为脑出血及其他出血性疾病的急性期。该患者额叶出血，存在禁忌证。

（李美娟）

参 考 文 献

国家卫生计生委合理用药专家委员会，中国药师协会，2018. 冠心病合理用药指南（第 2 版）[J].《中国医学前沿杂志（电子版）》，10（6）：1-130.

血小板糖蛋白Ⅱb/Ⅲa 受体拮抗剂在冠状动脉粥样硬化性心脏病治疗的中国专家共识专家组，2016. 血小板糖蛋白Ⅱb/Ⅲa 受体拮抗剂在冠状动脉粥样硬化性心脏病治疗的中国专家共识（2016）[J]. 心肺血管病杂志，35（12）：923-932.

中国微循环学会，糖尿病与微循环专业委员会，2021. 糖尿病微循环障碍临床用药专家共识（2021年版）[J].
　　中国医学前沿杂志（电子版），13（4）：49-57.

中国心血管病预防指南（2017）写作组，中华心血管病杂志编辑委员会，2018. 中国心血管病预防指南
　　（2017）[J]. 中华心血管病杂志，46（1）：10-22.

中国医师协会神经内科医师分会脑血管病学组，2021. 急性脑梗死缺血半暗带临床评估和治疗中国专家共
　　识[J]. 中国神经精神疾病杂志，47（6）：1-12.

中华医学会，中华医学会杂志社，中华医学会全科医学分会，等，2021. 缺血性卒中基层诊疗指南（实践
　　版·2021）[J]. 中华全科医师杂志，20（9）：947-958.

中华医学会儿科学分会心血管学组，中华医学会儿科学分会风湿学组，中华医学会儿科学分会免疫学组，
　　等，2022. 川崎病诊断和急性期治疗专家共识[J]. 中华儿科杂志，60（1）：8.

中华医学会呼吸病学分会，肺栓塞与肺血管病学组，中国医师协会呼吸医师分会，等，2018. 肺血栓栓塞
　　症诊治与预防指南[J]. 中华医学杂志，98（14）：1060-1087.

中华医学会心血管病学分会，动脉粥样硬化与冠心病学组，介入心脏病学组，等，2021. 冠心病双联抗血
　　小板专家共识[J]. 中华心血管病杂志，49（5）：432-454.

中华医学会心血管病学会，2014. 抗血小板药物治疗反应多样性临床检测和处理的中国专家建议[J]. 中华
　　心血管病杂志，42（12）：986-991.

Aboyans V，Ricco J-B，Bartelink M-L，2017. 2017 ESC guidelines on the diagnosis and treatment of peripheral
　　arterial diseases，in collaboration with the European Society for Vascular Surgery（ESVS）. Kardiol Pol，75
　　（11）：1065-1160.

Akers WS，Oh JJ，Oestreich JH，et al，2010. Pharmacokinetics and pharmacodynamics of a bolus and infusion
　　of cangrelor：a direct，parenteral P2Y12 receptor antagonist [J]. J Clin Pharmacol，50（1）：27-35.

Darvish-Kazem S，Douketis JD，2012. Perioperative management of patients having noncardiac surgery who are
　　receiving anticoagulant or antiplatelet therapy：An evidence-based but practical approach[J]. Semin Thromb
　　Hemost，38（7）：652-660.

Eikelboom J W，Hirsh J，Spencer F A，et al，2012. Antiplatelet drugs：Antithrombotic Therapy and Prevention
　　of Thrombosis，9th ed：American College of Chest Physicians Evidence-Based Clinical Practice Guidelines [J].
　　Chest，141（2 Suppl）：e89S-e119S.

Gallieni M，Hollenbeck M，Inston N，et al，2019. Clinical practice guideline on peri- and postoperative care of
　　arteriovenous fistulas and grafts for haemodialysis in adults[J]. Nephrol Dial Transplant，35（12）：2203.

Kalantzi KI，Tsoumani ME，Goudevenos IA，et al，2012. Pharmacodynamic properties of antiplatelet agents：
　　current knowledge and future perspectives[J]. Expert Rev Clin Pharmacol，5（3）：319-336.

Lawton JS，Tamis-Holland JE，Bangalore S，et al，2022. 2021 ACC/AHA/SCAI Guideline for Coronary Artery
　　Revascularization：Executive Summary：A Report of the American College of Cardiology/American Heart
　　Association Joint Committee on Clinical Practice Guidelines[J]. Circulation，145（3）：e4-e17.

Mega JL，Simon T，2015. Pharmacology of antithrombotic drugs：an assessment of oral antiplatelet and
　　anticoagulant treatments[J]. Lancet，386（9990）：281-291.

Merlini PA，Rossi M，Menozzi A，et al，2004. Thrombocytopenia caused by abciximab or tirofiban and its
　　association with clinical outcome in patients undergoing coronary stenting[J]. Circulation，109（18）：
　　2203-2206.

Price MJ，Walder JS，Baker BA，et al，2012. Recovery of platelet function after discontinuation of prasugrel or clopidogrel maintenance dosing in aspirin-treated patients with stable coronary disease: the recovery trial[J]. J Am Coll Cardiol, 59（25）: 2338-2343.

Rabbitts JA, Nuttall GA, Brown MJ, et al, 2008. Cardiac risk of noncardiac surgery after percutaneous coronary intervention with drug-eluting stents[J]. Anesthesiology, 109（4）: 596-604.

Teng R, 2015. Ticagrelor: Pharmacokinetic, Pharmacodynamic and Pharmacogenetic Profile: An Update [J]. Clin Pharmacokinet, 54（11）: 1125-1138.

Teng R, Butler K, 2010. Pharmacokinetics, pharmacodynamics, tolerability and safety of single ascending doses of ticagrelor, a reversibly binding oral P2Y（12）receptor antagonist, in healthy subjects [J]. Eur J Clin Pharmacol, 66（5）: 487-496.

Usta C, Turgut NT, Bedel A, 2016. How abciximab might be clinically useful [J]. Int J Cardiol, 222: 1074-1078.

Visseren FLJ, Mach F, Smulders YM, 2021. 2021 ESC Guidelines on cardiovascular disease prevention in clinical practice[J]. Eur Heart J, Sep 7; 42（34）: 3227-3337.

Yang J, Ma YQ, Page RC, et al, 2009. Structure of an integrin alphaIIb beta3 transmembrane-cytoplasmic heterocomplex provides insight into integrin activation[J]. Proc Natl Acad Sci U S A, 106（42）: 17729-17734.

第五章 溶栓药物的处方点评

溶栓药（thrombolytic drug）又称为纤维蛋白溶解药（fibrinolytic drug），通过降解血栓中的纤维蛋白来溶解血栓，在治疗急性期血栓性疾病、恢复组织灌注中起到非常关键的作用，因此溶栓药物的合理应用会大大降低血栓性疾病的致残率和死亡率。

临床上常见的由血栓形成引发的急性事件包括急性心肌梗死、肺栓塞、缺血性脑卒中、深静脉血栓形成等。目前溶栓治疗是急性血栓性疾病的重要治疗措施。溶栓药物分为内源性或外源性纤溶酶原激活剂（图 5-1），可以直接或间接激活纤溶酶原，使之转变为有活性的纤溶酶，进而溶解已形成的血凝块（纤维蛋白），最终使血栓溶解，在末端组织坏死前恢复已堵塞血管的血流。理论上，任何引起临床症状的血栓性疾病都可采用溶栓治疗，然而溶栓治疗也可带来出血等严重并发症，所以使用时需要权衡利弊，在临床获益与风险之间做出选择。选择适用于溶栓治疗的患者取决于临床条件（关键在于尽早开始治疗），避免选择有禁忌证的患者，若掌握不好适应证与禁忌证，可使病情加重，还有造成出血的危险，甚至危及生命，尤其是那些有颅内出血消化道出血倾向的患者，以及患有低血压、严重低氧血症、心力衰竭或呼吸疾病的患者。

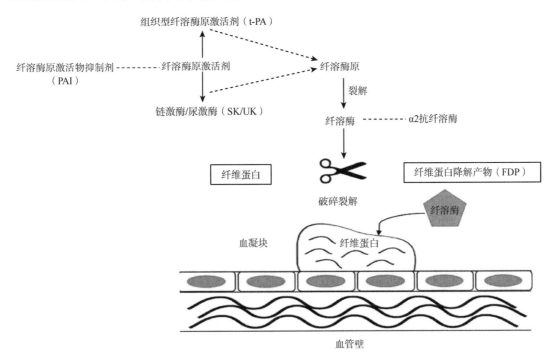

图 5-1　溶栓药物的药理作用

第一节 溶栓药物的分类与作用特点

目前临床上应用的溶栓药物均属于纤溶酶原激活剂（PA）。当溶栓药物进入体内后可水解纤溶酶原的肽键，使无活性的单链纤溶酶原转变为有活性的双链纤溶酶。纤溶酶可以降解血浆中的纤维蛋白原及凝血因子，也可降解血栓中的纤维蛋白，在发生血管阻塞的局部发生溶栓效应。按对纤溶酶激活的方式分类，可将临床上常用的溶栓药物分为非特异性溶栓药物和特异性溶栓药物两类，也可根据上市的先后和药物特点，分为三代溶栓药物。第一代溶栓药物是由微生物提纯精制而得，主要有链激酶（streptokinase，SK）、尿激酶（urokinase，UK）等，这些都是外源性纤溶酶原激活剂，它们的溶栓作用相对较强，但临床使用时最大的缺点是缺乏纤维蛋白特异性，容易引起严重的出血反应，且药物在血液循环中存在的时间也较短。而第二代溶栓药物为高度选择性溶栓药物，包括组织型纤溶酶原激活剂（t-PA）如阿替普酶（alteplase），它们具有纤维蛋白特异性，极大程度上减轻了出血等不良反应。第三代溶栓药物是针对第一、二代溶栓药物纤维蛋白特异性差、体内半减期短、需大剂量连续用药等弊端，进行改造开发的新型溶栓药物。与第二代溶栓药物相比，第三代溶栓药物能快速溶栓、半衰期较长，并增强了对血浆蛋白酶抑制剂的抵抗或者增加了与纤维蛋白的选择性亲和力，使血管再通率更高。第三代溶栓药物以瑞替普酶（reteplase，r-PA）为代表，还包括重组葡萄球菌激酶（recombinant staphylokinase，r-Sak）、替奈普酶（tenecteplase，TNKase，TNK-tPA）等。t-PA 的新一代缺失变异体、嵌合型溶栓药物和靶向性溶栓药物等类型是近年来研究的热点，它们代表着第三代溶栓药物的发展方向。常用溶栓药物的药物作用机制及药代动力学特征见表 5-1。

表 5-1 常用的溶栓药物的药物作用机制及药代动力学特征

	第一代溶栓药物		第二代溶栓药物	第三代溶栓药物	
	链激酶	尿激酶	阿替普酶	瑞替普酶	替奈普酶
作用机制	与纤溶酶原结合后形成活性复合物，裂解其他纤溶酶原分子上的肽键，导致纤溶酶激活，溶解血栓	直接作用于内源性纤维蛋白溶解系统，使纤溶酶原转变为纤溶酶，提高血管 ADP 酶活性，抑制 ADP 诱导的血小板聚集，预防血栓形成	通过与纤维蛋白结合并将纤溶酶原激活，启动局部纤维蛋白溶解	通过与纤维蛋白结合并将纤溶酶原激活，启动局部纤维蛋白溶解	通过与纤维蛋白结合并将纤溶酶原激活，启动局部纤维蛋白溶解
给药途径	iv	iv	iv	iv	iv
生物利用度（%）	100	100	100	100	100
分布容积	未知	未知	约等于血浆容量	未知	约等于血浆容量
代谢	主要经肝清除	主要经肝清除	主要经肝清除	未知	主要经肝清除
消除半衰期（min）	快时相：5～30 慢时相：83	≤20	5	11～16	11～20

续表

	第一代溶栓药物		第二代溶栓药物	第三代溶栓药物	
	链激酶	尿激酶	阿替普酶	瑞替普酶	替奈普酶
排泄途径	胆汁	胆汁和尿	迅速从循环中清除	肾脏	未知
全身纤维蛋白原消耗	明显	明显	轻度	中度	极小
妊娠分级	未知	C级	C级	C级	C级
哺乳期可否应用	禁用	未知	未知	未知	未知
肝功能不全	严重肝功能不全禁用	严重肝功能不全减少药物清除	严重肝功能不全增加出血风险	严重肝功能不全增加出血风险	轻中度肝功能不全无须调整剂量，严重肝功能损害需权衡出血风险
肾功能不全	严重肾功能不全禁用	严重肾功能不全增加出血风险	严重肾功能不全增加出血风险	无须调整剂量，严重肾功能不全增加出血风险	无须调整剂量，严重肾功能不全增加出血风险
血液透析/腹膜透析	尚不明确	尚不明确	尚不明确	尚不明确	尚不明确
监测	监测出血表现	监测出血表现	监测出血表现	监测出血表现	监测出血表现
抗原性	有	无	无	无	无
主要不良反应	发热、寒战、恶心、呕吐、肩背痛、过敏、低血压及出血	出血、过敏、消化道反应	出血、过敏、心律失常、胆固醇栓塞、再灌注相关不良反应	出血、过敏、心律失常、胆固醇栓塞、再灌注相关不良反应	出血、心律失常、再灌注相关不良反应

一、第一代溶栓药

链激酶是由 β-溶血性链球菌的培养液提纯精制而得的，是一种单链糖蛋白，分子量约为 47kDa。链激酶能促进体内纤维蛋白溶解系统的活力。进入人体后，链激酶首先与纤溶酶原以 1∶1 的化学浓度比例结合形成复合物，使纤溶酶原的构型发生改变，暴露出活性位点，把纤溶酶原激活成纤溶酶，纤溶酶能迅速水解血栓中的纤维蛋白，导致血栓溶解。同时链激酶的溶栓作用因为纤维蛋白的存在而增强，除了水解血栓中的纤维蛋白、降解纤溶酶原外，链激酶还能降解凝血因子 V 和 FⅦ，因此能治疗以血栓形成为主要病理变化的疾病。

链激酶通过静脉给药，进入体内后迅速分布，15 分钟后主要分布在肝（34%）、肾（12%）、胃肠（7.3%），在血浆中的浓度呈指数衰减，主要从肝脏经胆道排出，仍保有生物活性。链激酶是由病原性溶血性链球菌发酵而得，所以具有一定的抗原性，人体常受链球菌感染，故体内可能有链激酶的抗体存在。此外，链激酶作为一种异体蛋白，也会引起皮疹、药热等过敏反应。临床使用时链激酶的剂量不容易掌握，出血的风险比较大，制备中残存的细菌溶血素对心肌及肝脏均有不同程度的损害，现已较少应用。

尿激酶是最早发现的纤溶酶原激活剂，一般从人尿或人胚肾上皮细胞培养液中提取制备，没有抗原性。它能直接作用于内源性纤维蛋白溶解系统，能催化裂解纤溶酶原形成纤溶酶，不仅能降解纤维蛋白凝块，还能降解血液循环中的纤维蛋白原、凝血因子 V 和凝血因子Ⅷ等，发挥溶栓作用。此外，尿激酶还能提高血管 ADP 酶活性，抑制 ADP 诱导血小板聚集，预防血栓形成。尿激酶静脉给药后经肝快速清除，血浆半衰期≤20 分钟，少量药物经胆汁和尿液排出，肝功能受损的患者半衰期延长。由于尿激酶缺乏特异性，使用时会增加纤溶酶活性，降低血液循环中的未结合型纤溶酶原和纤维蛋白结合的纤溶酶原，产生全身性纤溶亢进，继而导致严重的出血现象。

二、第二代溶栓药

1979 年，Rijkin 实验室首先从子宫组织中提取得到组织型纤溶酶原激活剂，此后发现，来自血液、子宫组织和血管内皮细胞的纤溶酶原激活剂都有相同的免疫学特性，皆属 t-PA 系列，t-PA 主要在肝脏代谢，半衰期为 5～8 分钟。t-PA 是一种天然糖蛋白，为最主要的生理性纤溶酶原激活剂，可通过其赖氨酸残基选择性地与血栓表面的纤维蛋白结合，激活血栓中已与纤维蛋白结合的纤维蛋白原，使之转变成纤维蛋白，继而溶解纤维蛋白，使血栓溶解。生理情况下，t-PA 具有较弱的纤溶酶原激活作用，与纤维蛋白结合后可致构形改变，使 t-PA 与纤溶酶原结合力增加 600 倍。因此 t-PA 具有纤维蛋白特异性，溶栓的同时不会引起全身纤溶激活状态。基因重组组织型纤溶酶原激活剂 rt-PA 的单链形式称为阿替普酶，其双链形式则称为度替普酶（duteplase），阿替普酶由黑素瘤细胞株生产，分子量为 70kDa，主要经肝代谢，相对半衰期为 4～5 分钟，因其对血栓纤维蛋白有选择性，对全身纤溶活性影响较小，安全性较高，出血风险较小，目前广泛用于临床溶栓治疗。需注意的是，阿替普酶使用时应严格规避禁忌证，特别需要注意的是阿替普酶静脉滴注时不可与其他药物配伍，也不能用葡萄糖注射液稀释，使用期间应严格控制滴速，不能随意调整。

三、第三代溶栓药

瑞替普酶是 t-PA 的一个衍生物，可以通过重组 DNA 技术从无活性的大肠埃希菌包涵体内获得，在体外经过肽链折叠和色谱分离纯化技术转变为有活性的形式，分子为非糖基化单链，分子量为 39kDa，与 t-PA 相比，结构改变的瑞替普酶继续保留了较强的纤维蛋白选择性溶栓作用，可经肝脏和肾脏排泄，以肾脏排泄为主，同时与肝脏的清除受体结合力降低，肝功能不全时对其排泄无明显影响，血浆半衰期显著延长（11～16 分钟），严重肾功能不全时可使其排泄延迟。通常通过静脉注射直接给药，使用更方便。t-PA 与血栓结合较紧密，而瑞替普酶与血栓结合相对松散，该特点会明显提高瑞替普酶对血凝块的穿透力，增强了其溶栓能力，其血管再通率优于阿替普酶，且对全身纤溶活性影响较小，安全性更高，出血性较小。使用瑞替普酶治疗期间，还应监护患者是否出现胆固醇栓塞。

替奈普酶为 rt-PA 的变构体，通过取代 rt-PA 的 3 个结构位点氨基酸而来。与 rt-PA 相比，替奈普酶血浆初始半衰期由短于 5 分钟提高至约 24 分钟，纤维蛋白特异性提高 14 倍，血浆清除率下降了 75%～87.5%，可单次静脉注射，持续时间长。此外，替奈普酶对抗内源性纤溶酶原激活物抑制物（plasminogen activator inhibitor，PAI）的能力是 t-PA 的 80 倍，抗 α2-抗纤溶酶的活性也较 t-PA 显著提高，静脉注射只需 t-PA 剂量的一半就有效，临床试验所得的数据表明其安全性和疗效评价与 t-PA 相似。替奈普酶无抗原性，一次注射只需 5 秒钟。临床用于急性心肌梗死的溶栓治疗，能有效改善病情，亦可用于心肌梗死患者入院前治疗（如救护车或家中的急救）及急性缺血性脑卒中。

第二节　案例分析

一、尿　激　酶

阳丽梅

案例 1

一般资料	科室名称：血管与肿瘤介入科　　患者姓名：×××　　　住院号：××××××××
	性　别：女　　　　　年　龄：24 岁　　　　体　重：90kg
临床诊断	1. 肠系膜静脉血栓形成；2. 腹膜炎；3. 门静脉血栓形成
其他信息	无
药物治疗方案	03.08—03.11　注射用尿激酶　20 万 U＋NS　50ml　肠系膜上静脉导管泵入（10ml/h）持续泵入
用药点评	超说明书用药。注射用尿激酶用于急性广泛性肺栓塞、胸痛 6～12 小时内的冠状动脉栓塞和心肌梗死、症状短于 3～6 小时的急性期脑血管栓塞、视网膜动脉栓塞、外周动脉栓塞、严重的髂股静脉血栓形成者、人工心脏瓣膜手术后预防血栓形成，保持血管插管、胸腔及心包腔引流管的通畅。患者无上述适应证，属于超说明书用药
备注	

案例 2

一般资料	科室名称：血管外科　　　患者姓名：×××　　　住院号：××××××××
	性　别：女　　　　　年　龄：72 岁　　　　体　重：56kg
临床诊断	1. 左下肢静脉血栓形成；2. 肺栓塞术后；3. 高血压 3 级（极高危）；4. 贫血
其他信息	无
药物治疗方案	01.18—01.20　注射用尿激酶　20 万 U＋NS　250ml　ivgtt　qd
用药点评	剂量不当。《深静脉血栓形成的诊断和治疗指南（第三版）》指出，尿激酶用于下肢深静脉血栓，一般首剂 4000U/kg，30 分钟静脉注射，继以 60 万～120 万 U/d，维持 72～96 小时，必要时延长至 5～7 天。该患者的给药剂量为 20 万 U/d，低于推荐剂量
备注	

案例 3

一般资料	科室名称：呼吸内科　　　患者姓名：×××　　　住院号：××××××××
	性　别：女　　　　　年　龄：62 岁　　　　体　重：60kg
临床诊断	1. 双侧肺动脉栓塞；2. 下腔静脉栓塞；3. 肺动脉高压；4. 高血压 3 级（极高危）
其他信息	无
药物治疗方案	12.25—12.31　注射用尿激酶　30 万 U＋NS　50ml　ivvp（2ml/h）qd

续表

用药点评	剂量不当。注射用尿激酶用于肺动脉栓塞，推荐剂量为初次按照体重 4400U/kg，用 NS 或 GS 配制，以 90ml/h 速度在 10 分钟内滴完；之后以 4400U/h 的速度连续静脉滴注 2 小时或 12 小时。经计算该患者剂量为 12000U/h，高于推荐剂量
备注	

案例 4

一般资料	科室名称：血管外科	患者姓名：×××　　　　住院号：×××××××
	性　　别：男　　　　年　　龄：52 岁　　　　体　重：80kg		

临床诊断	左下肢静脉血栓形成
其他信息	无
药物治疗方案	12.29—12.31　注射用尿激酶　25 万 U + NS　50ml　左下肢静脉导管溶栓（2ml/h）qd 12.29—12.31　注射用尿激酶　50 万 U + NS　50ml　鞘管溶栓（2ml/h）qd 12.29—12.31　肝素钠注射液　2500U + NS　50ml　左下肢静脉导管入（2ml/h）qd 12.29—12.31　依诺肝素钠注射液　0.6ml　ih　q12h
用药点评	联合用药不当。尿激酶能直接作用于内源性纤维蛋白溶解系统，催化裂解纤溶酶原形成纤溶酶。纤溶酶可以直接溶解血栓，也可以降解循环中的纤维蛋白原、凝血因子 V 和凝血因子Ⅷ等。而肝素与抗凝血酶Ⅲ结合后，抑制凝血因子Ⅱ、Ⅸ、Ⅹ、Ⅺ、Ⅻ等凝血因子的活化，进而抑制凝血系统中的凝血因子Ⅱ、Ⅹ及纤维蛋白原的活化，依诺肝素也同样与抗凝血酶Ⅲ结合后发挥抗凝作用，作用机制与肝素钠相似，但是对 Xa 因子的抑制活性更高。由此可见，三者对凝血系统的多种凝血因子的活化均有影响，联合使用会导致患者出血风险增加，因此联合用药不当
备注	

案例 5

一般资料	科室名称：血管与肿瘤介入科	患者姓名：×××　　　　住院号：×××××××
	性　　别：男　　　　年　　龄：37 岁　　　　体　重：63kg		

临床诊断	右下肢动脉血栓形成
其他信息	无
药物治疗方案	1.15—1.17　注射用尿激酶　20 万 U　ivvp（6ml/h）持续泵入 01.5—01.12　阿司匹林肠溶片　100mg　po　qd 01.15—01.20　硫酸氢氯吡格雷片　75mg　po　qd
用药点评	联合用药不当。尿激酶能直接作用于内源性纤维蛋白溶解系统，催化裂解纤溶酶原形成纤溶酶。纤溶酶可以直接溶解血栓，也可以降解循环中的纤维蛋白原、凝血因子 V 和凝血因子Ⅷ等，最大的不良反应是出血。阿司匹林和氯吡格雷均为抗血小板药，最常见的不良反应也是出血，不建议联合使用
备注	

案例 6

一般资料	科室名称：血管外科	患者姓名：×××　　　　住院号：×××××××
	性　　别：男　　　　年　　龄：37 岁　　　　体　重：63kg		

临床诊断	1. 左下肢深静脉血栓形成；2. 高血压 2 级（高危）；3. 双侧多发肺动脉栓塞
其他信息	无
药物治疗方案	04.21—04.30　注射用尿激酶　30 万 U + NS　250ml　ivgtt　qd 04.25—04.29　洛索洛芬钠片　60mg　po　bid

续表

用药点评	联合用药不当。尿激酶是溶栓药，最常见的不良反应是出血；洛索洛芬是非选择性非甾体抗炎药，会影响前列腺素 G 的合成，减少消化黏膜保护因子，增加消化道出血风险，两者联用不良反应增加，不建议联用
备注	

案例 7

一般资料	科室名称：神经外科　　　患者姓名：×××　　　住院号：××××××××
	性　　别：女　　　年　　龄：52 岁　　　体　　重：69kg
临床诊断	1. 化脓性脑室炎；2. 继发性多个脑室出血（双侧脑室、第三脑室、第四脑室）；3. 高血压 2 级（极高危）；4. 2 型糖尿病；5. 泌尿系感染
其他信息	05.25　患者左侧脑脊液引流管引流不畅
药物治疗方案	05.25　注射用尿激酶　20 万 U　左侧脑脊液引流管注入　st
	05.25　注射用尿激酶　10 万 U　右侧脑脊液引流管注入　st
用药点评	超说明书用药。注射用尿激酶用于急性广泛性肺栓塞、胸痛 6～12 小时内的冠状动脉栓塞和心肌梗死、症状短于 3～6 小时的急性期脑血管栓塞、视网膜动脉栓塞、外周动脉栓塞、严重的髂股静脉血栓形成者、人工心脏瓣膜手术后预防血栓形成，保持血管插管、胸腔及心包腔引流管的通畅。患者左侧脑脊液引流管引流不畅，考虑血凝块形成，予尿激酶局部使用溶解血凝块，属于超说明书用药
	有禁忌证。尿激酶禁用于急性脑出血患者，该患者存在脑出血，尿激酶局部使用可能加重脑出血，属于禁忌证用药
备注	

二、重组人尿激酶原

庄志鹤

案例 1

一般资料	科室名称：胸痛中心　　　患者姓名：×××　　　住院号：××××××
	性　　别：男　　　年　　龄：39 岁　　　体　　重：63kg
临床诊断	1. 急性非 ST 段抬高心肌梗死；2. 冠心病；3. 心功能 I 级（Killip 分级）；4. 高血压 3 级（极高危）；5. 低钾血症
其他信息	4.4　肌酐 77μmol/L；纤维蛋白原 3.16g/L
药物治疗方案	04.03　注射用重组人尿激酶原　20mg　冠脉注射　st
	04.03—04.06　阿司匹林肠溶片　100mg　po　qd
	04.03—04.06　替格瑞洛片　90mg　po　bid
	04.03—0.06　瑞舒伐他汀钙片　10mg　po　qn
	04.04—04.06　硝酸异山梨酯片　10mg　po　tid
	04.04—04.06　氯化钾缓释片　1g　po　tid
用药点评	适应证不适宜。重组人尿激酶原用于急性 ST 段抬高心肌梗死的治疗。本品应在症状发生后时间窗内尽可能早期使用。该患者诊断为急性非 ST 段抬高心肌梗死，不符合用药指征
	给药途径不当。重组人尿激酶原给药途径为静脉注射、静脉滴注。该患者给药途径为冠脉注射，属于给药途径不当
备注	

案例 2

一般资料	科室名称：胸痛中心　　　　患者姓名：×××　　　　住院号：×××××× 性　别：女　　　　年　龄：68岁　　　　体　重：80kg
临床诊断	1. 急性非 ST 段抬高心肌梗死；2. 冠心病；3. 心功能 II 级（Killip 分级）；4. 胸腔积液；5. 心律失常；6. 窦性心动过缓；7. 频发房性期前收缩伴部分 P 波未下传；8. 频发室性期前收缩；9. 高血压 3 级（极高危）；10. 高血压性心脏病；11. 心脏扩大；12. 脂肪肝；13. 甲状腺功能减退；14. 血尿待诊 泌尿系感染；15. 高尿酸血症
其他信息	12.24　肌酐 86.0μmol/L；纤维蛋白原 3.43g/L 12.26　纤维蛋白原 3.00g/L 12.29　肌酐 97.0μmol/L
药物治疗方案	12.23　注射用重组人尿激酶原　20mg　冠脉注射　st 12.23—01.06　阿司匹林肠溶片　100mg　po　qd 12.23—01.06　替格瑞洛片　90mg　po　bid 12.23—01.06　瑞舒伐他汀钙片　10mg　po　qn 12.23—01.06　硝酸异山梨酯片　10mg　po　tid 12.24—12.28　左甲状腺素钠片　50μg　po　qd 12.28—01.06　左甲状腺素钠片　75μg　po　qd 12.28—01.03　注射用头孢哌酮钠舒巴坦钠　3g＋NS　100ml　ivgtt　q12h
用药点评	适应证不适宜。重组人尿激酶原用于急性 ST 段抬高心肌梗死的治疗。本品应在症状发生后时间窗内尽可能早期使用。该患者诊断为急性非 ST 段抬高心肌梗死，不符合用药指征 有禁忌证。重组人尿激酶原不可用于如下有高危出血倾向者： -近期（30 天内）有活动性出血（胃肠道溃疡、咯血、痔疮、便血等）患者； -3 个月内做过手术或活体组织检查，心肺复苏（体外心脏按压、心内注射、气管插管等），不能实施压迫部位的血管穿刺及外伤史； -控制不满意的高血压（血压≥180/110mmHg）或不能排除主动脉夹层动脉瘤； -有出血性脑卒中和血管栓塞病史者（包括短暂性脑缺血发作）； -对扩容治疗和血管加压药无反应的休克； -妊娠、细菌性心内膜炎、二尖瓣病变且有心房颤动且高度怀疑左心腔内有血栓者； -出血性疾病或出血倾向、严重的肝肾功能不全及进展性疾病； -糖尿病合并视网膜病变者； -意识障碍患者。 该患者脑出血病史 10 余年，保守治疗（具体不详），存在禁忌证 给药途径不当。重组人尿激酶原给药途径为静脉注射、静脉滴注。该患者给药途径为冠脉注射，给药途径不当
备注	

案例 3

一般资料	科室名称：心内科　　　　患者姓名：×××　　　　住院号：×××××× 性　别：男　　　　年　龄：56岁　　　　体　重：未测（平车入院）
临床诊断	1. 急性下壁心肌梗死；2. 原发性高血压 3 级（极高危）；3. 脑梗死后遗症期；4. 双下肢动脉血栓
其他信息	10.21　纤维蛋白原 3.67g/L 10.26　肌酐 136.6μmol/L

续表

药物治疗方案	10.21　注射用重组人尿激酶原　20mg　冠脉注射　st 10.21—10.27　苯磺酸左氨氯地平片　2.5mg　po　qd 10.21—10.23　低分子量肝素钙注射液　5000U　sc　q12h 10.24—10.27　依诺肝素钠注射液　4000U　sc　q12h 10.22—10.27　阿司匹林肠溶片　100mg　po　qd 10.22—10.27　硫酸氢氯吡格雷片　75mg　po　qd 10.22—10.27　阿托伐他汀钙胶囊　10mg　po　qn
用药点评	给药途径不当。重组人尿激酶原用于急性 ST 段抬高心肌梗死的溶栓治疗。给药途径为静脉注射、静脉滴注，无冠脉注射给药途径 剂量不当。用于急性 ST 段抬高心肌梗死的治疗，一次用量 50mg。先将 20mg 注射用尿激酶原用 10ml NS 溶解后，3 分钟内静脉注射完毕，其余 30mg 溶于 90ml NS，30 分钟内滴注完毕。该患者给药剂量低于推荐剂量
备注	《急性 ST 段抬高型心肌梗死溶栓治疗的合理用药指南（第 2 版）》中提到，对于冠状动脉造影发现的血栓高负荷患者，可给予尿激酶原 10～20mg 冠状动脉内靶向溶栓，达到降低冠状动脉内整体血栓负荷及预防无复流发生的治疗效果

案例 4

一般资料	科室名称：ICU　　　　患者姓名：×××　　　　住院号：×××××× 性　　别：女　　　　　年　　龄：94 岁　　　　体　　重：未测（平车入院）
临床诊断	1. 急性 ST 段抬高心肌梗死；2. 冠心病；3. 心律失常
其他信息	8.14　肌酐 82.60μmol/L；纤维蛋白原 1.08g/L 8.15　肌酐 99.10μmol/L；纤维蛋白原 1.43g/L 8.19　纤维蛋白原 2.43g/L
药物治疗方案	08.13　注射用重组人尿激酶原　15mg＋NS　10ml　iv　st 08.13　注射用重组人尿激酶原　15mg＋NS　100ml　ivgtt（30 分钟内滴注完）　st 8.14—8.19　阿托伐他汀钙胶囊　10mg　po　qd 8.14—8.19　盐酸贝那普利片　5mg　po　qd 8.14—8.19　阿司匹林肠溶片　100mg　po　qd 8.14—8.19　硫酸氢氯吡格雷片　75mg　po　qd
用药点评	剂量不当。注射用重组人尿激酶原用于急性 ST 段抬高心肌梗死直接溶栓治疗，一次用 50mg，先将 20mg（4 支）注射用重组人尿激酶原用 10ml NS 溶解后，3 分钟内静脉注射完毕，其余 30mg（6 支）溶于 90ml NS，30 分钟内静脉滴注完毕。该患者先后的给药剂量均为 15mg，低于推荐剂量
备注	

案例 5

一般资料	科室名称：心内科　　　　患者姓名：×××　　　　住院号：×××××× 性　　别：女　　　　　年　　龄：70 岁　　　　体　　重：未测（平车入院）
临床诊断	1. 急性心肌梗死　心界不大　窦性心律　心功能Ⅳ级（Killip 分级）；2. 心源性休克；3. 急性左心衰竭；4. 肺部感染；5. 原发性高血压
其他信息	1.26　肌酐 121.4μmol/L；纤维蛋白原 3.97g/L 1.27　肌酐 139.2μmol/L；纤维蛋白原 2.04g/L 1.28　肌酐 148.5μmol/L；纤维蛋白原 4.96g/L 1.29　肌酐 158.1μmol/L 1.30　肌酐 194.60μmol/L

续表

药物治疗方案	01.26 注射用重组人尿激酶原 20mg+NS 10ml iv st 01.26 注射用重组人尿激酶原 30mg+NS 50ml ivgtt（30分钟内滴完）st 1.26—1.30 阿司匹林肠溶片 100mg po qd 1.26—1.30 硫酸氢氯吡格雷片 75mg po qd
用药点评	溶媒用量不当。注射用重组人尿激酶原用于急性ST段抬高心肌梗死直接溶栓治疗，一次用50mg，先将20mg（4支）注射用重组人尿激酶原用10ml NS溶解后，3分钟内静脉注射完毕，其余30mg（6支）溶于90ml NS，30分钟内静脉滴注完毕。该患者的第二次给药溶媒用量为50ml，低于推荐剂量90ml
备注	

三、阿替普酶

郭思彤

案例1

一般资料	科室名称：神经内科　　　　患者姓名：×××　　　　住院号：××××× 性　别：女　　　　年　龄：65岁　　　　体　重：卧床
临床诊断	1. 脑梗死（超早期 左侧大脑中动脉）；2. 脑梗死恢复期；3. 脑梗死后遗症；4. 原发性高血压；5. 高脂血症；6. 支气管哮喘；7. 子宫、双侧附件切除术后；8. 睡眠障碍
其他信息	07.19 主诉：右侧肢体麻木无力2小时；既往史：1个月前脑梗死病史 07.19 血压134/76mmHg；血红蛋白137g/L；血小板计数264×10⁹/L；INR 0.95；APPT 34秒；纤维蛋白原3.35g/L
药物治疗方案	07.19 注射用阿替普酶 5mg iv st 07.19 注射用阿替普酶 45mg ivvp st 07.20—07.27 阿托伐他汀钙片 20mg po qn 07.21—07.27 硫酸氢氯吡格雷片 75mg po qd 07.21—07.27 胞磷胆碱钠胶囊 0.2g po tid
用药点评	有禁忌证。治疗急性缺血性脑卒中时的禁忌如下： （1）缺血性脑卒中症状发作已超过4.5小时尚未开始静脉滴注治疗或无法确知症状发作时间 （2）开始治疗前神经功能缺陷轻微或症状迅速改善 （3）经临床（NIHSS评分>25分）和（或）影像学检查评定为严重脑卒中 （4）脑卒中发作时伴随癫痫发作 （5）CT扫描显示有颅内出血迹象 （6）尽管CT扫描未显示异常，但仍怀疑蛛网膜下腔出血 （7）48小时内曾使用肝素且凝血活酶时间高于实验室正常值上限 （8）有脑卒中史并伴有糖尿病 （9）近3个月内有脑卒中病史 （10）血小板计数低于100×10⁹/L （11）收缩压高于185mmHg或舒张压高于110mmHg，或需要强力（静脉内用药）治疗手段以控制血压在限制范围内 （12）血糖低于50mg/dl或高于400mg/dl 该患者近3个月内有脑卒中病史，属于有禁忌证用药
备注	

案例 2

一般资料	科室名称：神经内科 患者姓名：××× 住院号：××××× 性 别：男 年 龄：65 岁 体 重：75kg
临床诊断	1. 脑梗死（超早期 右侧大脑中动脉）；2. 原发性高血压；3. 高脂血症；4. 2 型糖尿病
其他信息	03.11 主诉：右侧肢体无力、言语不清 3 小时；既往史无特殊 03.11 血压 199/123mmHg；血红蛋白 128g/L；血小板计数 189×10⁹/L；INR 1.03；APPT 36 秒；纤维蛋白原 3.12g/L
药物治疗方案	03.11 注射用阿替普酶 6.75mg iv st 03.11 注射用阿替普酶 60.75mg ivvp st 03.11—03.18 阿托伐他汀钙片 40mg po qn 03.12—03.18 硫酸氢氯吡格雷片 75mg po qd 03.12—03.18 阿司匹林肠溶片 0.1g po qd
用药点评	有禁忌证。患者入院时血压 199/123mmHg，收缩压高于 185mmHg，舒张压高于 110mmHg，未使用降压药控制血压在限制范围内，即给予阿替普酶溶栓治疗
备注	

案例 3

一般资料	科室名称：重症医学科二区 患者姓名：××× 住院号：××××× 性 别：女 年 龄：81 岁 体 重：未测（卧床）
临床诊断	1. 肺动脉栓塞（高危）；2. 肠瘘；3. 双肺炎症；4. 冠心病；5. 双侧胸腔积液；6. 急性腹膜炎；7. 双侧放射冠腔隙性脑梗死；8. 肝囊肿（？）；9. 左侧肾上腺结节性质待查；10. 中度贫血
其他信息	07.31 既往史：13 天前行"左半结肠部分切除+结肠造瘘术" 08.12 抢救记录：患者心悸、气促伴全身冷汗，心率 130～150 次/分，血压（80～90）/（40～50）mmHg，指脉氧 80%～95%，呼吸 30～34 次/分；血红蛋白 93g/L；血小板计数 171×10⁹/L；INR 1.11；APPT 40.2 秒；纤维蛋白原 2.88g/L
药物治疗方案	08.12 注射用阿替普酶 5mg iv st 08.12 注射用阿替普酶 45mg ivvp st 08.12 注射用亚胺培南西司他丁钠 1.0g＋NS 100ml ivgtt q8h
用药点评	有禁忌证。有如下高危出血倾向者禁用： （1）目前或过去 6 个月中有显著的出血性疾病 （2）已知出血体质 （3）患者接受有效的口服抗凝治疗，如华法林（INR＞1.3） （4）显著的或是近期有严重的或危险的出血 （5）已知有颅内出血史或疑有颅内出血 （6）疑有蛛网膜下腔出血或处于因动脉瘤而导致蛛网膜下腔出血状态 （7）有中枢神经系统病变史或创伤史（如肿瘤、动脉瘤及颅内或椎管内手术） （8）最近（10 天内）曾进行有创的心外按压、分娩或非压力性血管穿刺（如锁骨下或颈静脉穿刺） （9）严重的未得到控制的动脉高血压 （10）细菌性心内膜炎或心包炎 （11）急性胰腺炎 （12）最近 3 个月有胃肠溃疡史、食管静脉曲张、动脉瘤或动脉/静脉畸形史 （13）出血倾向的肿瘤 （14）严重的肝病，包括肝衰竭、肝硬化、门静脉高压（食管静脉曲张）及活动性肝炎 （15）最近 3 个月内有严重的创伤或大手术 患者 3 个月内"行左半结肠部分切除术+结肠造瘘术"，属阿替普酶溶栓禁忌证
备注	

案例 4

一般资料	科室名称：呼吸内科	患者姓名：×××	住院号：×××××
	性　别：男	年　龄：47 岁	体　重：72.2kg

临床诊断	1. 肺动脉高压；2. 肺栓塞（高危）；3. 肺源性心脏病；4. 高尿酸血症；5. 高脂血症；6. 烟草依赖

其他信息	11.17　主诉：反复胸痛 9 个月，加重 10 天；既往史无特殊
	11.19　血压 111/82mmHg；血红蛋白 123g/L；血小板计数 208×10⁹/L；INR 0.95；APPT 39.5 秒；纤维蛋白原 3.08g/L

药物治疗方案	11.18—11.25　阿托伐他汀钙片　20mg　po　qn
	11.19　注射用阿替普酶　5mg　iv　st
	11.19　注射用阿替普酶　145mg　ivvp　st
	11.20—11.25　那曲肝素钙注射液　6150U　sc　q12h

用药点评	剂量不当。注射用阿替普酶用于血流不稳定的急性大面积肺栓塞治疗的推荐剂量为体重<65kg 推荐 50～100mg，体重≥65kg 推荐 100mg，持续 2 小时静脉滴注，总剂量不超过 1.5mg/kg。该患者体重 72.2kg，给药剂量为 150mg，超过推荐剂量

备注	

案例 5

一般资料	科室名称：心血管内科	患者姓名：×××	住院号：×××××
	性　别：女	年　龄：72 岁	体　重：58kg

临床诊断	1. 急性冠脉综合征；2. ST 段抬高心肌梗死；3. 原发性高血压

其他信息	05.21　主诉：5 小时前无明显诱因出现胸痛伴肩背放射区痛，头晕，伴大汗淋漓，呕吐 2 次，为胃内容物，既往原发性高血压 10 余年，服用氨氯地平 5mg qd 控制血压
	05.21　血压 118/84mmHg；心率 73 次/分；血氧饱和度 98%
	05.21　心电图：下壁导联胚胎型小 r 波伴 ST-T 改变（下壁导联 ST 段抬高）
	05.21　高敏肌钙蛋白 30 225.0ng/L；肌红蛋白 6296ng/ml；N 端脑钠肽前体 6782.0ng/L；肌酸激酶 3620U/L；血红蛋白 119g/L；血小板计数 307×10⁹/L

药物治疗方案	05.21　肝素　690U/h 微泵注入　st
	05.21　注射用阿替普酶　5.22mg　iv　st
	05.21　注射用阿替普酶　46mg　ivvp　st
	05.22—5.27　阿司匹林肠溶片　100mg　po　qd
	05.22—5.27　硫酸氢氯吡格雷片　75mg　po　qd
	05.22—5.27　阿托伐他汀钙片　40mg　po　qn
	05.22—5.27　雷贝拉唑肠溶片　10mg　po　qd

用药点评	剂量不当。注射用阿替普酶用于急性心肌梗死的推荐剂量： （1）全剂量给药法：每支 50mg，用 NS 稀释后静脉注射 15mg 负荷剂量，后续 30 分钟内以 0.75mg/kg 静脉滴注（最多 50mg），随后 60 分钟内以 0.5mg/kg 静脉滴注（最多 35mg），总剂量不超过 100mg （2）半量给药法：在静脉肝素治疗的基础上，50mg 阿替普酶溶于 50ml 专用溶剂，首先静脉注射 8mg，之后将 42mg 于 90 分钟内静脉滴注完毕。后继续维持肝素静脉滴注 48 小时左右 该患者阿替普酶的用法用量为急性缺血性脑卒中使用方法：0.9mg/kg（最大剂量为 90mg）静脉滴注，其中 10% 在最初 1 分钟内静脉推注，其余 90% 药物持续静脉滴注 1 小时

备注	

案例 6

一般资料	科室名称：神经内科	患者姓名：×××	住院号：×××××
	性　别：男	年　龄：65 岁	体　重：未测（卧床）

临床诊断	1. 脑栓塞（超早期）；2. 心脏瓣膜病：三尖瓣反流（中度）二尖瓣反流（中度）

其他信息	05.08	主诉：8 小时前无明显诱因出现言语不清，伴左上肢麻木；既往史无特殊
	05.08	血压 151/59mmHg；血红蛋白 149g/L；血小板计数 173×10⁹/L；INR 1.05；APPT 40.5 秒；纤维蛋白原 3.25g/L
药物治疗方案	05.08	注射用阿替普酶　5mg　iv　st
	05.08	注射用阿替普酶　45mg　ivvp　st
	05.09—05.13	硫酸氢氯吡格雷片　5mg　po　qd
	05.09—05.13	阿托伐他汀钙片　20mg　po　qn
用药点评		给药时机不当。注射用阿替普酶应在急性缺血性脑卒中症状发生后 4.5 小时内给药，该患者脑梗死症状出现 8 小时后来医院就诊，超过溶栓时间窗
备注		

案例 7

一般资料	科室名称：呼吸内科　　　　患者姓名：×××　　　　住院号：××××× 性　别：女　　　　年　龄：55 岁　　　　体　重：58kg
临床诊断	1. 急性肺动脉栓塞；2. 心功能不全

其他信息	11.14	主诉：5 小时前在家中感到胸闷，后出现晕厥，呼之不应，伴大小便失禁，伴口吐白沫，10 分钟神志不清，20 天前左下肢外伤，诊断左下肢骨折，予保守治疗
	11.14	血压 156/81mmHg；心率 117 次/分；血氧饱和度 94%
	11.14	CT 下肺动脉造影（CTPA）双侧多发肺动脉栓塞
	11.14	血红蛋白 129g/L；血小板计数 188×10⁹/L；INR 1.01；APPT 35.5 秒；纤维蛋白原 3.30g/L；D-二聚体 16.22mg/L；乳酸 2.1mmol/L
	11.16	总胆红素 9μmol/L；直接胆红素 3μmol/L；丙氨酸氨基转移酶 25U/L；天冬氨酸氨基转移酶 20U/L；肌酐（酶法）78μmol/L
	11.17	抗 Xa 因子 0.51U/L
	11.25	INR 1.88
	11.26	INR 2.01
药物治疗方案	11.15	注射用阿替普酶　50mg + 5% GS　100ml　ivgtt（持续静脉滴注 2 小时）
	11.15—11.25	依诺肝素钠注射液　0.5ml　ih　q12h
	11.22—11.27	华法林钠片　2.5mg　po　qd
用药点评		溶媒选择错误。阿替普酶配制的溶液应选用灭菌的 NS 稀释，但是不能继续使用注射用水或用糖类注射液如葡萄糖对配制的溶液做进一步稀释，因为可导致溶液混浊
备注		

案例 8

一般资料	科室名称：呼吸内科　　　　患者姓名：×××　　　　住院号：××××× 性　别：男　　　　年　龄：65 岁　　　　体　重：75kg
临床诊断	1. 急性肺动脉栓塞；2. 肺动脉高压；3. 咯血

其他信息	08.15	主诉呼吸困难 1 年余，2 日前加重，既往史无特殊
	08.15	血压 156/81mmHg；心率 117 次/分；血氧饱和度 96%
	08.15	CTPA：两侧肺动脉多发栓塞
	08.15	血红蛋白 149g/L；血小板计数 170×10⁹/L；INR 1.13；APPT 40.2 秒；纤维蛋白原 4.02g/L；D-二聚体 2.28mg/L；乳酸 2.1mmol/L
	08.16	总胆红素 20μmol/L；直接胆红素 4μmol/L；丙氨酸氨基转移酶 45U/L；天冬氨酸氨基转移酶 40U/L；肌酐（酶法）50μmol/L

续表

药物治疗方案	08.16　注射用阿替普酶　50mg＋NS　500ml　ivgtt（持续静脉滴注 2 小时） 08.16—09.06　利伐沙班片　15mg　餐时服用　bid 09.07—12.06　利伐沙班片　20mg　餐时服用　qd
用药点评	溶媒用量不当。阿替普酶冻干粉需用注射用水溶解，配制好的溶液可用灭菌的 NS 进一步稀释，最终浓度不低于 0.2mg/ml。该患者注射的溶液浓度为 0.1mg/ml，使用溶媒剂量过大
备注	

四、重组人组织型纤溶酶原激酶衍生物

赖敏芳

案例 1

一般资料	科室名称：血管外科　　　　患者姓名：×××　　　　　住院号：××××× 性　　别：女　　　　　　年　　龄：71 岁　　　　　　体　　重：54kg
临床诊断	1. 下肢深静脉血栓形成（左侧）；2. 髂静脉血栓形成；3. 心电图异常；4. 肝囊肿；5. 胆囊结石
其他信息	7.14　D-二聚体 1.87mg/L；肌酐 82.7μmol/L 7.21　D-二聚体 1.20mg/L；纤维蛋白降解产物 10.08μg/ml
药物治疗方案	7.13—7.18　达肝素钠注射液　2500U　ih　q12h 7.17　注射用重组人组织型纤溶酶原激酶衍生物　18mg＋NS　50ml　ivvp（25ml/h）st 7.1—7.22　利伐沙班片　10mg　po　bid
用药点评	适应证不适宜。注射用重组人组织型纤溶酶原激酶衍生物适用于成人由冠状动脉梗死引起的急性心肌梗死的溶栓疗法，能够改善心肌梗死后的心室功能。本品应在症状发生后 12 小时内尽可能早期使用 该患者诊断为下肢静脉血栓，并无心肌梗死相关诊断。因此，本品用于下肢静脉血栓溶栓治疗属于适应证不适宜
备注	《下肢深静脉血栓形成介入治疗规范的专家共识（第 2 版）》建议，下肢静脉血栓血管内治疗常用的给药方案为尿激酶，12 万 U/h；阿替普酶，0.5mg/h；瑞替普酶 0.5U/h；替奈普酶 0.25mg/h，应根据患者血栓形成过程的严重程度、血栓形成的程度和出血风险评估进行剂量调整

案例 2

一般资料	科室名称：心血管内科　　　　患者姓名：×××　　　　　住院号：××××× 性　　别：男　　　　　　年　　龄：62 岁　　　　　　体　　重：68kg
临床诊断	1. 急性非 ST 段抬高心肌梗死；2. 冠状动脉支架置入后状态；3. 阵发性心房颤动；4. 心功能 Ⅱ 级；5. 左心房扩大；6. 脑动静脉畸形；7. 肝功能不全
其他信息	8.21　肌钙蛋白 0.88μg/L；肌酸激酶同工酶 84.0U/L 肌酐 70.4μmol/L；低密度脂蛋白胆固醇 3.37mmol/L
药物治疗方案	8.21　阿司匹林肠溶片　300mg　po　st 8.21　替格瑞洛　180mg　po　st 8.21　注射用重组人组织型纤溶酶原激酶衍生物　18mg＋NS　10ml 　　　分两次缓慢静脉注射（＞2 分钟）两次间隔 30 分钟（术中用药） 8.21-8.24　阿司匹林肠溶片　100mg　po　qd 8.21-8.24　替格瑞洛片　90mg　po　bid 8.21-8.24　阿托伐他汀钙片　20mg　po　qn 8.21-8.24　酒石酸美托洛尔片　12.5mg　po　bid 8.21-8.24　沙库巴曲缬沙坦钠片　50mg　po　bid

续表

用药点评	有禁忌证。注射用重组人组织型纤溶酶原激酶衍生物禁忌证包括①活动性内出血；②有脑血管意外史；③新近（2个月内）颅脑或脊柱的手术及外伤史；④颅内肿瘤、动静脉畸形或动脉瘤；⑤已知有出血倾向（如出血体质）；⑥严重的未控制的高血压。患者患有脑动静脉畸形，应禁止使用注射用重组人组织型纤溶酶原激酶衍生物溶栓治疗
备注	

案例 3

一般资料	科室名称：心内科重症监护室　　　患者姓名：×××　　　住院号：××××× 性　别：女　　　　　　　　　年　龄：76 岁　　　　体　重：60kg
临床诊断	1. 急性 ST 段抬高心肌梗死 颈动脉硬化；2. 房性期前收缩；3. 高低密度脂蛋白胆固醇血症；4. 锁骨下动脉粥样硬化
其他信息	12.25　肌钙蛋白 1.6μg/L；肌酸激酶同工酶 155.4U/L；肌酐 57.3μmol/L；低密度脂蛋白胆固醇 4.32mmol/L 12.25　心电图检查示：①窦性心律；②肢体导联 QRS 波低电压；③部分导联 ST-T 改变，提示 ST 段抬高下壁、侧壁心肌梗死
药物治疗方案	12.25　注射用重组人组织型纤溶酶原激酶衍生物　18mg＋NS　10ml　缓慢注射　st 12.25—1.3　阿司匹林肠溶片　100mg　po　qd 12.25—1.3　硫酸氢氯吡格雷片　75mg　po　qd 12.25—1.3　阿托伐他汀钙片　20mg　po　qn 12.29—1.3　泮托拉唑钠肠溶片　40mg　po　qd 12.30—1.3　酒石酸美托洛尔片　12.5mg　po　bid
用药点评	剂量不当。说明书推荐注射用重组人组织型纤溶酶原激酶衍生物应该分两次静脉注射（18mg＋18mg），每次缓慢注射 2 分钟以上，两次间隔为 30 分钟。该患者给予 1 次 18mg 静脉注射剂量过低
备注	《瑞替普酶在 ST 段抬高心肌梗死溶栓治疗的中国专家共识》中提到，对于年龄＞75 岁的患者，建议首选 PCI，如选择溶栓治疗，应该首先权衡出血风险与溶栓获益并慎重选择剂量，但并未给出具体推荐的溶栓剂量

案例 4

一般资料	科室名称：心血管内科　　　　患者姓名：×××　　　住院号：××××× 性　别：男　　　　　　　　年　龄：68 岁　　　　体　重：65kg
临床诊断	1. 急性 ST 段抬高心肌梗死；2. 冠状动脉粥样硬化性心脏病；3. 心功能 Ⅱ 级
其他信息	3.10　肌钙蛋白 5.1μg/L；肌酸激酶同工酶 263U/L；肌酐 64.1μmol/L
药物治疗方案	3.10　注射用重组人组织型纤溶酶原激酶衍生物　18mg＋NS　10ml　冠脉内给药　分两次缓慢静脉注射（＞2 分钟），两次间隔 30 分钟。 3.10—3.18　阿司匹林肠溶片　100mg　po　qd 3.10—3.18　硫酸氢氯吡格雷片　75mg　po　qd 3.10—3.18　阿托伐他汀钙片　20mg　po　qn 3.12—3.18　注射用那曲肝素钙　3075U　ih　q12h 3.12—3.18　泮托拉唑钠肠溶片　40mg　po　qd 3.14—3.18　酒石酸美托洛尔片　12.5mg　po　bid 3.14—3.18　沙库巴曲缬沙坦钠片　50mg　po　bid
用药点评	给药途径不当。说明书指出注射用重组人组织型纤溶酶原激酶衍生物只能静脉使用。应该分两次静脉注射（18mg＋18mg），每次缓慢注射 2 分钟以上，两次间隔为 30 分钟。注射时应该使用单独的静脉通路，不能与其他药物混合后给药，也不能与其他药物使用共同的静脉通路。该患者给予注射用重组人组织型纤溶酶原激酶衍生物冠脉内给药，属于给药途径不当
备注	

案例 5

一般资料	科室名称：<u>重症医学科</u> 　患者姓名：<u>×××</u> 　住院号：<u>×××××</u> 性　　别：<u>男</u> 　年　龄：<u>64 岁</u> 　体　重：<u>75kg</u>
临床诊断	1. 呼吸衰竭；2. 败血症；3. 股骨骨折；4. 肺栓塞；5. 下肢深静脉血栓形成；6. 阵发性房性心动过速； 　7. 胸腔积液；8. 肺部感染；9. 低蛋白血症
其他信息	04.28　患者入院 5.12　D-二聚体 52.2mg/L；白细胞 15.65×10⁹/L；中性粒细胞百分比 80.0% 5.12　急诊 CT 示：①左右肺动脉远端及其多叶段分支、亚段分支栓塞；②双侧胸腔积液并双肺部分膨胀 　　　不全；③头颅 CT 平扫未见异常；④心脏扩大
药物治疗方案	5.12　注射用重组人组织型纤溶酶原激酶衍生物　18mg＋NS　50ml　ivvp（20ml/h）st 5.12　依诺肝素钠注射液　6000U　ih　q12h 5.12　注射用哌拉西林他唑巴坦钠　4.5mg＋NS　100ml　ivgtt　q8h 5.20　利伐沙班片　15mg　po　bid
用药点评	适应证不适宜。注射用重组人组织型纤溶酶原激酶衍生物适应证仅批准用于 STEMI 成人患者溶栓治疗， 　患者入院 2 周后发生肺栓塞及下肢静脉血栓形成，给予注射用重组人组织型纤溶酶原激酶衍生物 18mg 　静脉溶栓治疗属于适应证不适宜 剂量不当。说明书推荐注射用重组人组织型纤溶酶原激酶衍生物用法用量为分两次静脉注射（18mg＋ 　18mg），每次缓慢注射 2 分钟以上，两次间隔为 30 分钟，该患者用法用量为 18mg 微量泵静脉注射，药 　物剂量不当
备注	

练 习 题

一、不定项选择题

1. ST 段抬高型心肌梗死溶栓前急诊实验室检查应检查（　　　）

　A. 心肌坏死标志物　　　　　　B. 血常规　　　　　　　　C. 电解质

　D. 凝血功能　　　　　　　　　E. 动脉血气分析

2. 溶栓治疗中最常见、最危险的并发症是（　　　）

　A. 血管再闭塞　　　　　　　　B. 出血　　　　　　　　　C. 血管源性水肿

　D. 过敏反应　　　　　　　　　E. 心律失常

3. 脑卒中溶栓禁忌证包括（　　　）

　A. 活动性脑出血或外伤骨折

　B. 血小板计数小于 100×10⁹/L，INR＞1.7

　C. CT 或 MRI 提示大面积脑梗死（梗死体积超过大脑中动脉供区 1/3）

　D. 近 3 个月有颅脑手术、头外伤、症状性脑梗死

　E. 血糖小于 2.7mmol/L 或大于 22.2mmol/L

4. 半衰期最短，在脑卒中急性期发病 3 小时内溶栓证据最充分的是（　　　）

　A. 链激酶　　　　　　　　　　B. 尿激酶　　　　　　　　C. 阿替普酶

　D. 瑞替普酶　　　　　　　　　E. 替奈普酶

5. 溶栓物中具有抗原性且易引起过敏反应的是（　　　）

　A. 链激酶　　　　　　　　　　B. 尿激酶　　　　　　　　C. 阿替普酶

D. 瑞替普酶　　　　　　　　E. 替奈普酶

6. 陈先生，77 岁，急性心肌梗死入院，入院后给予尿激酶溶栓治疗，用于判断溶栓成功的临床指标为（　　　）

A. 胸痛缓解　　　　　　B. 心电图示 ST 段下降　　　　C. 频发的室性期前收缩

D. CK-MB 峰值前移　　　E. 窦性心动过速

7. 王女士，65 岁，诊断为急性肺栓塞，以下说法正确的有（　　　）

A. 应尽快危险分层

B. 对于大部分肺栓塞患者，应推荐溶栓治疗

C. 对于明确存在血流动力学异常的患者，如不存在出血的主要禁忌证，推荐溶栓治疗

D. 对于急性肺栓塞患者，给予溶栓药物时，推荐置入肺动脉导管直接给药

E. 对于急性肺栓塞患者，给予溶栓药物时，推荐外周静脉给药

8. 在 STEMI 早期溶栓救治中，抗凝药物应选择（　　　）

A. 普通肝素　　　　　　B. 阿加曲班　　　　　　C. 磺达肝癸钠

D. 华法林　　　　　　　E. 依诺肝素钠

9. 陆女士，72 岁，心绞痛发作入院，诊断为非 ST 段抬高心肌梗死，以下关于非 ST 段抬高心肌梗死的治疗，说法正确的是（　　　）

A. 无禁忌证者应立即溶栓治疗

B. 不宜溶栓治疗，对于情况稳定者，以抗栓、抗凝治疗为主

C. 抗栓药物可选用阿司匹林、氯吡格雷和肝素

D. 入院后尽快给予阿司匹林治疗，只要能耐受则需长期口服

E. 建议高危缺血风险的患者实施 PCI 时使用替罗非班

10. 以下哪种情况不建议溶栓治疗（　　　）

A. 对于持续时间<4.5 小时的急性缺血性脑卒中患者，如果使用了维生素 K 拮抗剂且 INR>1.7

B. 对于持续时间<4.5 小时的急性缺血性脑卒中患者，如果脑卒中前使用了单一或双重抗血小板药物

C. 对于持续时间<4.5 小时的急性缺血性脑卒中患者，如果使用了维生素 K 拮抗剂且 INR≤1.7

D. 对于急性缺血性脑卒中持续时间<4.5 小时，血糖水平>22.2mmol/L 的患者

二、案例分析

案例 1

一般资料	科室名称：<u>风湿免疫科</u>	患者姓名：<u>×××</u>	住院号：<u>××××××</u>
	性　别：<u>女</u>	年　龄：<u>32 岁</u>	体　重：<u>56kg</u>
临床诊断	1. Ⅰ型呼吸衰竭；2. 系统性硬化症；3. 结缔组织病 肺间质纤维化；4. 肺动脉高压；5. 肺部感染；6. 中度贫血；7. 高尿酸血症；8. 混合性高脂血症；9. 右小腿局部肌间静脉血栓形成		
其他信息	无		
药物治疗方案	2.26—2.28　注射用尿激酶　1 万 U＋NS　100ml　ivgtt　qd		

用药点评	
备注	

案例 2

一般资料	科室名称：神经内科 患者姓名：××× 住院号：×××××
	性　别：男　　　　年　龄：54 岁　　　体　重：未测（卧床）
临床诊断	1. 低钾血症；2. 高血压 2 级（极高危）；3. 颅内动脉狭窄；4. 脑梗死急性期（右侧大脑中动脉 大动脉粥样硬化型）；5. 右侧大脑前动脉重度狭窄；6. 右侧大脑中动脉重度狭窄；7. 右侧颈内动脉纤细；8. 症状性癫痫 继发性癫痫；9. 脂肪肝
其他信息	07.19　主诉 4 小时前出现倒地抽搐，持续约数分钟；既往史无特殊
	07.19　血压 133/86mmHg；血红蛋白 153g/L；血小板计数 282×10⁹/L；INR 0.89；APPT 30.1 秒；纤维蛋白原 4.19g/L
药物治疗方案	07.19　注射用阿替普酶　5mg　iv　st
	07.19　注射用阿替普酶　45mg　ivvp　st
	07.20—07.26　硫酸氢氯吡格雷片　5mg　po　qd
	07.20—07.26　阿司匹林肠溶片　0.1g　po　qd
	07.20—07.26　阿托伐他汀钙片　20mg　po　qn
用药点评	
备注	

案例 3

一般资料	科室名称：神经内科 患者姓名：××× 住院号：×××××
	性　别：男　　　　年　龄：78 岁　　　体　重：85kg
临床诊断	1. 脑梗死（超早期 左侧大脑中动脉 TOAST 分型：大动脉粥样硬化型）；2. 高血压病
其他信息	05.20　家属代诉 3 小时前出现言语不清，伴右侧口角歪斜；既往史无特殊
	05.20　血压 151/75mmHg；血红蛋白 90g/L；血小板计数 191×10⁹/L；INR 1.02；APPT 34.3 秒；纤维蛋白原 3.32g/L
药物治疗方案	05.20　注射用阿替普酶　5mg　iv　st
	05.20　注射用阿替普酶　45mg　ivvp　st
	05.20—05.26　丁苯酞氯化钠注射液　25mg　ivgtt　q12h
	05.20—05.26　硫酸氢氯吡格雷片　5mg　po　qd
用药点评	
备注	

案例 4

一般资料	科室名称：血管外科 患者姓名：××× 住院号：×××××
	性　别：男　　　　年　龄：58 岁　　　体　重：51kg
临床诊断	1. 上肢深静脉血栓形成（右侧）；2. 带状疱疹后遗症；3. 骨继发恶性肿瘤
其他信息	11.19　D-二聚体 1.96mg/L；狼疮抗凝物 dRVVT 筛查比值 1.25；蛋白 C 126%；蛋白 S 129%；抗凝血酶Ⅲ活性测定 99%
	11.20　肌酐 78.2μmol/L；丙氨酸氨基转移酶 121U/L；天冬氨酸氨基转移酶 89U/L
药物治疗方案	11.18—11.25　达肝素钠注射液　5000U　ih　q12h
	11.19　注射用重组人组织型纤溶酶原激酶衍生物　18mg＋NS　50ml　ivvp（20ml/h）st
	11.20—11.25　双环醇片　25mg　po　tid
用药点评	
备注	

参 考 答 案

一、不定项选择题

1. ABCDE　2. B　3. ABCDE　4. C　5. A　6. ABCD　7. ACE　8. AC　9. BCDE　10. A

二、案例分析题

案例 1

答案：适应证不适宜。《深静脉血栓形成的诊断和治疗指南（第三版）》中指出，溶栓治疗适应证为急性近端深静脉血栓形成（髂静脉、股静脉、腘静脉）；全身状况好；预期生命＞1年和低出血并发症的危险。患者诊断为右小腿局部肌间静脉血栓形成，使用尿激酶溶栓，适应证不适宜

案例 2

答案：有禁忌证。治疗急性缺血性脑卒中时的禁忌如下：

（1）缺血性脑卒中症状发作已超过 4.5 小时尚未开始静脉滴注治疗或无法确知症状发作时间。

（2）开始治疗前神经功能缺陷轻微或症状迅速改善。

（3）经临床（NIHSS 评分＞25 分）和（或）影像学检查评定为严重脑卒中。

（4）脑卒中发作时伴癫痫发作。

（5）CT 显示有颅内出血迹象。

（6）尽管 CT 未显示异常，但仍怀疑蛛网膜下腔出血。

（7）48 小时内曾使用肝素且凝血活酶时间高于实验室正常值上限。

（8）有脑卒中史并伴有糖尿病。

（9）近 3 个月内有脑卒中病史。

（10）血小板计数低于 100×10^9/L。

（11）收缩压高于 185mmHg 或舒张压高于 110mmHg，或需要强力（静脉内用药）治疗手段以控制血压在限制范围内；

（12）血糖低于 50mg/dl 或高于 400mg/dl。

该患者脑卒中发作时伴癫痫发作，属于禁忌用药。

案例 3

答案：剂量不当。注射用阿替普酶用于急性缺血性脑卒中治疗的推荐剂量为 0.9mg/kg（最大剂量为 90mg），该患者体重 85kg，给药总剂量应为 76.5mg，实际给药总量为 50mg，低于推荐剂量。

案例 4

答案：适应证不适宜。

注射用重组人组织型纤溶酶原激酶衍生物适用于成人由冠状动脉梗死引起的急性心肌梗死的溶栓疗法，能够改善心肌梗死后的心室功能。本品应在症状发生后 12 小时内尽可能早期使用。

该患者诊断为上肢深静脉血栓形成，并无心肌梗死的相关诊断，因此本品用于上肢深

静脉血栓溶栓治疗属于适应证不适宜。

（戴　映）

参 考 文 献

国家卫生计生委合理用药专家委员会，中国药师协会，2018. 冠心病合理用药指南（第 2 版）[J]. 中国医学前沿杂志（电子版），10（6）：1-130.

国家卫生计生委合理用药专家委员会，中国药师协会，2019. 急性 ST 段抬高型心肌梗死溶栓治疗的合理用药指南（第 2 版）[J]. 中国医学前沿杂志（电子版），11（1）：40-65.

李小东，居靖，李令培，等，2021. 阿替普酶治疗急性缺血性脑卒中药物利用评价标准的建立与应用[J]. 中国药师，24（7）：323-326.

彭斌，吴波，2018. 中国急性缺血性脑卒中诊治指南 2018[J]. 中华神经科杂志，51（9）：666-682.

瑞替普酶用于急性 ST 段抬高型心肌梗死溶栓治疗中国专家，2016. 瑞替普酶（重组人组织型纤溶酶原激酶衍生物）用于急性 ST 段抬高型心肌梗死溶栓治疗中国专家共识[J]. 中华内科杂志，55（7）：572-577.

颜红兵，向定成，刘红梅，等，2018. ST 段抬高型急性心肌梗死院前溶栓治疗中国专家共识[J]. 中国介入心脏病学杂志，26（4）：181-190.

姚朱华，陈湾湾，曹明英，等，2016. 注射用重组人尿激酶原治疗急性 ST 段抬高型心肌梗死的疗效和安全性及影响因素分析[J]. 中国全科医学，19（9）：1061-1066.

于乐成，茅益民，陈成伟，2017. 药物性肝损伤诊治指南[J]. 实用肝脏病杂志，20（2）：257-274.

中国医师协会急诊医师分会，国家卫健委能力建设与继续教育中心急诊学专家委员会，中国医疗保健国际交流促进会急诊急救分会，2019. 急性冠脉综合征急诊快速诊治指南（2019）[J]. 中华急诊医学杂志，28（4）：421-428.

中国医师协会神经内科医师分会，2022.《急性缺血性卒中替奈普酶静脉溶栓治疗中国专家共识》. 中国神经精神疾病杂志，48（11）：641-651.

中国医药教育协会急诊医学分会，中华医学会急诊医学分会心脑血管学组，急性血栓性疾病急诊专家共识组，2019. 中国急性血栓性疾病抗栓治疗共识[J]. 中国急救医学，39（6）：501-531.

中国中西医结合专业委员会周围血管病专业委员会，2016. 动脉硬化闭塞症诊断及疗效标准（2016 年修订稿）. 北京中医药，35（10）：909-910.

中华医学会呼吸病学分会肺栓塞与肺血管病学组，中国医师协会呼吸医师分会肺栓塞与肺血管病工作委员会，全国肺栓塞与肺血管病防治协作组，2018. 肺血栓栓塞症诊治与预防指南[J]. 中华医学杂志，98（14）：1060-1087.

中华医学会神经病学分会，中华医学会神经病学分会脑血管病学组，2018. 中国急性缺血性脑卒中诊治指南 2018[J]. 中华神经科杂志，51（9）：666-682.

中华医学会外科学分会血管外科学组，2017. 深静脉血栓形成的诊断和治疗指南（第三版）[J]. 中华普通外科杂志，2017（9）：201-220.

中华医学会心血管病学分会，中华心血管病杂志编辑委员会，2019. 急性 ST 段抬高型心肌梗死诊断和治疗指南（2019）[J]. 中华心血管病杂志，47（10）：766-783.

中华医学会心血管病学分会，中华心血管病杂志编辑委员会，2022. ST 段抬高型心肌梗死患者急诊 PCI 微循环保护策略中国专家共识[J]. 中华心血管病杂志，50（3）：221-230.

中华医学会心血管病学分会心力衰竭学组，中国医师协会心力衰竭专业委员会中华心血管病杂志编辑委员会，2018. 中国心力衰竭诊断和治疗指南 2018[J]. 中华心血管病杂志，46（10）：760-789.

Berge E，Whiteley W，Audebert H，et al，2021. European Stroke Organisation（ESO）guidelines on intravenous thrombolysis for acute ischaemic stroke[J]. Eur Stroke J，6（1）： I -LXII.

Manoharan G，Adgey A，2004. Considerations in combination therapy：fibrinolytics plus glycoprotein II b/III a receptor inhibitors in acute myocardial infarction[J]. Clin Cardiol，27（7）：381-386.

第六章　降纤药物的处方点评

　　降纤药物可直接分解纤维蛋白原，降低血浆中纤维蛋白原的含量，改善血液流变性，发挥抑制血小板聚集及血栓形成的作用，是目前临床常用的治疗血栓性疾病的药物。但是，过度使用降纤药物会直接影响血液成分改变，造成纤维蛋白原降低、血小板减少，导致出血风险增加或生理止血障碍。所以，降纤药物的合理使用十分重要。

　　纤维蛋白原是一种呈三联球形的六聚体糖蛋白，两端为 D 区，中间为 E 区，D 区与 E 区通过 3 条呈 α 螺旋的肽链（α、β、γ）以二硫键相连，每条 α 链上含 1 个 A 肽，每条 β 链上含 1 个 B 肽。纤维蛋白原分子量为 340kDa，主要由肝细胞合成，其在血浆中的循环浓度为 200～400mg/dl，是血浆中含量最高的凝血因子。纤维蛋白原是血栓形成的重要底物，当人体内凝血级联反应产生了凝血酶，凝血酶会迅速水解纤维蛋白原，释放 2 条血清纤维蛋白肽 A（FPA），生成纤维蛋白单体 I，与相邻的纤维蛋白或纤维蛋白原分子形成复合物；凝血酶会继续裂解纤维蛋白单体 I，释放出 2 条血清纤维蛋白肽 B（FPB），此时形成的纤维蛋白单体 II 自发聚合形成不溶性凝胶，最后在活化的凝血因子 XⅢ 及钙离子的作用下，以共价键相连，形成稳定的纤维蛋白网，最终网罗红细胞（RBC）、血小板（PLT）、α2-抗纤溶酶等成分，形成稳定的血栓结构，如图 6-1 所示。

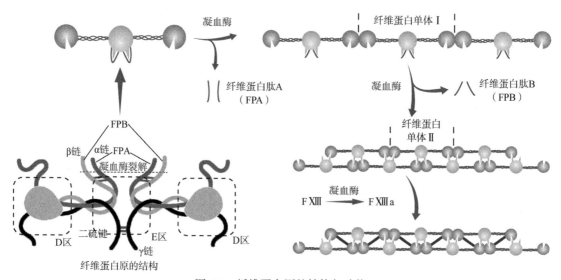

图 6-1　纤维蛋白原的结构与功能

　　血浆中高水平的纤维蛋白原可通过改变血液流变性、血小板聚集、动脉粥样硬化、纤维蛋白原凝块结构、纤溶系统的活化等机制导致血栓形成，从而增加深静脉血栓形成、急性肺栓塞、缺血性脑卒中、心肌梗死等血栓性疾病的风险。

降纤药物主要是提纯的类凝血酶，它和凝血酶的作用相似但不同，它可以水解纤维蛋白原，但不能激活凝血因子XIII，因此不能形成稳定的纤维蛋白网状结构。目前临床上应用的大多数降纤药物只能将纤维蛋白 α 链裂解为纤维蛋白单体Ⅰ，少部分可以裂解纤维蛋白 β 链，生成纤维蛋白单体Ⅱ，这些结构松散的纤维蛋白单体在体内易于降解而被消耗，不易引起弥散性血管内凝血（DIC）。除此之外，降纤药物水解纤维蛋白原后，可降低血液中纤维蛋白原的含量，降低血液黏稠度，使血液流动性增强，改善血液流变性，并且还会引起体内继发效应：①减少纤维蛋白原作用于血小板上的糖蛋白Ⅱb/Ⅲa受体，抑制血小板聚集与黏附；②纤维蛋白原裂解产物血清纤维蛋白肽会刺激内皮细胞分泌组织型纤溶酶原激活物（t-PA），激活机体纤溶系统，快速降解已生成的纤维蛋白单体聚合物，进一步发挥溶栓作用，见图6-2。本章主要介绍临床常用降纤药物的分类与作用特点。

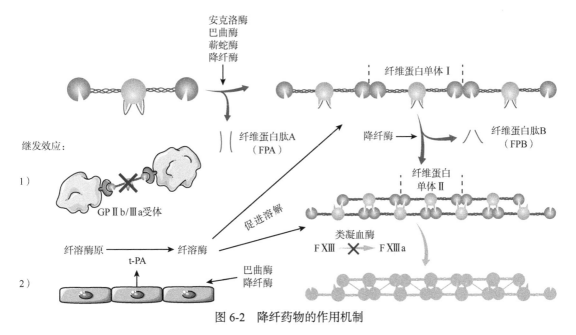

图 6-2　降纤药物的作用机制

第一节　降纤药物的分类与作用特点

目前临床上应用的降纤药物主要是类凝血酶，是以蛇毒制品为代表的大分子蛋白制剂，其活性成分多属于丝氨酸蛋白酶，均可以直接分解纤维蛋白原，降低血浆中的纤维蛋白原含量，抑制血小板聚集及增强纤溶系统的作用。

不同的类凝血酶来源于不同种类的蛇毒提取物，作用机制和特点也有所区别，详见表 6-1。

表6-1 降纤药物的分类与特点

	安克洛酶	巴曲酶	蝮蛇酶	降纤酶	纤溶酶
蛇毒来源	马来西亚红口蝮蛇	巴西矛头蝮蛇	蝮蛇（又名五步蛇、学名尖吻蝮蛇）	东北白眉蝮蛇或尖吻蝮蛇	长白山白眉蝮蛇
分子量	30kDa	39~43kDa	(27±3) kDa	由3种分子量分别为 (54±5)kDa、(34±5)kDa、(15±3)kDa的组分构成	29.4kDa
作用机制	分解纤维蛋白原α链释放FpA，产生纤维蛋白单体I；刺激释放内源性t-PA，间接溶栓；降低血小板聚集及血液黏度	分解纤维蛋白原α链释放FpA，产生纤维蛋白单体I；刺激释放内源性t-PA，间接溶栓；改善血液流变性，增加血流量，改善微循环	分解纤维蛋白原α链释放FpA，产生纤维蛋白单体I	分解纤维蛋白原α链和β链并释放FpA和FpB，产生纤维蛋白单体II；分解血栓中纤维蛋白原的结合位点，露与纤溶酶原的结合位点，加速血栓内纤维溶酶的活化	作用于纤维蛋白原及纤维蛋白，使其降解为小分子可溶片段，易被分解和清除，从而产生降纤效应；能促使内皮细胞释放t-PA并增强其活性；降低血小板聚集及血液黏度
药代动力学/药效学(PK/PD)特征	尚不明确	体内分布以肝肾为主，也有分布脂肪、脑、肌肉分布较少。第一次给药时的半衰期是5.9小时，重复给药后半衰期为3~4小时，24小时后其2%~3%的活性仍留在血液中，30%的代谢物每天通过尿液排出	体内分布以肾、肝、肺、脾等脏血丰富的组织，一次静脉给药后，2小时肾脏含量最高，4小时肾、脾、肺和肝含量仍高，心脏含量较少，其他组织未见分布。本品不同剂量一次静脉注射后，具有二室开放型的一级动力学消除的特征，半衰期为(15.95±2.41)~(19.73±4.28)小时，用药后4小时排出达高峰，24小时尿中已检测不出	首次给药半衰期为5.9小时，二次给药时同半衰期为3小时	静脉注入人体内，3小时后血药浓度达到最高，药品本身及其降解产物均可通过血脑屏障，主要经肾脏、肝脏代谢后随尿液排出
适应证	治疗各种血栓栓塞性疾病，如深静脉血栓、心肌梗死、肺梗死、周围动脉闭塞和视网膜中心静脉血栓等，并可用于手术后血栓的预防	急性脑梗死，改善各种闭塞性血管病（如血栓闭塞性脉管炎、深部静脉炎、肺栓塞等）引起的缺血性症状，改善末梢及微循环障碍（如突发性耳聋、振动病）	急性脑梗死	急性脑梗死，心肌梗死再复发的预防、四肢血管病、血流量高、高凝状态和血栓前状态、突发性耳聋、肺栓塞等	用于脑血栓、高凝血状态及血栓性脉管炎等外周血管疾病
肝功能不全	尚不明确	重度肝功能不全禁用	肝功能不全慎用	重度肝功能不全禁用	严重肝功能不全禁用
肾功能不全	尚不明确	重度肾功能不全禁用	肾功能不全慎用	重度肾功能不全禁用	严重肾功能不全禁用
血液透析	尚不明确	无法清除	尚不明确	尚不明确	尚不明确
是否需要皮试	是	否	是	否	是

安克洛酶是最先应用于血栓性疾病临床治疗的蛇毒类凝血酶药物，目前国内未上市，它与巴曲酶、蕲蛇酶一样，都只能分解纤维蛋白原 α 链释放 FPA，产生纤维蛋白单体 I；降纤酶则能直接分解纤维蛋白原 α 链和 β 链，释放 FPA 和 FPB，产生纤维蛋白单体 II。

纤溶酶是单链的锌金属蛋白酶，单一组分，纯度高达 99%，直接作用于血栓前体蛋白（TpP），即凝血酶作用于纤维蛋白原所产生的纤维蛋白单体彼此聚合形成的可溶性纤维蛋白多聚体，阻止 TpP 进一步交联形成不溶性的纤维蛋白。它对纤维蛋白原影响较小，用药后纤维蛋白原浓度一般不会低于 1.3g/L，对已形成交联的纤维蛋白作用小，不能替代溶栓药物的溶栓作用。

降纤药物在临床上主要应用于急性脑梗死和血管闭塞性疾病，主要不良反应是可能因纤维蛋白原降低和血小板减少引发凝血功能障碍，所以用药前和用药期间应进行纤维蛋白原、血小板和其他出凝血指标的监测。相关药品说明书和专家共识明确规定治疗期间如果纤维蛋白原低于 1g/L，则暂停 1 天后再次复查，高于 1g/L 后方可恢复使用。由于纤维蛋白原的半衰期为 3～4 天，所以降纤药物引起的低纤维蛋白原血症一般于停药 3～4 天后好转，必要时可通过补充纤维蛋白原及血小板浓缩物恢复机体的止血功能。

第二节　案　例　分　析

一、巴　曲　酶

江　丽

案例 1

一般资料	科室名称：心血管内科　　　　患者姓名：×××　　　　住院号：××××××
	性　别：男　　　　　　年　龄：67 岁　　　　体　重：71kg
临床诊断	1. 高血压 3 级；2. 慢性心功能不全 心功能 II 级；3.2 型糖尿病
其他信息	1.04　纤维蛋白原 1.597g/L；肌酐 72μmol/L
药物治疗方案	1.03—1.09　硝苯地平缓释片　30mg po qd
	1.03—1.09　格列齐特缓释片　60mg po bid（饭前）
	1.03—1.09　二甲双胍缓释片　1g po bid（餐中）
	1.03—1.09　普伐他汀钠片　40mg po qn
	1.03—1.09　巴曲酶注射液　0.5ml＋NS 250ml ivgtt qod
用药点评	适应证不适宜。巴曲酶注射液主要用于：①急性脑梗死；②改善各种闭塞性血管病（如血栓闭塞性脉管炎、深部静脉炎、肺栓塞等）引起的缺血性症状；③改善末梢及微循环障碍（如突发性耳聋、振动病）。该患者无相关诊断
备注	

案例 2

一般资料	科室名称：心血管内科　　　　患者姓名：×××　　　　住院号：××××××
	性　别：女　　　　　　年　龄：65 岁　　　　体　重：57kg
临床诊断	1. 后循环缺血；2. 阿尔茨海默病；3. 脂肪肝；4. 混合性高脂血症
其他信息	9.07　纤维蛋白 4.435g/L；肌酐 63μmol/lL

续表

药物治疗方案	9.07—9.13　巴曲酶注射液　0.5ml＋NS　250ml　ivgtt　qod
	9.08—9.14　海博麦布片　10mg　po　qd
	9.07—9.14　普伐他汀钠片　40mg　po　qn
	9.07—9.14　甲磺酸倍他司汀片　12mg　po　tid
用药点评	首次给药剂量不当。巴曲酶注射液成人首次剂量通常为10BU，维持量可视患者情况酌情给予，一般为5BU；下列情况首次使用量应为20BU，以后维持量可减为5BU：①给药前血纤维蛋白原浓度达400mg/dl以上时；②突发性耳聋的重症患者。该患者在使用巴曲酶注射液前的纤维蛋白原为4.435g/L，首次给药0.5ml相当于5BU，剂量偏少
备注	

案例 3

一般资料	科室名称：心血管内科	患者姓名：×××　　　　　住院号：××××××
	性　别：男	年　龄：72岁　　　　体　重：64kg
临床诊断	1. 腔隙性脑梗死；2. 原发性高血压；3. 慢性胃炎	
其他信息	1.04　纤维蛋白原2.139g/L；肌酐88μmol/lL	
药物治疗方案	1.04—1.10　巴曲酶注射液　0.5ml＋NS　250ml　ivgtt　qd	
	1.04—1.10　艾普拉唑肠溶片　5mg　po　qd（饭前）	
	1.04—1.10　丁苯酞软胶囊　0.2g　po　tid（饭前）	
用药点评	给药频次不当。巴曲酶注射液静脉滴注通常隔日一次，药液使用前用100ml以上的NS稀释，静脉滴注1小时以上。该患者未隔日滴注	
备注		

案例 4

一般资料	科室名称：心血管内科	患者姓名：×××　　　　　住院号：××××××
	性　别：女	年　龄：80岁　　　　体　重：51kg
临床诊断	1. 高血压3级；2. 高血压性心脏病 心功能Ⅱ级；3. 腔隙性脑梗死；4.2型糖尿病	
其他信息	1.04　纤维蛋白原2.245g/L；肌酐71μmol/lL	
药物治疗方案	1.03—1.09　巴曲酶注射液　0.5ml＋NS　250ml　ivgtt　qod	
	1.03—1.09　铝镁匹林片（Ⅱ）1片　po　qd	
	1.04—1.13　硝苯地平控释片　30mg　po　qd	
	1.04—1.13　阿卡波糖片　50mg　po　tid（饭中）	
用药点评	联合用药不当。存在配伍禁忌。铝镁匹林片（Ⅱ）为复方制剂，每片含阿司匹林81mg、重质碳酸镁22mg、甘羟铝11mg，具有抗血小板聚集的作用，与巴曲酶注射液联用存在配伍禁忌	
备注		

案例 5

一般资料	科室名称：心血管内科	患者姓名：×××　　　　　住院号：××××××
	性　别：男	年　龄：61岁　　　　体　重：78kg
临床诊断	1. 后循环缺血；2. 高血压；3. 混合性高脂血症	
其他信息	1.04　纤维蛋白原2.316g/L；肌酐106μmol/lL	
药物治疗方案	9.07—9.10　巴曲酶注射液　0.5ml＋NS　250ml　ivgtt　qd	
	9.07—9.12　普伐他汀钠片　40mg　po　qn	
	9.07—9.12　罂粟碱片　30mg　po　tid	

续表

用药点评	给药频次、疗程不当。巴曲酶注射液静脉滴注通常隔日 1 次，疗程为 1 周，必要时可增至 3 周；慢性治疗可增至 6 周。
备注	

二、蕲　蛇　酶

李艺敏

案例 1

一般资料	科室名称：神经内科		患者姓名：×××　　　　　住院号：××××××	
	性　别：女　　　　　　年　龄：81 岁　　　　　　体　重：70kg			
临床诊断	1. 菌血症；2. 颅内感染；3. 心功能不全 心功能Ⅱ级；4. 肺部感染；5. 原发性高血压；6. 肝内胆管结石 胆囊增大；7. 左肾结石 右肾囊肿；8. 脑萎缩；9. 主动脉弓穿透性小溃疡；10. 主动脉、颈动脉、椎动脉硬化；11. 颈椎病，颈椎间盘突出（$C_{3,4}$、$C_{4,5}$、$C_{5,6}$）；12. 老年性瓣膜退行性病变；13. D-二聚体升高；14. 高尿酸血症；15. 电解质代谢紊乱；16. 血小板升高；17. 双耳极重度聋			
其他信息	11.20　血肌酐 90μmol/L；天冬氨酸氨基转移酶 28.7U/L；丙氨酸氨基转移酶 12.1U/L；PT 13.3 秒；血红蛋白 131g/L；血小板计数 340×10⁹/L；纤维蛋白原 5.10g/L；D-二聚体 10.07mg/L；血液细菌培养：少酸链球菌			
	12.05　血小板计数 332×10⁹/L			
	12.05　纤维蛋白原 2.12g/L			
药物治疗方案	11.20—11.23　蕲蛇酶注射液　0.75U＋NS　250ml　ivgtt　qd（皮试阴性后使用）			
	11.20—12.07　注射用头孢哌酮钠舒巴坦钠　3g＋NS　100ml　ivgtt　q12h			
	11.20—12.01　注射用硫酸依替米星　0.2g＋NS　250ml　ivgtt　qd			
用药点评	适应证不适宜。蕲蛇酶用于急性脑梗死的治疗。患者无相关诊断			
备注				

案例 2

一般资料	科室名称：神经内科		患者姓名：×××　　　　　住院号：××××××	
	性　别：女　　　　　　年　龄：50 岁　　　　　　体　重：52kg			
临床诊断	1. 紧张型头痛；2. 颈椎病；3. 前庭周围性眩晕；4. 焦虑状态；5. 睡眠障碍；6. 自主神经功能紊乱；7. 窦性心动过速；8. 混合性高脂血症			
其他信息	08.26　肌酐 51μmol/L；天冬氨酸氨基转移酶 21.4U/L；丙氨酸氨基转移酶 43.9U/L；PT 13.3 秒；血红蛋白 130g/L；血小板计数 312×10⁹/L；D-二聚体 0.7mg/L			
药物治疗方案	08.26—09.16　蕲蛇酶注射液　0.75U＋NS　250ml　ivgtt　qd（皮试阴性后使用）			
	08.26—09.16　盐酸地芬尼多片　25mg　po　tid			
用药点评	适应证不适宜。蕲蛇酶用于急性脑梗死的治疗。患者无相关诊断			
备注				

案例 3

一般资料	科室名称：神经内科		患者姓名：×××　　　　　住院号：××××××	
	性　别：男　　　　　　年　龄：78 岁　　　　　　体　重：65kg			
临床诊断	1. 浸润型肺结核[双肺涂（－），分子生物学（＋），初治]；2. 高血压 3 级；3. 老年性心脏瓣膜病；4. 双侧额顶叶、半卵圆区、基底节区多发腔隙性脑梗死；5. 双侧颈动脉硬化；6. 双侧椎动脉硬化；7. 皮层下动脉硬化性脑病；8. 脑萎缩			

其他信息	05.15　患者入院，诊断"肺结核"
	05.16　血肌酐 108μmol/L；天冬氨酸氨基转移酶 17.1U/L；丙氨酸氨基转移酶 20.0U/L；PT 11.4 秒；血红蛋白 138g/L；血小板计数 291×10⁹/L；纤维蛋白原 3.28g/L；D-二聚体 0.47mg/L
	05.19　CT 示：双下叶背段新发病灶，考虑结核复发进展
药物治疗方案	05.15—05.21　蕲蛇酶注射液　0.75U + NS　250ml ivgtt qd（皮试阴性后使用）
	05.15—05.21　烟酸注射液　0.05g + NS　250ml　ivgtt　qd
	05.15—05.21　氢溴酸山莨菪碱注射液　10mg + NS　250ml ivgtt qd
用药点评	有禁忌证。蕲蛇酶禁忌证：对本品成分过敏者、有出血倾向者或严重凝血障碍者、溃疡病、肺结核病活动期禁用。患者 5.15 入院即诊断肺结核，5.19 经对比 CT 片，双下叶背段出现新发病灶，考虑结核复发进展，应禁止使用蕲蛇酶
备注	

案例 4

一般资料	科室名称：神经内科　　　　患者姓名：×××　　　　住院号：×××××
	性　　别：男　　　　　　年　　龄：66 岁　　　　体　　重：60kg

临床诊断	1. 右侧额颞顶叶脑出血破入脑室形成脑疝；2. 蛛网膜下腔出血；3. 脑梗死（左侧顶枕叶及右侧基底节区）；4. 颅内占位性质待查（右颞叶）；5. 肺部感染 双侧胸腔积液；6. 多发腔隙性脑梗死；7. 左顶叶陈旧脑出血可能；8. 双侧颈动脉硬化伴多发粥样斑块；9. 双侧筛窦炎；10. 高甘油三酯血症；11. D-二聚体升高；12. 轻度贫血；13. 电解质紊乱

其他信息	05.23　患者入院。MRI 示①右颞叶结节状异常信号，出血（？），建议随诊复查；②左侧顶枕叶及右侧荃后节区少伴斑片状异常信号，考虑急性脑梗死可能
	05.24　肌酐 80μmol/L；天冬氨酸氨基转移酶 11.9U/L；丙氨酸氨基转移酶 48.6U/L；PT 10.4 秒；血红蛋白 132g/L；血小板计数 245×10⁹/L；纤维蛋白原 6.01g/L；D-二聚体 0.32mg/L
	05.28　天冬氨酸氨基转移酶 10.3U/L；丙氨酸氨基转移酶 20.5U/L
	05.29　血肌酐 67μmol/L；血红蛋白 105g/L；血小板计数 187×10⁹/L；纤维蛋白原 2.69g/L；D-二聚体 6.56mg/L；天冬氨酸氨基转移酶 28U/L；丙氨酸氨基转移酶 20U/L
药物治疗方案	05.23—05.28　蕲蛇酶注射液 0.75U + NS　250ml ivgtt qd（皮试阴性后使用）
	05.23—05.24　罂粟碱注射液　30mg + NS　250ml ivgtt qd
	05.24—05.29　注射用尤瑞克林　0.15U + NS　100ml ivgtt qd
用药点评	有禁忌证。蕲蛇酶禁忌证：对本品成分过敏者、有出血倾向者或严重凝血障碍者、溃疡病、肺结核病活动期禁用。患者 5.23 入院诊断头晕待查，MRI 示①右颞叶结节状异常信号，出血（？），建议随诊复查；②左侧顶枕叶及右侧基底节区少许斑片状异常信号，考虑急性脑梗死可能。急性脑梗死同时存在脑出血倾向，应禁止使用蕲蛇酶
备注	

案例 5

一般资料	科室名称：内科综合病区　　　患者姓名：×××　　　　住院号：××××××
	性　　别：女　　　　　　年　　龄：60 岁　　　　体　　重：65kg

临床诊断	1. 右侧脑桥急性腔隙性脑梗死；2. 2 型糖尿病；3. 高血压 2 级（极高危）高血压性心脏病；4. 颈动脉硬化；5. 右侧大脑后动脉 P1 段局部脑动脉狭窄；6. 高脂血症；7. 纵裂脂肪瘤

其他信息	03.10　肌酐 78μmol/L；天冬氨酸氨基转移酶 22U/L；丙氨酸氨基转移酶 15U/L；PT 10.3 秒；血红蛋白 117g/L；血小板计数 188×10⁹/L；纤维蛋白原 3.07g/L；D-二聚体 0.18mg/L
药物治疗方案	03.10—03.19　蕲蛇酶注射液　0.5 支 + NS　250ml ivgtt qd（皮试阴性后使用）
	03.10—03.19　注射用尤瑞克林　0.15U + NS　100ml ivgtt qd
	03.10—03.19　氯吡格雷　75mg po qd

续表

用药点评	剂量不当。蕲蛇酶注射液用法与用量：每次 0.75U，溶于 250ml 或 500ml 灭菌 NS 中静脉滴注 3 小时以上，每日一次。患者 60 岁，肝肾功能正常，每次给药 0.5 支（0.375U）剂量偏小
备注	

三、纤 溶 酶

任瑞琴

案例 1

一般资料	科室名称：脑病科　　　患者姓名：×××　　　住院号：××××××
	性　别：男　　　　年　龄：75 岁　　　体　重：95kg
临床诊断	1. 脑出血后遗症；2. 阵发性良性位置性眩晕；3. 高血压 3 级；4. 2 型糖尿病
其他信息	12.01　肌酐 61.00μmol/L；纤维蛋白原　2.65g/L
药物治疗方案	11.30—12.03　注射用纤溶酶　200U＋NS　250ml　ivgtt　qd
	11.30—12.09　盐酸氟桂利嗪胶囊　5mg　po　qn
	11.30—12.09　硝苯地平控释片　30mg　po　qd
用药点评	适应证不适宜。注射用纤溶酶的适应证：①脑梗死；②血栓性脉管炎；③外周血管疾病，如肺栓塞、糖尿病足；④高凝血状态（如手术、严重创伤、恶性肿瘤等）。该患者无相关诊断
备注	

案例 2

一般资料	科室名称：脑病科　　　患者姓名：×××　　　住院号：××××××
	性　别：男　　　　年　龄：48 岁　　　体　重：75kg
临床诊断	1. 后循环缺血；2. 睡眠障碍；3. 慢性萎缩性胃炎；4. 肝囊肿；5. 胆囊息肉；6. 反流性食管炎
其他信息	1.21　肌酐 73.50μmol/L；纤维蛋白原 1.75g/L
药物治疗方案	01.20—02.02　注射用纤溶酶　200U＋NS　250ml　ivgtt　qd
	01.20—02.02　盐酸曲唑酮片　50mg　po　qn
	01.26—02.02　泮托拉唑钠肠溶片　20mg　po　bid
用药点评	适应证不适宜。注射用纤溶酶的适应证：①脑梗死；②血栓性脉管炎；③外周血管疾病，如肺栓塞、糖尿病足；④高凝血状态（如手术、严重创伤、恶性肿瘤等）。该患者无相关诊断
	疗程不当。注射用纤溶酶的说明书推荐治疗用时 7～10 天为一个疗程，该患者连续使用 14 天，故疗程不当
备注	注射用纤溶酶的说明书提及疗程①预防用 14 天；②治疗用 7～10 天；③两个疗程之间应间隔 5～7 天

案例 3

一般资料	科室名称：脑病科　　　患者姓名：×××　　　住院号：×××××××
	性　别：男　　　　年　龄：65 岁　　　体　重：50kg
临床诊断	1. 慢性酒精中毒；2. 腔隙性脑梗死；3. 重度贫血；4. 酒精性肝硬化；5. 胃溃疡伴出血病史
其他信息	05.20　肌酐 61.90μmol/L；纤维蛋白原 2.86g/L
药物治疗方案	05.21　注射用纤溶酶　200U＋NS　250ml　ivgtt　qd
	05.19—05.26　奥拉西坦注射液　20ml＋NS　250ml　ivgtt　qd
	05.20—05.21　多糖铁复合物胶囊　0.15g　po　tid
用药点评	根据注射用纤溶酶的说明书，消化性溃疡患者禁用本品。该患者 5 月 8 日胃溃疡伴出血入院，存在用药禁忌证
备注	

案例 4

一般资料	科室名称：急诊科　　　　患者姓名：×××　　　　住院号：×××××××
	性　别：女　　　　年　龄：64 岁　　　　体　重：55kg
临床诊断	1. 后循环缺血；2. 腔隙性脑梗死；3. 高胆固醇血症；4. 颈动脉硬化；5. 小脑梗死（？）
其他信息	12.27　肌酐 69.00μmol/L；纤维蛋白原 3.26g/L
药物治疗方案	12.27—01.01　注射用纤溶酶　100U＋NS　250ml　ivgtt　qd
	12.27—01.01　银杏二萜内酯葡胺注射液　5ml＋NS　250ml　ivgtt　qd
	12.26—01.01　硫酸氢氯吡格雷片　75mg　po　qd
用药点评	剂量不当。该患者一般情况尚可，小脑梗死的可能性较大，根据注射用纤溶酶说明书，应第一次 100U，以后 200～300U，本例患者仅给予 100U，剂量偏低
备注	注射用纤溶酶说明书推荐①预防用 100U+250ml NS 或 5%GS qd，滴速为 45～50 滴/分。②治疗用，若患者一般状况较好，第一次 100U，以后 200～300U qd, ivgtt；若患者一般状况较差，第一次 100U，以后 200U qod ivgtt

案例 5

一般资料	科室名称：脑病科　　　　患者姓名：×××　　　　住院号：××××××
	性　别：女　　　　年　龄：75 岁　　　　体　重：未测（平车入院）
临床诊断	1. 脑梗死；2. 颈内动脉闭塞；3. 吸入性肺炎；4. 高血压 3 级
其他信息	09.30　肌酐 36.00μmol/L；纤维蛋白原 3.06g/L；D-二聚体 26.99μg/ml
药物治疗方案	09.29—10.19　注射用纤溶酶　200U＋NS　250ml　ivgtt　qd
	09.29—10.19　阿司匹林肠溶片　100mg　po　qd
	09.30—10.08　注射用头孢他啶　2g＋NS　100ml　ivgtt　q12h
用药点评	疗程不当。根据注射用纤溶酶说明书，本品作为治疗用时，7～10 天为一个疗程。该患者使用天数长达 20 天，疗程偏长
备注	

案例 6

一般资料	科室名称：脑病科　　　　患者姓名：×××　　　　住院号：×××××××
	性　别：男　　　　年　龄：89 岁　　　　体　重：未测（平车入院）
临床诊断	1. 脑梗死；2. 脑梗死后遗症；3. 高血压 3 级（极高危）；4. 颈动脉硬化
其他信息	01.14　肌酐 75.50μmol/L；纤维蛋白原 2.80g/L；PT 14.4 秒
药物治疗方案	01.14—02.03　注射用纤溶酶　200U＋5%GS　250ml　ivgtt　qd
	01.22—02.04　银杏二萜内酯葡胺注射液　5ml＋NS　250ml　ivgtt　qd
	01.14—01.30　硫酸氢氯吡格雷片　75mg　po　qd
用药点评	未皮试。由于纤溶酶是一种蛋白质制剂，使用前需做皮试，皮试阳性反应者应禁用，临床未做皮试，不合理疗程不当。注射用纤溶酶说明书规定，本品作为治疗用时，7～10 天为一个疗程。该患者持续使用长达 21 天，疗程偏长
备注	

练 习 题

一、不定项选择题

1. 安克洛酶来源于（　　　）

　　A. 马来西亚红口蝰蛇　　　　　　　　B. 巴西矛头蝮蛇

C. 东北白眉蝮蛇　　　　　　　　D. 尖吻蝮蛇

2. 以下哪种药物不属于降纤药物（　　　）

　　A. 降纤酶　　　　B. 蕲蛇酶　　　　　C. 阿替普酶　　　　D. 巴曲酶

3. 巴曲酶治疗前及治疗期间应对患者进行纤维蛋白原的检测，如果低于（　），应暂停使用。

　　A. 0.8g/L　　　　B. 1.0g/L　　　　　C. 1.5g/L　　　　　D. 2.0g/L

4. 降纤酶能直接分解纤维蛋白原，释放出（　　　）

　　A. 抗凝血酶Ⅲ　　　　　　　　B. 纤维蛋白肽 A

　　C. 纤维蛋白肽 B　　　　　　　D. 纤维蛋白单体聚合物

5. 以下药物使用前需做皮肤过敏试验的是（　　　）

　　A. 巴曲酶　　　　B. 蕲蛇酶　　　　　C. 阿替普酶　　　　D. 纤溶酶

6. 降纤药物过量可能导致凝血功能障碍，一般（　　　）可以好转

　　A. 24 小时内　　B. 1～2 天　　　　　C. 3～4 天　　　　　D. 1 周左右

7. 属于降纤酶适应证的是（　　　）

　　A. 急性脑梗死　　B. 四肢血管病　　　C. 突发性耳聋　　　D. 肺栓塞

8. 活性可被抗凝血酶Ⅲ所抑制的降纤药物是（　　　）

　　A. 安克洛酶　　　B. 巴曲酶　　　　　C. 蕲蛇酶　　　　　D. 降纤酶

9. 以下哪种降纤药物是来自巴西矛头蝮蛇亚种的蛇毒中分离、精制的单一成分的类凝血酶
（　　　）

　　A. 安克洛酶　　　B. 巴曲酶　　　　　C. 蕲蛇酶　　　　　D. 降纤酶

10. 降纤药物过量引起大出血，可以用于治疗的药物是（　　　）

　　A. 维生素 K　　　　　　　　　　B. 纤维蛋白原

　　C. 鱼精蛋白　　　　　　　　　　D. 血小板浓缩物

二、案例分析

案例 1

一般资料	科室名称：内分泌科　　　患者姓名：×××　　　住院号：×××××× 性　别：男　　　　　年　龄：67 岁　　　体　重：50kg
临床诊断	1. 2 型糖尿病 糖尿病性大血管病变 糖尿病周围神经病变；2. 高血压 3 级（极高危）；3. 双肾结石
其他信息	12.08　纤维蛋白原 3.67g/L，肌酐 65.4μmol/L，葡萄糖 8.44mmol/L
药物治疗方案	12.08—12.13　巴曲酶注射液　0.5ml＋NS　250ml　ivgtt　qd 12.08—12.14　精蛋白锌重组赖脯胰岛素混合注射液　根据血糖调整剂量　ih　bid 12.08—12.14　阿卡波糖片　100mg　po　tid 12.08—12.14　缬沙坦胶囊　80mg　po　qd 12.08—12.14　阿托伐他汀钙片　20mg　po　qd 12.08—12.14　甲钴胺片　0.5mg　po　tid
用药点评	
备注	

案例 2

一般资料	科室名称：五官科　　　　患者姓名：×××　　　　住院号：××××××
	性　别：女　　　　　年　龄：36 岁　　　　体　重：65kg
临床诊断	突发性耳聋（重症）
其他信息	01.07　纤维蛋白原 5.82g/L，肌酐 81.8μmol/L
	01.09　纤维蛋白原 3.66g/L
	01.11　纤维蛋白原 0.89g/L
	01.14　纤维蛋白原 1.19g/L
	01.16　纤维蛋白原 1.01g/L
药物治疗方案	01.07　巴曲酶注射液　1.0ml＋NS 250ml　ivgtt　qd
	01.09、01.12、01.14、01.17　巴曲酶注射液　0.5ml＋NS 250ml　ivgtt　qd
	01.07—01.17　甲泼尼龙片 48mg　po　qd
	01.07—01.17　长春胺缓释胶囊　30mg　po　bid
	01.07—01.17　甲钴胺片　0.5mg　po　tid
	01.07—01.17　聚普瑞锌颗粒　75mg　冲服　bid
	01.10、01.12、01.14　地塞米松注射液 5mg　鼓室内注射
用药点评	
备注	

案例 3

一般资料	科室名称：神经内科　　　　患者姓名：×××　　　　住院号：×××××
	性　别：女　　　　　年　龄：78 岁　　　　体　重：55kg
临床诊断	1. 急性脑梗死；2. 高尿酸血症；3. 高胆固醇血症；4. 十二指肠溃疡；5. 睡眠障碍
其他信息	11.05　肌酐 62.3μmol/L；血红蛋白 107g/L；血小板计数 199×10⁹/L；纤维蛋白原 5.56g/L；D-二聚体 0.69mg/L
药物治疗方案	11.05—11.15　阿司匹林肠溶片　100mg　po　qd
	11.05—11.15　蕲蛇酶注射液　0.75U＋NS　250ml　ivgtt　qd（皮试阴性后使用）
	11.05—11.15　阿托伐他汀钙片　40mg　po　qd
	11.05—11.15　雷贝拉唑钠肠溶片　20mg　po　qd
用药点评	
备注	

案例 4

一般资料	科室名称：脑病科　　　　患者姓名：×××　　　　住院号：×××××××
	性　别：女　　　　　年　龄：65 岁　　　　体　重：未测（平车入院）
临床诊断	1. 急性脑梗死；2.2 型糖尿病；3.2 型糖尿病肾病；4. 高血压 3 级（极高危）
其他信息	08.03　肌酐 37.80μmol/L；纤维蛋白原 3.73g/L
药物治疗方案	08.04—08.09　注射用纤溶酶　200U＋NS　250ml　ivgtt　qd
	07.26—08.04　奥拉西坦注射液　15ml＋NS　100ml　ivgtt　qd
	07.27—07.29　沙格列汀片　5mg　po　qd
用药点评	
备注	

参 考 答 案

一、不定项选择题

1. A　2. C　3. B　4. BCD　5. BD　6. C　7. ABCD　8. A　9. B　10. BD

二、案例分析题

案例1

答案：给药剂量和频次不当。根据巴曲酶说明书，成人首次剂量通常为10BU（1.0ml），维持量一般为5BU（0.5ml），隔日一次，该患者首次剂量不足，给药频次为每日1次不适宜。

案例2

给药剂量不适宜。患者1.07入院时纤维蛋白原为5.82g/L，予以巴曲酶注射液1.0ml降纤治疗，剂量不足。该患者属于突发性耳聋重症患者，且入院时纤维蛋白原浓度达4.0g/L以上，首次使用量应为20BU（2.0ml）。

案例3

有禁忌证。患者十二指肠溃疡，禁用蕲蛇酶。

案例4

未皮试。纤溶酶是一种蛋白酶制剂，使用前需做皮试，皮试阳性反应者应禁用，该患者未做皮试，不合理。

（王芳芳　胡　伟）

参 考 文 献

安乾，王兵，崔文军，等，2017. 贝前列素联合纤溶酶治疗下肢动脉硬化闭塞症的临床观察[J]. 中国药房，28（29）：4099-4102.

程记伟，白宇，张利军，等，2016. 纤溶酶治疗急性脑梗死时效性[J]. 医药导报，35（8）：849-853.

黄劲，尹小建，黄芳，2019. 纤维蛋白原相关药物研究进展[J]. 药学研究，38（3）：167-171.

黄茂娟，王亚萍，庄伟煌，2020. 蛇毒血凝酶致低纤维蛋白原血症的临床特征及危险因素分析[J]. 中国实验血液学杂志，28（2）：583-587.

罗晓清，杨化新，金少鸿，2008. 降纤酶研究进展[J]. 中国药事，22（11）：1008-1013.

阳军，索质君，柯琦，等，2008. 纤溶酶联合低分子肝素治疗高龄患者深静脉血栓[J]. 临床内科杂志，25（3）：200-201.

张志晓，谢振锋，胡挺松，等，2015. 蛇毒中药物成分的研究进展及其临床应用[J]. 西南国防医药，25（1）：100-102.

中华耳鼻咽喉头颈外科杂志编辑委员会，中华医学会耳鼻咽喉头颈外科学分会，2015. 突发性聋诊断和治疗指南（2015）[J]. 中华耳鼻咽喉头颈外科杂志，50（6）：443-447.

中华医学会神经病学分会，中华医学会神经病学分会脑血管病学组，2018. 中国急性缺血性脑卒中诊治指南2018[J]. 中华神经科杂志，51（9）：666-682.

Ariëns RA，2011. Elevated fibrinogen causes thrombosis[J]. Blood，117（18）：4687-4688.

Chernysh IN，Nagaswami C，Weisel JW，2011. Visualization and identification of the structures formed during early stages of fibrin polymerization[J]. Blood，117（17）：4609-4614.

Cilia La Corte AL, Philippou H, ARIËNS RA, 2011. Role of fibrin structure in thrombosis and vascular disease[J]. Adv Protein Chem Struct Biol, 83: 75-127.

Huang Q, Yang QD, Tan XL, et al, 2014. Absence of association between atherosclerotic cerebral infarction and TNFSF4/TNFRSF4 single nucleotide polymorphisms rs1234313, rs1234314 and rs17568 in a Chinese population[J]. J Int Med Res, 42（2）: 436-443.

Levy JH, Goodnough LT, 2015. How I use fibrinogen replacement therapy in acquired bleeding[J]. Blood, 125（9）: 1387-1393.

Liu S, Marder VJ, Levy DE, et al, 2011. Ancrod and fibrin formation: perspectives on mechanisms of action[J]. Stroke, 42（11）: 3277-3280.

Lord ST, 2011. Molecular mechanisms affecting fibrin structure and stability[J]. Arterioscler Thromb Vasc Biol, 31（3）: 494-499.

Serrano SM, 2013. The long road of research on snake venom serine proteinases[J]. Toxicon, 62: 19-26.

Weisel JW, 2005. Fibrinogen and fibrin[J]. Adv Protein Chem, 70: 247-299.

第七章　止血药物的处方点评

　　止血药物是指可以促进血液凝固从而防止或停止出血的药物。当前临床上止血药物种类繁多，作用机制多样。合理使用止血药物对于维持人体正常的止血功能、预防和治疗出血性疾病具有重要的作用。若使用不当，可能会引起一系列严重的副作用和并发症（增加血栓形成风险、导致血小板减少、破坏凝血平衡等），从而影响患者预后。

　　出血指因人体内脏或浅表部位的血管破裂而造成的血液流出，若不及时采取处理措施，会导致机体循环功能衰竭、生理代谢和免疫功能受损，甚至危及生命。根据发生原因不同，可将其分为三类：外伤引起的出血（如创伤、有创操作等）、出血性疾病导致的出血，以及药物导致的出血（如抗凝药、抗血小板药、非甾体抗炎药等）。其中，出血性疾病根据病因及发病机制可分为以下几个类型：血管壁异常（如遗传性出血性毛细血管扩张症、结缔组织病等）、血小板功能或数量异常（如再生障碍性贫血、血小板无力症等）、凝血功能异常（如血友病、维生素 K 缺乏症等）和纤溶功能异常（如遗传性纤维蛋白异常、α2 抗纤溶酶缺乏等）。

　　对于出血患者，首先要进行完整的临床评估，包括既往病史、家族史、体格检查等，判断有无诱因、出血严重程度和潜在病因。若能明确病因，及时采取病因治疗是改善患者长期预后的基础。快速控制出血则是出血患者的首要目标，一般管理措施包括输血支持、药物止血及介入治疗（如止血器械与止血材料的使用）等。本章主要介绍临床常用止血药物的分类与作用特点。

第一节　止血药物的分类与作用特点

　　机体正常的止血过程是由血管壁、血小板和众多血浆成分共同参与的一个复杂且连续的过程，一般将其分为血管收缩、一期止血（血小板止血）、二期止血（凝血与抗凝）和纤维蛋白溶解（纤溶与抗纤溶）四个阶段。止血药物一般是作用于止血过程中的一个或若干个阶段，辅助增强机体的止血能力。

　　根据作用机制和来源不同，将临床上常用的止血药物分为 6 类：包括作用于血管的药物、促血小板生成药物、促进凝血系统功能药物、凝血因子制剂、抑制纤溶系统药物和其他药物。止血药物的作用机制如图 7-1 所示，在肝肾功能不全患者中的应用与选择见表 7-1。

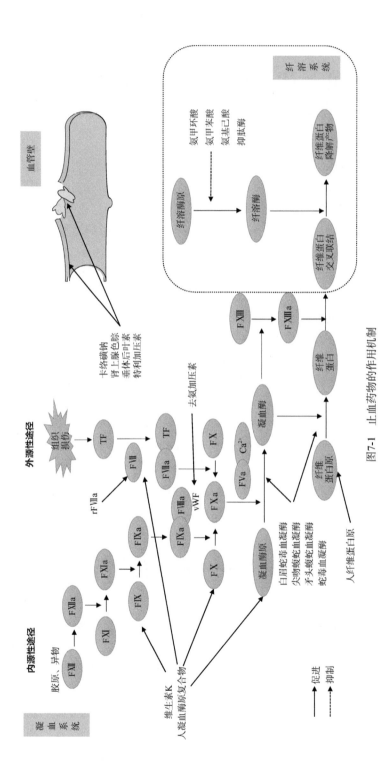

图7-1 止血药物的作用机制

表 7-1 止血药物在肝肾功能不全患者中的应用与选择

分类	药品名称	肝功能不全	肾功能不全	血液透析或腹膜透析
作用于血管的药物	肾上腺色腙	尚不明确		
	卡络磺钠	尚不明确		
	酚磺乙胺	尚不明确		
	垂体后叶素	尚不明确	中重度肾功能不全禁用	尚不明确
	特利加压素	尚不明确	慎用	尚不明确
促血小板生成药物	重组人血小板生成素	尚不明确		
	重组人白介素-11	尚不明确		
促进凝血系统功能药物	维生素 K	严重肝功能不全禁用	尚不明确	
	矛头蝮蛇血凝酶	尚不明确		
	尖吻蝮蛇血凝酶	尚不明确		
	白眉蛇毒血凝酶	尚不明确		
	蛇毒血凝酶	尚不明确		
	去氨加压素	尚不明确		
凝血因子制剂	凝血酶冻干粉	尚不明确		
	人凝血酶原复合物	尚不明确		
	人纤维蛋白原	尚不明确		
	重组人凝血因子Ⅶa	尚不明确		
	重组人凝血因子Ⅷ	尚不明确		
抑制纤溶系统药物	氨甲环酸	尚不明确	减量使用	尚不明确
	氨甲苯酸	尚不明确	减量使用	尚不明确
	氨基己酸	尚不明确	慎用	可清除
	抑肽酶	尚不明确		
其他药物	生长抑素	尚不明确		
	奥曲肽	尚不明确		
	鱼精蛋白	尚不明确		
	聚桂醇	尚不明确		
	二乙酰氨乙酸乙二胺	尚不明确		

一、作用于血管的药物

作用于血管的止血药直接作用于血管平滑肌，增强小动脉、小静脉和毛细血管收缩力，降低毛细血管通透性，发挥止血效果，主要包括肾上腺色腙、卡络磺钠、酚磺乙胺、垂体后叶素和特利加压素等。

肾上腺色腙和卡络磺钠能增强毛细血管对损伤的抵抗力，降低毛细血管的通透性，增强受损毛细血管端的回缩作用，使血块不易从管壁脱落，从而缩短止血时间。卡络磺钠的水溶性是肾上腺色腙的 50 倍，有助于其快速吸收和分布到全身组织中发挥作用。酚磺乙胺除了对毛细血管的作用外，还能增强血小板活性，促进血小板释放凝血活性物质，缩短凝血时间。

　　垂体后叶素是由猪、牛、羊等动物的脑垂体后叶中提取的水溶性成分，内含催产素和加压素。其中，加压素能直接收缩小动脉及毛细血管（尤其是对内脏血管），降低门静脉压和肺循环压力，有利于血管破裂处血栓形成而止血。本品口服不吸收，肌内注射后 3～5 分钟开始生效，维持 20～30 分钟，不与血浆蛋白结合，大部分经肝和肾代谢，少量以结合形式从尿排出。特利加压素为加压素的合成类似物，除具有与加压素相似的缩血管和抗出血作用外，还有抗出血性休克、内毒素和组胺性休克的作用。静脉给药后特利加压素的体内药代动力学模型为二室模型，在体内经过酶的降解作用产生活性代谢物（赖氨酸-加压素），因此起效速度较慢，但持续时间较长。赖氨酸-加压素在肝脏、肾脏和其他组织中被进一步降解。

二、促血小板生成药物

　　促血小板生成的止血药通过促进血小板生成，提高血液中血小板的数量，保障正常的止血功能，主要包括重组人血小板生成素和重组人白介素-11。

　　重组人血小板生成素是由含有高效表达人血小板生成素基因的中国仓鼠卵巢（CHO）细胞，经细胞培养、分离和高度纯化后制成的全长糖基化血小板生成素，与内源性血小板生成素具有相似的升高血小板的药理作用，通过刺激巨核细胞生成的各阶段，包括前体细胞的增殖和多倍体巨核细胞的发育及成熟，从而升高血小板数目。重组人白介素-11 是由酵母菌发酵表达纯化而得的一种促血小板生长因子，可直接刺激造血干细胞和巨核祖细胞的增殖，诱导巨核细胞的成熟分化，增加体内血小板的生成，从而提高血液中的血小板计数。本品给药后从血浆中很快被清除，并分布到一些血液灌流量大的组织器官，肾脏是其主要的清除途径。

三、促进凝血系统功能药物

　　促进凝血系统功能的止血药是通过促进肝脏合成凝血因子，或提高凝血因子活性，或促进凝血因子从储存部位释放，进而加速血液凝固，主要药物包括维生素 K、蛇毒血凝酶和去氨加压素。

　　20 世纪 20 年代末，丹麦生物化学家 Henrik Dam 在进行鸡的胆固醇代谢研究时发现，绿色菜叶和猪肝可以抑制出血症状，把具有抑制出血症状功效的成分称为"维生素 K"，"K"即德文中 Koagulation（凝固）一词的首字母。1939 年，美国科学家从紫花苜蓿中成功分离出维生素 K，并确定了它的化学结构。目前研究发现，维生素 K 是肝脏合成凝血因子 II、VII、IX、X 所必需的辅因子。这些凝血因子需要依赖维生素 K 在 γ-谷氨酰羧化酶催化下，才能转化为具有凝血功能的生物活性凝血因子。根据来源的不同，维生素 K 可分为维生素 K_1、维生素 K_2、维生素 K_3 和维生素 K_4，其药学特性如表 7-2 所示。需要注意的是，维生素 K_2（四烯甲萘醌软胶囊）获批用于提高骨质疏松症患者的骨量。

表 7-2　维生素 K 的分类与药学特性

	维生素 K_1	维生素 K_2	维生素 K_3	维生素 K_4
其他名称	植物甲萘醌、叶绿醌	四烯甲萘醌	亚硫酸氢钠甲萘醌	醋酸甲萘氢醌、乙酰甲萘醌
来源	食物（动物、植物）	细菌产物	人工合成	人工合成
溶解性	脂溶性	脂溶性	水溶性	水溶性
剂型	注射剂/片剂	胶囊剂	注射剂/片剂	片剂
PK/PD 特征	在肝内代谢，经肾脏和胆汁排出	—	以葡萄糖醛酸和硫酸结合物形式经肾脏及胆道排泄	先转成氢醌形式，再与葡萄糖醛酸或硫酸结合而经肾脏及胆道排泄

　　蛇毒血凝酶类制剂大部分为类凝血酶和类凝血激酶（凝血因子 X 激活剂）的混合物。其中，类凝血酶的主要作用是降解纤维蛋白原 α 链 N 端的纤维蛋白肽 A，生成可溶性纤维蛋白单体，自发聚合成纤维蛋白单体多聚体，这种多聚体虽然不够稳定，但是也能促进血管破损处的血小板聚集、加速血小板血栓的形成。类凝血激酶可以在血管破损处将聚集于磷脂膜表面的 FX 激活成为 FXa，后者再与 Ca^{2+}、FVa 及血小板磷脂形成凝血酶原激活物，促进血管破损处的凝血酶形成，从而发挥止血作用。

　　根据来源不同，蛇毒血凝酶类制剂可以分为矛头蝮蛇血凝酶、尖吻蝮蛇血凝酶、白眉蛇毒血凝酶、蛇毒血凝酶，详见表 7-3。

表 7-3　蛇毒血凝酶的分类与药学特性

	注射用矛头蝮蛇血凝酶	蛇毒血凝酶注射液	注射用白眉蛇毒血凝酶	注射用尖吻蝮蛇血凝酶
其他名称	巴曲亭	速乐涓	邦亭	苏灵
成分	类凝血酶和类凝血激酶			尖吻蝮蛇血凝酶（单一组分的双肽链）
来源	巴西矛头蝮蛇	国产蝮蛇	国产白眉蝮蛇	国产尖吻蝮蛇
PK/PD 特征	未进行该项实验且无可靠参考文献	给药后 5～30 分钟即可产生止血作用。作用可持续 48～72 小时。本品能与血浆蛋白结合，逐渐成为无活性的复合物，其代谢产物由肾脏缓慢排泄，3～4 天才能全部清除		表观分布容积（V_d）为 8.1～10.4L，消除半衰期约为 2.5 小时，不随给药剂量变化而变化。体内过程呈一级线性动力学特征

　　去氨加压素为天然精氨盐加压素的结构类似物，可促进 vWF 从内皮细胞释放至血液中，介导血小板聚集黏附，延长 FⅧ半衰期，增强 FⅧ活性，使正常人血浆 vWF 与 FⅧ的活性、抗原水平分别升高 3～5 倍，缩短出血时间。去氨加压素的血浆半衰期为 3～4 小时。皮下注射的生物利用度约为静脉注射生物利用度的 85%。

四、凝血因子制剂

　　凝血因子制剂是一类从健康人体中或动物血液中提取并经分离纯化、冻干等步骤制成的含有各类凝血因子的制剂，用于凝血因子缺乏的替代或补充治疗。临床常用的凝血因子制剂包括凝血酶冻干粉、人凝血酶原复合物、人纤维蛋白原、重组人凝血因子Ⅶa 和重组人凝血因子Ⅷ。

凝血酶冻干粉是从牛血或猪血中提取的凝血酶原经激活而得的口服或局部止血用无菌冻干制品，通过催化纤维蛋白原转化为纤维蛋白，应用于创口，使血液凝固而止血。凝血酶由 A、B 两条多肽链组成，分子量为 37kDa。其中，A 链含 36 个氨基酸残基，B 链含 259 个氨基酸残基，通过二硫键（Cysl-Cys122）相连，起稳定凝血酶结构的作用。B 链是凝血酶的功能链，在二级结构上可以观察到 6 个 α 螺旋、2 个 β 折叠，在三级结构上具有典型的丝氨酸蛋白水解酶折叠结构，1 个位于两个折叠桶缝隙中的酶活性中心，2 个位于外结合位点（exosite Ⅰ、exosite Ⅱ）。

人凝血酶原复合物（prothrombin complex concentrate，PCC）是从健康人混合血浆中分离制备的促进血液凝固的静脉注射血浆蛋白制剂，主要组成成分为 F Ⅱ、F Ⅶ、F Ⅸ 和 F Ⅹ，其理化性质如表 7-4 所示。人纤维蛋白由健康人血浆经分离、提纯、病毒灭活和冻干等处理后制成。人体内的纤维蛋白原是凝血级联瀑布中的反应底物，是血凝块的主要成分之一。肝脏是纤维蛋白原的主要合成场所，首先合成螺旋状的 Aα、Bβ、γ 肽链，这三条肽链聚合形成亚基，两个亚基再聚合形成一个对称的二聚体（α2β2γ2）。从结构上看，中间区域由 Aα、Bβ、γ 三条肽链的氨基起始端链接在一起所构成，称为 E 区，而两端膨大球状的末端则由 Bβ、γ 的羧基末端所组成，称为 D 区。

表 7-4　几种凝血因子的理化性质

	F Ⅱ	F Ⅶ	F Ⅸ	F Ⅹ
氨基酸残基（个）	573	406	415	448
分子量（kDa）	72	50	57	56
正常人血浆浓度（mg/L）	100～200	0.5～2	5	6～10
半衰期（h）	48～96	5～6	12～24	48～72

重组人凝血因子Ⅶa 和重组人凝血因子Ⅷ均为采用基因工程技术制备的凝血因子类似物，摆脱了血源凝血因子的病毒感染风险及对血浆的依赖问题。FⅧ是体内分子量大的凝血因子之一，分子量为 280kDa，在血浆中主要以 FⅧ-vWF 复合物形式存在，在体内的半衰期一般为 8～12 小时。FⅧ的主要作用是作为 FⅨ 的辅因子，参与内源性凝血途径。FⅦa 作为 406 个残基的单链酶原在血液中循环，分子量为 50kDa，半衰期为 3 小时。rFⅦa 在药理剂量下，除了可以在损伤部位与组织因子形成复合物激活外源性凝血途径外，还可以低亲和力结合在活化血小板表面，直接激活 FⅩ 启动共同凝血途径。

五、抑制纤溶系统药物

抑制纤溶系统的止血药物通过阻碍纤溶酶原转变为纤溶酶，抑制纤维蛋白溶解，从而达到止血作用。根据结构不同可以将抑制纤溶系统药物分为蛋白酶抑制剂（抑肽酶）和赖氨酸类似物（氨甲环酸、氨甲苯酸、氨基己酸）。

1930 年，德国学者 H. Kraut 首次从牛组织中发现具有抑制胰蛋白酶和激肽释放酶活性的物质，即抑肽酶。抑肽酶为分子量为 6512Da 的单链碱性多肽，由 58 个氨基酸残基组成，分子内有 3 对二硫键，Lys-15-Ala-16 为其反应活性中心。抑肽酶口服无法吸收，一般采用静脉内给药，静脉注射后大部分蓄积在肾小球近曲小管上皮细胞内，不能通过正常的血脑屏障。抑肽酶在肾脏溶酶体代谢成较短的肽或氨基酸，以无活性代谢产物形式由尿排出。由于抑肽酶的安全性仍存在较大争议（增加肾衰竭、心脏病发作及脑卒中的可能性），目前临床已经较少使用。

赖氨酸类似物的代表药有氨甲环酸、氨甲苯酸、氨基己酸，其作用机制是通过竞争性占据纤溶酶原和纤溶酶的赖氨酸结合位点，阻止纤溶酶、纤溶酶原与纤维蛋白结合，抑制机体的纤溶系统活性。其相关的药学特性如表 7-5 所示。

表 7-5 赖氨酸类似物的药学特性

	氨基己酸	氨甲苯酸	氨甲环酸
分子量（kDa）	131	169	157
作用机制	竞争性占据纤溶酶原和纤溶酶的赖氨酸结合位点		
抗纤活性	1*	5 倍	6～7 倍
给药途径	静脉注射或口服	静脉注射或口服	静脉注射或口服
吸收	口服易吸收，2 小时内达峰	口服易吸收，3 小时内达峰	口服吸收，2 小时内达峰
半衰期（小时）	1～2	3	2
代谢	90%以原形代谢	60%以乙酰化形式代谢	95%以原形代谢
排泄途径	肾脏	肾脏	肾脏
能否透过血脑屏障	否	否	是

* 以氨基己酸的抗纤溶活性为标准。

六、其 他 药 物

其他常用的止血药物还包括生长抑素、奥曲肽、鱼精蛋白、聚桂醇、二乙酰氨乙酸乙二胺和局部止血药与材料（如纤维素、明胶、甲壳素等）。

生长抑素是人工合成的环状十四氨基酸肽，其与天然生长抑素在化学结构和作用机制上完全相同，可抑制生长激素、促甲状腺激素、胰岛素、胰高血糖素和胃酸的分泌，影响胃肠道的吸收、动力、内脏血流和营养功能。生长抑素可以明显减少内脏器官的血流量，而又不引起体循环动脉血压的显著变化，从而治疗上消化道出血。生长抑素的血浆半衰期很短，一般为 1.1～3 分钟，在肝脏中通过肽链内切酶和氨基肽酶的作用被很快代谢，70%通过尿液排泄。奥曲肽是人工合成的八肽环状化合物，与天然生长抑素作用相似，但作用更强，其半衰期是天然生长抑素的 30 倍。本品皮下注射后 30 分钟血浆浓度达到峰值，其消除半衰期为 100分钟；静脉注射后 4 分钟达到峰值，其消除呈双相性，半衰期分别为 10 分钟和 90 分钟。

鱼精蛋白是一种强碱性蛋白，可与强酸性的肝素结合形成无活性的稳定复合物，拮抗肝素的抗凝作用。注射后 1 分钟内即可发挥止血作用，半衰期与用量相关，用量越大，半衰期越长。

聚桂醇是一种硬化剂，在曲张静脉旁注射后使其纤维化，从而压迫曲张静脉止血；静脉内注射后可通过损伤血管内皮、促进血栓形成，阻塞血管。

二乙酰氨乙酸乙二胺通过多个途径发挥止血作用：①抑制纤溶酶原激活物，使纤溶酶原不能激活为纤溶酶，从而抑制纤维蛋白的溶解；②促进血小板释放活性物质，增强血小板的聚集性和黏附性；③增强毛细血管抵抗力，降低毛细血管的通透性。

第二节 案 例 分 析

一、肾上腺色腙

陶晶晶

案例 1

一般资料	科室名称：肿瘤科　　　　患者姓名：×××　　　　住院号：××××× 性　　别：女　　　　年　　龄：56 岁　　　　体　　重：63kg
临床诊断	1. 子宫内膜腺癌Ⅳ期（胸膜、淋巴结等多发转移）；2. 肺部感染；3. 胸腔积液，腹腔积液；4. 高血压； 　5. 血小板减少性紫癜
其他信息	08.19　血小板计数 33×10⁹/L；PT11.3 秒；纤维蛋白原 5.91g/L；部分 PT43.3 秒 08.21　血小板计数 30×10⁹/L 08.23　血小板计数 22×10⁹/L 08.26　血小板计数 111×10⁹/L；PT10.5 秒；纤维蛋白原 4.90g/L，部分 PT25.3 秒 08.30　血小板计数 204×10⁹/L
药物治疗方案	08.17—08.30　注射用美罗培南　　1g + NS　100ml　ivgtt　q8h 08.17—08.30　注射用托拉塞米　　10mg　iv　qd 08.17—09.11　非洛地平缓释片　　5mg　po　bid 08.19—08.30　肾上腺色腙片　　5mg　po　tid 08.19—09.11　氯雷他定片　　10mg　po　qn 08.26—09.04　重组人血小板生成素注射液　　15 000U　ih　qd
用药点评	联合用药不当。存在药物不良相互作用。抗组胺药物、抗胆碱药物可影响肾上腺色腙的止血效果，如合并 　用药，需加大肾上腺色腙的剂量。患者 08.19—09.11 同时服用氯雷他定片 10mg po qn 治疗，氯雷他定 　片属于抗组胺药，但并未增加肾上腺色腙片的剂量，患者紫癜症状改善不明显
备注	

案例 2

一般资料	科室名称：肿瘤科　　　　患者姓名：×××　　　　住院号：××××× 性　　别：女　　　　年　　龄：63 岁　　　　体　　重：67kg
临床诊断	1. 左肺中分化鳞癌（淋巴结转移）；2. 咯血；3. 贫血
其他信息	04.13　血红蛋白 72g/L；PT12.50 秒；纤维蛋白原 6.52g/L；部分 PT21.70 秒；D-二聚体 3.53mg/L 04.16　血红蛋白 85g/L；PT13.20 秒；纤维蛋白原 5.42g/L；部分 PT28.60 秒；D-二聚体 4.15mg/L 04.22　血红蛋白 85g/L；PT13.0 秒；纤维蛋白原 5.7g/L；部分 PT28.0 秒；D-二聚体 3.43mg/L
药物治疗方案	04.13—04.24　云南白药胶囊　　0.5g　po　tid 04.13—04.24　肾上腺色腙片　　5mg　po　tid 04.13—04.24　富马酸酮替芬片　　1mg　po　qn
用药点评	联合用药不当。存在药物不良相互作用。抗组胺药物、抗胆碱药物可影响肾上腺色腙的止血效果，如合并 　用药需加大肾上腺色腙的剂量。患者 04.13—04.24 同时服用了富马酸酮替芬片 1mg po qn 治疗，富马酸 　酮替芬片属于抗组胺药，但并未增加肾上腺色腙片的剂量，患者咯血症状改善不明显
备注	

案例 3

一般资料	科室名称：普外科	患者姓名：×××	住院号：×××××
	性　别：女	年　龄：60 岁	体　重：62kg
临床诊断			

临床诊断	1. 小肠阴道瘘；2. 放射性肠损伤；3. 放射性膀胱炎；4. 宫颈恶性肿瘤个人史；5. 输尿管结石；6. 系统性红斑狼疮
其他信息	07.14　血红蛋白 101g/L；抗凝血酶Ⅲ 76.8%；PT12.9 秒；纤维蛋白原 3.30g/L；D-二聚体 1.45mg/L
	07.17　血红蛋白 63g/L；抗凝血酶Ⅲ 64.9%；PT14.1 秒；纤维蛋白原 5.22g/L；D-二聚体 0.84mg/L
	07.18　血红蛋白 78g/L；抗凝血酶Ⅲ 64.2%；PT14.2 秒；纤维蛋白原 6.92g/L；D-二聚体 0.76mg/L
	07.19　血红蛋白 79g/L
	07.21　血红蛋白 79g/L
	07.24　血红蛋白 79g/L
药物治疗方案	07.14—07.21　维生素 K_1 注射液　10mg　im　qd
	07.14—07.18　注射用艾司奥美拉唑钠　40mg＋5ml　NS　iv　bid
	07.14—07.17　注射用头孢曲松钠　1g＋10ml 灭菌注射用水　iv　qd
	07.14—07.17　奥硝唑氯化钠注射液　0.50g　ivgtt　q12h
	07.15—07.25　肾上腺色腙片　10mg　po　tid
用药点评	剂量不当。肾上腺色腙片成人推荐用法用量为 2.5～5mg po tid。该患者实际用法用量为 10mg po tid，高于推荐剂量
备注	

二、卡络磺钠

苏桂玉

案例 1

一般资料	科室名称：急诊医学科	患者姓名：×××	住院号：×××××
	性　别：女	年　龄：75 岁	体　重：卧床
临床诊断	1. 脓毒血症；2. 吸入性肺炎；3. 呼吸衰竭；4. 下消化道出血；5. 凝血功能异常；6. 重度贫血；7. 泌尿道感染；8. 低蛋白血症；9. 短阵室性心动过速；10. 左下肢静脉血栓形成（？）11. 高血压 2 级（极高危）；12. 脑梗死后遗症		
其他信息	09.03　肌酐 47μmol/L		
药物治疗方案	09.03—09.05　卡络磺钠氯化钠注射液　80mg　ivgtt　qd		
	09.01—09.06　注射用头孢哌酮舒巴坦钠　3.0g＋NS　100ml　ivgtt　q8h		
	09.01—09.05　盐酸莫西沙星氯化钠注射液　0.4g　ivgtt　qd		
	09.04—09.06　凝血酶冻干粉　2000U＋NS　30ml　鼻饲　q6h		
用药点评	适应证不适宜。卡络磺钠用于①治疗泌尿系统、上消化道、呼吸道和妇产科疾病出血，对泌尿系统出血疗效较为显著；②手术出血的预防及治疗。根据患者情况，医生诊断为下消化道出血，不符合说明书推荐适应证		
备注	根据《下消化道出血诊治指南（2020）》，下消化道出血的治疗措施包括支持治疗、药物治疗、内镜下治疗、血管栓塞治疗及外科治疗等。其中药物治疗根据不同的出血部位选择不同的药物，推荐药物有生长抑素及其类似物、沙利度胺、垂体后叶素、蝮蛇蛇毒血凝酶（巴曲亭）、蛇毒血凝酶（立止血）、去甲肾上腺素等		

案例 2

一般资料	科室名称：消化内科　　　患者姓名：×××　　　住院号：××××
	性　别：女　　　　　年　龄：58 岁　　　体　重：卧床
临床诊断	1. 放射性肠炎；2. 中度贫血；3. 电解质代谢紊乱；4. 子宫内膜腺癌综合治疗后
其他信息	05.07　肌酐 62μmol/L
药物治疗方案	04.18—04.27/05.05—05.08　注射用卡络磺钠　80mg + NS　100ml　ivgtt　qn
	04.25—05.06　氯化钾注射液　15ml + 10%GS　500ml　ivgtt　qd
用药点评	适应证不适宜。卡络磺钠用于①治疗泌尿系统、上消化道、呼吸道和妇产科疾病出血，对泌尿系统出血疗效较为显著；②手术出血的预防及治疗。根据患者情况，考虑肠道出血，门诊查肠镜提示"乙状结肠、直肠溃疡、糜烂"，考虑下消化道出血，不符合说明书推荐适应证
备注	根据《下消化道出血诊治指南（2020）》，下消化道出血的治疗措施包括支持治疗、药物治疗、内镜下治疗、血管栓塞治疗及外科治疗等。其中药物治疗应根据不同的出血部位选择不同的药物，小肠出血推荐药物有生长抑素及其类似物、沙利度胺；结直肠出血推荐药物有生长抑素、垂体后叶素、蝮蛇蛇毒血凝酶（巴曲亭）、蛇毒血凝酶（立止血）、去甲肾上腺素等，但目前尚缺乏科学的临床研究评价这些药物止血的疗效

案例 3

一般资料	科室名称：急诊医学科　　　患者姓名：×××　　　住院号：××××
	性　别：男　　　　　年　龄：54 岁　　　体　重：55kg
临床诊断	1. 脑挫伤（左颞叶）；2. 硬膜下血肿；3. 创伤性蛛网膜下腔出血；4. 吸入性肺炎；5. 急性呼吸衰竭；6. 右颧弓骨折；7. 右侧第 4、5 肋骨骨折；8. 右肩峰不完全性骨折；9. 多处挫伤、擦伤；10. 2 型糖尿病；11. 颈椎退行性病变；12. 腔隙性脑梗死；13. 肝囊肿?14. 甲状腺术后；15. 一度房室传导阻滞；16. 凝血功能异常；17. 气管造口状态
其他信息	10.09　肌酐 37μmol/L；纤维蛋白原 5.42g/L；血红蛋白 84g/L
药物治疗方案	09.29　卡络磺钠氯化钠注射液　80mg　ivgtt　qd
	09.29　注射用哌拉西林他唑巴坦钠　4.5g + NS　100ml　ivgtt　q8h
	09.29　盐酸莫西沙星氯化钠注射液　0.4g　ivgtt　qd
用药点评	适应证不适宜。卡络磺钠用于①治疗泌尿系统、上消化道、呼吸道和妇产科疾病出血，对泌尿系统出血疗效较为显著；②手术出血的预防及治疗。根据患者情况，医生诊断创伤性蛛网膜下腔出血，不符合说明书推荐适应证
备注	《中国脑血管病临床管理指南（节选版）——蛛网膜下腔出血临床管理（2019）》中提及，可应用氨甲环酸或氨基己酸进行短期治疗（72 小时），以降低蛛网膜下腔出血再出血的风险

案例 4

一般资料	科室名称：消化内科　　　患者姓名：×××　　　住院号：××××
	性　别：女　　　　　年　龄：83 岁　　　体　重：卧床
临床诊断	1. 下消化道出血；2. 高血压三级（极高危）；3. 糖尿病；4. 腔隙性脑梗死；5. 泌尿道感染；6. 颌下腺单纯性肿大
其他信息	10.09　血红蛋白 52g/L
	10.10　肌酐 96μmol/L
	10.16　血红蛋白 90g/L
药物治疗方案	10.08—10.14　卡络磺钠氯化钠注射液　80mg　ivgtt　qd
	10.07—10.14　注射用生长抑素　3mg + NS 96ml　ivgtt　q12h　8ml/h
	10.08—10.17　注射用头孢哌酮钠舒巴坦钠　2g + NS 100ml　ivgtt　q12h

续表

用药点评	适应证不适宜。卡络磺钠用于①治疗泌尿系统、上消化道、呼吸道和妇产科疾病出血，对泌尿系统出血疗效较为显著；②手术出血的预防及治疗。根据患者情况，医生诊断考虑下消化道出血，适应证不适宜
备注	

案例 5

一般资料	科室名称：血液内科　　　　患者姓名：×××　　　　住院号：××××× 性　别：女　　　　年　龄：84 岁　　　　体　重：40kg
临床诊断	1. 慢性髓系白血病（BCR/ABL 阳性）；2. 肺炎；3. 慢性胃炎；4. 前庭周围性眩晕；5. 腔隙性脑梗死； 　6. 老年性瘙痒症；7. 主动脉增宽；8. 老年性心脏瓣膜病；9. 低钾血症
其他信息	02.23　肌酐 61μmol/L 02.25　纤维蛋白原 2.18g/L；血红蛋白 84g/L 02.28　血红蛋白 79g/L；肌酐 53μmol/L 03.03　纤维蛋白原 2.13g/L
药物治疗方案	02.26　注射用卡络磺钠　80mg＋NS　100ml　ivgtt　qd 02.22—02.28　羟基脲片　1g　po　tid 02.23—02.27　盐酸地芬尼多片　25mg　po　tid 02.24—03.09　甲磺酸倍他司汀片　6mg　po　tid 02.27—02.28　肾上腺色腙片　5mg　po　tid
用药点评	超说明书用药。无适应证用药。卡络磺钠用于①治疗泌尿系统、上消化道、呼吸道和妇产科疾病出血，对泌尿系统出血疗效较为显著；②手术出血的预防及治疗。患者无明确出血诊断，也无出血征，无适应证使用止血药
备注	

案例 6

一般资料	科室名称：肿瘤科二区　　　　患者姓名：×××　　　　住院号：××××× 性　别：男　　　　年　龄：65 岁　　　　体　重：55kg
临床诊断	1. 直肠癌术后放化疗后；2. 放射性肠炎；3. 结肠造口状态
其他信息	03.11　纤维蛋白原 4.12g/L；肌酐 60μmol/L；血红蛋白 115g/L
药物治疗方案	03.10—03.15　注射用卡络磺钠　80mg＋NS　100ml　ivgtt　bid 03.10—03.14　注射用白眉蛇毒血凝酶　1.0ku　im　q8h
用药点评	适应证不适宜。卡络磺钠用于①治疗泌尿系统、上消化道、呼吸道和妇产科疾病出血，对泌尿系统出血疗效较为显著；②手术出血的预防及治疗。根据患者情况，考虑肠道出血，为下消化道出血，不符合说明书推荐适应证
备注	

案例 7

一般资料	科室名称：普通外科二区　　　　患者姓名：×××　　　　住院号：××××× 性　别：男　　　　年　龄：64 岁　　　　体　重：52.5kg
临床诊断	1. 肝癌并破裂出血；2. 中度贫血；3. 腹腔积液；4. 肾功能不全；5. 肺部感染；6. 慢性胃窦炎；7. 丙型肝炎肝硬化；8. 胆囊结石；9. 低蛋白血症；10. 脾功能亢进 血细胞减少
其他信息	01.09　纤维蛋白原 2.27g/L 01.10　血红蛋白 74g/L 01.11　肌酐 118μmol/L；纤维蛋白原 2.69g/L；血红蛋白 79g/L

续表

药物治疗方案	01.10—01.14　注射用卡络磺钠　80mg＋NS　100ml　ivgtt　bid
	01.10—01.14　注射用白眉蛇毒血凝酶　1.0kU　im　qd
	01.10—01.14　康莱特注射液　100ml　ivgtt　qd
用药点评	适应证不适宜。卡络磺钠用于①治疗泌尿系统、上消化道、呼吸道和妇产科疾病出血，对泌尿系统出血疗效较为显著；②手术出血的预防及治疗。患者被诊断为肝癌破裂出血，不符合说明书推荐的适应证
备注	根据《原发性肝癌诊疗指南（2022年版）》，肝癌破裂出血是原发性肝癌的严重并发症之一，控制出血的治疗方式主要有保守治疗、栓塞治疗、手术治疗等。其中止血成功率较高的为栓塞治疗，其次为手术治疗，保守治疗的止血成功率较低。肝癌患者往往合并有肝硬化、脾脏肿大，并因抗肿瘤治疗等导致一系或多系血细胞减少，可考虑给予血制品输注或药物治疗，对于血小板减少患者可酌情考虑输注血小板，为减少血小板输注，非紧急情况下可使用重组人血小板生成素或血小板生成素受体激动剂等提升血小板计数。考虑合并消化道出血情况的再采取对症治疗

三、酚 磺 乙 胺

胡海锦

案例 1

一般资料	科室名称：关节创伤骨科	患者姓名：×××　　住院号：×××××
	性　　别：男	年　　龄：35岁　　体　重：75kg
临床诊断	右侧锁骨骨折	
其他信息	04.19　肌酐71μmol/L；纤维蛋白原1.59g/L	
药物治疗方案	04.08—04.09　注射用酚磺乙胺　0.5g＋NS　100ml　ivgtt　q12h	
	04.08—04.10　布洛芬注射液　0.8g＋NS　250ml　ivgtt　q12h	
用药点评	适应证不适宜。酚磺乙胺适应证包括①防治各种手术前后的出血；②血小板功能不良、血管脆性增加引起的出血。该患者被诊断为右侧锁骨骨折，未手术，不符合该药的适应证	
备注		

案例 2

一般资料	科室名称：神经外科	患者姓名：×××　　住院号：×××××
	性　　别：女	年　　龄：38岁　　体　重：58kg
临床诊断	1. 左额叶脑挫裂伤；2. 蛛网膜下腔出血；3. 皮肤软组织损伤（右面部，右耳，双手背，右小腿）	
其他信息	05.04　肌酐41μmol/L；纤维蛋白原2.47g/L	
药物治疗方案	05.04—05.06　注射用酚磺乙胺　0.75g＋NS　100ml　ivgtt　q12h	
	05.04—05.10　醒脑静注射液　20ml＋NS　250ml　ivgtt　qd	
用药点评	适应证不适宜。酚磺乙胺适应证包括①防治各种手术前后的出血；②血小板功能不良、血管脆性增加引起的出血。患者为蛛网膜下腔出血，不符合该药的适应证	
备注	《中国蛛网膜下腔出血诊治指南（2019）》推荐短期内（<72小时）使用氨甲环酸或氨基己酸	

案例 3

一般资料	科室名称：关节创伤骨科	患者姓名：×××　　住院号：×××××
	性　　别：男	年　　龄：65岁　　体　重：73kg
临床诊断	1. 取出右三踝内固定装置；2. 甲状腺术后	

其他信息	04.19　肌酐 71μmol/L；纤维蛋白原 3.2g/L
药物治疗方案	04.21—04.23　注射用酚磺乙胺　1g + NS　250ml　ivgtt　qd 04.22—04.27　布洛芬注射液　0.8g + NS　250ml　ivgtt　qd
用药点评	剂量不当、频次不当、溶媒用量不当。用法用量不适宜。《静脉用药调配技术》及酚磺乙胺药品说明书指出①酚磺乙胺预防手术后出血：术前 15～30 分钟静脉滴注或肌内注射 0.25～0.5g，必要时 2 小时后再注射 0.25g，一日 0.5～1.5g；②配制方法：0.25～0.75g 稀释于 NS 或 5%GS50～100ml 中静脉滴注。本例患者 65 岁，术前未用酚磺乙胺，给药时机不当；术后单次剂量 1g，用药剂量过大；给药频次 1 日 1 次，频次偏低；溶媒选用 NS250ml，用量偏大
备注	

案例 4

一般资料	科室名称：关节创伤骨科		患者姓名：×××	住院号：×××××
	性　　别：男		年　　龄：56 岁	体　　重：75kg
临床诊断	左前臂电锯伤			
其他信息	04.22　肌酐 60μmol/L；纤维蛋白原 2.47g/L			
药物治疗方案	04.22　注射用酚磺乙胺　0.5g + NS　100ml　ivgtt　qd 04.22　注射用头孢呋辛　1.5g + NS　100ml　ivgtt　q12h			
用药点评	联合用药不当。存在潜在相互作用或配伍禁忌。酚磺乙胺与抗菌药、维生素 K$_1$ 等联用有过敏性休克报道，需谨慎合用，本例患者联用注射用头孢呋辛，存在过敏性休克风险			
备注				

案例 5

一般资料	科室名称：泌尿外科		患者姓名：×××	住院号：×××××
	性　　别：男		年　　龄：50 岁	体　　重：80kg
临床诊断	1. 膀胱占位性病变（性质待查）；2. 泌尿系感染；3. 血尿；4. 尿潴留；5. 双肾积水；6. 右肾萎缩；7. 膀胱结石碎石术后；8. 高血压 3 级（高危）；9. 血糖升高；10. 脊髓空洞症术后；11. 瘫痪；12. 烫伤样皮肤；13. 轻度贫血；14. 肺结节；15. 胆囊结石；16. 高尿酸血症；17. 心肌缺血			
其他信息	04.14　肌酐 80μmol/L；纤维蛋白原 3.94g/L			
药物治疗方案	04.13—04.20　注射用酚磺乙胺　0.5g + NS　100ml　ivgtt　q12h 04.13—04.20　注射用头孢美唑钠　1.5g + NS　100ml　ivgtt　q12h 04.15—04.20　维生素 K$_1$ 注射液　10mg　im　qd			
用药点评	联合用药不当。存在相互作用或配伍禁忌。酚磺乙胺与抗菌药、维生素 K$_1$ 等联用有过敏性休克报道，需谨慎合用，本例患者联用注射用头孢美唑及维生素 K$_1$ 注射液，存在过敏性休克风险			
备注				

案例 6

一般资料	科室名称：关节创伤骨科		患者姓名：×××	住院号：×××××
	性　　别：女		年　　龄：23 岁	体　　重：51kg
临床诊断	右肱骨远端骨折			
其他信息	03.09　肌酐 47μmol/L；纤维蛋白原 2.08g/L			
药物治疗方案	03.10　注射用酚磺乙胺　0.5g + NS　250ml　ivgtt　st 03.09—03.18　布洛芬注射液　0.8g + NS　250ml　ivgtt　qd			

续表

用药点评	溶媒用量不适宜。患者 03.10 行右肱骨远端骨折有限切开复位外固定架固定术，酚磺乙胺预防手术后出血一般用 NS 或 5%GS50～100ml 稀释后静脉滴注；本例患者酚磺乙胺溶媒选用 NS250ml，用量偏大
备注	《静脉用药调配技术》及酚磺乙胺药品说明书指出，酚磺乙胺的配制方法如下：0.25～0.75g 稀释于 NS 或 5%GS50～100ml 中静脉滴注

案例 7

一般资料	科室名称：关节创伤骨科	患者姓名：×××	住院号：×××××
	性　别：男	年　龄：68 岁	体　重：70kg
临床诊断	右侧冈上肌断裂		
其他信息	03.30　肌酐 66μmol/L；纤维蛋白原 2.82g/L		
药物治疗方案	04.02—04.08　注射用酚磺乙胺　1g＋NS　100ml　ivgtt　qd 04.02—04.10　布洛芬注射液　0.8g＋NS　250ml　ivgtt　qd		
用药点评	给药时间不当、剂量不当、频次不当、疗程不当、溶媒用量不当。该患者于 04.02 行关节镜下右肩袖撕裂修复术，术前未用酚磺乙胺，术后使用，给药时间不当。单次剂量 1g，溶媒为 NS250ml，药物及溶媒用量均偏大。每日给药 1 次，频次偏低。术后病历未记载有出血，复查化验指标未见明显异常，用药 6 日，疗程过长		
备注	《静脉用药调配技术》及酚磺乙胺药品说明书指出①酚磺乙胺预防手术后出血：术前 15～30 分钟静脉滴注或肌内注射 0.25～0.5g，必要时 2 小时后再注射 0.25g，一日 0.5～1.5g；②配制方法：0.25～0.75g 稀释于 NS 或 5%GS50～100ml 中静脉滴注		

案例 8

一般资料	科室名称：关节创伤骨科	患者姓名：×××	住院号：×××××
	性　别：男	年　龄：30 岁	体　重：72kg
临床诊断	左侧锁骨骨折		
其他信息	04.03　肌酐 87μmol/L；纤维蛋白原 2.92g/L		
药物治疗方案	04.03—04.08　注射用酚磺乙胺　1g＋NS　100ml　ivgtt　qd 03.27—04.17　布洛芬注射液　0.8g＋NS　250ml　ivgtt　qd		
用药点评	剂量不当、频次不当、给药时间不当、疗程不当、溶媒用量不当。该患者于 4 月 2 日行左锁骨骨折切开复位内固定术，术前未用酚磺乙胺，术后使用，给药时间不当。单次剂量 1g，溶媒为 NS250ml，药物及溶媒用量均偏大。每日给药 1 次，频次偏低。术后病历未记载出血，复查化验指标未见明显异常，用药 5 日，疗程过长		
备注			

案例 9

一般资料	科室名称：消化内科	患者姓名：×××	住院号：×××××
	性　别：男	年　龄：84 岁	体　重：65kg
临床诊断	1. 下消化道出血；2. 血尿		
其他信息	06.11　肌酐 87μmol/L；纤维蛋白原 3.16g/L		
药物治疗方案	06.16　注射用酚磺乙胺　1g＋NS　250ml　ivgtt　qd（胃镜活检） 06.15—06.17　注射用奥美拉唑　40mg＋NS　100ml　ivgtt　q12h		
用药点评	剂量不当、频次不当、溶媒用量不当。《静脉用药调配技术》及酚磺乙胺药品说明书中提及注射用酚磺乙胺治疗出血：一次 0.25～0.75g，一日 2～3 次，用 NS 或 5%GS50～100ml 稀释后静脉滴注。本例患者 84 岁，单次剂量 1g，给药剂量偏大且频次不足，溶媒为 NS250ml，溶媒剂量偏大		
备注			

案例 10

一般资料	科室名称：<u>泌尿外科</u>　　　患者姓名：<u>×××</u>　　　住院号：<u>×××××</u> 性　别：<u>男</u>　　　年　龄：<u>81 岁</u>　　　体　重：<u>55kg</u>
临床诊断	1. 左肾积水；2. 左侧输尿管狭窄；3. 膀胱增生病变（左输尿管口炎性增生）；4. 泌尿系感染；5. 左输尿管支架置入术后；6. 血尿；7. 冠状动脉粥样硬化性心脏病；8. 冠状动脉支架置入术后状态；9. 高血压 3 级（极高危）；10. 前列腺术后；11. 顽固性便秘
其他信息	06.07　肌酐 89μmol/L；纤维蛋白原 2.16g/L
药物治疗方案	06.07—06.14　注射用酚磺乙胺　0.25g＋NS　100ml　ivgtt　qd 06.07—06.13　头孢克肟片　0.2g　po　bid 06.07—06.14　乳果糖口服液　15ml　po　qd
用药点评	频次不当、疗程不当、给药时间不当、联合用药不当。本例患者 81 岁，术前未用酚磺乙胺，给药时机不当；术后 0.25g qd 给药，频次偏低；患者于 06.07 行经尿道膀胱镜左侧输尿管支架取出术＋尿道扩张术，术中无出血，06.10 病例记载尿色淡黄，凝血功能监测正常，用药至 06.14，共 7 日，属于疗程过长；酚磺乙胺与抗菌药联用有过敏性休克报道，本例患者联用头孢克肟片，存在过敏性休克风险
备注	

四、垂体后叶素

王璐玮

案例 1

一般资料	科室名称：<u>妇科</u>　　　患者姓名：<u>×××</u>　　　住院号：<u>×××××</u> 性　别：<u>女</u>　　　年　龄：<u>40 岁</u>　　　体　重：<u>53kg</u>
临床诊断	1. 子宫平滑肌瘤；2. 宫颈息肉；3. 输卵管系膜囊肿；4. 瘢痕子宫；5. 血脂异常
其他信息	10.25　低密度脂蛋白胆固醇 4.26mmol/L
药物治疗方案	10.26　注射用头孢西丁钠　1g＋NS　100ml　ivgtt　once 10.26　垂体后叶注射液　1.5U　im　once 10.26　米索前列醇片　0.2mg　塞肛　once
用药点评	超说明书用药。垂体后叶注射液用于以下患者的出血治疗：①肺、支气管出血（如咯血）；②消化道出血；③产科催产及产后收缩子宫、止血；④腹腔手术后肠道麻痹。该患者 10.26 行子宫肌瘤切除术，术中局部注射垂体后叶素减少术中出血，属于超说明书用药
备注	《子宫肌瘤的诊治中国专家共识（2017）》建议术中可局部注射垂体后叶素以减少术中出血，缩短手术时间

案例 2

一般资料	科室名称：<u>妇科</u>　　　患者姓名：<u>×××</u>　　　住院号：<u>×××××</u> 性　别：<u>女</u>　　　年　龄：<u>47 岁</u>　　　体　重：<u>60kg</u>
临床诊断	1. 月经不规则；2. 去除子宫内避孕装置；3. 轻度贫血
其他信息	07.07　血红蛋白 102g/L
药物治疗方案	07.08　注射用头孢呋辛钠　1.5g＋NS　100ml　ivgtt　once 07.08　垂体后叶注射液　6U　im　once 07.11　多糖铁复合物胶囊　0.3g　po　qd（出院带药）

续表

用药点评	超说明书用药。垂体后叶注射液用于以下患者的出血治疗：①肺、支气管出血（如咯血）；②消化道出血；③产科催产及产后收缩子宫、止血；④腹腔手术后肠道麻痹。该患者取出宫内节育器，术中给予垂体后叶素，病程描述无使用垂体后叶素指征
备注	《绝经后宫内节育器取出技术指南（2019）》指出取出宫内节育器时损伤子宫肌壁出现活动性出血，可给予止血药物和缩宫药物

案例 3

一般资料	科室名称：妇科　　　　患者姓名：×××　　　　住院号：××××××
	性　　别：女　　　　年　　龄：45 岁　　　　体　　重：54kg
临床诊断	1. 子宫平滑肌瘤；2. 甲状腺功能亢进；3. 轻度贫血
其他信息	09.27　促甲状腺激素 0.15mU/L；游离三碘甲状腺原氨酸 7.01pmol/L；游离甲状腺素 25.21pmol/L；血红蛋白 105g/L
药物治疗方案	09.28　注射用头孢呋辛钠　1.5g＋NS　100ml　ivgtt　once
	09.28　垂体后叶注射液　6U　ivgtt　once
	09.28　米索前列醇片　0.2mg　塞肛　once
	09.30　多糖铁复合物胶囊　0.3g　po　qd（出院带药）
用药点评	超说明书用药。垂体后叶注射液用于以下患者的出血治疗：①肺、支气管出血（如咯血）；②消化道出血；③产科催产及产后收缩子宫、止血；④腹腔手术后肠道麻痹。该患者 09.28 行子宫肌瘤剥除术，术中静脉给予垂体后叶素减少术中出血
	给药途径不当。《子宫肌瘤的诊治中国专家共识（2017）》建议子宫肌瘤剥脱术中使用垂体后叶素以减少术中出血，建议局部子宫肌层注射效果更佳
备注	

五、特利加压素

郭和坚

案例 1

一般资料	科室名称：介入科　　　　患者姓名：×××　　　　住院号：××××××
	性　　别：男　　　　年　　龄：49 岁　　　　体　　重：65kg
临床诊断	1. 肝癌介入治疗后的随诊检查；2. 自发性腹膜炎；3. 乙型肝炎后肝硬化失代偿；4. 脾功能亢进；5. 门静脉高压；6. 低蛋白血症；7. 高胆红素血症；8. 腹腔积液
其他信息	04.13　PT15.7 秒；APPT39.9 秒；总胆红素 41.7μmol/L；白蛋白 25g/L
药物治疗方案	04.12—04.19　托拉塞米注射液　20mg＋NS　10ml　iv　qd
	04.12—04.19　熊去氧胆酸胶囊　250mg　po　bid
	04.14—04.19　恩替卡韦分散片　0.5mg　po　qd
	04.15—04.16　注射用特利加压素　1mg＋NS　50ml　ivvp　q12h
用药点评	适应证不适宜。注射用特利加压素说明书适应证为"胃肠道出血、泌尿生殖系统出血、术后出血的治疗、妇科手术的局部使用、肝肾综合征、顽固性（对儿茶酚胺抵抗性）休克"。该患者肝癌病史 1 年，考虑自发性腹膜炎收住入院，于 04.14 行腹腔穿刺术，病程记录未见出血记录，04.15 予注射用特利加压素治疗 1 天，无用药指征
备注	

案例 2

一般资料	科室名称：感染性疾病科 患者姓名：××× 住院号：××××××
	性 别：男 年 龄：75 岁 体 重：未测
临床诊断	1. 脓毒症；2. 慢性肝衰竭；3. 原发性腹膜炎；4. 肺部感染；5. 酒精性肝硬化失代偿期；6. 低蛋白血症；7. 肾功能不全；8. 重度贫血；9. 肠道菌群失调；10. 腹腔积液；11. B 型流行性感冒；12. 肝囊肿
其他信息	09.18 CT 全腹平扫：肝硬化、脾大、门静脉高压、腹腔积液；食管-胃底静脉曲张
	09.19 PT19.8 秒；APPT35.2 秒
	09.23 肌酐 229μmol/L；总胆红素 27.5μmol/L；丙氨酸氨基转移酶 4.6U/L
药物治疗方案	09.11—09.13 注射用哌拉西林钠他唑巴坦钠 4.5g + NS 100ml ivgtt q8h
	09.11—09.26 注射用托拉塞米 20mg + NS 10ml iv qd
	09.14—09.26 注射用美罗培南 1g + NS 100ml ivgtt q8h
	09.20—09.21 注射用特利加压素 1mg + NS 50ml ivvp q8h
用药点评	适应证不适宜。注射用特利加压素说明书适应证为"胃肠道出血、泌尿生殖系统出血、术后出血的治疗、妇科手术的局部使用、肝肾综合征、顽固性（对儿茶酚胺抵抗性）休克"。该患者发现肝硬化 5 年，腹胀 3 天收住入院。考虑脓毒症、原发性腹膜炎，予抗感染、腹腔穿刺积液引流等治疗。09.18 CT 全腹平扫示肝硬化、脾大、门静脉高压、腹腔积液；食管-胃底静脉曲张。09.20 病程记录记载"予注射用特利加压素收缩血管"。该患者未见出血，无肝肾综合征、顽固性休克，无适应证用药
备注	

案例 3

一般资料	科室名称：消化内科 患者姓名：××× 住院号：××××××
	性 别：女 年 龄：61 岁 体 重：36kg
临床诊断	1. 上消化道出血；2. 乙肝肝硬化失代偿期（Child-Pugh B 级）；3. 食管-胃底静脉曲张破裂出血；4. 经导管胃动脉栓塞术+胸主动脉造影术后；5. 腹腔积液；6. 脾切术后；7. 食管血肿；8. 右侧胸腔积液；9. 胸腔穿刺引流术后；10. 胆囊切除术后
其他信息	05.14 PT16.9 秒；APPT39.2 秒
药物治疗方案	05.14—05.17 注射用艾司奥美拉唑钠 80mg + NS 50ml ivvp q12h
	05.14—05.15 注射用特利加压素 1mg + NS 50ml ivvp qd
	05.14 枸橼酸舒芬太尼注射液 100μg + NS 50ml ivvp st
	05.14 丙泊酚注射液 0.5g ivvp once
用药点评	联合用药不当。存在药物相互作用。应用含静脉镇痛麻醉的药物如丙泊酚、舒芬太尼时可降低心率和心输出量，该患者应用丙泊酚，同时联用注射用特利加压素可导致严重心动过缓，属联合用药不当，需更换药物治疗
备注	

案例 4

一般资料	科室名称：呼吸内科 患者姓名：××× 住院号：××××××
	性 别：男 年 龄：85 岁 体 重：73kg
临床诊断	1. 重症肺炎；2. 脓毒性休克；3. 心源性休克；4. 慢性阻塞性肺疾病伴有急性加重；5. Ⅱ型呼吸衰竭；6. 肝功能不全；7. 急性肾损伤 3 期；8. 凝血功能障碍；9. 胸腔镜下胸膜固定术后；10. 直肠恶性肿瘤个人史；11. 前列腺增生
其他信息	05.29 PT17.1 秒；APPT32.5 秒
药物治疗方案	05.25—06.05 注射用美罗培南 1g + NS 100ml ivgtt q8h
	05.29 注射用特利加压素 1mg + NS 50ml ivvp 1d
	05.29 枸橼酸舒芬太尼注射液 100μg + NS 50ml ivvp st

续表

用药点评	联合用药不当。存在药物相互作用。应用含静脉镇痛麻醉的药物如丙泊酚、舒芬太尼时可降低心率和心输出量,该患者应用舒芬太尼,同时联用注射用特利加压素可导致严重心动过缓,属联合用药不当,需更换药物治疗
备注	

六、重组人白介素-11

杨凌妍

案例1

一般资料	科室名称:肾内科　　　患者姓名:×××　　　住院号:×××××× 性　别:女　　　年　龄:71岁　　　体　重:36.6kg
临床诊断	1. 慢性肾功能不全 慢性肾脏病5期 肾性贫血;2. 肺部感染可疑;3. 缺血缺氧性脑病;4. 糖尿病 糖尿病肾病 糖尿病血管地变;5. 冠心病 二尖瓣、三尖瓣关闭不全 心功能Ⅲ级;6. 高血压3级(极高危);7. 右侧基底节区腔隙性梗死
其他信息	11.20 肌酐 13.68μmol/L;血小板计数 $93×10^9$/L
药物治疗方案	11.21—11.22 注射用重组人白介素-11 1mg + 灭菌注射用水 0.77ml ih st 11.20—11.25 苯磺酸左旋氨氯地平片 2.5mg po qd 11.20—11.25 酒石酸美托洛尔片 25mg po qd
用药点评	适应证不适宜。注射用重组人白介素-11用于以下患者的治疗:①实体瘤、非髓系白血病化疗后Ⅲ、Ⅳ度血小板减少症;②实体瘤及非髓系白血病;③实体瘤、非髓系白血病上一个化疗周期发生Ⅲ、Ⅳ度血小板减少(即血小板计数≤$50×10^9$/L),下一个周期化疗前使用。该患者无相关诊断且用药前血小板计数正常,患者并无用该药的潜在疾病,属于适应证不适宜
备注	

案例2

一般资料	科室名称:内分泌科　　　患者姓名:×××　　　住院号:×××××× 性　别:女　　　年　龄:65岁　　　体　重:47kg
临床诊断	三系减少查因:原发性(?)脾功能亢进(?)
其他信息	04.13 白细胞计数 $2.18×10^9$/L;血小板计数 $40×10^9$/L
药物治疗方案	04.14—04.23 利可君片 20mg po tid 04.19—04.22 重组人粒细胞刺激因子注射液 0.1mg ih qd 04.20—04.22 注射用重组人白介素-11 1mg + 灭菌注射用水 0.77ml ih st
用药点评	剂量不当。注射用重组人白介素-11说明书中提及本品应用剂量为25~50μg/kg,本例患者体重47kg,剂量应为1.175~2.350mg,该患者使用1mg,剂量偏低
备注	

案例3

一般资料	科室名称:感染科　　　患者姓名:×××　　　住院号:×××××× 性　别:男　　　年　龄:65岁　　　体　重:未测(平车入院)
临床诊断	1. 继发性肺结核 双肺 涂阳 复治(并空洞形成);2. 肺部感染;3. 脓毒血症;4. 感染性休克、低血容量休克;5. 代谢性酸中毒合并呼吸性碱中毒;6. 高乳酸血症;7. 重度贫血 营养不良型贫血;8. 心肌损伤;9. 脑梗死;10. 主动脉壁钙化;11. 颈动脉硬化伴斑块形成;12. 左下肢静脉血栓(腘静脉下段至胫后静脉起始段);13. 甲状腺功能减退;14. 前列腺增生、钙化;15. 双肾小结石;16. 血小板减少

续表

其他信息	11.15 血小板计数 24×10^9/L
	12.1 血小板计数 41×10^9/L
药物治疗方案	10.27—10.29 酒石酸美托洛尔片 12.5mg po bid
	11.16—11.30 注射用重组人白介素-11 1mg + 灭菌注射用水 0.77ml ih st
	12.16 利可君片 20mg po tid（出院带药）
用药点评	疗程不当。注射用重组人白介素-11 说明书中提及本品应用疗程一般为 7~14 天，血小板计数恢复后应及时停药。该患者疗程为 15 天，血小板计数用药前为 24×10^9/L，用药后为 41×10^9/L，按疗程治疗后如仍无法恢复，应及时更换药物，本例属于超疗程用药
备注	《重组人白介素-11 防治血小板减少症临床应用中国专家共识（2021 年版）》中建议对于肿瘤化疗所致血小板减少症患者，注射用重组人白介素-11 推荐剂量为 50μg/kg，皮下注射，每天 1 次，连用 7~14 天，直至血小板计数≥100×10^9/L，或至血小板绝对值较基线提高 50×10^9/L 时停药

案例 4

一般资料	科室名称：肿瘤科 患者姓名：××× 住院号：××××××
	性 别：男 年 龄：55 岁 体 重：44kg
临床诊断	1. 直肠中分化腺癌（cT4N2M1 Ⅳ期） 肝转移 6 周期化疗后未控；2. 中度贫血；3. 低蛋白血症；4. 电解质紊乱（低钾血症）；5. 放射性直肠炎合并感染；6. Ⅲ度骨髓抑制；7. 腹腔积液（大量）；8. 心包积液
其他信息	1.11 白细胞计数 1.44×10^9/L；血小板计数 97×10^9/L
药物治疗方案	1.11、1.15、1.17 注射用重组人白介素-11 1mg+ 灭菌注射用水 0.77ml ih st
	1.30、2.10 注射用重组人白介素-11 2mg + 灭菌注射用水 0.77ml ih st
	2.17、2.18 注射用重组人白介素-11 1mg + 灭菌注射用水 0.77ml ih st
	2.24—2.28 注射用重组人白介素-11 2mg + 灭菌注射用水 0.77ml ih st
用药点评	疗程不当。注射用重组人白介素-11 说明书中提及本品应用疗程一般为 7~14 天，该患者断断续续注射，属于疗程不合理
备注	

案例 5

一般资料	科室名称：肿瘤科 患者姓名：××× 住院号：××××××
	性 别：男 年 龄：72 岁 体 重：62kg
临床诊断	1. 肺腺癌Ⅳ期；2. 骨转移放疗后；3. 恶性肿瘤免疫联合化疗后；4. 双侧额顶叶、右侧脑室旁多发梗死灶（亚急性期）；5. 高血压；6. 肺大疱；7. 双肺结节；8. 前列腺增生；9. 慢性前列腺炎；10. 右肾囊肿；11. 双肾结石；12. 支气管炎 哮喘；13. 低钾血症
其他信息	02.20 血小板计数 73×10^9/L
	02.23 血小板计数 68×10^9/L
药物治疗方案	02.21—02.22 注射用重组人白介素-11 1.5mg + 灭菌注射用水 0.77ml ih st
	02.21、02.24 重组人粒细胞刺激因子 0.1mg 注射液 ih st
用药点评	疗程不当。注射用重组人白介素-11 说明书中提及本品应用疗程一般为 7~14 天，血小板计数恢复后应及时停药。该患者仅使用 2 天药物，血小板计数用药前为 73×10^9/L，用药后为 68×10^9/L，并未达到停药指征，属于疗程过短
备注	

案例 6

一般资料	科室名称：消化内科 患者姓名：××× 住院号：××××××
	性 别：女 年 龄：58 岁 体 重：51kg

临床诊断	1. 胃食管反流病；2. 慢性肾脏病 5 期 肾性贫血；3. 脾功能亢进；4. 右肺占位性质待查：癌症（？）5. 痛风；6. 前列腺炎
其他信息	09.14 肌酐 12.17μmol/L；血小板计数 48×10⁹/L
药物治疗方案	09.15—09.18 注射用重组人白介素-11 1.5mg + 灭菌注射用水 2ml ih st 09.17、09.21、09.27、10.01 重组人促红素注射液 3000U ih st
用药点评	溶媒用量不当。注射用重组人白介素-11 说明书中提及本品每支 1mg（800 万 U）；每支用 0.77ml 灭菌注射用水复溶。该患者使用 2ml 灭菌注射用水，属于溶媒量偏大
备注	

案例 7

一般资料	科室名称：肿瘤科　　　　患者姓名：×××　　　　住院号：×××××× 性　　别：女　　　　年　　龄：70 岁　　　　体　　重：60kg
临床诊断	1. 腹腔转移性腺癌（消化道来源可能性大）；2. 肝硬化失代偿期；3. 双肾多发囊肿；4. 肝内胆管多发结石；5. 左肾囊肿；6. 右肾错构瘤；7. 左肺上叶小结节待查
其他信息	01.12 血小板计数 52×10⁹/L
药物治疗方案	01.13 注射用重组人白介素-11 1mg + 灭菌注射用水 0.77ml ih st 01.13—01.14 生血宝颗粒 8g po tid
用药点评	剂量不当、给药时间不当和疗程不当。注射用重组人白介素-11 说明书中提及本品应用剂量为 25～50μg/kg，于化疗结束后 24～48 小时开始皮下注射，每日一次，疗程一般为 7～14 天。血小板计数恢复后应及时停药。该患者体重 60kg，建议给药剂量为 1.5～3mg；1 月 8 日化疗，化疗结束后出现血小板下降并于第 5 天才开始使用注射用重组人白介素-11，使用疗程仅为 1 天，用药后血小板计数 52×10⁹/L，仍远低于正常值，属于用药时机不合理及疗程不足
备注	

案例 8

一般资料	科室名称：普通外科　　　　患者姓名：×××　　　　住院号：×××××× 性　　别：男　　　　年　　龄：56 岁　　　　体　　重：75kg
临床诊断	1. 肝硬化代偿期：乙肝所致可能性大；2. 门静脉高压；3. 脾大伴脾功能亢进；4. 门静脉血栓（？）5. 右侧肩袖损伤；6. 右侧肩峰撞击综合征；7. 右前臂肿物；8. 右肩部肿物；9. 原发性高血压；10. 慢性乙型病毒性肝炎；11. 肝囊肿；12. 双肾囊肿；13. 双肾结石；14. 左手示指第一、二指节缺如；15. 左手大拇指第一指节部分缺如
其他信息	02.20 白细胞计数 1.60×10⁹/L；血小板计数 58×10⁹/L
药物治疗方案	02.21 重组人粒细胞刺激因子 0.1mg ih st 04.22 注射用重组人白介素-11 1mg + NS 0.77ml ih st 04.22 利可君片 20mg po tid
用药点评	适应证不适宜。注射用重组人白介素-11 用于以下患者的治疗：①实体瘤、非髓系白血病化疗后Ⅲ、Ⅳ度血小板减少症；②实体瘤及非髓系白血病；③实体瘤、非髓系白血病上一个化疗周期发生Ⅲ、Ⅳ度血小板减少（即血小板≤50×10⁹/L），下一周期化疗前使用。该患者无相关诊断，属于超说明书用药 溶媒选择错误。注射用重组人白介素-11 说明书中提及本品应选灭菌注射用水，属于溶媒选择错误 剂量不当。注射用重组人白介素-11 说明书中提及本品应用剂量为 25～50μg/kg，该患者体重 75Kg，剂量应为 1.875～3.750mg，该患者使用 1mg，剂量偏低
备注	

七、维 生 素 K_1

蔡柔荧

案例 1

一般资料	科室名称：心血管内科　　　患者姓名：×××　　　住院号：××××××
	性　别：男　　　　　年　龄：90 岁　　　体　重：轮椅入院
临床诊断	1. 急性心力衰竭；2. 心功能Ⅲ级；3. 高血压 2 级（极高危）；4. 双侧肺炎；5. 心房颤动；6. 胸腔积液；7. 动脉粥样硬化；8. 轻度贫血；9. 电解质代谢紊乱；10. 肾功能不全；11. 低蛋白血症；12. 高尿酸血症；13. 糖耐量受损
其他信息	11.02　APPT43.9 秒；血浆 PT19.1 秒；纤维蛋白原 0.49g/L；D-二聚体 11.74mg/L；白蛋白 35.3g/L；总胆红素 53.6μmol/L；直接胆红素 29.8μmol/L；丙氨酸氨基转移酶 497U/L；天冬氨酸氨基转移酶 271U/L；碱性磷酸酶 149U/L
	11.03　APPT35.6 秒；血浆 PT14.2 秒；纤维蛋白原 1.00g/L；D-二聚体 56.32mg/L；白蛋白 32.9g/L；总胆红素 41.2μmol/L；直接胆红素 20.1μmol/L；丙氨酸氨基转移酶 368U/L；天冬氨酸氨基转移酶 125U/L；碱性磷酸酶 131U/L
	11.04　APPT35.1 秒；血浆 PT13.1 秒；纤维蛋白原 1.24g/L；D-二聚体 41.93mg/L；白蛋白 32.4g/L；总胆红素 38.1μmol/L；直接胆红素 17.2μmol/L；丙氨酸氨基转移酶 283U/L；天冬氨酸氨基转移酶 85U/L；碱性磷酸酶 125U/L
	11.05　APPT31.5 秒；血浆 PT12.0 秒；纤维蛋白原 1.57g/L；D-二聚体 25.71mg/L；白蛋白 34.7g/L；总胆红素 34.4μmol/L；直接胆红素 16.5μmol/L；丙氨酸氨基转移酶 235U/L；天冬氨酸氨基转移酶 71U/L；碱性磷酸酶 129U/L
	11.08　APPT29.4 秒；血浆 PT12.2 秒；纤维蛋白原 2.26g/L；D-二聚体 3.06mg/L；白蛋白 39.0g/L；总胆红素 31.5μmol/L；直接胆红素 14.9μmol/L；丙氨酸氨基转移酶 132U/L；天冬氨酸氨基转移酶 45U/L；碱性磷酸酶 131U/L
药物治疗方案	11.02—11.08　维生素 K_1 注射液　10mg　im　qd
	11.01—11.30　依诺肝素钠注射液　4000AXaU　ih　qd
	11.01—11.02　注射用头孢哌酮钠舒巴坦钠　3g＋NS 100ml　ivgtt　q12h
	11.03—11.15　注射用头孢他啶　2g＋NS 100ml　ivgtt　q12h
	11.01—11.09　托拉塞米注射液　10mg　iv　qd
	11.01—11.30　螺内酯片　20mg　po　qd
	11.02—11.12　多烯磷脂酰胆碱注射液　10ml　iv　bid
	11.02—11.12　复方甘草酸苷注射液　60ml＋5%GS 250ml　ivgtt　qd
用药点评	有禁忌证。维生素 K_1 注射液禁忌证：①严重肝脏疾患；②肝功能不全者。该患者肝功能 Child Pugh 分级为 C 级，肝功能严重受损，存在使用维生素 K_1 注射液的禁忌证
备注	

案例 2

一般资料	科室名称：普通外科　　　患者姓名：×××　　　住院号：××××××
	性　别：男　　　　　年　龄：67 岁　　　体　重：未测（平车入院）
临床诊断	1. 淋巴结结核；2. 结肠恶性肿瘤可能；3. 不完全性肠梗阻；4. 强直性脊柱炎；5. 双侧胸腔积液；6. 腹腔积液；7. 肺部感染；8. 动脉粥样硬化；9. 重度贫血；10. 低蛋白血症；11. 电解质紊乱；12. 腔隙性脑梗死；13. 心包积液；14. 营养风险

续表

其他信息	11.02　APPT112.1 秒；血浆 PT46.0 秒；纤维蛋白原 1.10g/L；D-二聚体 4.27mg/L；白蛋白 12.2g/L；总胆红素 9.3μmol/L；直接胆红素 6.0μmol/L；丙氨酸氨基转移酶 431U/L；天冬氨酸氨基转移酶 1733U/L；碱性磷酸酶 142U/L 11.05　APPT48.2 秒；血浆 PT16.7 秒；纤维蛋白原 1.00g/L；D-二聚体 4.15mg/L；白蛋白 19.1g/L；总胆红素 19.5μmol/L；直接胆红素 14.4μmol/L；丙氨酸氨基转移酶 81U/L；天冬氨酸氨基转移酶 182U/L；碱性磷酸酶 122U/L
药物治疗方案	11.02　维生素 K_1 注射液　10mg　im　st 10.22—11.06　注射用头孢哌酮钠舒巴坦钠　3g＋NS 100ml　ivgtt　q8h 10.25—11.06　呋塞米注射液　20mg＋NS 48ml　ivgtt　qd 10.14—11.02　那曲肝素钙注射液　6150U　ih　qd 10.14—11.02　缬沙坦氨氯地平片（Ⅰ）　0.5 片　po　qd 10.14—11.02　人血白蛋白注射液　10g　ivgtt　qd
用药点评	有禁忌证。维生素 K_1 注射液禁忌证：①严重肝脏疾患；②肝功能不全者。该患者肝功能 Child Pugh 分级为 C 级，肝功能严重受损，存在使用维生素 K_1 注射液的禁忌证
备注	

案例 3

一般资料	科室名称：消化内科　　　患者姓名：×××　　　住院号：×××××× 性　别：女　　　　年　龄：83 岁　　　体　重：未测（平车入院）		
临床诊断	1. 感染性休克；2. 双肺重症肺炎；3. 结肠恶性肿瘤术后化疗后肝、肺、胰、骨全身多处转移；4. 代谢性碱中毒；5. 低蛋白血症；6. 经皮肝穿刺胆道引流术后（PTCD 术后）；7. 恶性肿瘤支持治疗；8. 双侧胸腔积液；9. 高血压 2 级（极高危）；10. 2 型糖尿病；11. D-二聚体升高；12. 电解质紊乱；13. 窦性心动过速；14. 左肾结石；15. 左侧单纯性肾囊肿；16. 完全性右束支传导阻滞；17. 高纤维蛋白原血症；18. 胸腹主动脉粥样硬化		
其他信息	12.29　APPT140.0 秒；血浆 PT46.5 秒；纤维蛋白原 7.10g/L；D-二聚体 5.59mg/L；白蛋白 28.2g/L；总胆红素 50.1μmol/L；直接胆红素 40.6μmol/L；丙氨酸氨基转移酶 8U/L；天冬氨酸氨基转移酶 36U/L；碱性磷酸酶 378U/L 01.05　APPT42.3 秒；血浆 PT13.3 秒；纤维蛋白原 4.44g/L；D-二聚体 3.78mg/L；白蛋白 32.6g/L；总胆红素 48.6μmol/L；直接胆红素 37.2μmol/L；丙氨酸氨基转移酶 3U/L；天冬氨酸氨基转移酶 27U/L；碱性磷酸酶 449U/L		
药物治疗方案	12.29—01.06　维生素 K_1 注射液　10mg　im　qd 12.27—01.09　注射用头孢哌酮钠舒巴坦钠　3g＋NS 100ml　ivgtt　q8h 12.27—01.09　脂肪乳（10%）/氨基酸（15）/葡萄糖（20%）注射液　1000ml　ivgtt　qd 12.27—01.09　注射用艾司奥美拉唑钠　40mg＋NS 100ml　ivgtt　qd 12.27—01.09　人血白蛋白注射液　10g　ivgtt　qd 12.29—01.09　呋塞米注射液　20mg　iv　qd 01.01—01.08　硝苯地平控释片　30mg　po　qd		
用药点评	超说明书用药、疗程不当。患者为肿瘤晚期肝衰竭，应用维生素 K_1 注射液补充凝血因子属于超说明书用药；维生素 K_1 注射液国内说明书的"禁忌证"项下提示严重肝脏疾患或肝功能不全者禁用。而国外说明书"警告栏"对此的说明如下：对于肝脏疾患患者，如果最初使用维生素 K_1 的反应不满意，反复大剂量使用是不必要的。该患者肝功能 Child Pugh 分级为 B 级，肝功能不全，且使用维生素 K_1 注射液的效果不佳，继续使用是不必要的		
备注			

案例 4

一般资料	科室名称：心血管内科	患者姓名：×××	住院号：××××××
	性　别：男	年　龄：68 岁	体　重：未测（平车入院）

临床诊断	1. 重症肺炎；2. Ⅱ型呼吸衰竭；3. 中枢性甲状腺功能减退症；4. 肾上腺皮质功能不全可能；5. 营养风险；6. 低蛋白血症；7. 电解质紊乱；8. 中度贫血；9. 心源性晕厥；10. 胸腔积液；11. 腔隙性脑梗死；12. 动脉粥样硬化；13. 慢性鼻窦炎；14. 前列腺增生；15. 肿瘤标志物升高（CA199）

其他信息	09.11　APPT73.7 秒；血浆 PT26.0 秒；纤维蛋白原 4.00g/L；D-二聚体 2.28mg/L；白蛋白 27.3g/L；总胆红 7.3μmol/L；直接胆红素 3.6mol/L；丙氨酸氨基转移酶 8U/L；天冬氨酸氨基转移酶 11U/L；碱性磷酸酶 28U/L
	09.12　APPT38.8 秒；血浆 PT17.7 秒；纤维蛋白原 3.60g/L；D-二聚体 2.39mg/L
	09.15　APPT35.5 秒；血浆 PT13.8 秒；纤维蛋白原 3.58g/L；D-二聚体 2.33mg/L；白蛋白 24.1g/L；总胆红素 8.9μmol/L；直接胆红素 4.2μmol/L；丙氨酸氨基转移酶 35U/L；天冬氨酸氨基转移酶 24U/L；碱性磷酸酶 23U/L

药物治疗方案	09.11　维生素 K_1 注射液　30mg + NS 100ml　ivgtt　st
	09.02—09.09　注射用头孢哌酮钠舒巴坦钠　3g + NS 100ml　ivgtt　q8h
	09.06—09.13　异帕米星注射液　0.4g + NS 100ml　ivgtt　qd
	09.09—09.13　注射用头孢他啶　2g + NS 100ml　ivgtt　q12h
	09.09—09.16　低分子量肝素钠注射液　5000U　ih　qd

用药点评	超说明书用药、给药途径不当。维生素 K_1 注射液用于低凝血酶原血症时，肌内或深部皮下注射，每次 10mg，每日 1～2 次，24 小时内总量不超过 40mg；用于重症患者静脉注射时，给药速度不应超过 1mg/min。该患者长期应用广谱抗生素（头孢哌酮钠舒巴坦钠）致体内维生素 K 缺乏，09.11 APTT 延长至大于 2×ULN，有使用维生素 K_1 注射液的适应证，但 30mg 稀释于 100ml NS 中静脉滴注使用存在超说明书剂量用药（但国外药品说明书指出维生素 K_1 注射液用于非抗凝剂引起的低凝血酶原血症单次剂量一般为 2.5～25mg，单次剂量最高可达 50mg）和超说明书给药途径现象（国外药品说明书指出静脉内使用途径仅限于皮下给药不可行且认为存在严重风险的情况），可能造成严重药品不良反应的发生，进而增加临床用药风险
备注	

案例 5

一般资料	科室名称：心血管内科	患者姓名：×××	住院号：××××××
	性　别：女	年　龄：82 岁	体　重：53kg

临床诊断	1. 急性心力衰竭；2. 心功能Ⅳ级；3. 急性冠脉综合征；4. 肺炎；5. Ⅱ型呼吸衰竭；6. 冠状动脉粥样硬化性心脏病；7. 心律失常　心房颤动　多源频发性室性期前收缩　加速性室性自主心律；8. 双侧胸腔积液；9. 2 型糖尿病；10. 胸膜间皮瘤（转移瘤可能）；11. 高尿酸血症；12. 腔隙性脑梗死；13. 心包积液；14. 低蛋白血症；15. 肿瘤标志物升高，16. D-二聚体升高；17. 凝血功能异常；18. 二尖瓣脱垂；19. 胆囊结石；20. 动脉粥样硬化；21. 肝功能检查的异常结果；22. 高钾血症；23. 子宫术后；24. 结肠术后；25. 阑尾术后；26. 胸腺瘤手术后状态

其他信息	06.20　APPT66.8 秒；血浆 PT42.4 秒；纤维蛋白原 4.50g/L；D-二聚体 6.38mg/L；白蛋白 34.2g/L；总胆红素 11.0μmol/L；直接胆红素 4.2μmol/L；丙氨酸氨基转移酶 35U/L；天冬氨酸氨基转移酶 51U/L；碱性磷酸酶 152U/L
	06.21　APPT117.1 秒；血浆 PT136.9 秒；纤维蛋白原 4.60g/L；D-二聚体 8.07mg/L
	06.22　APPT41.1 秒；血浆 PT18.1 秒；纤维蛋白原 3.65g/L；D-二聚体 7.52mg/L；白蛋白 35.4g/L；总胆红素 9.5μmol/L；直接胆红素 4.6μmol/L；丙氨酸氨基转移酶 43U/L；天冬氨酸氨基转移酶 93U/L；碱性磷酸酶 174U/L

药物治疗方案	06.21 12：50　维生素 K_1 注射液　20mg＋NS 100ml　ivgtt　st
	06.21 16：23　维生素 K_1 注射液　20mg＋NS 100ml　ivgtt　st
	06.15—06.21　注射用头孢哌酮钠舒巴坦钠　3g＋NS 100ml　ivgtt　q12h
	06.04—06.20　利伐沙班片　10mg　po　qd
	06.04—06.21　地高辛片　0.125mg　po　qd
	06.20—06.24　呋塞米注射液　20mg　iv　qd
	06.04—06.23　螺内酯片　20mg　po　qd
	06.15—06.21　沙库巴曲缬沙坦钠片　25mg　po　bid
	06.15—06.21　达格列净片　5mg　po　qd
用药点评	超说明书用药、给药途径不当。维生素 K_1 注射液用于低凝血酶原血症时，肌内或深部皮下注射，每次 10mg，每日 1～2 次，24 小时内总量不超过 40mg；用于重症患者静脉注射时，给药速度不应超过 1mg/min。该患者长期应用广谱抗生素（头孢哌酮钠舒巴坦钠）致体内维生素 K 缺乏，06.21 激活部分凝血活酶时间延长至大于 2×ULN，有使用维生素 K_1 注射液的适应证，但 20mg 稀释于 100ml NS 中静脉滴注使用，虽然 24 小时总量没有超过 40mg，但存在超说明书剂量用药（国外药品说明书指出维生素 K_1 注射液用于非抗凝剂引起的低凝血酶原血症单次剂量一般为 2.5～25mg，单次剂量最高可达 50mg）和超说明书给药途径现象（国外药品说明书指出静脉内使用途径仅限于皮下给药不可行且认为存在严重风险的情况），可能造成严重药品不良反应的发生，进而增加临床用药风险
备注	

案例 6

一般资料	科室名称：**呼吸与危重症医学科**　　患者姓名：×××　　住院号：××××××
	性　别：**男**　　　　　　　　年　龄：**90 岁**　　体　重：**未测（平车入院）**
临床诊断	1. 重症肺炎；2. 高血压 3 级（极高危）；3. 高血压肾病；4. 肾性贫血；5. 高血压性心脏病；6. 心房颤动；7. 室性期前收缩；8. 完全性左束支传导阻滞；9. 急性心力衰竭；10. 胆囊结石伴胆道感染；11. 急性肝衰竭；12. 下肢动脉硬化闭塞症；13. 骨质疏松；14. 胸腔积液；15. 结肠术后；16. 前列腺术后；17. 腔隙性脑梗死；18. 营养风险；19. 电解质代谢紊乱；20. 中度贫血
其他信息	03.30　APPT74.8 秒；血浆 PT21.1 秒；纤维蛋白原 4.69g/L；D-二聚体 3.42mg/L；白蛋白 29.7g/L；总胆红素 5.8μmol/L；直接胆红素 3.1μmol/L；丙氨酸氨基转移酶 32U/L；天冬氨酸氨基转移酶 33U/L；碱性磷酸酶 79U/L
	03.31　APPT32.2 秒；血浆 PT14.7 秒；纤维蛋白原 3.38g/L；D-二聚体 6.62mg/L；白蛋白 30.8g/L；总胆红素 18.1μmol/L；直接胆红素 13.9μmol/L；丙氨酸氨基转移酶 1116U/L；天冬氨酸氨基转移酶 1155U/L；碱性磷酸酶 382U/L
药物治疗方案	03.30—03.31　维生素 K_1 注射液　30mg＋NS　100ml　ivgtt　qd
	03.19—03.28　注射用哌拉西林他唑巴坦钠　4.5g＋NS　100ml　ivgtt　q8h
	03.29—04.01　注射用比阿培南　0.3g＋NS 50ml　ivgtt　q8h
	03.31—04.01　注射用谷胱甘肽　1.8g＋NS　100ml　ivgtt　qd
	03.31—04.01　复方甘草酸苷注射液　60ml＋NS　100ml　ivgtt　qd
	03.19—04.01　托拉塞米注射液　10mg　iv　bid
	03.22—03.31　沙库巴曲缬沙坦钠片　100mg　po　bid
用药点评	超说明书用药、给药途径不当。维生素 K_1 注射液用于低凝血酶原血症时的用法用量：肌内或深部皮下注射，每次 10mg，每日 1～2 次，24 小时内总量不超过 40mg；用于重症患者静脉注射时，给药速度不应超过 1mg/min。该患者长期应用广谱抗生素（哌拉西林他唑巴坦、比阿培南）致体内维生素 K 缺乏，3.30 咳鲜红色血性痰，激活部分凝血活酶时间延长至大于 2×ULN，有使用维生素 K_1 注射液的适应证，但 30mg 稀释于 100ml NS 中静脉滴注使用存在超说明书剂量用药（国外药品说明书指出维生素 K_1 注射液用于非抗凝剂引起的低凝血酶原血症单次剂量一般为 2.5～25mg，单次剂量最高可达 50mg）和超说明书给药途径现象（国外药品说明书指出静脉内使用途径仅限于皮下给药不可行且认为存在严重风险的情况），可能造成严重药品不良反应的发生，进而增加临床用药风险。
备注	

案例 7

一般资料	科室名称：**ICU**　　　患者姓名：×××　　　住院号：××××××
	性　别：**男**　　　　年　龄：**93 岁**　　　体　重：**未测（平车入院）**

临床诊断	1. 重症肺炎；2. Ⅱ型呼吸衰竭；3. 双侧胸腔积液；4. 感染性休克；5. 慢性阻塞性肺疾病；6. 肺部继发性恶性肿瘤；7. 前列腺恶性肿瘤伴周围淋巴结转移；8. 非传染性病因的全身炎症反应综合征伴有器官衰竭（脓毒症）；9. 急性肾功能不全；10. 高尿酸血症；11. 电解质代谢紊乱；12. 混合性酸碱平衡失调；13. 急性胰腺炎；14. 凝血障碍；15. 上消化道出血；16. 高血压性心脏病；17. 慢性心力衰竭急性加重；18. 心功能Ⅲ级；19. 心律失常；20. 房性心动过速；21. 偶发房性期前收缩；22. 低蛋白血症；23. 中度贫血；24. 高血压 3 级；25. 老年性精神障碍；26. 血管性认知功能障碍；27. 腔隙性脑梗死；28. 脑萎缩；29. 动脉粥样硬化；30. 胆囊结石；31. 轻度脂肪肝；32. 肝囊肿；33. 单纯性肾囊肿；34. 多发结肠憩室；35. 前列腺增生伴结石

其他信息	11.02　APPT46.0 秒；血浆 PT19.5 秒；纤维蛋白原 3.38g/L；D-二聚体 6.56mg/L；白蛋白 30.8g/L；总胆红素 7.2μmol/L；直接胆红素 4.8μmol/L；丙氨酸氨基转移酶 19U/L；天冬氨酸氨基转移酶 52U/L；碱性磷酸酶 89U/L
	11.03　APPT77.1 秒；血浆 PT20.7 秒；纤维蛋白原 2.99g/L；D-二聚体 0.71mg/L；白蛋白 26.8g/L；总胆红素 8.4μmol/L；直接胆红素 5.2μmol/L；丙氨酸氨基转移酶 15U/L；天冬氨酸氨基转移酶 63U/L；碱性磷酸酶 88U/L
	11.04　APPT57.3 秒；血浆 PT18.2 秒；纤维蛋白原 2.84g/L；D-二聚体 1.39mg/L；白蛋白 26.3g/L；总胆红素 13.7μmol/L；直接胆红素 8.7μmol/L；丙氨酸氨基转移酶 7U/L；天冬氨酸氨基转移酶 41U/L；碱性磷酸酶 90U/L

药物治疗方案	11.03　维生素 K_1 注射液　30mg + 5%GS 100ml　ivgtt　st
	10.26—11.04　注射用头孢哌酮钠舒巴坦钠　3g + 5%GS　50ml　ivvp　q12h
	10.26—11.02　注射用替加环素　100mg + 5%GS　50ml　ivvp　q12h
	11.03—11.05　注射用艾司奥美拉唑钠　40mg + NS　20ml　iv　q12h
	11.03—11.05　人血白蛋白注射液　10g　ivgtt　qd
	10.15—10.29　依诺肝素钠注射液　4000 AXaU　ih　qod

用药点评	超说明书用药、给药途径不当。维生素 K_1 注射液用于低凝血酶原血症时，肌内或深部皮下注射，每次 10mg，每日 1~2 次，24 小时内总量不超过 40mg；用于重症患者静脉注射时，给药速度不应超过 1mg/min。该患者长期应用广谱抗生素（头孢哌酮钠舒巴坦钠）致体内维生素 K 缺乏，11.03APPT 延长至大于 2×ULN，有使用维生素 K_1 注射液的适应证，但 30mg 稀释于 5%GS100ml 中静脉滴注使用存在超说明书剂量用药（国外药品说明书指出维生素 K_1 注射液用于非抗凝剂引起的低凝血酶原血症单次剂量一般为 2.5~25mg，单次剂量最高可达 50mg）和超说明书给药途径现象（国外药品说明书指出静脉内使用途径仅限于皮下给药不可行且认为存在严重风险的情况），可能造成严重药品不良反应的发生，进而增加临床用药风险

备注	

案例 8

一般资料	科室名称：**耳鼻咽喉头颈外科**　　　患者姓名：×××　　　住院号：××××××
	性　别：**女**　　　　年　龄：**76 岁**　　　体　重：**未测（平车入院）**

临床诊断	1. 冠状动脉粥样硬化性心脏病；2. 心力衰竭；3. 陈旧性心肌梗死；4. 心律失常；5. 心功能Ⅲ级；6. 颈部淋巴结继发恶性肿瘤（淋巴结转移肿瘤可能）；7. 口咽部梭形细胞癌术后；8. 慢性鼻窦炎；9. 高血压 3 级（极高危）；10. 肺部感染；11. 2 型糖尿病；12. 慢性肾功能不全；13. 糖尿病肾病；14. 骶尾区Ⅱ期压疮；15. 低蛋白血症；16. 腔隙性脑梗死；17. 脑萎缩；18. 动脉粥样硬化；19. 贫血；20. 高血压性心脏病；21. 高血压肾病

其他信息	02.15　APPT37.8 秒；血浆 PT32.7 秒；纤维蛋白原 2.63g/L；D-二聚体 3.96mg/L；白蛋白 29.1g/L；总胆红素 6.9μmol/L；直接胆红素 3.1μmol/L；丙氨酸氨基转移酶 8U/L；天冬氨酸氨基转移酶 13U/L；碱性磷酸酶 50U/L 02.17　APPT28.4 秒；血浆 PT13.6 秒；纤维蛋白原 1.92g/L；D-二聚体 1.67mg/L；白蛋白 28.2g/L；总胆红素 5.3μmol/L；直接胆红素 2.5μmol/L；丙氨酸氨基转移酶 7U/L；天冬氨酸氨基转移酶 18U/L；碱性磷酸酶 51U/L
药物治疗方案	02.15—02.17　维生素 K$_1$ 注射液　10mg　im　qd 02.12—02.17　注射用头孢哌酮钠舒巴坦钠　3g + NS 100ml　ivgtt　q12h 02.13—02.17　吡拉西坦氯化钠注射液　100ml　ivgtt　qd 02.11—02.17　托拉塞米注射液　10mg　iv　bid 02.11—02.17　胺碘酮片　0.2g　po　qd 02.11—02.17　沙库巴曲缬沙坦钠片　150mg　po　bid 02.10—02.17　艾司奥美拉唑肠溶胶囊　20mg　po　qd
用药点评	存在超说明书用药、给药时间不当、疗程不当。维生素 K$_1$ 注射液适应证：①用于维生素 K 缺乏引起的出血（如梗阻性黄疸、胆瘘、慢性腹泻等所致出血）；②香豆素类、水杨酸钠等所致的低凝血酶原血症；③预防与治疗新生儿出血；④长期应用广谱抗生素所致的体内维生素 K 缺乏。该患者 2.12—2.17 使用广谱抗生素（头孢哌酮钠舒巴坦钠），02.15 凝血检查回报 APPT 轻度升高（37.8 秒），临床于 02.15—02.17 予维生素 K$_1$ 注射液 10mg im qd 纠正，02.17 凝血检查回报 APPT28.4 秒，考虑存在过度用药和无适应证用药，给药时间和疗程不当
备注	

案例 9

一般资料	科室名称：ICU　　　　患者姓名：×××　　　　住院号：×××××× 性　　别：女　　　　年　　龄：84 岁　　　　体　　重：未测（平车入院）		
临床诊断	1. 肠梗阻；2. 脓毒血症；3. 感染性休克；4. 肺炎；5. 消化道出血；6. 重度贫血；7. 失血性休克；8. 原发性高血压；9. 2 型糖尿病；10. 左下肢静脉血栓形成 静脉滤器置入术后；11. 陈旧性腰椎骨折；12. 重度骨质疏松；13. 胆囊结石；14. 双侧膝关节退行性病变；15. 胸腔积液；16. 左侧肾上腺增生；17. 双侧肾积水伴肾结石；18. 膀胱结石；19. 左臀部肿物；20. 代谢性碱中毒；21. 呼吸性碱中毒；22. 电解质代谢紊乱；23. 高乳酸血症；24. 凝血功能异常；25. 低蛋白血症；26. 肝功能不全；27. 高尿酸血症；28. 子宫术后		
其他信息	12.20　APPT41.7 秒；血浆 PT16.4 秒；纤维蛋白原 6.60g/L；D-二聚体 3.00mg/L；白蛋白 27.3g/L；总胆红素 6.5μmol/L；直接胆红素 3.5μmol/L；丙氨酸氨基转移酶 16U/L；天冬氨酸氨基转移酶 17U/L；碱性磷酸酶 110U/L 12.21　APPT69.7 秒；血浆 PT30.8 秒；纤维蛋白原 2.59g/L；D-二聚体 2.17mg/L；白蛋白 12.4g/L；总胆红素 3.4μmol/L；直接胆红素 3.1μmol/L；丙氨酸氨基转移酶 36U/L；天冬氨酸氨基转移酶 98U/L；碱性磷酸酶 72U/L 12.22　APPT67.9 秒；血浆 PT33.6 秒；纤维蛋白原 2.70g/L；D-二聚体 3.42mg/L；白蛋白 15.7g/L；总胆红素 10.3μmol/L；直接胆红素 9.1μmol/L；丙氨酸氨基转移酶 321U/L；天冬氨酸氨基转移酶 1077U/L；碱性磷酸酶 106U/L		
药物治疗方案	12.21—12.22　维生素 K$_1$ 注射液　30mg + 5%GS 100ml　ivgtt　qd 12.20—12.23　注射用美罗培南　1g + NS 50ml　ivvp　q8h 12.22—12.23　注射用替加环素　100mg + NS 50ml　ivvp　q12h 12.22—12.23　多烯磷脂酰胆碱注射液　10ml　iv　bid 12.20—12.23　注射用艾司奥美拉唑钠　40mg + NS 20ml　iv　qd 12.21—12.23　奥曲肽注射液　0.3mg + NS 50ml　ivvp　q8h		

续表

用药点评	超说明书用药、给药途径不当。维生素 K_1 注射液用于低凝血酶原血症时的用法用量:肌内或深部皮下注射,每次 10mg,每日 1~2 次,24 小时内总量不超过 40mg;用于重症患者静脉注射时,给药速度不应超过 1mg/min。该患者肠梗阻致体内维生素 K 缺乏,有使用维生素 K_1 注射液的适应证,但 30mg 稀释于 100ml 5%GS 中静脉滴注使用存在超说明书剂量用药(国外药品说明书指出维生素 K_1 注射液用于非抗凝剂引起的低凝血酶原血症单次剂量一般为 2.5~25mg,单次剂量最高可达 50mg)和超说明书给药途径现象(国外药品说明书指出静脉内使用途径仅限于皮下给药不可行且认为存在严重风险的情况),可能造成严重药品不良反应的发生,进而增加临床用药风险
备注	

八、去氨加压素

黄平家

案例 1

一般资料	科室名称:呼吸内科	患者姓名:××× 年　龄:77 岁	住院号:×××××× 体　重:未测(轮椅入院)
	性　别:男		
临床诊断	1. 支气管扩张伴咯血;2. 慢性肺源性心脏病(代偿期) ①左心房、右心房增大;②三尖瓣、肺动脉瓣关闭不全(中度);③主动脉瓣、二尖瓣关闭不全(轻度);3. 肺隔离症、肺不张;4. 中度贫血;5. 电解质代谢紊乱		
其他信息	11.28　钠 127mmol/L;钾 4.1mmol/L 12.02　钠 110mmol/L;钾 2.2mmol/L		
药物治疗方案	11.28　10%氯化钠　20ml　po　qd 11.28—12.02　尖吻蝮蛇血凝酶粉针　2U + 灭菌注射用水 2ml　iv　qd. 11.28—12.03　酚磺乙胺注射液　0.5g + 维生素 K_1　10mg + NS　250ml　ivgtt　qd 11.28—12.03　肾上腺色腙片　5mg　po　tid 11.29　去氨加压素注射液　12μg + NS　100ml　ivgtt　qd 11.29—12.03　左氧氟沙星氯化钠注射液　0.6g　ivgtt　qd 11.30—12.03　垂体后叶素注射液　18U + NS　47ml　微泵　qd 12.01—12.03　10%氯化钠　20ml　po　tid 12.02—12.03　10%氯化钠　40ml + 氯化钾注射液　0.75g + NS　250ml　ivgtt　qd		
用药点评	有禁忌证。FDA 发布的禁忌证:有低钠血症或低钠血症史的患者禁用去氨加压素。该患者 11 月 28 日离子四项中钠离子 127mmol/L,属于中度低钠血症,应禁止使用去氨加压素		
备注			

案例 2

一般资料	科室名称:呼吸内科	患者姓名:××× 年　龄:54 岁	住院号:×××××× 体　重:40kg
	性　别:女		
临床诊断	1. 重症肺炎 呼吸衰竭;2. 脓毒症 脓毒性休克;3. 支气管扩张伴感染;4. 慢性阻塞性肺疾病伴有急性下呼吸道感染 慢性肺源性心脏病(失代偿期) 肺动脉高压;5. 电解质代谢紊乱;6. 低蛋白血症;7. 鳞癌抗原升高原因待查:肿瘤(?)8. 胸腔积液;9. 心包积液		
其他信息	5.31　钠 135mmol/L;脑钠肽前体测定 35 000/pg/ml 6.03　钠 126mmol/L;脑钠肽前体测定 19 557/pg/ml		

药物治疗方案	5.25—5.26　呋塞米注射液　20mg　iv　qd 5.25—5.27　注射用哌拉西林舒巴坦（2∶1）　3g＋NS　100ml　ivgtt　q12h 5.26—5.27　呋塞米片　20mg　po　qd 5.26—5.27　螺内酯片　20mg　po　qd 5.27—6.02　注射用亚胺培南西司他丁　0.5g＋NS　100ml　ivgtt　q6h 5.30—6.06　肾上腺色腙片　5mg　po　tid 5.31　酚磺乙胺注射液　0.5g＋维生素 K_1　10mg＋NS　250ml　ivgtt　qd 5.31　呋塞米注射液　20mg　iv　qd 6.01　尖吻蝮蛇血凝酶粉针　2U＋灭菌注射用水 2ml　iv　bid 6.01—6.06　去氨加压素注射液　12μg＋NS　100ml　ivgtt　qd 6.02—6.06　注射用哌拉西林舒巴坦（2∶1）　3g＋NS　100ml　ivgtt　q12h 6.03—6.06　10%氯化钠　20ml　po　tid
用药点评	有禁忌证。去氨加压素注射液说明书中提及禁用于代偿失调的心功能不全患者，该患者有慢性肺源性心脏病（失代偿期），应禁止使用去氨加压素
备注	

案例 3

一般资料	科室名称：神经外科　　　　患者姓名：×××　　　　住院号：××××××
	性　别：男　　　　　　　年　龄：54 岁　　　　　体　重：未测（平车入院）
临床诊断	1. 左基底节区-放射冠-半卵圆中心及顶叶区脑出血并破入脑室 中枢性呼吸、循环衰竭；2. 吸入性肺炎；3. 高血压 3 级（极高危）；4. 高胆固醇血症；5. 电解质、酸碱代谢紊乱；6. 2 型糖尿病（？）；7. 急性肾损伤；8. 高尿酸血症
其他信息	3.05　钠 143mmol/L；APTT　35.4 秒；TT　15.8 秒
药物治疗方案	3.05—3.06　注射用硝普钠　50mg＋5%GS　50ml　ivvp　qd 3.05—3.06　酚磺乙胺注射液　2g＋维生素 K_1　10mg＋5%GS　250ml　ivgtt　qd 3.06　去氨加压素注射液　12μg＋NS　100ml　ivgtt　qd 3.06　氯丙嗪注射液　50mg＋异丙嗪注射液　50mg＋哌替啶　100mg＋NS　44ml　ivvp　qd
用药点评	联合用药不当。存在药物相互作用。去氨加压素联用氯丙嗪，可增加其水潴留或抗利尿作用，应避免合用
备注	

案例 4

一般资料	科室名称：康复医学科　　　　患者姓名：×××　　　　住院号：××××××
	性　别：男　　　　　　　年　龄：53 岁　　　　　体　重：62kg
临床诊断	1. 右膝部滑膜囊肿；2. 高三酰甘油血症；3. 左冠状动脉硬化；4. 左胸壁肿物：表皮囊肿（？）；5. 右膝部过敏性皮炎
其他信息	7.31　钠 138mmol/L
药物治疗方案	8.01—8.02　去氨加压素注射液　8μg＋NS　100ml　ivgtt　qd 8.01—8.05　注射用七叶皂苷钠　10mg＋10%GS　250ml　ivgtt　qd 8.02—8.05　注射用血栓通　250mg＋5%GS　250ml　ivgtt　qd
用药点评	剂量不当。患者于 8 月 1 日行腘窝囊肿切除术，术后给予去氨加压素 8μg 预防出血，根据药品说明书，去氨加压素注射液用于控制出血时，推荐按 0.3μg/kg 剂量给药，该患者体重 62kg，给药剂量应为 18.6μg，给予 8μg 低于说明书推荐剂量，存在给药剂量不适宜
备注	

案例 5

一般资料	科室名称：感染科　　　　　患者姓名：×××　　　　　住院号：××××××
	性　别：女　　　　　　　年　龄：53 岁　　　　　体　重：未测（平车入院）

临床诊断	1. 大肠埃希菌性脓毒血症 感染性休克 多器官功能障碍综合征（循环、肾脏、凝血系统）；2. 肝硬化失 代偿期 食管胃底静脉曲张（重度）并出血 失血性休克 脾功能亢进 失血性贫血（中度） 低蛋白血症； 3. 泌尿道感染；4. 肺炎；5. 电解质、酸碱代谢紊乱；6. 低血糖；7. 右肾囊肿

其他信息	08.01　钠 125mmol/L；肌酐 181μmol/L；脑钠肽前体测定 6966pg/ml 08.05　钠 138mmol/L；脑钠肽前体测定 35 000pg/ml

药物治疗方案	08.01　10%NaCl　20ml ＋ 葡萄糖酸钙注射液　2g ＋ NS　250ml　ivgtt　qd 08.01—08.12　左氧氟沙星氯化钠注射液　0.6g　ivgtt　qd 08.01—08.12　注射用头孢地嗪钠　1g ＋ NS　100ml　ivgtt　q12h 08.01　托拉塞米注射液　10mg　iv　qd 08.01　去氨加压素注射液　16μg ＋ NS　100ml　ivgtt　qd 08.01　注射用矛头蝮蛇血凝酶　2U ＋ NS　10ml　iv 08.01—08.06　醋酸奥曲肽注射液　0.3mg ＋ NS　45ml　ivvp　bid 08.04—08.06　呋塞米注射液　20mg ＋ NS　10ml　iv　qd 08.07—08.11　呋塞米片　40mg　po　qd 08.07—08.11　螺内酯片　100mg　po　qd

用药点评	有禁忌证。FDA 发布禁忌证：有低钠血症或低钠血症病史的患者禁用去氨加压素。该患者 08.01 离子四项 中钠离子 125mmol/L，属于中度低钠血症，应禁用去氨加压素 联合用药不当。存在药物相互作用。去氨加压素联用托拉塞米，可增加去氨加压素的降血钠作用，增加低 钠血症风险，应避免合用

备注	

案例 6

一般资料	科室名称：感染科　　　　　患者姓名：×××　　　　　住院号：××××××
	性　别：男　　　　　　　年　龄：47 岁　　　　　体　重：66kg

临床诊断	1. 继发性肺结核并空洞 双肺涂（＋）初治 咯血；2. 2 型糖尿病；3. 高甘油三酯血症；4. 营养不良：贫血、 低蛋白；5. 电解质代谢紊乱：低钠低氯低钾；6. 脂肪肝

其他信息	01.31　钠 136mmol/L；APPT40.4 秒；凝血酶时间 18.3 秒；纤维蛋白原 7.22g/L

药物治疗方案	01.31—02.06　去氨加压素注射液　16μg ＋ NS　100ml　ivgtt　qd 01.31—02.06　氨甲苯酸注射液　200mg ＋ 酚磺乙胺注射液　1g ＋ NS　250ml　ivgtt　qd 02.01—02.03　垂体后叶素注射液　24U ＋ NS　500ml　ivgtt　qd

用药点评	剂量不当。根据药品说明书，去氨加压素注射液用于控制出血时，推荐按 0.3μg/kg 剂量给药，该患者体重 66kg，给药剂量应为 19.8μg，给予 16μg 低于说明书推荐剂量，存在给药剂量不适宜 有禁忌证。FDA 发布禁忌证：有低钠血症或低钠血症病史的患者禁用去氨加压素。患者使用去氨加压素 前，01.31 钠离子 136mmol/L，使用后 02.02 钠离子 128mmol/L，属于中度低钠血症，未及时停药处理。 用药期间钠离子减少考虑去氨加压素引起药物不良反应的可能性大，即使 02.06 停药后复查钠离子 137mmol/L，也应在用药期间给予补钠处理

备注	

案例 7

一般资料	科室名称：普通外科　　　　患者姓名：×××　　　　　住院号：××××××
	性　别：女　　　　　　　年　龄：43 岁　　　　　体　重：62kg

临床诊断	1. 肝左叶肠型腺癌伴脓肿形成；2. 脂肪肝；3. 右肺纤维化；4. 双肺肺炎；5. 频发性室性期前收缩

其他信息	09.19　钠 142mmol/L；APPT40.3 秒；PT 18.6 秒；纤维蛋白原 6.62g/L

药物治疗方案	09.05—10.03　注射液阿莫西林钠克拉维酸钾　1.2g + NS　100ml　ivgtt　q8h
	09.05—09.24　元胡止痛滴丸　1 袋　po　tid
	09.06—10.07　水飞蓟宾胶囊　4 粒　po　tid
	09.19—10.07　去氨加压素注射液　8μg + NS　100ml　ivgtt　qd
用药点评	疗程不当。该患者于 09.18 行左半肝切除术，术后给予去氨加压素 12μg 控制出血，09.25 患者手术切口无红肿、渗液，敷料十洁，肝断面引流管引出淡黄色积液约 20ml，温氏孔引出淡黄色积液约 5ml。复查红细胞计数 3.83×10^{12}/L，血红蛋白 107g/L，血小板计数 329×10^9/L，凝血四项复查未见异常，此时该患者已无出血，复查红细胞、血红蛋白、血小板无明显异常，达到停用去氨加压素指征，继续使用去氨加压素，疗程过长
	剂量不当。患者术后给予去氨加压素 12μg 控制出血，根据药品说明书，去氨加压素注射液用于控制出血时，推荐按 0.3μg/kg 剂量给药，该患者 62kg，给药剂量应为 18.6μg，给予 8μg 低于说明书推荐剂量，给药剂量不适宜
备注	

案例 8

一般资料	科室名称：感染科　　　患者姓名：×××　　　住院号：××××××
	性　　别：男　　　　年　　龄：46 岁　　　体　　重：62kg
临床诊断	1. 肝肾综合征；2. 食管-胃底静脉重度曲张并出血　失血性贫血（重度）；3.（乙肝+酒精性）肝硬化失代偿期　脾功能亢进　门脉高压性胃病　低蛋白血症　少量腹腔积液；4. 脓毒血症；5. 电解质代谢紊乱；6. 肝囊肿；7. 双肾多发囊肿；8. 肾多发错构瘤；9. 双肺上叶及右肺中叶纤维灶
其他信息	06.23　钠 128mmol/L
	06.25　钠 135mmol/L
药物治疗方案	06.23　去氨加压素注射液　16μg + NS　100ml　ivgtt　qd
	06.23—06.24　醋酸奥曲肽注射液　0.3mg + NS　60ml　ivvp　q12h
	06.23—06.29　注射液奥美拉唑钠　40mg + NS　100ml　ivgtt　qd
	06.23—06.29　注射用头孢地嗪钠　1g + NS　100ml　ivgtt　q12h
用药点评	剂量不当。根据药品说明书，去氨加压素注射液用于控制出血时，推荐按 0.3μg/kg 剂量给药，该患者 62kg，给药剂量应为 18.6μg，给予 16μg 低于说明书推荐剂量，存在给药剂量不适宜
	有禁忌证。FDA 发布禁忌证：有低钾血症或低钠血症病史的患者禁用去氨加压素。该患者 06.23 离子四项中钠离子 128mmol/L，属于中度低钠血症，应禁用去氨加压素
备注	

案例 9

一般资料	科室名称：普通外科　　　患者姓名：×××　　　住院号：××××××
	性　　别：女　　　　年　　龄：68 岁　　　体　　重：59kg
临床诊断	1. 混合痔伴感染；2. 一度房室传导阻滞；3. 老年性心脏瓣膜病　左心房增大　二尖瓣关闭不全（重度）　三尖瓣关闭不全（中度）　主动脉瓣关闭不全（轻度）　心功能Ⅲ级；4. 慢性支气管炎伴肺气肿；5. 主动脉粥样硬化；6. 高甘油三酯血症
其他信息	05.03　钠 140mmol/L；APPT 35.20 秒
药物治疗方案	05.03—05.15　注射用阿莫西林钠克拉维酸钾　1.2g + NS　100ml　ivgtt　q8h
	05.06—05.15　呋塞米片　20mg　po　qd
	05.06—05.15　螺内酯片　20mg　po　qd
	05.07　去氨加压素注射液　12μg + NS　100ml　ivgtt　qd

续表

用药点评	剂量不当。根据药品说明书，去氨加压素注射液用于控制出血时，推荐按 0.3μg/kg 剂量给药，该患者体重 59kg，给药剂量应为 17.7μg，给予 12μg 低于说明书推荐剂量，给药剂量不适宜 联合用药不当。存在药物相互作用。去氨加压素联用呋塞米，可增加去氨加压素的降血钠作用，增加低钠血症风险，应避免合用 有禁忌证。该患者心功能Ⅲ级需要服用利尿剂，去氨加压素禁用于需服用利尿剂的其他疾病患者
备注	

九、矛头蝮蛇血凝酶

李晓宇

案例 1

一般资料	科室名称：耳鼻咽喉头颈外科　　　患者姓名：×××　　　住院号：××××××
	性　别：女　　　　　　　　　年　龄：59 岁　　　体　重：60kg
临床诊断	1. 分泌性中耳炎（治愈），咽鼓管功能紊乱（治愈）；2. 耳内镜下双鼓膜切开置管+鼓室探查术+双咽鼓管球囊扩张术
其他信息	06.27　肌酐 46μmol/L；纤维蛋白原 3.4g/L
药物治疗方案	06.28—06.29　注射用矛头蝮蛇血凝酶　2U＋NS　250ml　ivgtt　bid
	06.28—06.29　热毒宁注射液　20ml＋NS　250ml　ivgtt　qd
	06.28—06.29　注射用头孢呋辛　1.5g＋NS　100ml　ivgtt　q12h
用药点评	有禁忌证和给药途径不当。注射用矛头蝮蛇血凝酶禁用于有血栓病史者，患者 2 年前患脑梗死，于 06.28 行"耳内镜下双鼓膜切开置管+鼓室探查术+双咽鼓管球囊扩张术"，并给予矛头蝮蛇血凝酶减少出血。因该患者有血栓病史，应禁用矛头蝮蛇血凝酶；说明书中提及可静脉注射、肌内注射、皮下注射或局部用药，并未提及大剂量液体静脉滴注的给药方式，其安全性和实际产生的止血效果需进一步的循证依据。患者采用 250ml NS 进行配伍静脉滴注给药，属于给药途径不当
备注	

案例 2

一般资料	科室名称：耳鼻咽喉头颈外科　　　患者姓名：×××　　　住院号：××××××
	性　别：女　　　　　　　　　年　龄：8 岁　　　体　重：27.5kg
临床诊断	1. 慢性扁桃体炎（治愈），腺样体肥大（治愈）；2. 全身麻醉下行扁桃体切除+鼻内镜下腺样体切除术
其他信息	06.23　肌酐 30μmol/L；纤维蛋白原 2.85g/L
药物治疗方案	06.24—06.26　注射用矛头蝮蛇血凝酶　0.5U＋NS　250ml　ivgtt　qd
	06.24—06.28　注射用头孢呋辛　0.8g＋NS　100ml　ivgtt　q12h
	06.24—06.28　热毒宁注射液　10ml＋NS　250ml　ivgtt　qd
用药点评	给药途径和给药时间不当。注射用矛头蝮蛇血凝酶说明书中提及可静脉注射、肌内注射、皮下注射或局部用药，并未提及大剂量液体静脉滴注的给药方式，其安全性和实际产生的止血效果需进一步的循证依据。患者采用 250ml NS 进行配伍静脉滴注给药，属于给药途径不当；说明书中提及用于各类外科手术时，手术前一天晚肌内注射 1U，术前 1 小时肌内注射 1U，手术前 15 分钟静脉注射 1U，术后 3 天，每天肌内注射 1U。患者 06.24 8：50—9：50 行"全身麻醉扁桃体切除+鼻内镜下腺样体切除术"，术后 10：30 给予矛头蝮蛇血凝酶，给药时机不适宜，应于术前开始给药
备注	

案例 3

一般资料	科室名称：肝胆胰腺外科		患者姓名：×××	住院号：××××××
	性　别：男		年　龄：26 岁	体　重：82kg
临床诊断	1. 肝内胆管结石（好转），肝移植状态（好转）；2. 超声引导下经皮肝胆道穿刺置管引流术			
其他信息	06.12　肌酐 45μmol/L；纤维蛋白原 4.01g/L			
药物治疗方案	06.15　注射用白眉蛇毒血凝酶　1KU + NS 5ml　im　st			
	06.15　注射用矛头蝮蛇血凝酶　2U + NS　10ml　iv　bid			
	06.11—06.16　注射用头孢唑肟钠　3g + NS　100ml　ivgtt　q12h			
	06.15—06.17　异甘草酸镁注射液　200mg + 5%GS　100ml　ivgtt　qd			
	06.15—06.17　血必净注射液　50ml + NS　100ml　ivgtt　q12h			
用药点评	重复用药。患者 06.15 8：50—9：50 行"超声引导下经皮肝胆道穿刺置管引流术"，术中给予矛头蝮蛇血凝酶；同时给予白眉蛇毒血凝酶，二者属于同种用药，存在重复用药现象			
备注				

案例 4

一般资料	科室名称：妇科三病区		患者姓名：×××	住院号：××××××
	性　别：女		年　龄：52 岁	体　重：66.1kg
临床诊断	经腹全子宫+双附件切除术			
其他信息	02.26　肌酐 48μmol/L；纤维蛋白原 2.33g/L			
药物治疗方案	03.07　注射用矛头蝮蛇血凝酶　2U + NS 10ml　im　bid			
	03.08　注射用白眉蛇毒血凝酶　1KU + NS 10ml　iv　qd			
	03.05—03.08　维生素 C 注射液　3g + 维生素 B$_6$ 注射液　0.2g + NS　500ml　ivgtt　qd			
用药点评	药物转换不当。给予患者矛头蝮蛇血凝酶 2U 肌内注射 1 次用于预防术后出血；之后更换止血药，给予白眉蛇毒血凝酶预防出血，无理由转换止血药物			
备注				

十、尖吻蝮蛇血凝酶

赵　燕

案例 1

一般资料	科室名称：消化内科		患者姓名：×××	住院号：××××××
	性　别：女		年　龄：53 岁	体　重：62kg
临床诊断	1. 胃间质瘤；2. 慢性胃炎；3. 甲状腺结节；4. 心律失常 室性期前收缩 阵发性室性心动过速；5. 高脂血症			
其他信息	08.18　肌酐 55μmol/L；PT11.2 秒			
药物治疗方案	08.19　注射用尖吻蝮蛇血凝酶　2U + NS 10ml　内镜下喷洒　st			
	08.19—08.24　注射用奥美拉唑钠　40mg + NS　100ml　ivgtt　q8h			
用药点评	超说明书用药。注射用尖吻蝮蛇血凝酶说明书适应证：用于外科手术浅表创面渗血的止血。该患者使用本品用于胃黏膜下隆起病变剥离术后内镜下喷洒止血，属超说明书用药			
备注	《血凝酶在急性出血性疾病中应用的专家共识（2018）》建议，对于消化道出血，内镜下喷洒血凝酶能够提高止血效果，并减少再出血率			

案例 2

一般资料	科室名称：呼吸内科　　　患者姓名：×××　　　住院号：××××××
	性　别：男　　　　　年　龄：59 岁　　　体　重：70kg
临床诊断	1. 肺腺癌 T4N3M1Ⅳ期；2. 继发恶性胸腔积液；3. 肺部感染；4. 肝囊肿
其他信息	07.25 PT11.7 秒
药物治疗方案	08.03～08.05　注射用尖吻蝮蛇血凝酶　2U＋NS　2ml　iv　qd
用药点评	超说明书用药：患者未行手术，仅拔除胸腔引流管，该操作出血量极少，仅压迫止血即可，无须予以尖吻蝮蛇血凝酶止血，故无用药指征 疗程不当。本品应单剂给药，开具长期医嘱，不合理
备注	注射用尖吻蝮蛇血凝酶说明书适应证：用于外科手术浅表创面渗血的止血

案例 3

一般资料	科室名称：呼吸内科　　　患者姓名：×××　　　住院号：××××××
	性　别：男　　　　　年　龄：54 岁　　　体　重：62.5kg
临床诊断	1. 肺部感染；2. 支气管扩张并感染；3. 支气管扩张并咯血
其他信息	08.01　大便隐血阴性；PT11.4 秒
药物治疗方案	08.01—08.08　注射用尖吻蝮蛇血凝酶 2U＋NS 2ml　iv　qd 08.01—08.08　注射用头孢米诺钠 2g　＋NS 100ml　ivgtt　bid 08.01　酚磺乙胺注射液　2g＋维生素 K$_1$ 注射液　20mg＋氨甲苯酸注射液　0.3g　ivgtt　st
用药点评	超说明书用药。注射用尖吻蝮蛇血凝酶说明书适应证：用于外科手术浅表创面渗血的止血。该患者使用本品用于咯血止血，属超说明书用药 疗程不当。本品应单剂给药，开具长期医嘱，不合理
备注	《血凝酶在急性出血性疾病中应用的专家共识（2018）》建议在呼吸系统出血性疾病中可予以尖吻蝮蛇血凝酶提高止血效果

案例 4

一般资料	科室名称：口腔科　　　患者姓名：×××　　　住院号：××××××
	性　别：男　　　　　年　龄：18 岁　　　体　重：72kg
临床诊断	左侧腮腺淋巴组织反应性增生
其他信息	05.24　PT11.6 秒
药物治疗方案	05.25—05.27　注射用尖吻蝮蛇血凝酶　2U＋NS 10ml　iv　qd 05.25—05.27　氢化泼尼松注射液　10ml＋NS　250ml　ivgtt　qd
用药点评	疗程不当。注射用尖吻蝮蛇血凝酶用于手术创面止血时，应视创面出血情况单次静脉注射给药；该患者开具长期医嘱给药，不合理 溶媒用量不当。注射用尖吻蝮蛇血凝酶用于手术创面止血时，每次 2U，用 2ml 注射用水溶解后静脉注射给药。该患者予以 10ml NS 做溶媒，溶媒用量不合理
备注	

案例 5

一般资料	科室名称：神经外科　　　患者姓名：×××　　　住院号：××××××
	性　别：男　　　　　年　龄：74 岁　　　体　重：60kg
临床诊断	1. 特发性震颤；2. 陈旧性脑梗死
其他信息	07.22 PT 11.4 秒
药物治疗方案	07.21—07.25　注射用尖吻蝮蛇血凝酶　2U＋NS 250ml　ivgtt　qd 07.21—07.27　氨基己酸氯化钠注射液　100ml　ivgtt　qd 07.21—07.23　注射用盐酸罗沙替丁醋酸酯　75mg＋NS　100ml　ivgtt　bid

续表

用药点评	给药途径不当、疗程不当。注射用尖吻蝮蛇血凝酶用于手术创面止血时，应视创面出血情况单次静脉注射给药；该患者开具长期医嘱且静脉滴注给药，不合理 溶媒用量不当。注射用尖吻蝮蛇血凝酶用于手术创面止血时，每次 2U，用 2ml 注射用水溶解后静脉注射给药。该处方予以 250ml NS 做溶媒，溶媒用量不合理
备注	

案例 6

一般资料	科室名称：泌尿外科　　患者姓名：×××　　住院号：×××××× 性　别：男　　　　年　龄：36 岁　　体　重：105kg
临床诊断	1. 右侧输尿管结石并右肾积水；2. 右侧输尿管支架置入状态；3. 2 型糖尿病
其他信息	08.11 PT 9.7 秒
药物治疗方案	08.16　注射用尖吻蝮蛇血凝酶 2U + NS　10ml　iv　st 08.16—08.18　注射用磷霉素钠　4g + NS　250ml　ivgtt　bid 08.16—08.18　注射用盐酸罂粟碱　90mg + NS　250ml　ivgtt　qd 08.16—08.18　氢溴酸山莨菪碱注射液　2ml + NS　100ml　ivgtt　bid
用药点评	适应证不适宜。手术记录患者术中无出血，无须使用注射用尖吻蝮蛇血凝酶进行止血 溶媒用量不当。注射用尖吻蝮蛇血凝酶用于手术创面止血时，每次 2U，用 2ml 注射用水溶解后静脉注射给药。该处方予以 10ml NS 做溶媒，溶媒用量不合理
备注	注射用尖吻蝮蛇血凝酶说明书适应证：用于外科手术浅表创面渗血的止血

十一、蛇毒血凝酶

郭芳瑜

案例 1

一般资料	科室名称：肛肠科　　患者姓名：×××　　住院号：×××××× 性　别：男　　　年　龄：45 岁　　体　重：53kg
临床诊断	1. 混合痔；2. 血栓性外痔；3. 肛乳头肥大；4. 小腿静脉血栓史
其他信息	10 年前因左小腿血栓住院保守治疗；D-二聚体检验项目未查
药物治疗方案	03.12　罗哌卡因注射液　100mg　手术用　st 03.12—03.14　蛇毒血凝酶注射液　1U + NS　10ml　iv　qd 03.13—03.15　小麦纤维素颗粒　3.5g　po　bid 03.13—03.15　草木犀流浸液片　1200mg　po　tid
用药点评	有禁忌证。患者有小腿静脉血栓史，根据药品说明书，有血栓病史者禁用蛇毒血凝酶注射液
备注	

案例 2

一般资料	科室名称：肿瘤神经外科　　患者姓名：×××　　住院号：×××××× 性　别：男　　　　年　龄：67 岁　　体　重：70kg
临床诊断	1. 交通性脑积水；2. 脑梗死后遗症；3. 糖尿病；4. 高脂血症；5. 高尿酸血症；6. 右肺结节
其他信息	3 年前曾因脑梗死于外院治疗，治疗后右侧肢体乏力
药物治疗方案	04.02　瑞芬太尼注射剂　1mg　ivvp　st 04.02　5%GS　500ml + 10%氯化钾注射液　10ml +普通胰岛素注射液　6U　ivgtt　st 04.02　蛇毒血凝酶注射液　1U + NS　10ml　iv　st
用药点评	有禁忌证。患者 3 年前患脑梗死，根据药品说明书，有血栓病史者禁用蛇毒血凝酶注射液
备注	

案例 3

一般资料	科室名称：肝胆脾胰外科　　患者姓名：×××　　住院号：××××××
	性　别：女　　　　年　龄：30 岁　　体　重：41kg
临床诊断	1. 急性胆囊炎伴胆囊结石；2. 胆囊腺肌症；3. 慢性乙型肝炎；4. 肝血管瘤
其他信息	01.05　纤维蛋白原 1.61g/L，其余凝血功能四项检验结果正常
	01.08　行经腹腔镜胆囊切除术
药物治疗方案	01.08　　瑞芬太尼注射剂　1mg　ivvp　st
	01.08—01.11　蛇毒血凝酶注射液　3U＋NS　10ml　iv　bid
	01.08—01.11　注射用头孢美唑　1g＋NS　100ml　ivgtt　bid
用药点评	给药剂量与频次不当。根据药品说明书，蛇毒血凝酶注射液用于各类外科手术减少流血或止血时，推荐单次给药剂量为 1U，术后 3 天给药频次为每天 1 次。患者于 01.08 行经腹腔镜胆囊切除术，术后 3 天，每次给药 3U，每天 2 次给药，给药剂量不当和给药频次不当
备注	

案例 4

一般资料	科室名称：胸外科　　患者姓名：×××　　住院号：××××××
	性　别：女　　　　年　龄：65 岁　　体　重：65kg
临床诊断	1. 右下肺腺癌；2. 右上肺结节；3. 高血压 3 级；4. 双侧甲状腺结节；5. 左乳腺结节
其他信息	03.07　凝血功能四项检验结果正常
	03.09　血栓弹力图普通杯检验结果正常
	03.12　行右下肺外基底段切除+胸膜粘连松解术
药物治疗方案	03.12—03.13　蛇毒血凝酶注射液　1U＋NS　10ml　iv　bid
用药点评	频次不当。根据药品说明书，蛇毒血凝酶注射液用于各类外科手术减少流血或止血时，推荐单次给药剂量为 1U，每天给药 1 次。患者于 03.12 行右下肺外基底段切除+胸膜粘连松解术，术后 3 天，每次给药 1U，每天给药 2 次，给药频次不当
备注	

案例 5

一般资料	科室名称：周围神经手足外科　　患者姓名：×××　　住院号：××××××
	性　别：男　　　　年　龄：50 岁　　体　重：83kg
临床诊断	1. 右距跗关节骨关节炎；2. 痛风
其他信息	12.29　凝血功能四项检验结果正常
	01.02　行跗跖关节融合术、距骨植骨术、髂骨切取术
药物治疗方案	01.02—01.07　蛇毒血凝酶注射液　1U＋NS　10ml　iv　qd
	01.02—01.07　帕瑞昔布注射剂　40mg＋NS　10ml　iv　bid
用药点评	疗程不当。根据药品说明书，蛇毒血凝酶注射液用于外科术后止血时，最好不超过 3 天。患者 01.02 行跗跖关节融合术、距骨植骨术、髂骨切取术，术后应用蛇毒血凝酶注射液止血 5 天，病程中未记载患者出血情况且无监测凝血相关指标，存在疗程不当
备注	

案例 6

一般资料	科室名称：呼吸与危重症科　　患者姓名：×××　　住院号：××××××
	性　别：男　　　　年　龄：63 岁　　体　重：60kg
临床诊断	1. 肺部感染；2. 慢性阻塞性肺疾病急性加重；3. Ⅱ型呼吸衰竭；4. 主动脉、冠状动脉粥样硬化；5. 肺结节

续表

其他信息	02.01　D-二聚体 0.51mg/L；未查凝血功能四项
	02.12　患者偶尔咳血丝痰
药物治疗方案	02.12—02.21　肾上腺色腙片　5mg　po　tid
	02.12—02.21　蛇毒血凝酶注射液　1U＋NS　10ml　iv　qd
用药点评	疗程不当。《血凝酶在急性出血性疾病中应用的专家共识（2018）》中不推荐较长时间（＜7 天）使用血凝酶，连续使用（＞5 天）需监测纤维蛋白原水平。长时间（＞7 天）全身应用血凝酶可能引起血浆纤维蛋白原水平下降，导致低纤维蛋白原血症。患者因咯血应用蛇毒血凝酶注射液 9 天，病程中未记载患者出血情况且未复查凝血功能指标，疗程不当
备注	

案例 7

一般资料	科室名称：肝胆脾胰外科	患者姓名：×××	住院号：××××××
	性　　别：男	年　　龄：83 岁	体　　重：56kg
临床诊断	1. 急性胆管炎；2. 急性胆囊炎伴胆囊结石；3. 脓毒血症；4. 梗阻性黄疸；5. 肝功能损害；6. 高血压；7. 胃癌术后腹腔淋巴转移；8. 腹股沟疝；9. 直肠恶性肿瘤个人史；10. 阑尾缺如		
其他信息	02.11　凝血功能四项+D-二聚体检验结果正常		
	02.20　行经皮经肝胆道引流术		
药物治疗方案	02.19　15：44　蛇毒血凝酶注射液　1U＋NS　10ml　iv　st		
用药点评	给药时间不当。根据药品说明书，蛇毒血凝酶注射液用于各类外科手术减少流血或止血时，给药时间为术前 1 晚。患者行经皮经肝胆道引流术、胃活组织检查，术前 1 天下午使用 1 剂蛇毒血凝酶注射液，存在给药时间不当		
备注			

案例 8

一般资料	科室名称：介入科	患者姓名：×××	住院号：××××××
	性　　别：男	年　　龄：29 岁	体　　重：77kg
临床诊断	甲状腺癌术后颈部淋巴结转移		
其他信息	03.22　08：50 行超声引导下右颈部淋巴结转移癌微波消融术		
药物治疗方案	03.21　09：03　蛇毒血凝酶注射液　1U＋NS　10ml　iv　st		
	03.22　钠钾镁钙葡萄糖注射液　500ml　ivgtt　st		
用药点评	给药时间不当。根据药品说明书，蛇毒血凝酶注射液用于各类外科手术减少流血或止血时，给药时间为术前 1 晚。患者行淋巴结消融术，术前 1 天早上使用 1 剂蛇毒血凝酶注射液，给药时间不当		
备注			

十二、人凝血酶原复合物

张　波

案例 1

一般资料	科室名称：心脏大血管外科	患者姓名：×××	住院号：××××××
	性　　别：女	年　　龄：57 岁	体　　重：57kg
临床诊断	1. 风湿性心脏病；2. 肺动脉高压；3. 心功能Ⅲ级（NYHA）		

续表

其他信息	01.05 PT10.3 秒；凝血酶时间 16.4 秒；APPT28.5 秒 01.09 血红蛋白 141g/L
药物治疗方案	01.11 人凝血酶原复合物 1200U＋NS 100ml ivgtt st 01.03—01.12 螺内酯片 20mg po bid 01.03—01.12 氢氯噻嗪片 25mg po bid 01.03—01.12 地高辛片 125μg po qd
用药点评	超说明书用药。根据药品说明书，人凝血酶原复合物用于治疗先天性或获得性凝血因子Ⅱ、Ⅶ、Ⅸ、Ⅹ缺乏症（单独或联合缺乏）：①凝血因子Ⅱ、Ⅶ、Ⅸ、Ⅹ缺乏症，包括乙型血友病；②抗凝剂过量、维生素 K 缺乏症；③因肝脏疾病导致的凝血功能紊乱，肝脏疾病导致的出血患者需要纠正凝血功能障碍时；④各种原因所致的 PT 延长而拟做外科手术患者，但对凝血因子Ⅴ缺乏者可能无效；⑤治疗已产生因子Ⅷ抑制物的甲型血友病患者的出血症状；⑥逆转香豆素类抗凝剂诱导的出血者。该患者在心脏二尖瓣成形术中使用人凝血酶原复合物，减少术中及术后出血，超出说明书的适应证范围
备注	关于对心脏和非心脏手术患者使用四因子凝血酶原复合物的欧洲共识（2020 年发布）声明，对于需要紧急心脏或非心脏手术，且凝血受到维生素 K 拮抗剂治疗影响的患者，应考虑使用四因子凝血酶原复合物浓缩物进行逆转，初始注射 25U/kg，结合新鲜冷冻血浆，似乎是有效的。尤其适用于创伤患者；2013年，欧洲麻醉协会发布的《围术期严重出血管理指南》指出：如患者出血倾向增加及凝血时间延长，建议给予 20～30U/kg 的凝血酶原复合物

案例 2

一般资料	科室名称：胃肠外科 患者姓名：××× 住院号：×××××× 性 别：男 年 龄：64 岁 体 重：50kg
临床诊断	1. 转移性肝癌；2. 回肠继发恶性肿瘤；3. 膀胱继发恶性肿瘤；4. 乙状结肠癌
其他信息	01.06 血红蛋白 103g/L；未查凝血功能
药物治疗方案	01.04 人凝血酶原复合物 400U＋NS 100ml ivgtt st 01.04—01.08 复方氨基酸注射液（20AA） 500ml ivgtt qd
用药点评	适应证不适宜。人凝血酶原复合物用于治疗先天性或获得性凝血因子Ⅱ、Ⅶ、Ⅸ、Ⅹ缺乏症（单独或联合缺乏）：①凝血因子Ⅱ、Ⅶ、Ⅸ、Ⅹ缺乏症，包括乙型血友病；②抗凝剂过量、维生素 K 缺乏症；③因肝脏疾病导致的凝血功能紊乱，肝脏疾病导致的出血患者需要纠正凝血功能障碍时；④各种原因所致的 PT 延长而拟做外科手术患者，但对凝血因子Ⅴ缺乏者可能无效；⑤治疗已产生因子Ⅷ抑制物的甲型血友病患者的出血症状；⑥逆转香豆素类抗凝剂诱导的出血者。本例患者于 01.04 行小肠部分切除术和乙状结肠切除术，术后引流淡血性液体 300ml，凝血功能正常，术后给予人凝血酶原复合物。该患者无使用人凝血酶原复合物的适应证，属于适应证不适宜
备注	

案例 3

一般资料	科室名称：重症 ICU 患者姓名：××× 住院号：×××××× 性 别：男 年 龄：66 岁 体 重：70kg
临床诊断	1. 肝性脑病；2. 酒精性肝硬化失代偿期；3. 低蛋白血症；4. 电解质紊乱；5. 肺部感染；6. 胸腔积液
其他信息	01.29 PT17.5 秒；APPT39.8 秒；纤维蛋白原 1.31g/L 01.29 血红蛋白 77g/L；血小板计数 27×10⁹/L；血细胞比容 0.225
药物治疗方案	01.30 人凝血酶原复合物 600U＋NS 100ml ivgtt st 01.25—01.28 注射用门冬氨酸鸟氨酸 10g＋NS 100ml ivgtt qd 01.30—02.01 复方氨基酸注射液（20AA） 500ml ivgtt qd 01.30—02.01 混合糖电解质注射液 500ml ivgtt qd 01.30—02.01 注射用头孢尼西钠 2g＋NS 100ml ivgtt qd

续表

用药点评	剂量不当。人凝血酶原复合物用于肝病导致的出血患者需要纠正凝血功能障碍时，20～50U/kg，必要时 4 小时后重复给药。该患者体重 70kg，给药剂量应为 1400～3500U，给予 600U 低于推荐剂量
备注	《出凝血功能障碍相关性脑出血中国多学科诊治指南（2018）》中提及，对于肝功能异常导致的脑出血患者，人凝血酶原复合物的推荐剂量为 20～50U/kg，必要时 4 小时后重复给药

案例 4

一般资料	科室名称：血液科 患者姓名：××× 住院号：××××××
	性　别：女　　 年　龄：47 岁　　 体　重：60kg
临床诊断	1. 类风湿关节炎 2. 获得性血友病
其他信息	01.26　APPT53.0 秒；纤维蛋白原 5.060g/L；D-二聚体 5.92mg/L
	01.26　血红蛋白 84g/L；血小板计数 254×10⁹/L；血细胞比容 0.257
	01.29　凝血因子Ⅷ 3.5%
药物治疗方案	01.26—02.02　人凝血酶原复合物　400U＋NS　100ml　ivgtt　qd
	01.27—02.03　双环醇片　25mg　po　tid
	01.28—02.03　氢化泼尼松注射液　60mg　ivgtt　qd
用药点评	剂量不当。人凝血酶原复合物用于治疗已产生因子Ⅷ抑制物的甲型血友病患者的出血时，50～100U/kg，必要时 4 小时后重复给药。该患者体重 60kg，单次给药剂量应为 3000～6000U，给予 400U 低于指南推荐剂量
备注	根据《血友病治疗中国指南（2020 年版）》，对于甲型血友病患者的出血，国内使用凝血酶原复合物的剂量为 50～100U/（kg·d）

案例 5

一般资料	科室名称：血液科　　 患者姓名：×××　　 住院号：××××××
	性　别：男　　　 年　龄：75 岁　　 体　重：50kg
临床诊断	1. 继发性凝血功能障碍；2. 右肺癌；3. 窦性心动过速
其他信息	01.29　PT17.7 秒；纤维蛋白原 0.26g/L；D-二聚体＞10.00 mg/L
药物治疗方案	01.28　人凝血酶原复合物　600U＋NS　100ml　ivgtt　st
	01.29—01.30　注射用头孢曲松　2g＋NS　100ml　ivgtt　q12h
用药点评	疗程不当。根据药品说明书，人凝血酶原复合物用于凝血因子缺乏，一般疗程 2～3 天。患者使用一次之后凝血功能并未完全好转，属于疗程不足
备注	

案例 6

一般资料	科室名称：儿科　　 患者姓名：×××　　 住院号：××××××
	性　别：男　　 年　龄：6 岁　　 体　重：20kg
临床诊断	1. 类风湿关节炎；2. 获得性血友病
其他信息	03.13　APPT36.7 秒
	03.15　凝血因子Ⅸ 3.7%
药物治疗方案	03.13—03.18　人凝血酶原复合物　200U＋NS　100ml　ivgtt　qd
	03.13—03.18　卡络磺钠氯化钠注射液　100ml 注射用矛头蝮蛇血凝酶　2U＋5%GS　100ml　ivgtt　qd
	03.13—03.18　卡络磺钠氯化钠注射液　100ml　ivgtt　qd
	03.13—03.18　注射用矛头蝮蛇血凝酶　2U＋5%GS　100ml　ivgtt　qd

续表

用药点评	联合用药不当。存在药物相互作用。人凝血酶原复合物说明书中指出，不可与其他药物合用；避免与抗纤溶、促凝血药物同时使用，如氨甲环酸、6-氨基己酸、止血芳酸、鱼精蛋白等，如必须使用应间隔 6 小时以上。该患者在使用凝血酶原复合物的同时使用了卡络磺钠氯化钠注射液及注射用矛头蝮蛇血凝酶，间隔小于 6 小时，会增加血栓形成风险
备注	根据《血友病治疗中国指南（2020）》，常用抗纤溶药物有氨甲环酸、氨基己酸、氨甲苯酸等，避免与 PCC 同时使用；同时，《获得性血友病 A 诊断与治疗中国指南（2021 年版）》，也指出应避免 PCC 与抗纤溶药物同时使用，如必须使用建议间隔 6 小时以上，以降低血栓事件风险

案例 7

一般资料	科室名称：ICU　　患者姓名：×××　　住院号：××××××
	性　　别：男　　年　　龄：62 岁　　体　　重：65kg
临床诊断	1. 凝血功能障碍；2. 有机磷中毒；3. 两肺肺气肿合并肺大疱；4. 多发性脑梗死；5. 肺部感染
其他信息	02.12　PT16.5 秒；APPT105.9 秒；凝血酶时间测不出；D-二聚体 2.31mg/L
药物治疗方案	02.13　人凝血酶原复合物　400U+NS　100ml　ivgtt　st
	02.13　维生素 K_1 注射液　30mg+氨甲环酸注射液　0.2g+硫酸鱼精蛋白注射液　50mg+5%GS　50ml　ivgtt　st
	02.14　碘磷定注射液　1.0g　iv（泵入）　q6h
	02.14　注射用头孢地嗪钠　2g+NS　100ml　ivgtt　q12h
用药点评	剂量不当。人凝血酶原复合物说明书中指出，使用剂量根据凝血因子缺乏程度而异，首剂一般 10～20U/kg，该患者体重 65kg，首次剂量偏低 联合用药不当。存在药物相互作用。说明书指出人凝血酶原复合物不可与其他药物合用；避免与抗纤溶、促凝血药物同时使用，如氨甲环酸、氨基己酸、氨甲苯酸、鱼精蛋白等，如必须使用，应间隔 6 小时以上。该患者在使用凝血酶原复合物的同时使用了氨甲苯酸注射液、维生素 K_1 注射液和硫酸鱼精蛋白注射液，间隔时间小于 6 小时，会增加血栓形成风险
备注	

案例 8

一般资料	科室名称：血液科　　患者姓名：×××　　住院号：××××××
	性　　别：男　　年　　龄：70 岁　　体　　重：79kg
临床诊断	1. 急性髓系白血病，M5b 型；2. 凝血功能障碍；3. 肝功能不全；4. 心功能不全；5. 肾功能不全
其他信息	02.17　PT19.6 秒；APPT37.9 秒；纤维蛋白原 0.740g/L；D-二聚体 3.33μg/ml
	02.17　血红蛋白 56g/L；血小板计数 58×10⁹/L；血细胞比容 0.18
药物治疗方案	02.18　人凝血酶原复合物　600U+NS　100ml　ivgtt　st（重复给药 3 次）
	02.18　注射用人纤维蛋白原　4g+灭菌注射用水　50ml　ivgtt　st
	02.18　酚磺乙胺注射液　3g+氨甲苯酸注射液　0.3g+维生素 K_1 注射液　30mg+5%GS　250ml　ivgtt　st
	02.16—02.18　甘草酸二铵肠溶胶囊 150mg　po　tid
	02.16—02.24　阿魏酸哌嗪片 100mg　po　tid
	02.16—02.19　呋塞米注射液 20mg　iv　qd
用药点评	剂量不当。人凝血酶原复合物用于肝病导致的出血患者需要纠正凝血功能障碍时，20～50U/kg，必要时 4 小时后重复给药。该患者体重 79kg，给药剂量为 600U，低于推荐剂量 联合用药不当。存在相互作用。人凝血酶原复合物说明书中指出，不可与其他药物合用；避免与抗纤溶、促凝血药物同时使用，如氨甲环酸、氨基己酸、止血芳酸、鱼精蛋白等，如必须使用应间隔 6 小时以上。该患者在使用凝血酶原复合物的同时使用了维生素 K_1 注射液、酚磺乙胺注射液、氨甲苯酸注射液和注射用人纤维蛋白原，间隔时间小于 6 小时，会增加血栓形成风险
备注	

十三、人纤维蛋白原

曹文静

案例 1

一般资料	科室名称：重症医学科	患者姓名：×××　　住院号：××××××
	性　别：男	年　龄：64 岁　　　　体　重：未测（卧床）

临床诊断	重物砸伤：肋骨骨折（？）　血气胸（？）　腹部闭合性损伤（？）

其他信息	01.2　19：13　纤维蛋白原 2.97g/L
	01.26　8：27　纤维蛋白原 3.14g/L

药物治疗方案	01.25　17：32　人纤维蛋白原　2g + 灭菌注射用水　100ml　ivgtt　st

用药点评	适应证不适宜。人纤维蛋白原用于以下患者的治疗。①先天性纤维蛋白原减少或缺乏症。②获得性纤维蛋白原减少症：严重肝脏损伤；肝硬化；弥散性血管内凝血；产后大出血和因大手术、外伤或内出血等引起的纤维蛋白原缺乏而造成的凝血障碍。该患者因"重物砸伤致全身多处疼痛 2 小时"入院，入院时血压正常、未见大量失血，用药前未查纤维蛋白原水平，予以经验性输注人纤维蛋白原 2g 无指征。且该患者用药后当日及次日两次查纤维蛋白原分别为 2.97g/L、3.14g/L，D-二聚体＞20mg/L，输注入纤维蛋白原可能增加患者栓塞风险

备注	药品说明书注意事项：在使用人纤维蛋白原期间，应严密监测患者凝血指标和纤维蛋白原水平，并根据结果调整用量。药物过量有引起血栓的危险

案例 2

一般资料	科室名称：心胸外科	患者姓名：×××　　住院号：××××××
	性　别：男	年　龄：39 岁　　　　体　重：75kg

临床诊断	1. 主动脉夹层 DeBakey Ⅰ型（根部 A2 型 弓部复杂型）心包积血；2. 重症肺炎 急性呼吸窘迫综合征（重度）呼吸衰竭 胸腔积液；3. 高血压 3 级（极高危）

其他信息	03.18　16：33　纤维蛋白原 2.12g/L

药物治疗方案	03.18　17：40　人纤维蛋白原　1g + 灭菌注射用水　50ml　ivgtt　st

用药点评	适应证不适宜。人纤维蛋白原用于以下患者的治疗：①先天性纤维蛋白原减少或缺乏症。②获得性纤维蛋白原减少症：严重肝脏损伤；肝硬化；弥散性血管内凝血；产后大出血和因大手术、外伤或内出血等引起的纤维蛋白原缺乏而造成的凝血障碍。该患者入院后行"主动脉窦部修复+主动脉瓣修复成形+升主动脉置换+主动脉弓置换"，术中失血 300ml，术后查纤维蛋白原 2.12g/L，予以输注纤维蛋白原无指征

备注	

案例 3

一般资料	科室名称：产科	患者姓名：×××　　住院号：××××××
	性　别：女	年　龄：43 岁　　　　体　重：70kg

临床诊断	1. 产后出血：胎盘粘连 宫缩乏力；2. 糖尿病合并妊娠；3. 妊娠期高血压；4. 阴道 B 族链球菌感染

其他信息	07.06　10：38　纤维蛋白原 2.70g/L

药物治疗方案	07.06　11：12　人纤维蛋白原　2g + 灭菌注射用水　100ml　ivgtt　st

用药点评	适应证不适宜。人纤维蛋白原用于以下患者的治疗：①先天性纤维蛋白原减少或缺乏症。②获得性纤维蛋白原减少症：严重肝脏损伤；肝硬化；弥散性血管内凝血；产后大出血和因大手术、外伤或内出血等引起的纤维蛋白原缺乏而造成的凝血障碍。该患者入院后行子宫下段剖宫产术+子宫动脉结扎术，术后患者查纤维蛋白原 2.7g/L、血栓弹力图普通杯提示纤维蛋白原功能偏高，予以补充人纤维蛋白原无指征

备注	

案例 4

一般资料	科室名称：产科	患者姓名：×××	住院号：××××××
	性　别：女	年　龄：32 岁	体　重：68.5kg

临床诊断	1. 双胎妊娠双绒毛膜双羊膜腔；2. G1P0 宫内妊娠 35^{+2} 周头位/头位双活胎早产临产；3. 妊娠期糖尿病； 　4. 甲状腺结节；5. 早筛 21 三体临界风险单项值异常

其他信息	03.21　10：20　纤维蛋白原 1.59g/L

药物治疗方案	03.21　11：15　人纤维蛋白原　4g + 灭菌注射用水　200ml　ivgtt　st

用药点评	剂量不当。患者因"停经 8 月余，阵发性下腹痛 3 小时余"入院，入院当日行子宫下段剖宫产术，术中出血 500ml，术后查纤维蛋白原 1.59g/L，予以输注纤维蛋白原 4g。根据药品说明书及相关指南，人纤维蛋白原用量需视纤维蛋白原水平及止血所需的目标水平而定，一般人纤维蛋白原第一次给药 1~2g，如需要可遵照医嘱继续给药。该患者预计补充人纤维蛋白原 2g 后可达正常范围，故未复查情况下单次输注 4g，剂量偏大

备注	《出血性疾病治疗应用血液制剂的专家共识（2017）》中提及，对体重 60kg 的成人患者每输注纤维蛋白原 2g，一般可使血浆纤维蛋白原水平提高 0.5g/L

案例 5

一般资料	科室名称：普外科	患者姓名：×××	住院号：××××××
	性　别：女	年　龄：3 岁	体　重：15kg

临床诊断	1. 梅克尔憩室；2. 休克（代偿期）（失血性，脓毒性）；3. 重度贫血；4. 腹腔积液；5. 双肺炎症 右侧胸腔积液

其他信息	04.30　12：32　纤维蛋白原 1.59g/L

药物治疗方案	04.30　14：17　人纤维蛋白原　0.5g + 灭菌注射用水　50ml　泵推 25ml/h　st

用药点评	给药途径不当、溶媒用量不当。①患儿行梅克尔憩室切除术+肠切除肠吻合术，术后查纤维蛋白原 0.83g/L，予以输注入纤维蛋白原 0.5g。输液时未使用输血器，而采用普通微量注射泵，给药途径不适宜。②根据药品说明书，每瓶人纤维蛋白原（0.5g）需溶解于 25ml 灭菌注射用水中，该患儿溶媒量偏大

备注	药品说明书中人纤维蛋白原需使用带有滤网装置的输液器进行静脉滴注

案例 6

一般资料	科室名称：神经外科	患者姓名：×××	住院号：××××××
	性　别：女	年　龄：51 岁	体　重：卧床

临床诊断	1. 右侧额叶出血；2. 神经功能障碍；3. 肺炎

其他信息	09.11　纤维蛋白原 1.83g/L；09.12　纤维蛋白原 2.51g/L；09.13　纤维蛋白原 2.39g/L

药物治疗方案	09.11—09.14　人纤维蛋白原　1g + 灭菌注射用水　50ml　ivgtt　qd

用药点评	疗程不当。患者右侧额叶出血，09.11 全身麻醉下行"开颅血肿清除术+ICP 探头植入术"，术后当日查纤维蛋白原 1.83g/L，09.12—09.13 复查纤维蛋白原浓度均在正常范围，予以继续输注入纤维蛋白 3 天，疗程偏长

备注	

案例 7

一般资料	科室名称：产科	患者姓名：×××	住院号：××××××
	性　别：女	年　龄：32 岁	体　重：70kg

临床诊断	1. 肝肾功能损害并凝血功能异常待查：妊娠期急性脂肪肝（？）　妊娠期肝内胆汁淤积综合征（？）；2. 左侧阴道壁血肿；3. 顺产后；4. 妊娠期糖尿病

续表

其他信息	01.11 23：35 纤维蛋白原 0.93g/L
	01.12 03：45 纤维蛋白原 0.98g/L
	01.12 9：17 纤维蛋白原 3.05g/L
药物治疗方案	01.11 23：50 人纤维蛋白原 2g +灭菌注射用水 100ml ivgtt st
	01.12 05：49 人纤维蛋白原 2g +灭菌注射用水 100ml ivgtt st
	01.12 11：13 人纤维蛋白原 2g +灭菌注射用水 100ml ivgtt st
用药点评	疗程不当。1 月 11 日 23：00 患者于外院顺产 1 活婴，产后查纤维蛋白原 0.93g/L，予以输注入纤维蛋白原 2g 后复查纤维蛋白原 0.98g/L。次日 5：40 患者转入我院，转院后立即再次输注入纤维蛋白原 2g，入院后查纤维蛋白原 3.05g/L，仍再次予以人纤维蛋白原 2g，用药疗程偏长
备注	

案例 8

一般资料	科室名称：感染内科　　　患者姓名：×××　　　　住院号：××××××
	性　别：男　　　　年　龄：59 岁　　　　体　重：50kg
临床诊断	1. 慢性肝衰竭　酒精性肝硬化失代偿期　食管-胃底静脉曲张　脾功能亢进；2. 低蛋白血症；3. 肾功能不全；4. 左心房扩大三尖瓣反流（少量）
其他信息	07.19 纤维蛋白原 1.59g/L
药物治疗方案	07.19—7.21 门冬氨酸鸟氨酸 20ml+ NS 48ml 泵推 4ml/h st
	07.19 人纤维蛋白原 2g + 灭菌注射用水 100ml ivgtt st
用药点评	联合用药不当。患者因全身水肿，外周静脉穿刺失败，拟经外周中心静脉导管（PICC）输入人纤维蛋白原，该 PICC 同时经三通管泵入注射用门冬氨酸鸟氨酸，护士予以夹闭但未更换输液器后直接输入人纤维蛋白原，后三通管内出现条形絮状物，考虑为配伍禁忌
备注	根据药品说明书，人纤维蛋白原不可与其他药物同时合用

案例 9

一般资料	科室名称：心胸外科　　　患者姓名：×××　　　　住院号：××××××
	性　别：男　　　　年　龄：56 岁　　　　体　重：61kg
临床诊断	1. 心脏瓣膜病主动脉瓣关闭不全（重度）并狭窄（中度）　二尖瓣反流（中量）　三尖瓣反流（少量至中量）　左心房、左心室扩大　右心房稍大　左心室肥厚；2. 冠心病　心绞痛 CCS 分级 2 级；3. 心包积液（少量）；4. 双侧颈动脉粥样硬化并斑块形成
其他信息	06.05 纤维蛋白原 1.73g/L
药物治疗方案	06.05 人纤维蛋白原 2g +灭菌注射用水 50ml ivgtt st
用药点评	溶媒用量不当。根据药品说明书，每瓶人纤维蛋白原（0.5g）需溶解于 25ml 灭菌注射用水中，滴注速度一般以每分钟 60 滴左右为宜。该患者处方中 2g 人纤维蛋白原溶解于 50ml 灭菌注射用水中，溶媒量过少，可能增加不良反应风险
备注	陈新谦等主编的《新编药物学》第 18 版提到，人纤维蛋白原输注速度过快或剂量大可能会出现发绀、心悸、血管内凝血等不良反应

案例 10

一般资料	科室名称：骨科　　　患者姓名：×××　　　　住院号：××××××
	性　别：男　　　　年　龄：44 岁　　　　体　重：卧床
临床诊断	车祸外伤：1.左小腿毁损伤；2.左小腿开放性胫腓骨粉碎性骨折；3.左小腿血管神经肌腱断裂毁损；4.脑震荡；5.休克

续表

其他信息	03.14　纤维蛋白原 1.81g/L
药物治疗方案	03.14　人纤维蛋白原　1g＋NS　100ml　ivgtt　st
用药点评	溶媒选择错误、溶媒用量不当。根据药品说明书，每瓶人纤维蛋白原（0.5g）需溶解于 25ml 灭菌注射用水中，滴注速度一般以每分钟 60 滴左右为宜。该患者处方中 1g 人纤维蛋白原溶解于 100ml NS 中，溶媒量不当且溶媒选择错误
备注	虽然在《中华人民共和国药典》的检定中采用 NS 对人纤维蛋白原进行稀释，提示两者间可能无明显的配伍禁忌，但由于说明书中仅推荐灭菌注射用水为溶媒，故采用 NS 稀释为超说明书用药，不推荐

十四、重组人凝血因子Ⅶa

陈国权

案例 1

一般资料	科室名称：血液科　　　　患者姓名：×××　　　　住院号：××××××
	性　别：女　　　　　　年　龄：52 岁　　　　　体　重：36kg
临床诊断	1. 急性单核细胞白血病（伴 *HOX11* 基因阳性）；2. 异基因造血干细胞移植状态（子供母 半相合 B 型供 O 型）；3. 继发性植入不良；4. 重症药疹；5. 代谢性酸中毒；6. 高乳酸血症；7. 心功能不全；8. 甲状腺功能亢进；9. 凝血功能异常；10. 低蛋白血症；11. 血清电解质紊乱（低钾、低钠、低钙血症）；12. 全子宫切除术后
其他信息	11.19　血红蛋白 48g/L；血小板计数 $5×10^9$/L
	12.31　血红蛋白 90g/L；血小板计数 $6×10^9$/L
药物治疗方案	11.20　注射用重组人粒细胞巨噬细胞刺激因子　150μg＋灭菌注射用水 1ml　ih　qd
	11.20　重组人凝血因子Ⅶa　1mg　iv　st
	11.20　人凝血酶原复合物　300U＋NS 100ml　ivgtt　qd
用药点评	超说明书用药。重组人凝血因子Ⅶa 用于以下患者的出血治疗，以及外科手术或有创操作出血的防治：①FⅧ或 FIX 的抑制物滴度＞5BU 的先天性血友病患者；②预计对注射 FⅧ或 FIX 具有高记忆应答的先天性血友病患者；③获得性血友病患者；④先天性 FⅦ缺乏患者；⑤具有 GPⅡb/Ⅲa 和（或）HLA 抗体、既往或现在对血小板输注无效或不佳的血小板无力症患者。该患者无相关诊断
备注	《造血干细胞移植后出血并发症管理中国专家共识（2021 年版）》建议在输注冷沉淀凝血因子、纤维蛋白原或凝血酶原复合物等治疗后，若出血症状未缓解，可重组人凝血因子Ⅶa（rhFⅦa）60～120μg/kg，推荐间隔 6～12 小时，可根据止血效果及血栓风险评估调整剂量

案例 2

一般资料	科室名称：血液科　　　　患者姓名：×××　　　　住院号：××××××
	性　别：女　　　　　　年　龄：11 岁　　　　　体　重：33kg
临床诊断	1. 再生障碍性贫血（极重型）；2. 脑出血；3. 口腔感染；4. 蛛网膜下腔出血；5. 副鼻窦炎
其他信息	04.12　血红蛋白 60g/L
	12.31　血红蛋白 74g/L
药物治疗方案	04.12　氨甲环酸注射液　0.35g＋5%GS 100ml　ivgtt　qd
	04.13　重组人凝血因子Ⅶa　3mg　iv　st
	04.15　甲钴胺片　0.5mg　po　tid
用药点评	适应证不适宜。患者为再生障碍性贫血导致的颅脑出血，不宜使用
备注	《中国脑血管病临床管理指南（节选版）——蛛网膜下腔出血临床管理（2019）》中提及，可应用氨甲环酸或氨基己酸进行短期治疗（72 小时），以降低蛛网膜下腔出血再出血的风险

案例 3

一般资料	科室名称：血液科	患者姓名：×××	住院号：××××××
	性　别：女	年　龄：42 岁	体　重：62kg
临床诊断	1. 获得性甲型血友病；2. 左臀部及左下肢血肿；3. 失血性贫血		
其他信息	无		
药物治疗方案	11.01　重组人凝血因子Ⅶa　1mg　iv　q12h 11.01　人凝血酶原复合物　600U＋NS 100ml　ivgtt　qd 11.02　泼尼松　25mg　po　bid		
用药点评	剂量不当。重组人凝血因子Ⅶa 用于获得性血友病患者的推荐剂量为 90μg/kg。该患者的给药剂量为 27.78μg/kg，低于推荐剂量		
备注			

案例 4

一般资料	科室名称：血液科	患者姓名：×××	住院号：××××××
	性　别：女	年　龄：6 岁	体　重：20kg
临床诊断	1. 血小板无力症；2. 失血性贫血（重度）；3. 鼻出血		
其他信息	12.29　血红蛋白 64g/L；血小板计数 $162×10^9$/L 12.31　血红蛋白 64g/L；血小板计数 $174×10^9$/L		
药物治疗方案	12.28　去白细胞单采血小板　0.6 治疗量　iv　st 12.30　重组人凝血因子Ⅶa　2mg　iv　st 12.30　孟鲁司特钠颗粒　0.5g　po　qn		
用药点评	剂量不当。重组人凝血因子Ⅶa 用于血小板无力症患者的出血治疗或预防的推荐剂量为 90μg/kg（80～120μg/kg）。该患者的给药剂量为 74.07μg/kg，低于推荐剂量		
备注			

十五、氨 基 己 酸

魏爱珍

案例 1

一般资料	科室名称：五官科病房	患者姓名：×××	住院号：××××××
	性　别：男	年　龄：64 岁	体　重：63.3kg
临床诊断	1. 甲状舌管囊肿；2. 慢性肾功能不全尿毒症期		
其他信息	03.09　肌酐 687μmol/L；纤维蛋白原 2.95g/L；凝血酶时间 17.50 秒 　　　　PT11.10 秒；部分 PT28.6 秒		
药物治疗方案	03.11　氨基己酸注射液　6g＋NS　100ml　ivgtt　qd 03.11—03.16　注射用白眉蛇毒血凝酶　2KU＋NS 10ml　iv　qd		
用药点评	有禁忌证。氨基己酸注射液的禁忌证包括：①尿道手术后出血的患者慎用；②有血栓形成倾向或过去有血管栓塞者忌用；③肾功能不全者慎用；④孕妇慎用。该患者慢性肾功能不全尿毒症期，应谨慎使用		
备注			

案例 2

一般资料	科室名称：肿瘤内科二区病房 患者姓名：×××　　住院号：××××××
	性　别：女　　　　　年　龄：62 岁　　　体　重：70.7kg
临床诊断	1. 肺恶性肿瘤（鳞癌 T2bN3M1c ⅣB）　脑继发恶性肿瘤　淋巴结继发恶性肿瘤　肝继发恶性肿瘤　胰尾恶性肿瘤（继发？）；2. 姑息性化疗；3. 恶性肿瘤靶向治疗；4. 恶性肿瘤免疫治疗；5. 肺部感染；6. 肺气肿；7. 细支气管扩张；8. 胸腔积液；9. 脑缺血灶；10. 鼻窦炎；11. 单纯性肾囊肿；12. 主动脉瓣、二尖瓣反流；13. 低蛋白血症；14. 电解质紊乱（低钠、低磷血症）；15. D-二聚体升高
其他信息	01.27　肌酐 71μmol/L；纤维蛋白原 5.73g/L；D-二聚体 3.26mg/L 03.09　凝血酶时间 12.6 秒；PT12.6 秒；部分 PT27.8 秒
药物治疗方案	01.27—02.10　氨基己酸注射液　4g＋NS　100ml　ivgtt　qd 01.27—02.06　注射用哌拉西林他唑巴坦　4.5g＋NS　100ml　ivgtt　q8h 01.27—02.10　蛇毒血凝酶注射液　1U＋NS　10ml　ivgtt　bid 01.27—02.10　盐酸氨溴索注射液　60mg＋NS　100ml　ivgtt　qd 02.06—02.09　注射用头孢他啶　2g＋NS　100ml　ivgtt　q8h 02.12　替雷利珠单抗注射液　200mg＋NS　100ml　ivgtt　qd 02.13　注射用紫杉醇（白蛋白结合型）　450mg＋NS　90ml　ivgtt　qd 02.13　注射用顺铂　60mg＋NS　500ml　ivgtt　qd　（滴注时间 2～3h）
用药点评	适应证不适宜。说明书指出，氨基己酸对凝血功能异常引起的出血疗效差；对严重出血、伤口大量出血及癌肿出血等无止血作用，不推荐使用。该处方中用于预防癌肿出血，适应证不适宜
备注	

案例 3

一般资料	科室名称：肿瘤内科一区病房 患者姓名：×××　　住院号：××××××
	性　别：女　　　　　年　龄：64 岁　　　体　重：51.6kg
临床诊断	1. 恶性肿瘤支持治疗；2. 恶性肿瘤靶向治疗；3. 胃肠道恶性肿瘤（小肠间质瘤术后复发）　腹腔继发恶性肿瘤　肝继发恶性肿瘤　腹腔淋巴结继发恶性肿瘤；4. 高血压 2 级（极高危）；5. 重度贫血；6. 双肾结石；7. 双肾盂积水；8. 腹膜炎；9. 盆腔积液
其他信息	11.22　肌酐 100μmol/L；纤维蛋白原 3.42g/L；D-二聚体 28.335mg/L；凝血酶时间 13.10 秒；PT10 秒；部分 PT24 秒
药物治疗方案	11.25—11.29　氨基己酸注射液　4g＋NS　100ml　ivgtt　qd 12.01—12.08　甲磺酸伊马替尼片　0.4g　po　qd
用药点评	适应证不适宜。说明书指出氨基己酸对凝血功能异常引起的出血疗效差；对严重出血、伤口大量出血及癌肿出血等无止血作用，不推荐使用。该处方中用于预防癌肿出血，适应证不适宜
备注	

案例 4

一般资料	科室名称：呼吸科二区病房 患者姓名：×××　　住院号：××××××
	性　别：女　　　　　年　龄：80 岁　　　体　重：未测（平车入院）
临床诊断	1. 支气管扩张伴咯血；2. 肺部感染；3. 肾功能不全；4. 陈旧性肺结核
其他信息	05.19　肌酐 118μmol/L；纤维蛋白原 3.26g/L；凝血酶时间 14.3 秒；PT9.8 秒；部分 PT31.4 秒
药物治疗方案	05.20—05.24　氨基己酸注射液　4g＋NS　100ml　ivgtt　qd 05.20—05.27　左氧氟沙星氯化钠注射液　0.5g　ivgtt　qd
用药点评	有禁忌证。氨基己酸注射液的禁忌证包括：①尿道手术后出血的患者慎用；②有血栓形成倾向或过去有血管栓塞者忌用；③肾功能不全者慎用；④孕妇慎用。该患者肾功能不全，应谨慎使用
备注	

案例 5

一般资料	科室名称：外科一区病房 患者姓名：×××　　　住院号：××××× 性　别：男　　　年　龄：73 岁　　　体　重：65kg
临床诊断	1. 恶性肿瘤支持治疗；2. 恶性肿瘤靶向治疗；3. 胃肠道恶性肿瘤（小肠间质瘤术后复发）　腹腔继发恶性肿瘤　肝继发恶性肿瘤　腹腔淋巴结继发恶性肿瘤；4. 高血压 2 级（极高危）；5. 重度贫血；6. 双肾结石；7. 双肾盂积水；8. 腹膜炎；9. 盆腔积液
其他信息	11.01　肌酐 65μmol/L；纤维蛋白原 2.55g/L；凝血酶时间 15.4 秒；部分 PT33 秒 03.09　PT11 秒
药物治疗方案	11.01—11.02　氨基己酸注射液　6g＋NS　100ml　ivgtt　qd 11.02—11.05　氟比洛芬酯注射液　50mg＋NS　100ml　ivgtt　bid
用药点评	给药时间不当。说明书规定，氨基己酸作为预防使用时，单次应用氨基己酸在手术切开皮肤前 15～30 分钟；该患者于 11.01 行腹腔镜下双侧腹股沟疝无张力修补术，术前未用，术后用，故给药时间不当
备注	氨基己酸药代动力学特点及研究表明，用于手术预防止血时，常规的推荐方案为切开皮肤前 15～30 分钟使用氨基己酸，推荐第二次给药时间为从伤口闭合后开始给药，时间超过 30 分钟，即可达到有效止血效果，未推荐术后预防用药 2 天以上

案例 6

一般资料	科室名称：外科一区病房 患者姓名：×××　　　住院号：××××× 性　别：男　　　年　龄：61 岁　　　体　重：61kg
临床诊断	1. 直肠恶性肿瘤（pT3N2bM0 ⅢC 期）；2. 乙状结肠息肉；3. 2 型糖尿病；4. 心脏瓣膜病；5. 肺诊断性影像异常（双肺多发结节性质待查）；6. 左肾上腺肿物（腺瘤可能）；7. 右下肢骨折术后
其他信息	10.21　肌酐 67μmol/L；纤维蛋白原 3.22g/L；D-二聚体　0.24mg/L；凝血酶时间 15.2 秒；PT 10.7 秒；部分 PT 26.8 秒
药物治疗方案	10.22—10.23　盐酸二甲双胍缓释片　1 片　po　qd 10.22—10.23　格列喹酮　1 片　po　qd 10.25—10.28　氨基己酸注射液　6g＋NS　100ml　ivgtt　qd
用药点评	给药时间不当。单次应用氨基己酸在手术切开皮肤前 15～30 分钟；该患者于 10.25 行腹腔镜下直肠恶性肿瘤切除术，术前未用，术后用，故给药时间不当
备注	

案例 7

一般资料	科室名称：消化内科病房 患者姓名：×××　　　住院号：××××× 性　别：女　　　年　龄：41 岁　　　体　重：50kg
临床诊断	1. 结直肠息肉；2. 慢性萎缩性胃炎（胆汁反流）；3. 窦性心律失常（窦性心律不齐）
其他信息	12.10　肌酐 47μmol/L；纤维蛋白原 2.5g/L；凝血酶时间 15.6 秒；PT13 秒；部分 PT32.2 秒
药物治疗方案	12.13—12.15　氨基己酸注射液　4g＋NS　100ml　ivgtt　qd 12.13—12.16　门冬氨酸钾注射液　20ml＋GNS　500ml　ivgtt　qd
用药点评	疗程不当。说明书规定，氨基己酸预防使用时间原则上不超过 2 天。该患者预防用药 3 天，并于 12.13 行内镜下直肠息肉切除术，手术顺利，术中无出血，余结肠黏膜均无充血水肿，预防用药疗程过长
备注	

十六、氨甲环酸氯化钠

李美娟

案例1

一般资料	科室名称：妇科　　　　患者姓名：×××　　　　住院号：××××××
	性　　别：女　　　　年　　龄：48岁　　　　体　　重：55kg
临床诊断	1. 异常子宫出血；2. 贫血治疗后；3. 功能障碍；4. 子宫平滑肌瘤
其他信息	6.20　行腹腔镜下全子宫、双侧输卵管切除术+左侧卵巢剖探术
药物治疗方案	06.10—06.14　氨甲环酸氯化钠注射液　1g　ivgtt　bid
	06.10—06.13　缩宫素注射液　10U +NS　250ml　ivgtt　qd
	06.14—06.15　硫酸依替米星注射液　0.3g + NS　250ml　ivgtt　qd
	06.14—06.15　奥硝唑氯化钠注射液　0.5g　ivgtt　qd
用药点评	超说明书用药。氨甲环酸氯化钠注射液主要用于急性或慢性、局限性或全身性原发性纤维蛋白溶解亢进所致的各种出血，以及弥散性血管内凝血所致的继发性高纤溶状态，包括：①用作组织型纤溶酶原激活物、链激酶及尿激酶的拮抗物；②用于人工流产、胎盘早期剥落、死胎和羊水栓塞引起的纤溶性出血，以及病理性宫腔内局部纤溶性增高的月经过多症；③用于中枢神经病变轻症出血，如蛛网膜下腔出血和颅内动脉瘤出血；④用于治疗遗传性血管神经性水肿；⑤血友病患者发生活动性出血，可联合应用本品；⑥用于防止或减轻因子Ⅷ或因子Ⅸ缺乏的血友病患者拔牙或口腔手术后的出血；⑦用于前列腺、尿道、肺、脑、子宫、肾上腺、甲状腺等富有纤溶酶原激活物脏器的外伤或手术出血；⑧用于心脏外科手术中因纤溶亢进导致的出血。该患者无以上相关诊断
备注	《异常子宫出血诊断与治疗指南（2022更新版）》《功能失调性子宫出血诊治规范（2011版）》提出主要以性激素或刮宫术止血，氨甲环酸可作为辅助止血治疗

案例2

一般资料	科室名称：肿瘤与血管介入科　　　　患者姓名：×××　　　　住院号：××××××
	性　　别：男　　　　年　　龄：46岁　　　　体　　重：72kg
临床诊断	1. 咯血原因待查（肺结核？）；2. 陈旧性肺结核；3. 支气管扩张伴感染
其他信息	03.12　肌酐 80μmol/L；PT12.4 秒
药物治疗方案	03.13—03.19　氨甲环酸氯化钠注射液　1g　ivgtt　qd
	03.13—03.16　注射用矛头蝮蛇血凝酶　2U + NS　10ml　iv　qd
	03.12—03.18　垂体后叶注射液　12U + 5% GS　250ml　泵入
	03.13—03.22　酚磺乙胺注射液　2g + 5% GS　250ml　ivgtt　qd
用药点评	超说明书用药。患者为肺部咯血，不符合氨甲环酸的适应证
备注	《咯血诊治专家共识（2020）》提出咯血药物以垂体后叶素、催产素及血管扩张剂为主，其他止血药（包含氨甲环酸）作为辅助治疗措施

案例3

一般资料	科室名称：急诊医学中心　　　　患者姓名：×××　　　　住院号：××××××
	性　　别：男　　　　年　　龄：61岁　　　　体　　重：60kg
临床诊断	1. 开放性颅脑损伤特重型①硬膜下血肿；②脑疝；③颅底骨折；④脑挫伤；⑤颅骨骨折；⑥脑脊液眼漏；⑦脑脊液鼻漏；⑧头皮血肿；⑨多发性大脑挫裂伤。2. 创伤性癫痫
其他信息	03.04　肌酐 52μmol/L；PT20.4 秒；纤维蛋白原 1.28g/L

药物治疗方案	03.04—03.09　氨甲环酸氯化钠注射液　1g　ivgtt　qd 03.04—03.09　酮咯酸氨丁三醇注射液　30mg　im　bid 03.04—03.10　注射用丙戊酸钠　1.6g＋NS　50ml　ivvp　once 03.04—03.12　钠钾镁钙葡萄糖注射液　500ml　ivgtt　qd
用药点评	有禁忌证。氨甲环酸氯化钠注射液禁忌证包括①后天色觉障碍患者；②有活动性血管内凝血的患者；③有抽搐病史的患者；④对本品中任何成分过敏者。患者因创伤性癫痫，伴四肢抽搐史，应禁止使用氨甲环酸
备注	

案例 4

一般资料	科室名称：肿瘤与血管介入科　　患者姓名：×××　　　住院号：×××××× 性　　别：男　　　　　年　龄：63 岁　　　　体　重：45kg
临床诊断	1. 消化道出血；2. 胰腺恶性肿瘤；3. 腹主动脉瘤，未提及破裂；4. 贫血；5. 腹主动脉溃疡；6. 胆囊憩室；7. 单纯性肾囊肿；8. 腹腔积液
其他信息	04.08　肌酐 100.1µmol/L；尿隐血阴性；大便隐血阴性
药物治疗方案	04.07—04.13　氨甲环酸氯化钠注射液　1g　ivgtt　bid 04.08—04.11　注射用白眉蛇毒血凝酶　2KU　im　qd 04.08—04.11　注射用艾司奥美拉唑钠　40mg＋NS　100ml　ivgtt　bid 04.07—04.15　注射用头孢噻肟钠　2g＋NS　100ml　ivgtt　bid
用药点评	适应证不适宜。患者为消化道出血，无氨甲环酸适应证相关诊断
备注	《急性非静脉曲张性上消化道出血中西医结合诊治共识（2019 年）》《急性非静脉曲张性上消化道出血诊治指南（2018 版）》中提及消化道出血的一线治疗分别是生长抑素及其类似物或血管加压素、抑酸药＋内镜下止血；不推荐止血药物作为急性非静脉曲张性上消化道出血的一线药物使用，以免加重血栓风险。而对于凝血功能障碍患者，输注冰冻血浆的同时，进行血栓弹力图监测指导下的成分输血，可给予氨甲环酸补充纤维蛋白原

案例 5

一般资料	科室名称：神经外科　　　　患者姓名：×××　　　住院号：×××××× 性　　别：女　　　　　年　龄：29 岁　　　　体　重：85kg
临床诊断	1. 蛛网膜下出血；2. 颈椎间盘突出；3. 剖宫产个人史
其他信息	07.22　行颅内动脉瘤弹簧圈介入栓塞术 07.23　肌酐 76µmol/L；D-二聚体 1.18mg/L
药物治疗方案	07.22—07.25（术后用）　氨甲环酸氯化钠注射液　1g　ivgtt　bid 07.22—07.25　中/长链脂肪乳注射液（C6-24）　250ml　ivgtt　qd 07.24—07.25　乙酰谷酰胺注射液 0.6g＋5%GS　250ml　ivgtt　qd 07.24—07.26　吸入用乙酰半胱氨酸溶液　3ml　雾化吸入用　bid
用药点评	适应证不适宜。患者为蛛网膜下腔出血，于 07.22 行颅内动脉瘤弹簧圈介入栓塞术，术后使用氨甲环酸，不推荐已行动脉瘤介入填塞患者使用
备注	《中国脑血管病临床管理指南（节选版）——蛛网膜下腔出血临床管理（2019）》中提及，可应用氨甲环酸或氨基己酸进行短期治疗（72 小时），以降低蛛网膜下腔出血再出血的风险，但不推荐用于已行动脉瘤外科夹闭或介入填塞的患者，并考虑术前 2 小时停药

案例 6

一般资料	科室名称：神经外科　　　　患者姓名：×××　　　住院号：×××××× 性　　别：女　　　　　年　龄：87 岁　　　　体　重：62kg
临床诊断	1. 蛛网膜下腔出血；2. 吸入性肺炎；3. 高血压 2 级（极高危）
其他信息	07.23　肌酐 250.7µmol/L；D-二聚体 1.15mg/L

续表

药物治疗方案	08.13—08.15　氨甲环酸氯化钠注射液　1g　ivgtt　bid 08.13—08.16　注射用艾司奥美拉唑钠　40mg＋NS 100ml　ivgtt　bid 08.14—09.08　吸入用乙酰半胱氨酸溶液　3ml　雾化吸入用　bid 08.14—08.16　头孢哌酮钠舒巴坦钠　3g＋NS 100ml　ivgtt　bid
用药点评	剂量不当。患者年龄 87 岁，且血清肌酐为 250.7μmol/L，未进行用药调整，应从低剂量开始给药
备注	氨甲环酸说明书中提及老年人用药应从剂量范围内的低剂量（如非手术患者每次 0.25g，手术患者每次 0.5g）开始给药；对于中度至重度肾功能受损的患者，氨甲环酸注射液 FDA 说明书中推荐，当血清肌酐在 120～250μmol/L 时，减量为 10mg/kg bid；250～500μmol/L 时，减量为 10mg/kg qd；＞500μmol/L 时，减量为 5mg/kg qd 或 10mg/kg qod

案例 7

一般资料	科室名称：骨科　　　　患者姓名：×××　　　　住院号：×××××× 性　　别：男　　　　年　　龄：64 岁　　　　体　　重：51kg
临床诊断	股骨头缺血性坏死
其他信息	07.26　行右髋关节人工置换术 07.26　肌酐 61.2μmol/L；PT13.5 秒；纤维蛋白原 1.94g/L
药物治疗方案	07.26　术前半小时氨甲环酸氯化钠注射液　1g　ivgtt　once 07.26　术中用氨甲环酸氯化钠注射液　1g　关节腔注射　once 07.26—07.31　盐酸克林霉素注射液　0.6g＋NS 250ml　ivgtt　tid 07.26　门冬氨酸钾注射液　10ml＋NS　500ml　ivgtt　once 07.27—07.28　人血白蛋白　100ml　ivgtt　bid
用药点评	超说明书用药。患者于 7 月 26 日行右髋关节人工置换术，术前半小时静脉滴注 1g 氨甲环酸，术中关闭切口前关节腔注射 1g 氨甲环酸，减少骨科手术出血。氨甲环酸说明书中指出该药为静脉滴注给予，患者存在超说明书给药途径
备注	《中国骨科手术加速康复围手术期氨甲环酸与抗凝血药应用的专家共识（2019）》中对于髋关节置换围术期氨甲环酸的应用推荐如下。(1) 静脉应用：①单次给药法，髋关节置换术切开皮肤前 5～10 分钟，氨甲环酸 10～50mg/kg 或 1～3g 静脉滴注完毕；②多次给药法，首次给药同单次给药法，术后 24 小时内每间隔 3～6 小时给药 1 次（每次 10mg/kg 或 1g）。(2) 局部应用，髋关节置换术中氨甲环酸 1～3g 局部应用。(3) 静脉联合局部应用，静脉方法同单纯静脉应用，联合关闭切口前氨甲环酸 1～2g 局部应用。 《山东省超药品说明书用药专家共识（2021 年版）》也对骨科围术期关节腔注射给药途径进行超说明书推荐

案例 8

一般资料	科室名称：神经外科　　　　患者姓名：×××　　　　住院号：×××××× 性　　别：男　　　　年　　龄：63 岁　　　　体　　重：65kg
临床诊断	1. 蛛网膜下腔出血；2. 坠积性肺炎；3. 肠梗阻；4. 低钠低钾血症
其他信息	03.18　肌酐 85.1μmol/L；PT13.2 秒
药物治疗方案	03.18—03.21　氨甲环酸氯化钠注射液　1g　ivgtt　bid 03.18—03.27　注射用奥美拉唑钠　40mg＋NS 100ml　ivgtt　bid 03.18—03.19　尼莫地平注射液　10mg　ivvp 03.19—03.22　注射用哌拉西林钠他唑巴坦　4.5g＋NS 100ml　ivgtt　tid
用药点评	疗程不当。超疗程用药。患者因蛛网膜下腔出血入院，静脉滴注氨甲环酸氯化钠注射液进行止血，使用疗程为 4 天。不符合该适应证的短期用药推荐
备注	《中国脑血管病临床管理指南（节选版）——蛛网膜下腔出血临床管理（2019）》中提及，可应用氨甲环酸或氨基己酸进行短期治疗（72 小时），以降低蛛网膜下腔出血再出血的风险

案例 9

一般资料	科室名称：肿瘤与血管介入科　　　　患者姓名：×××　　　　住院号：××××××
	性　别：男　　　　　　　年　龄：79 岁　　　　体　重：52kg
临床诊断	1. 咯血；2. 支气管扩张（症）；3. 肺部感染；4. 肝囊肿
其他信息	03.02　肌酐 77μmol/L；PT13.2 秒
药物治疗方案	02.27—03.01　氨甲环酸氯化钠注射液　1g　ivgtt　bid
	02.28—03.02　氨基己酸注射液　4g+5%GS　100ml　ivgtt　qd
	02.27—03.03　奥硝唑氯化钠注射液　0.5g　ivgtt　bid
	02.27—03.02　注射用艾普拉唑钠　10mg+NS　100ml　ivgtt　qd
	02.27—03.03　氨茶碱注射液　0.5g+5%GS　50ml　ivgtt　qd
用药点评	超说明书用药，重复用药。患者为肺部咯血，不符合氨甲环酸的适应证；该患者年龄 79 岁，未进行用药剂量调整，应从低剂量开始给药；同时联用同类止血药氨基己酸，属于重复用药
备注	《咯血诊治专家共识（2020）》提出咯血药物多以垂体后叶素、催产素及血管扩张剂为主，其他止血药（包含氨甲环酸）仅作为辅助治疗措施；氨甲环酸说明书中提及老年人用药应从剂量范围内的低剂量（如非手术患者每次 0.25g、手术患者每次 0.5g）开始给药

案例 10

一般资料	科室名称：肿瘤与血管介入科　　　　患者姓名：×××　　　　住院号：××××××
	性　别：男　　　　　　　年　龄：90 岁　　　　体　重：52kg
临床诊断	1. 膀胱恶性肿瘤①前列腺继发恶性肿瘤；②输尿管继发恶性肿瘤；③腹股沟淋巴结继发恶性肿瘤；2. 高血压 1 级（极高危）；3. 2 型糖尿病；4. 脑梗死；5. 颈动脉狭窄
其他信息	02.08　肌酐 71μmol/L；PT12.7 秒；尿隐血阳性
药物治疗方案	02.07—02.09　氨甲环酸氯化钠注射液　1g　ivgtt　qd
	02.07—02.09　氨基己酸注射液　4g+5%GS　100ml　ivgtt　qd
	02.07　注射用拉氧头孢钠　0.25g+5%GS　50ml　ivgtt　once
	02.08　注射用泮托拉唑钠　40mg +NS　100ml　ivgtt　once
用药点评	适应证不适宜，剂量不当。患者间断无痛肉眼血尿，考虑膀胱癌血尿，不符合氨甲环酸的适应证；年龄 90 岁，未进行用药剂量调整，应从低剂量开始给药；同时联用同类止血药氨基己酸，属于重复用药。
备注	《膀胱癌诊疗指南（2022 年版）》中提及，膀胱癌患者出现血尿时，出血不严重者可膀胱持续冲洗；冲洗无效者，可予膀胱内灌注 1%硝酸银或 1%～2%的明矾以达到止血效果，无须麻醉。系统评估后对持续冲洗无效者可选择尿道电凝或激光凝固止血。膀胱肿瘤巨大，可选择放疗以起到止血镇痛作用，其止血、镇痛的控制率分别为 59%及 73%。若上述各种方法均无法控制出血，可选择膀胱动脉栓塞或膀胱切除联合尿流改道等；说明书中提及老年人用药应从剂量范围内的低剂量（如非手术患者每次 0.25g、手术患者每次 0.5g）开始给药

十七、氨 甲 苯 酸

刘　潺

案例 1

一般资料	科室名称：胃肠外科　　　　患者姓名：×××　　　　住院号：××××××
	性　别：女　　　　　　　年　龄：34 岁　　　　体　重：50kg
临床诊断	1. 慢性阑尾炎；2. 胃息肉；3. 非萎缩性胃炎；4. 女性盆腔炎；5. 附件肿物

续表

其他信息	07.12　肌酐 44.7μmol/L
药物治疗方案	07.13—07.19　间苯三酚注射剂　80mg + 5%GS　250ml　ivgtt　qd 07.13—07.18　头孢哌酮舒巴坦　3g + NS　100ml　ivgtt　qd 07.19　氨甲苯酸注射液　0.1g + NS　100ml　ivgtt　qd
用药点评	超说明书用药。氨甲苯酸注射液用于因原发性纤维蛋白溶解过度所引起的出血，包括急性和慢性、局限性或全身性的高纤溶出血，后者常见于癌肿、白血病、妇产科意外、严重肝病出血等。该患者无相关诊断，且患者行无痛胃肠镜检查，钳除胃底息肉，术中无出血，无用药指征
备注	

案例 2

一般资料	科室名称：介入血管科　　　　患者姓名：×××　　　　住院号：×××××× 性　别：男　　　　　年　龄：70 岁　　　　体　重：卧床
临床诊断	1. 双下肢深静脉血栓形成；2. 腰椎术后；3. 直肠占位性病变：考虑直肠恶性肿瘤
其他信息	01.14　肌酐 36.3μmol/L；纤维蛋白原 2.42g/L
药物治疗方案	01.14—01.15　低分子量肝素钙注射液　5000U　ih　q12h 01.14—01.26　兰索拉唑肠溶片　15mg　po　qd 01.14—01.26　迈之灵片　0.15g　po　qd 01.16　注射用白眉蛇毒血凝酶　1U + NS　10ml　iv　qd 01.16—01.20　氨甲苯酸注射液　0.1g + NS　100ml　ivgtt　qd
用药点评	有禁忌证。氨甲苯酸注射液禁忌证包括：①对本品任何成分过敏者；②有纤维蛋白原沉积；③一般不用于弥散性血管内凝血继发的纤溶性出血，以防血栓进一步形成；④有血栓性疾病者禁用或慎用；⑤本品用量过大可促进血栓形成，对于有血栓形成倾向者（如急性心肌梗死）宜禁用或慎用；⑥血友病或肾盂实质病变发生大量血尿时慎用（相对禁忌）；⑦本品可通过胎盘，可分泌入乳汁，孕妇和哺乳期妇女慎用（相对禁忌）；⑧老年人多伴有血液黏滞性增加、血脂偏高、血管硬化等，应慎用。患者因双下肢深静脉血栓入院，应禁用或慎用氨甲苯酸
备注	1.16 大便少许鲜红色血液，考虑直肠恶性肿瘤出血，予注射用白眉蛇毒血凝酶、氨甲苯酸注射液止血治疗

案例 3

一般资料	科室名称：脑卒中病房　　　　患者姓名：×××　　　　住院号：×××××× 性　别：男　　　　　年　龄：78 岁　　　　体　重：未测（平车入院）
临床诊断	1. 右侧脑室出血；2. 2 型糖尿病肾病；3. 慢性肾功能不全尿毒症期；4. 血液透析状态；5. 高血压 3 级（极高危）；6. 冠状动脉粥样硬化性心脏病；7. 2 型糖尿病性周围神经病
其他信息	05.01　肌酐 925.8μmol/L；纤维蛋白原 3.40g/L
药物治疗方案	05.01—05.28　硝苯地平控释片　60mg　po　qd 05.01—05.28　利格列汀片　5mg　po　qd 05.02—05.09　氨甲苯酸注射液　0.1g + NS　250ml　ivgtt　qd 05.02—05.20　复方甘露醇注射液　125ml　ivgtt　bid
用药点评	溶媒用量不当。《静脉用药调配技术》中提及 0.1～0.3g 氨甲苯酸溶解于 NS 或 5%GS100ml 静脉滴注。该处方溶媒量为 250ml，高于推荐溶媒用量
备注	

案例 4

一般资料	科室名称：耳鼻喉科　　　　患者姓名：×××　　　　住院号：×××××× 性　别：男　　　　　年　龄：6 岁　　　　体　重：13kg

临床诊断	1. 腺样体肥大；2. 慢性扁桃体炎；3. 左耳分泌性中耳炎
其他信息	05.23　肌酐 32.7μmol/L；纤维蛋白原 2.27g/L
药物治疗方案	05.25—05.28　氨甲苯酸注射液　0.2g + 5% GS　250ml　ivgtt　qd 05.25—05.28　头孢呋辛钠粉针　0.4g + NS　50ml　ivgtt　qd
用药点评	剂量不当、溶媒用量不当、超说明书用药。患者为腺样体肥大，不符合氨甲苯酸的适应证；剂量和溶媒用量不适宜。结合《CDR 临床用药手册》《静脉用药调配技术》，氨甲苯酸注射液用于儿童患者的推荐剂量为每次 0.1g，溶解于 NS 或 5%GS100ml 静脉滴注。该患者的给药剂量为 0.2g 与 250ml 5%GS 配伍，氨甲苯酸注射液单次剂量及溶媒用量均高于推荐剂量
备注	

案例 5

一般资料	科室名称：呼吸内科　　　患者姓名：×××　　　住院号：×××××× 性　　别：男　　　　年　　龄：81 岁　　　体　　重：44kg
临床诊断	1. 咯血；2. 细菌性肺炎；3. 右肺占位性病变性质待定：癌症（？）炎性假瘤（？）其他（？）
其他信息	12.31　肌酐 66.0μmol/L；纤维蛋白原 3.14g/L
药物治疗方案	12.31—01.05　氨甲苯酸注射液　0.3g + 5% GS　250ml　ivgtt　qd 12.31—01.05　卡络磺钠氯化钠注射液　80mg　ivgtt　qd 12.31—01.05　盐酸氨溴索注射液　30mg + NS　100ml　ivgtt　bid 01.01—01.05　左氧氟沙星注射液　0.5g　ivgtt　qd
用药点评	疗程不当。《静脉用药调配技术》中提及 0.1～0.3g 氨甲苯酸注射液溶解于 NS 或 5%GS100ml 中静脉滴注。《咯血诊治专家共识（2020）》提出，止血药物治疗可选择垂体后叶素、酚妥拉明、6-氨基己酸、氨甲苯酸等，并推荐 200mg 的氨甲苯酸加入到 5%葡萄糖溶液 250ml 中静脉滴注，每天 1～2 次。该处方配伍合理，但 01.01 之后患者无咯血及痰中带血症状，凝血常规正常，并未及时停药，属于用药疗程偏长
备注	

案例 6

一般资料	科室名称：感染科　　　患者姓名：×××　　　住院号：×××××× 性　　别：男　　　　年　　龄：44 岁　　　体　　重：45kg
临床诊断	1. 细菌性肺炎（肺炎克雷伯菌肺炎）；2. 糖尿病；3. 糖尿病性周围神经病；4. 肾结石；5. 低蛋白血症；6. 脾大；7. 腹腔积液
其他信息	06.19　肌酐 57.6μmol/L；纤维蛋白原 3.40g/L
药物治疗方案	06.19—06.22　氨甲苯酸注射液　0.3g + 酚磺乙胺注射剂　0.75g + NS　250ml　ivgtt　qd 06.19—06.21　卡络磺钠氯化钠注射液　80mg　ivgtt　qd 06.19—06.27　盐酸氨溴索注射液　30mg + NS　100ml　ivgtt　bid 06.21—06.26　哌拉西林他唑巴坦钠　4.50mg + NS　100ml　ivgtt　q8h
用药点评	超说明书用药，溶媒用量不当，疗程不当。氨甲苯酸注射液用于因原发性纤维蛋白溶解过度所引起的出血，包括急性和慢性、局限性或全身性的高纤溶出血，后者常见于癌肿、白血病、妇产科意外、严重肝病出血等。该患者无相关诊断。氨甲苯酸注射液溶解于 NS 或 5%GS 100ml 中静脉滴注。该处方用 NS 250ml 配伍，溶媒用量高于推荐剂量。06.21 无咯血及痰中带血，凝血常规正常，06.21—06.22 继续用药，属于用药疗程偏长
备注	入院前 4 天开始有痰中带血

案例 7

一般资料	科室名称：妇科　　患者姓名：×××　　住院号：××××××		
	性　别：女　　年　龄：43 岁　　体　重：44kg		
临床诊断	1. 异常子宫出血：子宫内膜息肉；2. 盆腔包块性质待查：卵巢囊肿（？）；3. 子宫平滑肌瘤		
其他信息	05.25　肌酐 49.5μmol/L		
药物治疗方案	05.25—05.26　氨甲苯酸注射液　0.1g＋维生素 C 注射液　0.5g＋酚磺乙胺注射剂 0.5g＋GNS　500ml　ivgtt　qd		
	05.25　米索前列醇片　0.4mg　阴道上药　qd		
用药点评	溶媒选择错误，溶媒用量不当，超说明书用药。氨甲苯酸注射液溶解于 NS 或 5%GS100ml 中静脉滴注。该处方用葡萄糖氯化钠注射液 500ml 配伍，溶媒选择不适宜，溶媒用量高于推荐剂量。患者为异常子宫出血，不符合氨甲苯酸的适应证，属超说明书用药		
备注			

十八、生 长 抑 素

张洁红

案例 1

一般资料	科室名称：普通外科　　患者姓名：×××　　住院号：××××××		
	性　别：女　　年　龄：73 岁　　体　重：47kg		
临床诊断	1. 胆总管结石；2. 胆囊结石伴慢性胆囊炎；3. 胆囊息肉；4. 肝内外胆管扩张；5. 胰管扩张；6. 肠粘连；7. 糖尿病；8. 手术后伤口愈合不良		
其他信息	11.06　肌酐 50μmol/L；纤维蛋白原 2.63g/L；血红蛋白 113g/L；血清白蛋白 28.6g/L		
药物治疗方案	11.07—11.10　注射用生长抑素　3mg＋NS　50ml　微泵　q12h　泵速 4ml/h		
	11.05—11.06　蛇毒血凝酶注射液　1kU　im　qd		
	11.05—11.06　注射用卡络磺钠　80mg＋NS　100ml　ivgtt　qd		
	11.05—11.06　注射用头孢唑林　2g＋NS　100ml　ivgtt　q12h		
用药点评	适应证不适宜。注射用生长抑素用于①严重急性食管静脉曲张出血；②严重急性胃或十二指肠溃疡出血，或并发急性糜烂性胃炎或出血性胃炎；③胰腺外科手术后并发症的预防和治疗；④胰、胆和肠瘘的辅助治疗；⑤糖尿病酮症酸中毒的辅助治疗。该患者于 11.05 行胆总管切开取石与胆囊总管空肠 Y 型吻合术，术后血清白蛋白低，考虑有吻合口瘘的风险，注射用生长抑素说明书适应证为用于胰、胆和肠瘘的辅助治疗，尚未见用于预防吻合口瘘的循证推荐		
备注			

案例 2

一般资料	科室名称：神经外科　　患者姓名：×××　　住院号：××××××		
	性　别：女　　年　龄：61 岁　　体　重：63kg		
临床诊断	1. 蛛网膜下腔出血；2. 高血压病 3 级（极高危）；3. 肺炎；4. 脂肪肝		
其他信息	03.02　纤维蛋白原 2.61g/L		
	03.08　肌酐 42μmol/L		
	03.12　血红蛋白 111g/L		

药物治疗方案	03.24　注射用生长抑素　3mg＋NS　100ml　ivgtt　once
	03.02—03.05　盐酸右美托咪定注射液　400μg＋NS　46ml　qd
	03.02—03.30　尼莫地平注射液　10mg　ivvp　q12h
	03.02—03.16　吡拉西坦注射液　8g＋NS　250ml　ivgtt　qd
	03.13—03.29　硝苯地平缓释片（Ⅱ）　20mg　鼻饲　bid
	03.13—03.27　坎地沙坦酯片　8mg　鼻饲　bid
用药点评	适应证不适宜。该患者因气管切开接气管插管管口处出现少量渗血用药，不符合生长抑素的适应证
备注	UpToDate 关于气管造口术后成人护理、并发症与处理（Tracheostomy: Postoperative care, maintenance, and complications in adults）一节：气管造口术后切口部位轻微出血常见，多见于有出血特征的患者（如血小板计数低于 $50×10^9/L$ 且存在凝血障碍）。在大多数情况下，轻微的出血在几天后会自行消退

案例 3

一般资料	科室名称：心胸外科　　　患者姓名：×××　　　住院号：××××××
	性　别：男　　　　　年　龄：66 岁　　　体　重：57kg
临床诊断	1. 胸主动脉夹层破裂并血肿形成；2. 胸腹主动脉夹层支架置入术后；3. 高血压 3 级（极高危）；4. 呼吸衰竭；5. 左肺不张；6. 肺部感染
其他信息	02.27　肌酐 72μmol/L；纤维蛋白原 4.9g/L；血红蛋白 95g/L
药物治疗方案	02.27　注射用生长抑素　3mg＋NS　50ml　ivvp　once
	02.22—03.17　酒石酸美托洛尔片　50mg　po　q12h
	02.22—03.17　硝苯地平控释片　30mg　po　qd
	03.01—03.17　氢氯噻嗪片　50mg　po　qd
	03.01—03.17　注射用前列地尔干乳剂　10μg＋NS　10ml　iv　qd
	03.01—04.02　注射用乌拉地尔　20 万 U＋NS　20ml　iv　qd
用药点评	适应证不适宜。患者为胸主动脉夹层破裂并血肿形成，不符合生长抑素的适应证
备注	《Stanford B 型主动脉夹层诊断和治疗中国专家共识（2022 版）》提及，通常壁间血肿的患者经过充分的降压治疗后，可自发缓解，但仍需严密随访。如果主动脉壁持续增厚，管径扩大，或出现穿透性溃疡，或进展形成典型的 Stanford B 型主动脉夹层，则需积极地进行腔内治疗

案例 4

一般资料	科室名称：重症医学科　　　患者姓名：×××　　　住院号：××××××
	性　别：女　　　　　年　龄：45 岁　　　体　重：50kg
临床诊断	1. 直肠癌并直肠穿孔；2. 急性化脓性腹膜炎；3. 感染性休克；4. 电解质代谢紊乱（低钠血症、低钾血症）；5. 贫血；6. 低蛋白血症；7. 肺炎
其他信息	03.12　肌酐 91μmol/L；纤维蛋白原 2.92g/L；血红蛋白 92g/L
药物治疗方案	03.12—03.18　注射用生长抑素　3mg＋NS　50ml　ivvp　q12h　泵速 4.3ml/h
	03.12—03.15　注射用盐酸万古霉素　1g＋NS　100ml　ivgtt　q12h
	03.12—03.22　注射用亚胺培南西司他丁钠　1g＋NS　100ml　ivgtt　q8h
	03.12—03.19　注射用兰索拉唑　30mg＋NS　50ml　ivvp　q8h　泵速 6.3ml/h
	03.18—03.22　盐酸甲氧氯普胺注射液　10mg　iv　q8h
	03.18—03.22　多潘立酮片　10mg　鼻饲　q8h
用药点评	适应证不适宜。患者为直肠癌并直肠穿孔，未见直肠出血，行直肠癌切除术，术后预防出血，不符合生长抑素的适应证

续表

备注	《围术期出凝血管理麻醉专家共识（2020 版）》提及围术期可用于预防出血常用的药物如下。①蛇毒血凝酶类药物：以注射用矛头蝮蛇血凝酶为代表，加速纤维蛋白原转化为纤维蛋白，在破损血管处促进血栓形成并加以巩固，对微小血管止血效果显著，可于术前 30 分钟内静脉注射 1～2U 预防出血，术中视情况追加；②赖氨酸类似物：a. 氨甲环酸，建议应用氨甲环酸预防和（或）治疗大手术或纤溶亢进引起的出血。氨甲环酸使用剂量宜为 20～25mg/kg。可反复使用或静脉输注 1～2mg/（kg·h）维持；大量应用可能引起癫痫样发作。b. ε-氨基己酸，有研究表明，围术期输注 ε-氨基己酸能够减少心脏、肝脏、骨科手术出血及血液制品的输注。③去氨加压素：仅在特殊情况下，如获得性血管性血友病综合征时方宜使用去氨加压素；④钙离子：维持正常的钙离子水平（≥0.9mmol/L）有助于改善凝血功能

案例 5

一般资料	科室名称：普通外科　　　患者姓名：×××　　　　住院号：××××××
	性　别：男　　　　年　龄：52 岁　　　　体　重：60kg
临床诊断	1. 胃溃疡穿孔；2. 急性弥漫性腹膜炎；3. 伤口愈合不良
其他信息	01.23　纤维蛋白原 2.57L/L；血红蛋白 133g/L；01.27　肌酐 51μmol/L；
药物治疗方案	01.23—01.26　注射用生长抑素　3mg＋NS　50ml　ivvp　q12h　泵速4ml/h
	01.23—01.25　注射用卡络磺钠　80mg＋NS　100ml　ivgtt　qd
	01.23—01.31　注射用头孢唑肟钠　2g＋NS　100ml　ivgtt　bid
	01.23—01.30　奥硝唑注射液　0.5g＋NS　100ml　ivgtt　bid
用药点评	超说明书用药。患者为胃溃疡穿孔，未伴有出血，不符合该药的适应证，属于超说明书用药
备注	

案例 6

一般资料	科室名称：肿瘤科　　　患者姓名：×××　　　　住院号：××××××
	性　别：男　　　　年　龄：69 岁　　　　体　重：51kg
临床诊断	1. 左肺腺癌并胸壁、骨转移术后；2. 重度骨髓抑制（三系下降）；3. 血小板减少；4. 中度贫血；5. 急性肾功能不全；6. 肠炎；7. 肠道菌群失调；8. 肺炎；9. 恶性胸腔积液；10. 高血压；11. 低钾血症；12. 低蛋白血症；13. 心功能不全
其他信息	02.06　肌酐 387μmol/L；纤维蛋白原 2.92g/L；血红蛋白 75g/L；血清白蛋白 25g/L
药物治疗方案	02.08—02.10　注射用生长抑素　3mg＋NS　50ml　ivvp　q12h
	01.25—01.31　人粒细胞刺激因子注射液　300μg　ih　bid
	01.25—02.07　重组人血小板生成素注射液　15 000U　ih　qd
	01.26—02.08　注射用重组人白介素-2　3mg＋NS　1ml　ih　qd
	01.26—02.14　注射用人促红素　3000U＋NS　1ml　ih　biw
	01.29—02.03　莫沙必利分散片　5mg　po　tid（餐前）
	02.03—02.13　双歧杆菌乳杆菌三联活菌片　2g　po　tid
	02.08—02.13　注射用泮托拉唑钠　40mg＋NS　100ml　ivgtt　qd
用药点评	超说明书用药。患者腹胀、食欲缺乏，无腹泻、黑便等胃肠道表现，考虑为化疗相关性的肠炎，不符合生长抑素的适应证，属于超说明书用药
备注	

案例 7

一般资料	科室名称：神经外科　　　患者姓名：×××　　　　住院号：××××××
	性　别：男　　　　年　龄：73 岁　　　　体　重：65kg
临床诊断	1. 左颞叶-基底节脑出血；2. 细菌性肺炎；3. 高血压3级（极高危）；4. 贫血；5. 低蛋白血症；6. 腔隙性脑梗死；7. 脑梗死后遗症；8. 气管造口状态；9. 脑萎缩；10. 肝功能不全；11. 消化道出血（应激性溃疡？）

续表

其他信息	01.21　血红蛋白 62g/L
	01.30　肌酐 57μmol/L
	02.13　纤维蛋白原 3.38g/L
药物治疗方案	01.21—01.25　注射用生长抑素　3mg＋NS　100ml　ivgtt　qd
	12.29—03.26　硝苯地平缓释片（Ⅱ）　20mg　po　bid
	12.29—03.26　厄贝沙坦片　0.15g　po　qd
	12.29—02.16　吡拉西坦注射液　4g＋NS　250ml　ivgtt　qd
	12.29—02.10　异甘草酸镁注射液　100mg＋NS　100ml　ivgtt　qd
	01.07—01.27　注射用奥美拉唑钠　40mg＋NS　100ml　ivgtt　bid
用药点评	用药频次不当。根据药品说明书，生长抑素具有非常短的血浆半衰期，其半衰期一般在 1.1～3 分钟。需要连续输注给药。对于连续滴注给药，须用 3mg 剂量的注射用生长抑素配制足够使用 12 小时的药液，输液量应调节为每小时 250μg。该患者用药频次仅一天一次，无法连续滴注 24 小时，难以持续维持稳定与有效的血药浓度，疗效无法保证。建议用药频次更改为每 12 小时给药一次，即注射用生长抑素 3mg＋氯化钠注射液 50ml，微泵 q12h，泵速 4ml/h
备注	

案例 8

一般资料	科室名称：急诊医学科	患者姓名：×××	住院号：××××××
	性　别：男	年　龄：69 岁	体　重：62kg
临床诊断	1. 急性胰腺炎；2. 急性腹膜炎；3. 急性胆囊炎；4. 腹腔积液；5. 高血压 2 级（高危）；6. 左侧乳腺肿瘤术后化疗后；7. 肝占位性病变（转移性肝癌，考虑合并肝硬化）；8. 电解质代谢紊乱 低钠血症 低钙血症；9. 便秘；10. 脾大		
其他信息	03.15　肌酐 78μmol/L；纤维蛋白原 4.24g/L；血红蛋白 154g/L；血清白蛋白 41.2g/L		
药物治疗方案	03.15—03.23　注射用生长抑素　3mg＋NS　50ml　ivvp　qd　泵速 4ml/h		
	03.15—03.17　注射用头孢他啶　2g＋NS　100ml　ivgtt　q8h　滴速 100ml/h		
	03.25—03.24　奥硝唑注射液　1g＋NS　100ml　ivgtt　qd		
	03.16—03.17　氯化钾注射液　1.5g＋NS　500ml　ivgtt　qd　滴速 60ml/h		
	03.16—03.16　乳果糖口服溶液　30ml　po　tid		
	03.17—03.23　注射用那曲肝素钙　3075AXaU＋灭菌注射用水　0.5ml　ih　qd		
	03.17—03.23　氯化钾缓释片　1g　po　tid		
	03.17—03.19　浓氯化钠注射液　3g＋NS　250ml　ivgtt　bid　滴速 60ml/h		
	03.21—04.06　莫沙必利分散片　5mg　po　tid（餐前）		
用药点评	用药频次不当。根据药品说明书，生长抑素具有非常短的血浆半衰期，其半衰期一般为 1.1～3 分钟。该患者用药频次仅一天一次，无法连续滴注 24 小时，难以持续维持稳定且有效的血药浓度，疗效无法保证。建议用药频次更改为每 12 小时给药一次，即注射用生长抑素 3mg＋NS 50ml，微泵 q12h，泵速 4ml/h		
备注			

十九、鱼 精 蛋 白

李　黎

案例 1

一般资料	科室名称：儿科重症监护室	患者姓名：×××	住院号：××××××
	性　别：女	年　龄：13 岁	体　重：51kg
临床诊断	1. 反应性抑郁症；2. 低钾血症（治愈）；3. 双相情感障碍；4. 药物中毒（好转）		

续表

其他信息	04.21 天冬氨酸氨基转移酶 16U/L；丙氨酸氨基转移酶 6U/L
	04.22 肌酐 57μmol/L；PT11.2 秒；纤维蛋白原 2.92g/L；D-二聚体 0.59mg/L
药物治疗方案	04.21　肝素钠注射液　2.5 万 U　其他　st
	肝素钠注射液　0.4 万 U　ivgtt　st
	肝素钠注射液　0.5 万 U　ivgtt　st
	肝素钠注射液　1.25 万 U　其他　st
	硫酸鱼精蛋白注射液 40mg　iv　st
	04.22　肝素钠注射液　2.5 万 U　其他　st
	肝素钠注射液　0.4 万 U　ivgtt　st
	肝素钠注射液　0.5 万 U　ivgtt　st
	肝素钠注射液　1.25 万 U　其他　st
	硫酸鱼精蛋白注射液 40mg　iv　st
	04.22—04.26　盐酸纳洛酮注射液　4mg　iv　q12h
	04.22—04.26　呋塞米注射液　20mg　iv　q12h
	04.25—04.26　拉莫三嗪片　25mg　po　qd（出院带药）
	04.25—04.26　富马酸喹硫平缓释片　200mg　po　qn（出院带药）
用药点评	剂量不当。患者因药物（大量服用抗精神病药物）中毒，行床旁血液灌流 2 次，过程中需肝素抗凝（包括预充管路、维持血液灌流、血液灌流结束后冲管），为预防大量肝素可能导致的出血，操作结束后予硫酸鱼精蛋白注射液 40mg，静脉注射拮抗残留肝素。硫酸鱼精蛋白药品说明书中指出儿童每次用量不超过 25mg。该患儿给予 40mg，剂量过大
备注	

案例 2

一般资料	科室名称：儿科重症监护室　　　患者姓名：×××　　　住院号：××××××
	性　别：女　　　　　　　　　年　龄：12 岁　　　体　重：50kg
临床诊断	1. 农药中毒（好转）；2. 心肌酶谱异常（治愈）；3. 抑郁状态；4. 胰腺损伤（治愈）；5. 电解质紊乱（治愈）
其他信息	04.19 纤维蛋白原 3.24g/L
	04.20 肌酐 61μmol/L；天冬氨酸氨基转移酶 26U/L；丙氨酸氨基转移酶 9U/L；PT11.2 秒
	04.21 D-二聚体 0.73mg/L；部分凝血活酶时间 17.9 秒；纤维蛋白原量 2.79g/L
药物治疗方案	04.19　肝素钠注射液　2.5 万 U　其他　st
	肝素钠注射液　0.5 万 U　ivgtt　st
	肝素钠注射液　0.4 万 U　ivgtt　st
	肝素钠注射液　1.25 万 U　其他　st
	硫酸鱼精蛋白注射液　40mg　iv　st
	04.20　肝素钠注射液　2.5 万 U　其他　st
	肝素钠注射液　0.4 万 U　ivgtt　st
	肝素钠注射液　0.5 万 U　ivgtt　st
	肝素钠注射液　1.25 万 U　其他　st
	硫酸鱼精蛋白注射液　40mg　iv　st
	04.21　肝素钠注射液　2.5 万 U　其他　st
	肝素钠注射液　0.4 万 U　ivgtt　st
	肝素钠注射液　0.5 万 U　ivgtt　st
	肝素钠注射液　1.25 万 U　其他　st
	硫酸鱼精蛋白注射液 40mg　iv　st

续表

药物治疗方案	04.20—04.21　甘露醇注射液　20g　胃管注入　q8h
	04.20—04.23　注射用谷胱甘肽　1.8g＋NS　250ml　泵入　qd
	04.20—04.22　呋塞米注射液　20mg　iv　q12h
	04.20—04.22　蒙脱石散　3g　po　tid
用药点评	剂量不当。患者因农药（敌草快）中毒，行床旁血液灌流3次，过程中需肝素抗凝（包括预充管路、维持血液灌流、血液灌流结束后冲管），为预防大量肝素可能导致的出血，操作结束后予硫酸鱼精蛋白注射液40mg，静脉注射拮抗残留肝素。硫酸鱼精蛋白药品说明书中指出儿童每次用量不超过25mg，该患儿给予40mg，剂量过大
备注	

案例3

一般资料	科室名称：儿科重症监护室　　　患者姓名：×××　　　住院号：××××××
	性　　别：男　　　　年　　龄：14岁　　　体　重：55kg
临床诊断	1. 农药中毒（治愈）；2. 双相情感障碍；3. 急性胃黏膜出血（治愈）；4. 肾盂囊肿；5. 肝功能检查的异常结果（好转）；6. 低钾血症（治愈）
其他信息	02.18　肌酐46μmol/L
	02.19　肌酐50μmol/L；天冬氨酸氨基转移酶23U/L；丙氨酸氨基转移酶12U/L；PT12秒；纤维蛋白原2.96g/L；D-二聚体0.38mg/L
	02.21　丙氨酸氨基转移酶41U/L；天冬氨酸氨基转移酶40U/L；PT11.8秒；纤维蛋白原2.74g/L；D-二聚体56mg/L
药物治疗方案	02.18　肝素钠注射液　0.25万U　ivgtt　qd
	肝素钠注射液　1.25万U　其他　stat
	肝素钠注射液　1.25万U　ivgtt　stat
	肝素钠注射液　0.3万U　ivgtt　stat
	肝素钠注射液　1.25万U　其他　stat
	肝素钠注射液　1.25万U　其他　stat
	硫酸鱼精蛋白注射液　30mg　iv　stat
	注射用奥美拉唑　40mg＋NS　50ml　ivvp　q12h
	02.19　肝素钠注射液　1.25万U　其他　stat
	肝素钠注射液　1.25万U　ivgtt　stat
	肝素钠注射液　0.3万U　ivgtt　stat
	肝素钠注射液　1.25万U　其他　stat
	肝素钠注射液　1.25万U　其他　stat
	硫酸鱼精蛋白注射液　30mg　iv　stat
	注射用奥美拉唑　40mg＋NS　50ml　ivvp　q12h
	02.20　肝素钠注射液　2.5万U　其他　stat
	肝素钠注射液　0.3万U　ivgtt　stat
	肝素钠注射液　1.25万U　其他　stat
	肝素钠注射液　1.25万U　其他　stat
	硫酸鱼精蛋白注射液　30mg　iv　stat
	注射用奥美拉唑　40mg＋NS　50ml　ivvp　q12h
	02.21　肝素钠注射液　2.5万U　其他　st
	肝素钠注射液　0.3万U　ivgtt　st
	肝素钠注射液　1.25万U　其他　st

药物治疗方案	肝素钠注射液 1.25 万 U　其他　st 硫酸鱼精蛋白注射液 30mg　iv　st 注射用奥美拉唑 40mg + NS 50ml　ivvp　q12h 02.22　肝素钠注射液 2.5 万 U　其他　st 　　　肝素钠注射液 0.3 万 U　ivgtt　st 　　　肝素钠注射液 1.25 万 U　其他　st 　　　肝素钠注射液 1.25 万 U　其他　st 　　　硫酸鱼精蛋白注射液 30mg　iv　st 　　　注射用奥美拉唑 40mg + NS 50ml　ivvp　q12h 02.20—02.24　呋塞米注射液 20mg　iv　qd 02.20—02.24　蒙脱石散 3g　po　tid 02.24—02.25　甘露醇注射液 25g　ivgtt　q8h
用药点评	联合用药不当。患者因农药（敌草快）中毒，行床旁血液灌流 5 次，过程中需肝素抗凝（包括预充管路、维持血液灌流、血液灌流结束后冲管），为预防大量肝素可能导致的出血，操作结束后予硫酸鱼精蛋白注射液 30mg，静脉注射拮抗残留肝素。患者因急性胃黏膜病变予奥美拉唑抑酸护胃治疗。硫酸鱼精蛋白药品说明书中指出使用本品期间禁用奥美拉唑
备注	

案例 4

一般资料	科室名称：儿科重症监护室　　　　患者姓名：×××　　　　住院号：×××××× 性　　别：男　　　　　年　　龄：1 岁　　　　体　　重：6kg
临床诊断	1. 全身炎症反应综合征（治愈）；2. 重症心肌炎（治愈）；3. 意识模糊（好转）；4. 急性呼吸窘迫综合征；5. 急性肾衰竭（好转）；6. 多脏器功能衰竭（好转）；7. 重症肺炎（治愈）；8. 疱疹病毒感染；9. 凝血功能障碍（好转）；10. 毛细血管渗漏综合征（好转）；11. 电解质紊乱（治愈）；12. 酸中毒（治愈）；13. 枕叶出血；14. 脑积水；15. 中度贫血（治愈）；16. 腹腔积液（好转）；17. 低蛋白血症（治愈）；18. 胃黏膜病变（好转）；19. 继发性血小板增多症（好转）；20. 肾盂囊肿；21. 休克（治愈）；22. 心脏病
其他信息	03.22　肌酐 49μmol/L；天冬氨酸氨基转移酶 38U/L；丙氨酸氨基转移酶 257U/L；PT12.1 秒；纤维蛋白原 0.86g/L；D-二聚体 31.26mg/L
药物治疗方案	03.19　肝素钠注射液 1.25 万 U　其他　st 肝素钠注射液 0.5 万 U　泵入　qd 肝素钠注射液 0.03 万 U　iv　qd 03.20（00：04）　硫酸鱼精蛋白注射液 6mg　iv　st 03.18—03.23　注射用奥美拉唑 5mg + NS 10ml　ivvp　qd 03.13—03.22　盐酸纳洛酮注射液 0.2mg　iv　q8h 03.19—04.03　双歧杆菌乳杆菌三联活菌片 0.5g　胃管注入　tid 03.19—04.03　康复新液 5ml　胃管注入　bid 03.22—03.26　呋塞米注射液 3mg　iv　q8h
用药点评	联合用药不当。患者因全身炎症反应综合征、重症心肌炎等原因，行血液透析治疗，过程中需肝素抗凝（包括预充管路、维持、血液透析治疗结束后冲管），为预防大量肝素可能导致的出血，操作结束后予硫酸鱼精蛋白注射液 6mg，拮抗残留肝素。患者因持续胃肠减压下有咖啡色样液体引出，考虑应激性胃黏膜病变，故予奥美拉唑抑酸护胃治疗。硫酸鱼精蛋白药品说明书中指出使用本品期间禁用奥美拉唑
备注	

二十、聚 桂 醇

胡 甜

案例 1

一般资料	科室名称：妇科	患者姓名：××	住院号：××××
	性　别：女	年　龄：50 岁	体　重：50kg
临床诊断	1. 右侧卵巢囊肿；2. 节育环嵌顿；3. 细菌性阴道炎		
其他信息	无		
药物治疗方案	01.05　聚桂醇注射液　10ml　局部注射　st 01.05—01.07　酚磺乙胺注射液　0.75g + 氨甲苯酸注射液　0.2g + 5%GS　500ml　ivgtt　q24h		
用药点评	超说明书用药。聚桂醇注射液用于内镜下食管曲张静脉出血的急诊止血及曲张静脉的硬化治疗。该患者无相关诊断，说明书未推荐用于卵巢囊肿穿刺抽液硬化治疗		
备注	《卵巢子宫内膜异位囊肿超声引导穿刺硬化治疗专家共识（2021 版）》建议选用 1%聚桂醇作为卵巢囊肿硬化治疗的硬化剂，聚桂醇作用原理是破坏囊壁内膜，使其纤维化，同时该药没有无水乙醇常见的疼痛和醉酒反应。根据抽出囊液总量注入适量聚桂醇（10~50ml），之后另外保留 5~20ml 聚桂醇于囊内，若囊肿巨大，可隔日重复硬化 2~3 次		

案例 2

一般资料	科室名称：肾病内科	患者姓名：××	住院号：××××
	性　别：女	年　龄：72 岁	体　重：57kg
临床诊断	右肾囊肿		
其他信息	无		
药物治疗方案	02.10　聚桂醇注射液　20ml　局部注射　st 02.10—02.12　酚磺乙胺注射液　0.75g + 氨甲苯酸注射液　0.2g + 胰岛素注射 0.05ml + 5%GS　500ml　ivgtt　q24h		
用药点评	超说明书用药。聚桂醇注射液用于内镜下食管曲张静脉出血的急诊止血及曲张静脉的硬化治疗。该患者无相关诊断，且说明书未推荐用于肾囊肿穿刺抽液硬化治疗		
备注	《单纯性肾囊肿手术治疗的安全共识（2020 版）》建议超声引导下经皮穿刺硬化治疗肾囊肿选用无水乙醇，对乙醇过敏者应密切观察，谨慎操作，减少乙醇使用量或改用其他硬化剂。常见硬化剂有平阳霉素、聚多卡醇、聚桂醇、鱼肝油酸钠等		

案例 3

一般资料	科室名称：消化内科	患者姓名：××	住院号：××××
	性　别：男	年　龄：51 岁	体　重：71kg
临床诊断	1. 直肠多发性息肉；2. 内痔伴出血；3. 原发性高血压；4. 慢性胃炎		
其他信息	03.22　隐血试验阳性		
药物治疗方案	03.23　聚桂醇注射液　6ml　局部注射　st 03.25—03.26　复方谷氨酰胺肠溶胶囊　2 粒　po　tid 03.25—03.26　泮托拉唑肠溶片　40mg　po　bid 03.26　复方角菜酸酯栓　3.4g　肛门纳入　qn（出院带药）		
用药点评	超说明书用药。聚桂醇注射液用于内镜下食管曲张静脉出血的急诊止血及曲张静脉的硬化治疗。该患者无相关诊断，且说明书未推荐用于内痔硬化治疗		

续表

备注	《聚桂醇内痔硬化注射疗法专家共识（2021 版）》提出聚桂醇注入内痔黏膜下基底部或痔核内，对内痔黏膜下层及痔核内的静脉及小动脉产生刺激，迅速破坏血管内皮细胞，使作用部位的纤维蛋白、血小板、红细胞聚集沉积。药品的化学作用使内痔静脉团块及周围黏膜组织产生无菌性炎症，引起内痔静脉团块及黏膜损伤、纤维细胞增生，达到使内痔静脉团块萎缩的效果。单次治疗使用聚桂醇注射液总量不超过 20ml

案例 4

一般资料	科室名称：心血管内科　　患者姓名：×××　　住院号：×××××× 性　别：男　　　　　年　龄：81 岁　　体　重：55kg
临床诊断	1. 脓毒症休克 多器官功能障碍综合征（呼吸、循环、血液、肾脏）；2. 泌尿系感染；3. 肺部感染、慢性阻塞性肺疾病；4. 高血压 2 级；5. 肝囊肿
其他信息	08.30　白细胞计数 18.84×10⁹/L；血红蛋白 96.00g/L；血小板计数 91.00×10⁹/L 08.31　二氧化碳分压 34.70mmHg；氧分压 72.70mmHg；体温 37.8～38.1℃
药物治疗方案	08.31　聚桂醇注射液　20ml　局部注射　st 08.24—09.04　注射用去甲万古霉素　0.4g＋5%GS　100ml　ivgtt　q8h 08.24—09.04　注射用美罗培南　1g＋NS　100ml　ivgtt　q8h 08.24—09.04　注射用奥美拉唑钠　40mg＋NS　100ml　ivgtt　q12h 08.24—09.04　盐酸多巴酚丁胺注射液　180mg＋NS　50ml　ivvp　qd 08.25—09.03　注射用盐酸乌拉地尔　100mg＋5%GS　50ml　ivvp　qd 08.26—09.04　盐酸氨溴索注射液　15mg＋灭菌注射用水　5ml　iv　tid
用药点评	有禁忌证，超适应证用药。聚桂醇注射液用于内镜下食管曲张静脉出血的急诊止血及曲张静脉的硬化治疗。该患者无相关诊断，且说明书未推荐用于肝囊肿的穿刺抽液硬化治疗；存在禁忌证。聚桂醇注射液禁用于休克状态及发热的患者。患者行硬化治疗当日处于休克状态且存在发热
备注	2022 年欧洲肝病研究学会（EASL）发布的肝脏囊性病变的管理指南提出单纯性肝囊肿通常采用经皮穿刺硬化治疗或囊肿开窗减容治疗，硬化治疗可以使用多种物质，如无水乙醇、20%氯化钠注射液、四环素或聚多卡醇等

案例 5

一般资料	科室名称：耳鼻咽喉头颈外科　　　患者姓名：×××　　住院号：×××××× 性　别：男　　　　　　年　龄：11 岁　　体　重：45kg
临床诊断	口腔血管畸形
其他信息	无
药物治疗方案	07.26　聚桂醇注射液　11ml　iv　st
用药点评	超说明书用药。聚桂醇注射液用于内镜下食管曲张静脉出血的急诊止血及曲张静脉的硬化治疗。该患者无相关诊断，且说明书未推荐用于口腔血管瘤硬化治疗
备注	《聚桂醇硬化剂治疗口腔颌面部血管瘤和脉管畸形专家共识》（2018）提出将聚桂醇用于口腔黏膜微静脉畸形及激光治疗疗效不佳的增生型微静脉畸形，硬化治疗可选择应用原液或泡沫化制剂

案例 6

一般资料	科室名称：消化内科　　患者姓名：×××　　住院号：×××××× 性　别：男　　　　　年　龄：56 岁　　体　重：未测
临床诊断	1. 乙肝后肝硬化伴食管-胃底静脉曲张破裂出血；2. 失血性贫血（轻度）；3. 胆囊结石；4. 肝多发囊肿
其他信息	02.08　PT13.5 秒；总胆红素 20.40μmol/L；直接胆红素 5.80μmol/L

药物治疗方案	02.09　聚桂醇注射液　40ml　iv　st
	02.03—02.08　异甘草酸镁注射液　150mg + 5%GS　250ml　ivgtt　qd
	02.11—02.14　盐酸普萘洛尔片　10mg　po　bid
	02.11—02.14　恩替卡韦胶囊　0.5mg　po　qd
	02.11—02.14　艾司奥美拉唑肠溶胶囊　20mg　po　qd
用药点评	剂量不适宜。说明书中提及，聚桂醇注射液静脉注射用于食管-胃底曲张静脉硬化治疗时，一次硬化治疗总剂量不超过 35ml。该患者 02.09 给予聚桂醇注射液 40ml，剂量过大
备注	

案例 7

一般资料	科室名称：消化内科　　　　患者姓名：×××　　　　住院号：××××××
	性　　别：男　　　　　年　　龄：52 岁　　　　体　重：62kg
临床诊断	1. 肝硬化伴食管-胃底静脉曲张破裂出血；2. 失血性贫血（中度）；3. 慢性乙型病毒性肝炎 乙肝后肝硬化失代偿期 门脉高压性胃病 脾功能亢进 腹腔积液；4. 原发性肝癌（CNLC 分期Ⅱb 期）；5. 胆囊结石；6. 肝囊肿
其他信息	11.25　PT16.1 秒；总胆红素 67.80μmol/L；直接胆红素 26.10μmol/L；间接胆红素 41.70μmol/L；丙氨酸氨基转移酶 121.70U/L；天冬氨酸氨基转移酶 61.00U/L
药物治疗方案	11.30　聚桂醇注射液　40ml　iv　st
	11.30—12.02　注射用生长抑素　3mg + NS　48ml　ivgtt　q12h
	11.25—12.03　异甘草酸镁注射液　150mg + 5%GS　250ml　ivgtt　qd
	12.01—12.04　恩替卡韦胶囊　0.5mg　po　qd
用药点评	剂量不当。说明书中提及聚桂醇注射液静脉注射用于食管-胃底曲张静脉硬化治疗时，一次硬化治疗总剂量不超过 35ml。该患者 11.30 给予聚桂醇注射液 40ml，剂量过大
备注	

案例 8

一般资料	科室名称：消化内科　　　　患者姓名：×××　　　　住院号：××××××
	性　　别：男　　　　　年　　龄：36 岁　　　　体　重：75kg
临床诊断	1. 肝硬化伴（失代偿期）食管-胃底静脉曲张破裂出血 自发性腹膜炎；2. 病毒性肝炎（慢性 乙型）；3. 胆囊结石
其他信息	08.20　PT19.8 秒；凝血酶时间 20.5 秒；APPT40.0 秒；纤维蛋白原 1.08g/L；INR1.84；总胆红素 70.50μmol/L；直接胆红素 33.40μmol/L；间接胆红素 37.10μmol/L；丙氨酸氨基转移酶 223.90U/L；天冬氨酸氨基转移酶 223.00U/L；总胆汁酸 148.59μmol/L
药物治疗方案	08.28　聚桂醇注射液　20ml　iv　st + 碘化油注射液　10ml　iv　st
	08.20—09.03　复方甘草酸苷注射液　250ml + 5%GS　250ml　ivgtt　qd
	08.20—09.03　多烯磷脂酰胆碱注射液　15ml + 5%GS　250ml　ivgtt　qd
	08.24—09.03　盐酸普萘洛尔片　10mg　po　tid
用药点评	用法不当。说明书推荐曲张静脉的硬化治疗采用聚桂醇原液进行静脉注射。该患者处方中将聚桂醇与碘化油混合液进行曲张静脉团栓塞，说明书中未提及该用法
备注	

案例 9

一般资料	科室名称：肿瘤内二科　　　　患者姓名：×××　　　　住院号：××××××
	性　　别：女　　　　　年　　龄：25 岁　　　　体　重：55kg
临床诊断	血管瘤介入术后

续表

其他信息	无
药物治疗方案	08.09　聚桂醇注射液　20ml　iv　st
用药点评	超说明书用药。聚桂醇注射液用于内镜下食管曲张静脉出血的急诊止血及曲张静脉的硬化治疗。该患者无相关诊断，且说明书未推荐用于血管瘤的硬化治疗。用量不适宜。聚桂醇注射液用于静脉畸形时，静脉注射单次剂量不超过 8ml
备注	《血管瘤和脉管畸形的诊断及治疗指南（2019 版）》指出治疗静脉畸形的主要方法为血管内硬化治疗，通过泡沫硬化剂（聚桂醇）破坏血管内皮细胞，造成病灶血管的纤维化闭塞和体积的萎缩，实现外观和功能的康复，复发概率较小。治疗时静脉注射聚桂醇单次剂量不超过 8ml

案例 10

一般资料	科室名称：肝胆胰脾外科　　患者姓名：×××　　住院号：××××××
	性　别：女　　　　年　龄：36 岁　　　体　重：60kg
临床诊断	双下肢慢性静脉功能不全 C2 级
其他信息	无
药物治疗方案	07.13　聚桂醇注射液　10ml　iv　st
	07.12　迈之灵　2 粒　po　tid
用药点评	超说明书用药。聚桂醇注射液用于内镜下食管曲张静脉出血的急诊止血及曲张静脉的硬化治疗，且采用静脉注射给药。该患者处方中聚桂醇用于下肢静脉曲张的硬化治疗，属于超适应证给药；使用时，将液体的聚桂醇与空气按 1∶3 进行充分混匀后制成泡沫硬化剂给药，属于超说明书给药方法用药
备注	《聚桂醇注射液治疗下肢静脉曲张微循环专家共识》（2020）推荐将聚桂醇作为泡沫硬化剂用于治疗下肢浅静脉曲张。使用三通阀将硬化剂与空气按 1∶3 或 1∶4 的比例进行充分混匀后制成气液平衡的泡沫硬化剂，通常单次治疗单侧肢体的推荐使用量为聚桂醇原液用量 8～10ml，即泡沫总量 20～40ml

二十一、咖　啡　酸

黄　华

案例 1

一般资料	科室名称：胸外科　　患者姓名：×××　　住院号：××××××
	性　别：男　　　　年　龄：69 岁　　　体　重：55kg
临床诊断	1. 恶性肿瘤维持性化学治疗；2. 恶性肿瘤免疫治疗；3. 胸上段、下段食管鳞状细胞癌伴颈部、纵隔淋巴结、肝、骨转移（cT3N3M1 Ⅳ期）；4. 骨继发恶性肿瘤（左侧第 4 肋、T_9 椎体右侧骨转移）；5. 药物性胃炎；6. 药物性肝损害；7. 反流性食管炎；8. 化疗后骨髓抑制；9. 慢性咽喉痛；10. 高血压 2 级（高危）；11. 心房颤动；12. 乙肝小三阳
其他信息	01.29　肌酐 76μmol/L；纤维蛋白原 2.77g/L；血小板计数 $20×10^9$/L
	02.02　肌酐 81μmol/L；纤维蛋白原 1.99g/L；血小板计数 $18×10^9$/L
	02.06　肌酐 86μmol/L；纤维蛋白原 4.26g/L；血小板计数 $12×10^9$/L；
药物治疗方案	02.08　咖啡酸片　0.1g　po　bid
	02.05—02.10　注射用重组人白介素-11　3mg + 灭菌注射用水 2ml　ih　qd
	01.31　注射用卡铂　0.1g + 5% GS　500ml　ivgtt　once
	01.31　注射用因卡膦酸二钠 5mg+ NS　500ml　ivgtt　once
	01.31　利伐沙班片　20mg　po　qd
	01.30—02.08　盐酸昂丹司琼注射液 8mg　ivgtt　bid
用药点评	超说明书用药。咖啡酸片用于外科手术时预防出血或止血，以及内科、妇产科等出血性疾病的止血，也用于各种原因引起的白细胞减少症、血小板减少症。患者无咖啡酸相关适应证，属于超说明书用药
备注	

案例 2

一般资料	科室名称：心血管内科		患者姓名：×××	住院号：××××××
	性　别：女	年　龄：58 岁		体　重：50kg
临床诊断	1. 后循环缺血；2. 高血压 2 级（高危）；3. 颈椎间盘突出症；4. 低钾血症；5. 高甘油三酯血症；6. 血小板减少；7. 肺结节			
其他信息	04.06　肌酐 41μmol/L；纤维蛋白原 2.36g/L；血小板计数 62×10^9/L 04.08　血小板计数 47×10^9/L 04.10　血小板计数 161×10^9/L			
药物治疗方案	04.06—04.12　咖啡酸片　0.1g　po　tid　（出院带药） 04.06—04.12　利可君片　20mg　po　tid　（出院带药） 04.06—04.12　苯磺酸氨氯地平片　5mg　po　qd　（出院带药） 04.06—04.12　盐酸氟桂利嗪胶囊　10mg　po　qn　（出院带药） 04.06—04.12　尼麦角林片　20mg　po　tid　（出院带药） 04.06—04.08　氯化钾颗粒　1g　po　bid			
用药点评	疗程不当。04.06 患者入院时血小板计数 62×10^9/L，诊断为血小板减少，给予咖啡酸片升血小板后，04.10 复查血常规：血小板计数 161×10^9/L，血小板恢复正常值，咖啡酸片应停药或减量，并密切监测血小板数值			
备注				

案例 3

一般资料	科室名称：妇科		患者姓名：×××	住院号：××××××
	性　别：女	年　龄：20 岁		体　重：43kg
临床诊断	卵巢黄体破裂出血			
其他信息	01.10　肌酐 41μmol/L；纤维蛋白原 2.38g/L			
药物治疗方案	01.11—01.13　咖啡酸片　0.3g　po　qid 01.11—01.12　氨甲环酸注射液　0.5g＋NS 250ml　ivgtt　qd			
用药点评	给药频次不当。咖啡酸片说明书中对于妇产科等出血性疾病的止血，推荐一次 0.1～0.3g tid。该患者的给药频次为 qid，高于推荐频次			
备注				

案例 4

一般资料	科室名称：肿瘤科		患者姓名：×××	住院号：××××××
	性　别：男	年　龄：58 岁		体　重：65kg
临床诊断	1. 恶性肿瘤靶向治疗；2. 胃肠间质瘤术后伴腹盆腔多发转移Ⅳ期；3. 慢性乙型病毒性肝炎；4. 药物性骨髓抑制；5. 骨髓抑制性贫血；6. 继发性血小板减少症；7. 肝功能不全；8. 腹腔继发恶性肿瘤；9. 盆腔继发恶性肿瘤			
其他信息	12.12　肌酐 84μmol/L；纤维蛋白原 2.26g/L；血小板计数 76×10^9/L			
药物治疗方案	12.12—12.14　咖啡酸片　0.4g　po　tid　（出院带药） 12.12—12.14　甲磺酸伊马替尼片　100mg　po　qd　（出院带药） 12.12　人粒细胞刺激因子注射液　150μg　ih　once			
用药点评	剂量不当。咖啡酸片说明书中对于各种原因引起的血小板减少症，推荐一次 0.1～0.3g tid。该患者的给药剂量为 0.4g，高于推荐剂量			
备注				

案例 5

一般资料	科室名称：肿瘤科　　　　患者姓名：×××　　　　住院号：××××××
	性　别：男　　　　年　龄：65 岁　　　　体　重：72kg
临床诊断	1. 直肠癌化疗；2. 直肠中分化腺癌（pT3N1cM0，ⅢB 期，微卫星稳定型）；3. 化疗后骨髓抑制；4. 骨髓抑制性贫血；5. 继发性血小板减少；6. 慢性咽喉痛
其他信息	10.18　肌酐 67μmol/L；纤维蛋白原 2.96g/L；血小板计数 68×10⁹/L
药物治疗方案	10.18—10.22　咖啡酸片　0.3g　po　tid　（出院带药）
	10.18—10.22　注射用重组人白介素-11　3mg + 灭菌注射用水 2ml　ih　qd
	10.20—10.22　卡培他滨片　1500mg　po　bid
	10.18—10.22　盐酸昂丹司琼注射液　8mg　ivgtt　bid
	10.20　奥沙利铂注射液　200mg　ivgtt　once
用药点评	重复用药。咖啡酸片、注射用人白介素-11 均属于促血小板生成药，处方中此类药仅推荐使用 1 种。《急性白血病化疗所致血小板减少症诊疗中国专家共识》中提及重组人白介素-11 可以直接刺激造血干/祖细胞和巨核系祖细胞的增殖，诱导巨核细胞分化成熟，从而提升血小板水平，具有促进造血、抗炎、抑制自身免疫及保护黏膜上皮等作用。咖啡酸片可通过刺激巨核细胞成熟，增加巨核细胞数，可有效预防和治疗药物引起的血小板减少，具有抗氧化和抗细胞凋亡的作用，从而提升血小板水平。咖啡酸片、注射用人白介素-11 二者具有相似的作用机制，属于重复用药
备注	

案例 6

一般资料	科室名称：肿瘤科　　　　患者姓名：×××　　　　住院号：××××××
	性　别：男　　　　年　龄：71 岁　　　　体　重：63kg
临床诊断	1. 胰尾腺癌伴肝转移（cTxNxM1 Ⅳ期）；2. 恶性肿瘤免疫治疗；3. 化疗后骨髓抑制；4. 继发性血小板减少；5. 腹腔积液；6. 营养不良伴消瘦；7. 肝功能不全；8. 低蛋白血症；9. 高胆红素血症；10. 胰源性门静脉高压；11. 中度贫血；12. 心律失常；13. 室性期前收缩；14. 房性期前收缩
其他信息	05.09　肌酐 56μmol/L；纤维蛋白原 3.37g/L；血小板计数 30×10⁹/L；白蛋白 33.5g/L
	05.16　肌酐 48μmol/L；血小板计数 5×10⁹/L；白蛋白 29.5g/L
	05.20　肌酐 59μmol/L；血小板计数 16×10⁹/L；白蛋白 34.3g/L
药物治疗方案	05.09—05.22　咖啡酸片　0.3g　po　tid
	05.10—05.27　重组人血小板生成素注射液　15 000U　ih　qd
	05.18—05.23　人血白蛋白　10g　ivgtt　qd
	05.09—05.27　注射用二氯醋酸二异丙胺葡萄糖酸钠　80mg + NS 100ml　ivgtt　qd
用药点评	重复用药。重组人血小板生成素注射液、咖啡酸片均属于促血小板生成药，处方中此类药仅推荐使用 1 种。《急性白血病化疗所致血小板减少症诊疗中国专家共识》中提及重组人血小板生长素（rhTPO）的作用机制是在巨核细胞增殖、成熟和分化至血小板的每一个环节全程调控。咖啡酸片通过刺激巨核细胞成熟，增加巨核细胞数，可有效预防和治疗药物引起的血小板减少，具有抗氧化和抗细胞凋亡的作用，从而提升血小板水平。咖啡酸片、重组人血小板生成素注射液二者具有相似的作用机制，属于重复用药
备注	

案例 7

一般资料	科室名称：肿瘤科　　　　患者姓名：×××　　　　住院号：××××××
	性　别：女　　　　年　龄：55 岁　　　　体　重：51kg
临床诊断	1. 化疗后骨髓抑制；2. 胆囊中分化腺癌术后化疗后（T3N0M0 ⅢA 期）；3. 继发性血小板减少；4. 化疗后白细胞减少；5. 骨髓抑制性贫血；6. 室上性心动过速 心房扑动；7. 凝血功能紊乱；8. 双侧颈动脉粥样硬化；9. 风湿性心脏病 二尖瓣人工机械瓣置换术后

续表

其他信息	05.04　肌酐 52μmol/L；纤维蛋白原 2.97g/L；血小板计数 59×10⁹/L；INR4.03
	05.10　血小板计数 122×10⁹/L
	05.13　纤维蛋白原 5.14g/L；血小板计数 143×10⁹/L；INR1.36
药物治疗方案	05.04—05.12　咖啡酸片 0.3g po tid
	05.04—05.10　注射用重组人白介素-11　3mg + 灭菌注射用水 2ml　ih　qd
	05.04—05.14　生血宝合剂　15ml　po　tid
	05.12—05.14　华法林钠片　2.5mg　po　qd
	05.12—05.14　琥珀酸美托洛尔缓释片　47.5mg　po　qd
用药点评	疗程不当。05.04 患者入院时血小板计数 62×10⁹/L，诊断为血小板减少，给予咖啡酸片升血小板后，05.10 复查血常规：血小板计数 122×10⁹/L，血小板恢复正常值，复查凝血四项：PT16.1 秒，纤维蛋白原 5.14g/L，均高于正常范围，咖啡酸片应停药或减量，并密切监测血小板数值
	重复用药。咖啡酸片、注射用人白介素-11 同属于促血小板生成药，处方中此类药仅推荐使用 1 种。二者具有相似的作用机制，属于重复用药
备注	

$$练 \quad 习 \quad 题$$

一、不定项选择题

1. 重组人白介素-11 的主要清除途径是（　　　）

　　A. 肝脏　　　　　　B. 肾脏　　　　　　C. 肝、肾双通道　　　D. 其他途径

2. 能够透过血脑屏障的赖氨酸类似物是（　　　）

　　A. 氨基己酸　　　　B. 氨甲苯酸　　　　C. 氨甲环酸　　　　D. 抑肽酶

3. 作用于血管的止血药物有（　　　）

　　A. 卡络磺钠　　　　B. 肾上腺色腙　　　C. 酚磺乙胺　　　　D. 垂体后叶素

4. 人凝血酶原复合物（PCC）的主要组成成分是（　　　）

　　A. F Ⅱ　　　　　　B. F Ⅶ　　　　　　C. F Ⅸ　　　　　　D. F Ⅹ

5. 凝血酶冻干粉的适宜给药途径是（　　　）

　　A. 口服　　　　　　B. 外用　　　　　　C. 静脉滴注　　　　D. 微泵注射

6. 关于鱼精蛋白的说法，错误的是（　　　）

　　A. 是一种强碱性蛋白　　　　　　　　　B. 可用于所有出血情况

　　C. 注射后 1 分钟内即可发挥止血作用　　D. 半衰期与用量正相关

7. 关于去氨加压素的说法，正确的是（　　　）

　　A. 可促进 vWF 从内皮细胞释放至血液中　B. 可延长 FⅧ半衰期

　　C. 血浆半衰期在 3～4 小时　　　　　　　D. 介导血小板聚集黏附

8. 关于奥曲肽与生长抑素的区别，下列说法错误的是（　　　）

　　A. 作用机制不同　　　　　　　　　　　B. 作用强度不同

　　C. 作用持续时间不同　　　　　　　　　D. 来源不同

9. 下列哪些凝血因子在肝脏合成过程中必须依赖维生素 K（　　　）

　　A. Ⅱ　　　　　　　B. Ⅷ　　　　　　　C. Ⅺ　　　　　　　D. Ⅹ

10. 关于蛇毒血凝酶类制剂的说法，错误的是（　　　）

    A. 大部分为类凝血酶和类凝血激酶的混合物

    B. 注射用尖吻蝮蛇血凝酶在体内过程呈一级线性动力学特征

    C. 均具有降低纤维蛋白原的作用

    D. 注射用白眉蛇毒血凝酶的主要清除途径为肾脏

二、案例分析题

案例 1

一般资料	科室名称：血液内科　　　患者姓名：×××　　　住院号：×××××× 性　别：男　　　年　龄：74 岁　　　体　重：未测（卧床）
临床诊断	1. 慢性白血病（？）；2. 下消化道出血；3. 椎基底动脉综合征；4. 冠状动脉支架置入后状态；5. 低钾血症；6. 高尿酸血症
其他信息	无
药物治疗方案	01.23　注射用卡络磺钠　80mg＋NS　100ml　ivgtt　qd
用药点评	
备注	

案例 2

一般资料	科室名称：脑脊液科　　　患者姓名：×××　　　住院号：×××××× 性　别：男　　　年　龄：26 岁　　　体　重：75kg
临床诊断	1. 颅内感染；2. 脑积水；3. 肺部感染；4. 癫痫；5. 昏迷；6. 便秘；7. 压疮；8. 贫血；9. 低钾血症；10. 窦性心动过速；11. 低钠血症；12. 脑出血；13. 脑疝；14. 糖代谢异常
其他信息	无
药物治疗方案	04.19　注射用酚磺乙胺　1g＋NS　250ml　ivgtt　qd
用药点评	
备注	

案例 3

一般资料	科室名称：妇科　　　患者姓名：×××　　　住院号：×××××× 性　别：女　　　年　龄：30 岁　　　体　重：44.5kg
临床诊断	1. 输卵管妊娠；2. 盆腔炎后遗症；3. 继发性甲状腺功能减退；4. 念珠菌性阴道炎
其他信息	无
药物治疗方案	09.30　垂体后叶注射液　1.5U　im　st
用药点评	
备注	

案例 4

一般资料	科室名称：肿瘤科　　　患者姓名：×××　　　住院号：×××××× 性　别：男　　　年　龄：70 岁　　　体　重：40kg
临床诊断	1. 原发性支气管肺癌　左下肺　非角化型鳞状细胞癌　T4N2M0　Ⅲb 期；2. 慢性支气管炎；3. 肺气肿、肺大疱；4. 多发性脑梗死
其他信息	化疗中予注射用重组人白介素
药物治疗方案	05.08　注射用重组人白介素-11　1mg＋灭菌注射用水　0.77ml　ih　st
用药点评	
备注	

案例 5

一般资料	科室名称：内分泌科　　　患者姓名：×××　　　住院号：××××××
	性　别：女　　　　　　年　龄：98 岁　　　体　重：未测（平车入院）
临床诊断	1. 肺炎；2. 急性消化道出血，血容量不足性休克；3. 急性心力衰竭；4. 急性肾衰竭；5. 消化道恶性肿瘤可能；6. 高钾血症；7. 重度贫血；8. 骨质疏松；9. 代谢性酸中毒；10. 低蛋白血症；11. 胸腔积液；12. 动脉粥样硬化；13. 肺动脉扩张；14. 偶发房性期前收缩；15. D-二聚体升高；16. 高尿酸血症；17. 低钙血症；18. 受压区压疮
其他信息	07.16　APTT　68.65
药物治疗方案	07.16　维生素 K_1 注射液　20mg + 5%GS 100ml　ivgtt　st
用药点评	
备注	

案例 6

一般资料	科室名称：康复医学科　　　患者姓名：×××　　　住院号：××××××
	性　别：男　　　　　　年　龄：24 岁　　　体　重：75kg
临床诊断	1. 右腕背腱鞘囊肿可能性大；2. 左外踝软组织陈旧性损伤
其他信息	无
药物治疗方案	11.08—11.10　去氨加压素注射液　8μg+NS　100ml　qd　ivgtt
用药点评	
备注	

案例 7

一般资料	科室名称：胸外科　　　患者姓名：×××　　　住院号：××××××
	性　别：女　　　　　　年　龄：51 岁　　　体　重：65kg
临床诊断	右上肺腺性乳状瘤
其他信息	03.30 行肺段切除术、经胸腔镜胸膜剥脱术
药物治疗方案	03.30—04.02　蛇毒血凝酶注射液　2U　iv　bid
用药点评	
备注	

案例 8

一般资料	科室名称：ICU　　　患者姓名：×××　　　住院号：××××××
	性　别：女　　　　　　年　龄：76 岁　　　体　重：60kg
临床诊断	1. 创伤性蛛网膜下腔出血；2. 眶骨骨折；3. 鼻骨骨折；4. 颧骨骨折；5. 右腓骨骨折；6. 多处挫伤；7. 双侧胸腔积液；8. 低蛋白血症；9. 肺部感染
其他信息	无
药物治疗方案	03.01　人凝血酶原复合物　800U+NS　100ml　ivgtt　st 03.01　注射用尖吻蝮蛇血凝酶　2U + NS　10ml　iv　st
用药点评	
备注	

案例 9

一般资料	科室名称：急诊医学中心　　　患者姓名：×××　　　住院号：××××××
	性　别：男　　　　　　年　龄：54 岁　　　体　重：70kg

续表

临床诊断	1. 开放性颅脑损伤特重型①硬膜外血肿；②脑疝；③脑挫伤；④硬膜下血肿；⑤头皮血肿；⑥弥漫性轴索损伤；⑦颅底骨折；⑧创伤性颅内积气；2. 胸部损伤①肺挫伤；②吸入性肺炎；③血胸（右侧）；3. 创伤性脑出血（基底节出血）；4. 胸椎骨折（T$_{11,12}$椎体及附件）；5. 外踝骨折；6. 胫骨远端骨折；7. 腓骨骨折；8. 失血性休克
其他信息	03.29　血肌酐　143μmol/L
药物治疗方案	03.29—03.30　氨甲环酸氯化钠注射液　1g　ivgtt　bid 03.30　人凝血酶原复合物　600U＋5%GS　100ml　ivgtt　qd
用药点评	
备注	

案例 10

一般资料	科室名称：神经外科　　　患者姓名：×××　　　住院号：×××××× 性　别：男　　　　年　龄：72 岁　　　　体　重：45.5kg
临床诊断	1. 左颞叶脑出血；2. 细菌性肺炎；3. 高血压 2 级（极高危）；4. 腔隙性脑梗死；5. 上消化道出血；6. 贫血；7. 低蛋白血症；8. 电解质紊乱；9. 脑萎缩；10. 气管造口状态；11. 低钙血症
其他信息	无
药物治疗方案	02.20—02.24　注射用生长抑素　3mg＋NS　50ml　ivvp　qd
用药点评	
备注	

参 考 答 案

一、不定项选择题

1. B　2. C　3. ABCD　4. ABCD　5. AB　6. B　7. ABCD　8. A　9. AD　10. C

二、案例分析题

案例 1

答案：适应证不适宜。卡络磺钠用于①用于治疗泌尿系统、上消化道、呼吸道和妇产科疾病出血，对泌尿系统出血疗效较为显著；②手术出血的预防及治疗。根据《下消化道出血诊治指南（2020）》，下消化道出血的治疗措施包括支持治疗、药物治疗、内镜下治疗、血管栓塞治疗及外科治疗等。其中药物治疗根据不同的出血部位选择不同的药物，推荐药物有生长抑素及其类似物、沙利度胺、垂体后叶素、蝮蛇蛇毒血凝酶（巴曲亭）、蛇毒血凝酶（立止血）、去甲肾上腺素等。根据患者情况，医生诊断为下消化道出血，不符合卡络磺钠药物说明书推荐适应证。

案例 2

答案：溶媒用量不适宜。《静脉用药调配技术》及酚磺乙胺药品说明书指出，酚磺乙胺配制方法：0.25～0.75g 稀释于 NS 或 5%GS50～100ml 中静脉滴注。患者 04.19 行右侧脑室外引流+双颞角脑室腹壁外引流术，酚磺乙胺预防手术后出血一般用 NS 或 5%GS50～100ml 稀释后静脉滴注，本例患者酚磺乙胺溶媒选用 NS250ml，用量偏大。

案例 3

答案：超说明书用药。垂体后叶注射液用于以下患者的出血治疗：①肺、支气管出血（如咯血）；②消化道出血；③产科催产及产后收缩子宫、止血；④腹腔手术后肠道麻痹。患者 09.30 行输卵管切开取胚，术中注射垂体后叶素，减少出血，属超说明书用药《输卵管间质部妊娠诊治的中国专家共识（2022 年版）》提出，对输卵管妊娠患者行开窗取胚术，为减少术中出血，使用稀释的垂体后叶素于病灶基底部肌层注射。

案例 4

答案：给药时间不当。注射用重组人白介素-11 说明书中提及，化疗结束后间隔 24～48 小时可皮下注射。《重组人白介素-11 防治血小板减少症临床应用中国专家共识（2021 年版）》中建议，肿瘤化疗所致血小板减少症患者在下一个周期化疗开始前 2 天和化疗中，不宜应用注射用重组人白介素-11。本例患者化疗过程中使用该药，属于给药时间不当。

案例 5

答案：超说明书用药、给药途径不当。维生素 K_1 注射液用于低凝血酶原血症时，肌内或深部皮下注射，每次 10mg，每日 1～2 次，24 小时内总量不超过 40mg；用于重症患者静脉注射时，给药速度不应超过 1mg/min。该患者长期应用广谱抗生素（头孢哌酮钠舒巴坦钠）致体内维生素 K 缺乏，07.16 APTT 延长至大于 $2×ULN$，有使用维生素 K_1 注射液的适应证，但 20mg 稀释于 5%GS100ml 中静脉滴注使用存在超说明书剂量用药（但国外药品说明书指出维生素 K_1 注射液用于非抗凝剂引起的低凝血酶原血症时，单次剂量一般为 2.5～25mg，单次剂量最高可达 50mg）和超说明书给药途径现象（国外药品说明书指出静脉内使用途径仅限于皮下给药不可行且认为存在严重风险的情况），可能造成严重药品不良反应的发生，进而增加临床用药风险。

案例 6

答案：剂量不当。根据药品说明书，去氨加压素注射液用于控制出血时，推荐按 0.3μg/kg 剂量给药，该患者体重 75kg，给药剂量应为 22.5μg，实际给药剂量为 8μg，远低于推荐剂量，给药剂量不适宜。

案例 7

答案：剂量不当，给药频次不当。根据药品说明书，蛇毒血凝酶注射液用于各类外科手术减少流血或止血时，推荐单次给药剂量为 1U，术后 3 天给药频次为每天 1 次。患者于 03.30 行肺段切除术、经胸腔镜胸膜剥脱术，术后 3 天，每天 2 次给药，每次给药 2U，给药剂量不当、给药频次不当。

案例 8

答案：联合用药不当。存在药物相互作用。人凝血酶原复合物说明书中指出，避免与抗纤溶、促凝血药物同时使用，如氨甲环酸、氨基己酸、氨甲苯酸、鱼精蛋白等，如必须使用，应间隔 6 小时以上。该患者在使用凝血酶原复合物的同时使用了注射用尖吻蝮蛇血凝酶 2U，会增加血栓形成风险。

案例 9

答案：联合用药不当。患者车祸外伤至医院急诊，立即使用氨甲环酸止血，同时联用人凝血酶原复合物，氨甲环酸说明书中明确提及该药禁止与凝血酶联合使用，属于联合用药不当。

剂量不当。患者入院急查血肌酐为 143μmol/L，提示肾功能不全，使用氨甲环酸时未进行用药调整，用量不适宜。对于中度至重度肾功能受损的患者，FDA 批准的氨甲环酸注射液说明书中推荐，当血肌酐在 120~250μmol/L 时，减量为 10mg/kg bid；血肌酐在 250~500μmol/L 时，减量为 10mg/kg qd；血肌酐＞500μmol/L 时，减量为 5mg/kg qd 或 10mg/kg qod。

案例 10

答案：频次不当。根据药品说明书，生长抑素血浆半衰期非常短，其半衰期一般为 1.1~3 分钟。需要连续输注给药。对于连续滴注给药，须用 3mg 的注射用生长抑素配制足够使用 12 小时的药液，输液量应调节为每小时 250μg。该患者用药频次仅为每天一次，无法连续滴注 24 小时，难以持续维持稳定与有效的血药浓度，疗效无法保证。建议用药频次更改为每 12 小时给药一次，即注射用生长抑素 3mg+氯化钠注射液 50ml 微泵 q12h，泵速 4ml/h。

（陈国权）

参 考 文 献

刘业成，杜铁宽，朱华栋，等，2017. 非创伤性出血的急诊处理专家共识/意见[J]. 中华急诊医学杂志，26（8）：850-856.

史艳侠，邢镨元，张俊，等，2019. 中国肿瘤化疗相关性血小板减少症专家诊疗共识（2019 版）[J]. 中国肿瘤临床，46（18）：923-929.

围术期出凝血管理麻醉专家共识协作组，2020. 围术期出凝血管理麻醉专家共识[J]. 中华麻醉学杂志，40（9）：1042-1053.

卫生部合理用药专家委员会，2014. 中国医师药师临床用药指南[M]. 2 版. 重庆：重庆出版社.

血凝酶在急性出血临床应用专家组，2018. 血凝酶在急性出血性疾病中应用的专家共识[J]. 中华急诊医学杂志，27（2）：137-140.

中国临床肿瘤学会抗淋巴瘤联盟，中国临床肿瘤学会抗白血病联盟，中国临床肿瘤学会安全管理专家委员会，等，2020. 重组人白介素-11 防治血小板减少症临床应用中国专家共识（2021 年版）[J]. 临床肿瘤学杂志，25（12）：1129-1137.

中华医学会儿科学分会呼吸学组，《中华实用儿科临床杂志》编辑委员会，2016. 儿童咯血诊断与治疗专家共识[J]. 中华实用儿科临床杂志，31（20）：1525-1530.

中华医学会肝病学分会，2018. 肝硬化腹水及相关并发症的诊疗指南[J]. 实用肝脏病杂志，21（1）：21-31.

中华医学会外科学分会，2016. 中国普通外科围手术期血栓预防与管理指南[J]. 消化肿瘤杂志（电子版），8（2）：57-62.

中华医学会血液学分会血栓与止血学组，2021. 中国血友病协作组. 罕见遗传性出血性疾病诊断与治疗中国专家共识（2021 年版）[J]. 中华血液学杂志，42（2）：89-96.

中华医学会血液学分会血栓与止血学组，2022. 血管性血友病诊断与治疗中国指南（2022 年版）[J]. 中华血液学杂志，43（1）：6.

Biggins SW, Angeli P, Garcia-Tsao G, et al, 2021. Diagnosis, Evaluation, and Management of Ascites, Spontaneous Bacterial Peritonitis and Hepatorenal Syndrome: 2021 Practice Guidance by the American

Association for the Study of Liver Diseases[J]. Hepatology，74（2）：1014-1048.

Connolly EJ，Rabinstein AA，Carhuapoma JR，et al，2012. Guidelines for the management of aneurysmal subarachnoid hemorrhage：a guideline for healthcare professionals from the American Heart Association/ american Stroke Association[J]. Stroke，43（6）：1711-1737.

Cook SA，Schafer S，2020. Hiding in Plain Sight：Interleukin-11 Emerges as a Master Regulator of Fibrosis, Tissue Integrity，and Stromal Inflammation [J]. Annu Rev Med，71：263-276.

European Association for the Study of the Liver, Electronic address：easloffice@easloffice. eu, European Association for the Study of the Liver ，2018. EASL Clinical Practice Guidelines for the management of patients with decompensated cirrhosis[J]. J Hepatol，69（2）：406-460.

Garcia-Tsao G，Abraldes JG，Berzigotti A，et al，2017. Portal hypertensive bleeding in cirrhosis：Risk stratification，diagnosis，and management：2016 practice guidance by the American Association for the study of liver diseases[J]. Hepatology，65（1）：310-335.

Hedner U，2015. Recombinant activated factor Ⅶ：30 years of research and innovation [J]. Blood Rev，2015, 29：S4-S8.

Holbrook A，Schulman S，Witt DM，et al，2012. Evidence-Based Management of Anticoagulant Therapy：Antithrombotic Therapy and Prevention of Thrombosis，9th ed：American College of Chest Physicians Evidence-Based Clinical Practice Guidelines[J]. Chest，141（2 suppl）：e152S-e184S.

Hu JW ，Qin XS，2020 . Hypofibrinogenemia Caused by Hemocoagulase Injection：A Retrospective Study on Clinical Laboratory Findings[J]. Chin Med Sci J ，35（2）：151-156.

Hunt BJ ，Levi M，2018. Urgent reversal of vitamin K antagonists[J]. BMJ，360：j5424.

Kozek-Langenecker SA，Ahmed AB ，Afshari A，et al，2017. Management of severe perioperative bleeding：guidelines from the European Society of Anaesthesiology：First update 2016[J]. Eur J Anaesthesiol，34（6）：332-395.

Liu ZM，Chen J，Kou Q，et al，2018. Study Group of investigators，Guan XD. Terlipressin versus norepinephrine as infusion in patients with septic shock：a multicentre，randomised，double-blinded trial[J]. Intensive Care Med，44（11）：1816-1825.

Seesin T，Pengsupsin P，Weesaphen S，et al，2019. Evaluation of Cefoperazone/Sulbactam and Vitamin K Use in Patients with Bacterial Infections[J]. Int J App Pharm，11：191-193.

Spahn DR，Bouillon B，Cerny V，et al，2019. The European guideline on management of major bleeding and coagulopathy following trauma：fifth edition[J]. Crit Care，23（1）：98.

Wahba A，Milojevic M，Boer C，et al，2020. 2019 EACTS/EACTA/EBCP guidelines on cardiopulmonary bypass in adult cardiac surgery[J]. Eur J Cardiothorac Surg，57（2）：210-251.

Xiaotong Li，Qingbian Ma，Jia Yin，et al，2022. A Clinical Practice Guideline for the Emergency Management of Anaphylaxis （2020）[J]. Front Pharmacol，13：845689.

第八章　刺激造血类药物的处方点评

红细胞生成需要红系生长因子（如促红细胞生成素）的特异性刺激，而中性粒细胞需要髓系生长因子，如粒细胞集落刺激因子（granulocyte colony-stimulating factor，G-CSF）刺激，血小板需要血小板生成素（thrombopoietin，TPO）、多种肽类和非肽类 TPO 受体激动剂（thrombopoietin receptor agonist，TPO-RA）刺激。本章旨在为刺激造血类药物的规范化应用、科学管理及临床合理用药提供指导。

第一节　刺激造血类药物的分类与作用特点

血液由血浆和悬浮于其中的血细胞组成。血细胞是血液的有形成分，可分为红细胞（red blood cell，RBC）、白细胞（white blood cell，WBC）和血小板（platelet）三类，其中红细胞的数量最多，占血细胞总数的 99%，白细胞数量最少约占血细胞总数的 0.1%。

骨髓是成人血细胞生成的部位，正常人每天分别产生 2.0×10^{11}、1.0×10^{11} 和 1.0×10^{11} 个红细胞、血小板和粒细胞。

造血的过程是各类造血细胞发育和成熟的过程，各类血细胞均起源于造血干细胞，根据造血细胞的形态与功能特征，一般把造血过程分为造血干细胞、定向祖细胞和形态可辨认的前体细胞三个阶段。造血干细胞能形成各系定向祖细胞，当造血干细胞发育到定向祖细胞的阶段时，就限定了进一步分化的方向。将各系列的定向祖细胞在体外培养时，可形成相应血细胞的集落，即集落形成单位（colony forming unit，CFU）。形成红细胞集落的定向祖细胞称为红系定向祖细胞，另外还有粒-单核系祖细胞（CFU-GM）、巨核系祖细胞（CFU-MK）和淋巴系祖细胞。到前体细胞阶段，造血细胞出现特异性形态特征，发育成显微镜下可以辨认的各系幼稚细胞。

调控造血功能的体液因子，包括刺激各种祖细胞增殖的正调控因子，如促红细胞生成素（erythropoietin，EPO）、集落刺激因子（colony-stimulating factor，CSF）及白细胞介素-3（interleukin-3，IL-3）等，同时亦有负调控因子，如肿瘤坏死因子-α（tumor necrosis factor-α，TNF-α）及干扰素-γ（interferon-γ，IFN-γ）等，二者互相制约，维持体内造血功能的恒定。

一、抗贫血药物

贫血是人体血液红细胞不能满足生理功能需求而产生的一类疾病。对贫血患者应及时分析病因并给予治疗。红细胞的生成取决于三大因素：造血细胞、造血调节和造血原料。①造血细胞：包括多能造血干细胞、髓系干祖细胞及各期红系细胞。②造血调节：包括细胞调节和因子调节。细胞调节如骨髓基质细胞、淋巴细胞的影响和造血细胞本身的凋亡（程序化死亡）；因子调节如干细胞因子、IL-3、粒细胞-巨噬细胞集落刺激因子（granulocyte-macrophage colony-stimulating factor，GM-CSF）、粒细胞集落刺激因子（G-CSF）、EPO、TPO、血小板生长因子、TNF 和 IFN 等正负调控因子。③造血原料：是指造血细胞增殖、分化、代谢及细胞构建必需的物质，如蛋白质、脂类、维生素（叶酸、维生素 B_{12} 等）、微量元素（如铁、铜、锌）等。这些因素中的任何一种发生异常都可能导致红细胞生成减少，进而发生贫血。红细胞自身异常破坏可致溶血性贫血、慢性或急性失血性贫血。

贫血对症治疗的目的是减轻重度血细胞减少对患者的致命影响，为对因治疗发挥作用赢得时间。具体措施包括：重度贫血患者、老年人或合并心肺功能不全的贫血患者应输红细胞，纠正贫血，改善体内缺氧状态；急性大量失血患者应及时输血或红细胞及血浆，迅速恢复血容量并纠正贫血；对贫血合并出血者，应根据出血机制的不同采取不同的止血治疗（如重度血小板减少应输注血小板）；先天性溶血性贫血多次输血并发血色病者应予去铁治疗。针对贫血发病机制的治疗也是治疗贫血的关键。补充造血原料：口服补充铁剂、维生素 B_{12} 或叶酸是常用的治疗措施。造血生长因子和造血刺激药物：对于肾性贫血或炎症性贫血的患者，应补充 EPO。而对于再生障碍性贫血的患者，则可应用 G-CSF、EPO 刺激造血。抗贫血药物作用机制见图 8-1、图 8-2，抗贫血药物在肝肾功能不全患者中的应用选择见表 8-1。

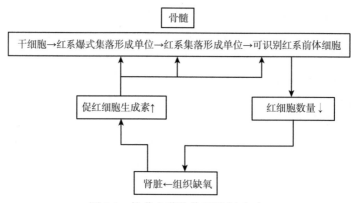

图 8-1　抗贫血药物作用机制（1）

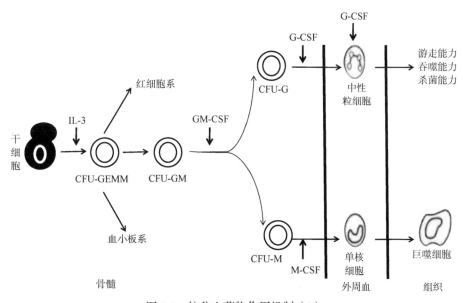

图 8-2　抗贫血药物作用机制（2）

CFU-GEMM，粒红巨核巨噬系集落形成单位；CFU-GM，粒单系集落形成单位；CFU-G，粒系集落形成单位；CFU-M，巨噬系集落形成单位

表 8-1　抗贫血药物在肝肾功能不全患者中的应用

药品名称	肝功能不全	肾功能不全	血液透析或腹膜透析
三维亚铁咀嚼片		肾性贫血成人剂量：150～200mg/d，治疗 1～3 个月后再次评价铁状态	血液透析患者 SF ＜ 200μg/L 和（或）TSAT ＜20%时开始铁剂治疗
琥珀酸亚铁缓释片	肝功能严重损害者禁用	肾性贫血且具有铁剂治疗指征者（血清铁蛋白 ≤100μg/L）口服补铁每日应予元素铁 200mg，即琥珀酸亚铁 0.571g，1～3 个月后评价铁状态	
重组人促红素注射液		每周按体重给药 75～100U/kg，每周分 2～3 次给药	血液透析患者每周 100～150U/kg
罗沙司他	Child-Pugh C 级肝硬化患者禁用	每次 70mg（40～60kg）或 100mg（≥60kg），每周 3 次	透析患者为每次 100mg（45～60kg）或 120mg（≥60kg），每周 3 次
重组人粒细胞刺激因子	严重肝、肾、心、肺功能障碍者		
非格司亭	严重肝、肾、心、肺功能障碍者		
重组人粒细胞巨噬细胞刺激因子	尚不明确		
利可君	尚不明确		
小檗胺	尚不明确		
地榆升白片	尚不明确		
复方皂矾丸	尚不明确		
升血小板胶囊	尚不明确		

注：SF，血清铁蛋白；TAST，转铁蛋白饱和度。

铁缺乏（iron deficiency，ID）和缺铁性贫血（iron deficiency anemia，IDA）是影响全世界的普遍而重要的健康问题，是发达国家唯一常见的营养缺乏症，是发展中国家最常见的贫血类型，严重影响肿瘤疾病、消化系统疾病、慢性肾脏疾病和心力衰竭等慢性疾病的预后。

红细胞输注适合于急性或贫血症状严重影响到生理功能的缺铁性贫血患者，国内的输血指征是血红蛋白（Hb）浓度<60g/L，对于老年和心脏功能差的患者，可适当放宽至≤80g/L。无输血指征的患者常规行补铁治疗，铁剂分为无机铁和有机铁；按应用途径分为口服铁和静脉铁。补铁治疗需要考虑患者 Hb 浓度水平、口服铁剂的耐受性和影响铁吸收的合并症等，同时尽可能查找并去除导致缺铁的原因和基础疾病。

常用口服铁剂（表 8-2）：口服铁剂中，无机铁以硫酸亚铁为代表，有机铁包括多糖铁复合物、蛋白琥珀酸铁口服溶液、富马酸亚铁、琥珀酸亚铁和葡萄糖酸亚铁（依据药品上市时间排序）等。

表 8-2　常用口服铁剂

常用口服铁剂	用法用量	常用口服铁剂	用法用量
硫酸亚铁	60mg tid	富马酸亚铁	60～120mg tid
多糖铁复合物	300mg qd	琥珀酸亚铁	100～200mg bid
蛋白琥珀酸铁口服溶液	40mg bid	葡萄糖酸亚铁	300～600mg tid

口服铁剂治疗注意事项。①严重贫血时，可以增加口服铁剂量，提高补铁效果，或选择口服吸收率高的补铁药物；但对于轻症或铁缺乏患者，给予中等剂量的铁，隔天服用对铁调素影响小、铁吸收效率高；目前部分口服补铁药物常规剂量并不升高铁调素，如蛋白琥珀酸铁口服溶液，可提高铁的利用度。②若无明显胃肠道反应，一般不应将铁剂与食物一同服用。③每天口服 100mg 元素铁，持续治疗 4～6 周后，Hb 没有变化，或上升<10g/L，可能有以下原因：诊断有误；患者依从性差，未按医嘱服药；存在持续出血；有影响铁吸收情况，如胃十二指肠溃疡、小肠术后或胃肠解剖部位异常；同时伴有感染、炎症、恶性肿瘤、肝病等，也影响铁吸收；所用口服铁剂不能很好吸收等。④部分糖尿病患者由于饮食控制严格导致铁缺乏/缺铁性贫血，口服补铁治疗时需注意药物的佐剂中是否含糖。⑤疗程要长，既要使 Hb 恢复正常，也要保证储存铁达标。⑥口服铁剂应餐后服用，以减轻对胃肠道的刺激作用，避免与影响铁剂吸收的食物或饮料同时服用，包括富含鞣酸的茶叶，含钙、磷丰富的食物（如牛奶、花生仁）等。

EPO 是红细胞生成的主要调节激素，与 EPO 受体结合，促进红系定向干细胞分化成熟。EPO 是一种高度糖基化的蛋白，胚胎时期主要由肝脏中央静脉周围细胞生成，出生后则主要由肾皮质、肾小管周围间质细胞（如成纤维细胞、内皮细胞等）生成。研究发现，EPO 不仅具有促进骨髓造血的作用，其受体还可能参与创伤愈合反应、血管生成，以及对脑和心脏损伤的反应。EPO 对受体具有高度亲和力，与骨髓红系祖细胞表面的 EPO 受体结合，使受体构象发生改变，通过与 JAK2 激酶的结合，激活信号转导途径，促进骨髓红系集落形成单位扩增和分化，与其他细胞生长因子协同促进细胞增殖与分化，抑制细胞凋亡，增加红细胞数量。EPO 的临床应用改善了患者的贫血状况、提高了患者的生活质量，甚至延长了患者的生存时间。但是，EPO 治疗中也会产生一些不良反应，最常见的有高血压、头痛、四肢痛、眩晕、高黏滞综合征等。此外，EPO 的低反应性也是治疗中的另一个重要问题。导致疗效不好的主要原因为 EPO 剂量不足、疾病自身的特性及 EPO 抗体的产生。应注意 EPO 临床应用的时机和靶目标。

建议肾性贫血患者用红细胞生成刺激剂（erythropoiesis-stimulating agent，ESA）治疗前应纠正铁缺乏；纠正绝对铁缺乏后如果 Hb＜100g/L，应给予 ESA 治疗。

推荐根据慢性肾脏病（chronic kidney disease，CKD）患者 Hb 水平和临床情况决定 ESA 初始治疗剂量；对于初始 Hb 偏高的患者，应降低 ESA 起始剂量；对于既往患有脑血管疾病、血栓栓塞、癫痫或高血压的患者，ESA 初始剂量应在较低范围内。

ESA 初始治疗 Hb 时，速度控制在每月 10～20g/L；若每月 Hb 增长速度＞20g/L，应减少 ESA 剂量的 25%～50%。若每月 Hb 增长速度＜10g/L，应将 ESA 的剂量每次增加 20U/kg，每周 3 次。

• ESA 治疗期间，Hb 达到 115g/L 时，应将 ESA 剂量减少 25%；Hb 升高且接近 130g/L 时，应暂停 ESA 治疗，并监测 Hb 变化，Hb 开始下降时应将 ESA 剂量降低约 25% 后重新给药；Hb 达到目标值时，推荐减少 ESA 剂量而不是停用 ESA，除非出现明显的严重不良反应。

• 非透析 CKD 和腹膜透析患者选择 ESA 皮下注射给药，特殊情况下也可采用静脉注射给药；规律血液透析治疗患者选择 ESA 静脉或皮下注射给药。

• 疑似或诊断抗 EPO 抗体诱导的纯红细胞再生障碍性贫血患者停止 ESA 治疗。

• 高剂量 ESA 会增加心血管事件、死亡及肿瘤复发的风险，对于 Hb≥90g/L 的合并心力衰竭的 CKD 患者，不建议使用 ESA 治疗；既往存在恶性肿瘤病史或有活动性肿瘤的 CKD 患者，Hb 靶目标＜100g/L。

使用 EPO 时，应密切监测血小板计数，当血小板计数达到正常值下限或较基线增加 $50×10^9$/L 时，须及时停药，以防血小板计数过度升高引发血栓事件。避免升血小板药物治疗增加肿瘤患者肝肾负担和心脏毒性。

罗沙司他作为新一代机制全新的口服肾性贫血治疗药物，是一种小分子化合物，可逆性抑制脯氨酰羟化酶（prolyl hydroxylase domain，PHD）活性，模拟机体低氧环境，短暂并呈剂量依赖性诱导低氧诱导因子（hypoxia inducible factor，HIF）稳定表达，从而促进 HIF 下游靶基因 EPO 的表达，诱导红细胞生成，改善肾性贫血。另外，罗沙司他尚可通过促进机体 EPO 受体（EPO receptor，EPOR）的表达，降低铁调素水平，增加机体对铁的吸收、转运和利用，多靶点综合促进红细胞的生成。

罗沙司他半衰期为 12.8 小时，每周口服给药 2～3 次，主要通过细胞色素 P450（cytochrome P450，CYP）代谢并通过和葡糖醛酸转移酶结合排泄，罗沙司他采取间歇性给药方式可以长期维持治疗效果，不会导致治疗敏感性降低。此外，药代动力学研究发现，饮食对罗沙司他无显著影响，罗沙司他可空腹服用或与食物同服。由于透析不对罗沙司他的清除率产生显著影响，罗沙司他可在透析前或透析后用药，罗沙司他剂量调整优化方案见表 8-3。

建议在罗沙司他起始治疗时评估肿瘤风险，治疗期间定期评估高血压、高钾血症、心血管事件、视网膜病变、肿瘤、血栓相关事件、惊厥发作和严重感染等风险。

表 8-3 罗沙司他剂量调整优化方案

根据 Hb 的变化	剂量调整时 Hb 水平			
	<110g/L	110~<120g/L	120~<130g/L	≥130g/L
下降>10g/L	增加剂量	增加剂量	维持	暂停给药，监测 Hb；当 Hb<120g/L 时，降低一个阶梯剂量，恢复给药
−10~10g/L	增加剂量	维持	减少剂量	
增加>10g/L	维持	减少剂量	减少剂量	

二、促白细胞药物

中性粒细胞减少症是指由多种病因和不同发病机制所致中性粒细胞减少或缺乏，严重者易合并各类感染，疾病异质性强。中性粒细胞减少症是外周血中性粒细胞绝对计数（absolute neutrophil count，ANC）低于 $1.5×10^9/L$ 的一组综合征，中性粒细胞减少可由遗传/先天性疾病或者后天因素导致。多数中性粒细胞减少的原因是骨髓中髓样细胞的固有缺陷，其次是造血祖细胞增殖和成熟的缺陷。

最早能识别的中性粒细胞是原始粒细胞，之后进一步分化为早幼粒细胞、中幼粒细胞和晚幼粒细胞，最后发育为成熟的中性粒细胞，释放到血液中。从原始粒细胞分化为中性粒细胞需要 7~14 天，正常骨髓每天可以产生 $6×10^8$~$4×10^9$ 个中性粒细胞。骨髓中储备有约 $2.5×10^{12}$ 个成熟的中性粒细胞，是外周血中性粒细胞总数的 12~20 倍。当血液中的中性粒细胞数减少到 $1×10^9/L$ 时，机体的抵抗力就会降低，容易发生感染。

如能明确中性粒细胞减少的获得性原因，首先应治疗原发病，如药物或放射线、化学物质等引起的粒细胞减少，应立即停药或停止接触放射线或其他化学毒物。如有系统性结缔组织病，应给予免疫抑制治疗。如存在甲状腺功能亢进，应积极治疗。如果发现骨髓生成异常或恶性血液病，应进行针对原发病的治疗。对于由脾功能亢进引起的易反复发生严重感染的患者，应进一步就诊明确脾大原因，根据病因，慎重评估成年后能否进行脾切除术。

G-CSF 是一种多潜能的造血细胞生长因子，早在 1980 年，就已发现 G-CSF 可以诱导小鼠髓系细胞向粒细胞分化。随着 G-CSF 与 G-CSF 受体基因敲除小鼠的出现，进一步证明 G-CSF 可以通过促进造血干细胞增殖来增加粒细胞生成与成熟。G-CSF 通过多种机制调节中性粒细胞产生，还可直接作用于前体细胞，使其更易增殖分化为中性粒细胞。使用 G-CSF 后，中性粒细胞绝对值曲线呈双峰形，第 1 峰是 G-CSF 促进骨髓已成熟的粒细胞向外周血释放的结果，第 2 峰是 G-CSF 刺激骨髓粒系造血祖细胞加速增殖、分化、成熟和释放所致（图 8-3）。另外，GM-CSF 在促进中性粒细胞的生成和稳态调节中也起着重要作用。

重组人粒细胞集落刺激因子（recombination human granulocyte colony stimulating factor， rhG-CSF）、聚乙二醇化重组人粒细胞集落刺激因子（polyethylene glycol recombinant human granulocyte colony-stimulating factor，PEG-rhG-CSF）和 GM-CSF 已用于临床。应用 G-CSF 可克服肿瘤化疗和放疗引起的白细胞减少症，有利于大量强化治疗，缩短肿瘤放化疗周期，并减少感染等并发症。G-CSF 在给药后的最初 30 分钟均可诱导一过性白细胞减少，相关的常见不良事件是骨痛、关节痛、肌痛和注射后数小时出现的头痛；并不常见的不良事件包括血小板减少、皮疹、注射部位反应、血管炎和肾小球肾炎，骨密度降低和骨质疏松症也有报道。在决定是否使用 G-CSF 治疗时，要以患者的病史为指导，而不仅仅是依据他们的血细胞计数。

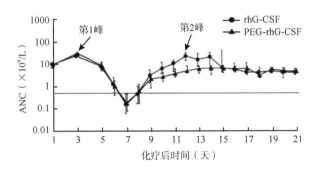

图 8-3 粒细胞集落刺激因子对中性粒细胞发育分化的调节

rhG-CSF 是一种人工合成的促进中性粒细胞增殖、分化、激活的细胞因子，主要用于细胞毒类化疗药物治疗后出现的中性粒细胞减少症。目前临床上应用的 rhG-CSF 主要分为每日使用的 rhG-CSF 和每周期化疗仅使用一次的 PEG-rhG-CSF，PEG-rhG-CSF 具有长效特性。

rhG-CSF 对 G 期的造血干细胞有刺激作用，主要作用于粒系祖细胞，可促进其向成熟的中性粒细胞增殖、分化，进而减少粒细胞缺乏的发生。rhG-CSF 是防治肿瘤放化疗引起的白细胞减少症的有效药物。

预防治疗性使用 rhG-CSF 的用法与用量：①化疗后次日或最长至化疗后 3～4 天内开始使用 rhG-CSF；②rhG-CSF 5μg/kg（根据机构规定的体重限制，取整至最接近药瓶规格），皮下或静脉注射，1 次/天；③持续用药，直至 ANC 从最低点恢复至正常或接近正常水平（ANC 回升至 2.0×10^9/L 以上时）；④原始粒细胞分化为中性粒细胞至少需要 7 天，化疗前出现 ANC 降低，需持续使用至中性粒细胞生成峰出现（建议≥7 天）方可开展化疗；⑤短期使用（≤7 天）效果欠佳。

对于接受预防性使用 rhG-CSF 后出现中性粒细胞减少伴发热（FN）的患者，应继续使用 rhG-CSF 治疗（图 8-4）。对于未接受预防性使用 G-CSF 的患者，需评估治疗性使用 rhG-CSF 的风险，如果存在不良因素，需考虑使用 rhG-CSF 治疗。

（1）不能在化疗期间使用 rhG-CSF 制剂。经 rhG-CSF 激活后，骨髓造血功能更易受到化疗药物的损伤，不仅达不到升高 ANC 的作用，反而会使造血功能进一步恶化。一般在化疗结束后 48 小时开始用药，rhG-CSF 应避免在化疗前 24 小时和化疗后 24 小时使用，PEG-rhG-CSF 是长效制剂，应避免在使用细胞毒类化疗药物前 14 天和化疗结束后 24 小时内用药。

（2）使用 rhG-CSF 期间应注意血常规的监测，建议在使用后 5～7 天进行监测，特别注意中性粒细胞计数的变化，避免中性粒细胞数（白细胞数）增加到必要值以上，如发现中性粒细胞数增加到必要值以上，须减量或暂停用药。

（3）rhG-CSF 制剂的主要副作用是骨痛，且发生率随剂量增加而升高，此外常见的不良反应还有发热、头痛、腰痛、肌痛、皮疹等，均为一过性不良反应，可使用对乙酰氨基酚等非甾体抗炎药进行缓解，也可以使用抗组胺药和阿片类镇痛药，必要时减少 rhG-CSF 制剂的用量。

（4）一般情况下，rhG-CSF 在临床使用中是安全的，但是应警惕可能出现的罕见的严重不良反应，主要有①过敏性休克；②间质性肺炎；③急性呼吸窘迫综合征；④少数患者在应用 rhG-CSF 制剂时周围血中出现幼稚粒细胞，应当停药观察。

（5）rhG-CSF 是预防和治疗肿瘤放化疗引起的粒细胞减少症的安全有效的措施，肿瘤患者在正确使用 rhG-CSF 的同时，应加强自我保护意识，并采取必要的防护措施，如注意室内通风，保持空气新鲜，尽量不去人群密集的公共场所，外出时佩戴口罩，保持口腔卫生及皮肤清洁，避免皮肤破损，自行测量体温并进行监测。对于白细胞水平过低的患者，需要进行预防性隔离，每日对房间进行空气消毒。

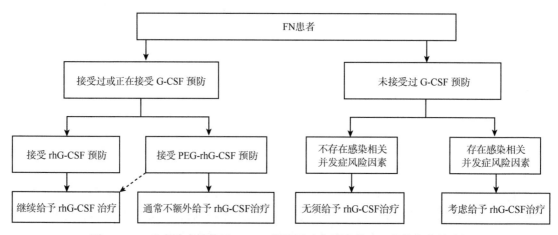

图 8-4　FN 患者治疗性使用 G-CSF 的路径（实线为首选，虚线为非首选）

硫培非格司亭注射液（HHPG-19K）是在非格司亭的基础上进行聚乙二醇修饰而成的长效 PEG-rhG-CSF，即采用聚乙二醇马来酰亚胺特异性地修饰经巯基丙醛衍生的 G-CSF 蛋白，成功得到了具有专利优势的聚乙二醇化重组人粒细胞刺激因子。PEG-rhG-CSF 的作用机制是 G-CSF 与造血细胞的表面受体结合后，作用于粒系祖细胞，刺激粒细胞系统增殖、分化成熟和粒细胞功能的活化。与 rhG-CSF 相比，PEG-rhG-CSF 能够降低血浆清除率，延长半衰期并增加疗效。

成年非髓性恶性肿瘤患者在接受容易引起发热性中性粒细胞减少症的骨髓抑制性抗癌药物治疗时，硫培非格司亭可用来降低以发热性中性粒细胞减少症为表现的感染发生率。

硫培非格司亭的用法用量：在每个化疗周期，抗肿瘤药物给药结束后 24～48 小时，采用硫培非格司亭皮下注射 1 次。结合中国患者的平均体重（约为 60kg），同时考虑药物使用的方便性，建议每个化疗周期给予一次 6mg 固定剂量作为硫培非格司亭的临床应用剂量。可用于预防 3 周或 2 周化疗方案给药后的 ANC 减少，单周化疗方案一般不推荐使用。

　　硫培非格司亭 100μg/kg 及 6mg 固定剂量给药的总体耐受性良好，且与短效 rhG-CSF 相当，未出现非预期的不良事件。常见（发生率≥5%）的不良事件包括血液学毒性（白细胞减少、ANC 下降、血小板减少、血红蛋白降低、红细胞减少和淋巴细胞减少）和非血液学毒性（呕吐、恶心、食欲差、疲倦乏力、发热和肌痛）。绝大部分药品不良反应均为 1/2 度，可以支持对症处理或自行缓解，其中血液学毒性通常考虑与化疗密切有关，骨痛为一过性不良反应。硫培非格司亭在非小细胞肺癌化疗后防治 ANC 减少的Ⅲ期临床研究中，100μg/kg 组的骨痛发生率为 2.13%，6mg 组的骨痛发生率为 4.17%，与短效 rhG-CSF（骨痛发生率 4%）相比，差异均无统计学意义。对于骨痛，一般可以使用对乙酰氨基酚、非甾体抗炎药物或抗组胺药等，必要时可予阿片类药物进行对症治疗，或者适当减少硫培非格司亭的剂量强度。如果使用硫培非格司亭时出现过敏症状或疑似过敏症状，必须积极采取抗过敏和支持对症治疗；如果重复使用时仍然出现过敏症状，建议停止使用硫培非格司亭。

　　使用硫培非格司亭过程中，应该注意监测血常规，建议在使用后第 5～7 天复查血常规。对于孕妇，硫培非格司亭尚无充分的对照研究数据，安全性尚不明确。另外，尚不清楚本品是否经母乳分泌，故哺乳妇女慎用；也尚无治疗儿童患者的有效性及安全性数据。

　　rhGM-CSF 作用于造血祖细胞，促进其增殖和分化，其重要作用是刺激粒、单核巨噬细胞成熟，促进成熟细胞向外周血释放，并能促进巨噬细胞及嗜酸性细胞的多种功能。用于预防和治疗肿瘤放疗或化疗后引起的白细胞减少症；治疗骨髓造血功能障碍及骨髓增生异常综合征；预防白细胞减少时可能潜在的感染并发症；使中性粒细胞因感染引起数量减少的回升速度加快。用法用量：肿瘤放、化疗后，3～10μg/（kg·d），皮下注射；骨髓移植，5～10μg/kg，静脉滴注 4～6 小时，每日 1 次；骨髓增生异常综合征、再生障碍性贫血：3μg/（kg·d），皮下注射。

　　自身免疫性肺泡蛋白沉积症（autoimmune pulmonary alveolar proteinosis，aPAP）与机体内产生抗 GM-CSF 抗体有关，是肺泡蛋白沉积症最常见的类型，约占 90%。重组人 GM-CSF 雾化吸入可有效治疗 aPAP，但尚未获得我国批准，属于超适应证和超给药途径给药。

　　利可君片为半胱氨酸衍生物，服用后在十二指肠与蛋白结合形成可溶物质迅速被吸收，增强骨髓造血系统的功能，国内批准的适应证为预防及治疗白细胞、血小板减少症，已有临床试验证实利可君片（20～60mg，tid）可有效预防和治疗白细胞减少症，对于放疗或药物导致的轻中度中性粒细胞减少有明显的改善作用，不良反应罕见。

　　研究报道，恶性肿瘤化疗过程中口服利可君片能有效防治化疗后白细胞减少症，联合用药也是治疗化疗后白细胞减少症的有效方法之一。该药物在临床上使用方便，价格便宜，因此经常在化疗、放疗开始前 1 周开始服用，这样可以有效预防放疗毒副作用而引起的骨髓抑制。急、慢性髓系白血病者慎用。

小檗胺是从小檗科植物中提取的双苄基异喹啉类生物碱,其作用广泛,具有促进白细胞增生、抗炎、降血压、抗肿瘤、抗心肌缺氧缺血、抗心律失常等作用。小檗胺具有刺激骨髓细胞增殖的作用,其能提高造血干细胞集落刺激因子含量,促进骨髓造血干细胞和粒细胞增殖并向粒细胞分化,进而促进白细胞增生。临床研究显示,化疗同时口服小檗胺能减轻化疗所致白细胞减少症的程度,并延缓白细胞减少症发生的时间。该药为天然提取物,不良反应小、长期毒性低,且价格便宜、服用方便。临床可用于防治肿瘤者因化疗或放疗引起的白细胞减少症,以及苯中毒、放射性物质及药物等引起的白细胞减少症。不良反应有头痛、乏力、便秘、口干并伴有阵发性腹痛、腹胀等,偶见心慌、咳喘。对热、光不稳定。对环磷酰胺的抗肿瘤疗效有相加作用;与氨硫脲联用,可增强氨硫脲的抗结核疗效。

地榆升白片是一种纯中药制剂,地榆中的有效成分具有提升血液内白细胞含量和促进造血的作用。地榆皂苷可有效地促进造血干细胞的增殖与分化,诱导造血生长因子的产生,显著地刺激骨髓细胞的增殖,起到预防和治疗骨髓抑制的作用。有研究结果显示,地榆升白片在治疗化疗患者白细胞数量降低时,对患者的轻、重度骨髓抑制均有一定的疗效。

三、升血小板药物

血小板是人体重要的血液成分,其主要功能是参与止血和组织修复,在主要由肝脏产生的促血小板生成素的作用下由巨核细胞生成。在健康状态下,衰老的血小板被肝脏和脾脏清除,血小板的数量取决于体内生成、分布和破坏的平衡。血小板的正常寿命为 8～10 天,可能会因生成障碍、消耗增加或免疫清除等病理过程而缩短。

《中国成人血小板减少症急诊管理专家共识》将血小板计数(PLT)<100×10^9/L 定义为中国成人血小板减少症,将 PLT<30×10^9/L 定义为重度血小板减少。血小板减少症的发生机制可以概括为血小板生成减少、血小板消耗与破坏增加、血小板分布异常及血液稀释。

血小板减少症应注重病因诊断,治疗原则为首先治疗原发病,为避免由血小板过低引起致命性出血,可采取血小板输注、药物和脾切除等治疗方式。

合理使用药物有助于原发病的治疗和血小板计数水平的改善,但应严格掌握不同药物的治疗剂量并密切监测血小板计数水平的变化。加强患者风险意识管理,告知患者血小板减少的风险及可能出现的症状;血小板减少时避免过度用力、外伤等;监测血小板,关注皮肤瘀斑、皮肤黏膜出血、牙龈出血、消化道出血、泌尿道出血等症状;促使患者对血小板减少症保持警觉。

临床上常用的升血小板药物有 rhTPO 和 TPO 受体激动剂(TPO-RA),TPO-RA 分为肽类 TPO-RA(罗普司亭)和非肽类 TPO-RA(艾曲波帕、阿伐曲波帕、芦曲波帕),此处不做展开。重点介绍中成药复方皂矾丸、升血小板胶囊。药物在肝肾功能不全患者中的应用选择见表 8-1。

复方皂矾丸的主要组分有皂矾、西洋参、海马等，皂矾含有 10 种微量元素，其中铁、铜、钴等均是造血所必需的原料。该药具备温肾健髓、益气养阴、止血生血的功能。经药效、药理、毒理学研究及动物实验证实，复方皂矾丸能增加骨髓造血细胞，可促进粒-巨噬细胞集落形成单位和红系集落形成单位的生成，从而加速造血细胞生成、分化和成熟，使骨髓萎缩组织重建和再生，该药还能提高患者的免疫水平。复方皂矾丸是一种用来治疗白细胞减少、再生障碍性贫血和与化疗、放疗、靶向药物等抗肿瘤治疗相关的血小板减少症的药物。对于血小板减少 1～2 级的患者，可以考虑配合中医辨证治疗，患者的依从性、安全性和耐受性均较好，注意在服用药物期间，不要喝浓茶。

升血小板胶囊主要成分有青黛、连翘、仙鹤草、牡丹皮、甘草等，具有清热解毒、凉血止血、散瘀消斑的功效。升血小板胶囊可以显著增加血小板数量，对血小板聚集功能有显著的增强作用，显著缩短凝血时间、止血而不留瘀，与其凉血止血、散瘀消斑的功能一致。特发性血小板减少性紫癜公认与免疫功能紊乱有关，通过抗血小板自身抗体使血小板破坏，血小板寿命缩短，而血小板破坏的主要场所为脾脏，升血小板胶囊可显著降低脾指数，对体液免疫有一定的抑制作用，通过抑制体液免疫功能，减少抗血小板抗体的生成。

第二节　案例分析

一、利可君

赵淑娟

案例 1

一般资料	科室名称：内分泌科	患者姓名：×××	住院号：××××××
	性　别：女	年　龄：51 岁	体　重：61kg
临床诊断	弥漫性甲状腺肿伴甲状腺功能亢进症		
其他信息	2.20　糖化血红蛋白 5.5%		
药物治疗方案	2.20—2.23　利可君片　20mg　po　tid 2.20—2.23　地榆升白片　0.3g　po　tid 2.22—2.23　普萘洛尔片　10mg　po　bid		
用药点评	适应证不适宜。利可君用于预防、治疗白细胞减少症及血小板减少症。该患者诊断为弥漫性甲状腺肿伴甲状腺功能亢进症，入院期间未行血常规相关检查，不符合该药的适应证		
备注			

案例 2

一般资料	科室名称：儿科	患者姓名：×××	住院号：××××××
	性　别：女	年　龄：7 岁	体　重：18.4kg
临床诊断	食管内异物		

其他信息	12.18　白细胞计数 $8.59×10^9/L$ 12.23　白细胞计数 $8.52×10^9/L$ 12.31　白细胞计数 $5.47×10^9/L$
药物治疗方案	12.31　利可君片　20mg　po　bid（出院带药） 12.25—12.31　注射用奥美拉唑钠　40mg＋NS　100ml　ivgtt　qd 12.21—12.31　小儿电解质补给注射液　100ml　ivgtt　qd
用药点评	适应证不适宜。利可君用于预防、治疗白细胞减少症及血小板减少症。患者诊断为食管内异物，入院期间白细胞计数正常，不符合该药的适应证
备注	

案例 3

一般资料	科室名称：血液科　　　患者姓名：×××　　　　住院号：×××××× 性　别：男　　　年　龄：61 岁　　　体　重：60kg
临床诊断	非霍奇金淋巴瘤（弥漫大 B 细胞淋巴瘤）
其他信息	02.24　白细胞计数 $8.20×10^9/L$ 02.25　白细胞计数 $11.02×10^9/L$ 02.26　白细胞计数 $14.90×10^9/L$ 02.28　白细胞计数 $9.26×10^9/L$
药物治疗方案	02.24—03.01　利可君片　20mg　po　qd 02.24　注射用环磷酰胺　1.2g＋复方氯化钠注射液　500ml　ivgtt　qd 02.24　利妥昔单抗注射液　0.1g＋NS　100ml　ivgtt　qd 02.24　注射用吡柔比星　80mg＋5%GS　100ml　ivgtt　qd 02.23—02.26　碳酸氢钠注射液　100ml＋NS　100ml　ivgtt　qd 02.23—02.28　阿扎司琼氯化钠注射液　10mg　ivgtt　qd 02.24—03.01　奥美拉唑肠溶胶囊　20mg　po　qd
用药点评	频次不当。患者诊断为非霍奇金淋巴瘤（弥漫大 B 细胞淋巴瘤），为预防血小板减低，患者使用利可君片 20mg qd po，说明书推荐一日 3 次，一次 20mg，给药频次不适宜
备注	

案例 4

一般资料	科室名称：肿瘤科　　　患者姓名：×××　　　　住院号：×××××× 性　别：女　　　年　龄：38 岁　　　体　重：60kg
临床诊断	足恶性肿瘤
其他信息	02.22　白细胞计数 $6.40×10^9/L$ 02.28　白细胞计数 $5.29×10^9/L$
药物治疗方案	02.28—03.01　利可君片　40mg　po　tid 02.28—03.01　重组人粒细胞集落刺激因子注射液　300μg　ih　qd 02.24—02.27　注射用奈达铂　20mg＋NS　500ml　ivgtt　qd 02.24—03.01　甲磺酸多拉司琼注射液　50mg＋NS　50ml　ivgtt　qd
用药点评	剂量不当。患者诊断为足恶性肿瘤，为预防血小板减少，使用利可君片 40mg tid po，说明书推荐一日 3 次，一次 20mg，给药剂量偏大
备注	

二、小檗胺

王丽丽、刘　莹

案例 1

一般资料	科室名称：呼吸与危重症医学科		患者姓名：×××　　　住院号：××××××
	性　别：女	年　龄：65 岁	体　重：49kg
临床诊断	1. 重症社区获得性肺炎；2. 肝损伤（药物性?发热相关）；3. 低蛋白血症		
其他信息	06.12　白细胞计数 2.9×10^9/L 06.18　白细胞计数 4.1×10^9/L		
药物治疗方案	06.14—06.19　盐酸小檗胺片　112mg　po　tid 06.13—06.15　莫西沙星注射液　0.4g　ivgtt　qd 06.14—06.16　帕拉米韦氯化钠注射液　0.3g　ivgtt　qd 06.14—06.16　头孢他啶粉针　3g＋NS　100ml　ivgtt　bid 06.16—06.19　注射用美罗培南　1g＋NS　250ml　ivgtt　q8h 06.17—06.19　万古霉素粉针　1g＋5%GS　250ml　ivgtt　q12h		
用药点评	适应证不适宜。盐酸小檗胺主要用于①各种原因引起的白细胞减少症；②预防肿瘤患者化疗后的白细胞减少；③用于预防肿瘤患者放疗后白细胞减少。该患者实验室指标白细胞计数为 2.9×10^9/L，白细胞减少，但患者无相关诊断		
备注			

案例 2

一般资料	科室名称：心血管内科		患者姓名：×××　　　住院号：××××××
	性　别：男	年　龄：48 岁	体　重：未测（卧床）
临床诊断	1. 放射性心肌损伤；2. 右肩部上皮样瘤多发转移；3. 重症肺部感染；4. 重度贫血；5. 血小板减少；6. 白细胞减少；7. 低蛋白血症		
其他信息	08.26　白细胞计数 2.4×10^9/L 09.04　白细胞计数 3.9×10^9/L		
药物治疗方案	08.26—09.05　盐酸小檗胺片　84mg　po　tid 08.26—08.29　左氧氟沙星氯化钠注射液　0.6g　ivgtt　qd 08.26—08.29　注射用美罗培南　1g＋NS　100ml　ivgtt　q12h 08.29—09.04　头孢哌酮钠舒巴坦钠　3g＋NS　100ml　ivgtt　q12h		
用药点评	剂量不当。盐酸小檗胺推荐给药剂量应为 112mg tid。该患者由于放疗导致白细胞减少，给药剂量为 84mg tid，剂量不足		
备注			

案例 3

一般资料	科室名称：呼吸与危重症医学科		患者姓名：×××　　　住院号：××××××
	性　别：女	年　龄：73 岁	体　重：60kg
临床诊断	1. 双侧社区获得性肺炎；2. 双肺结节性质待查；3. 慢性支气管炎急性发作；4. 高血压；5. 十二指肠溃疡；6. 肝功能异常；7. 白细胞减少原因待查；8. 低 T_3 综合征；9. 血糖异常；10. 轻度贫血		
其他信息	12.31　白细胞计数 2.3×10^9/L 01.07　白细胞计数 4.1×10^9/L		

药物治疗方案	12.30—01.07　盐酸小檗胺片　112mg　po　qid 12.30—01.08　热毒宁注射液　20ml＋NS　250ml　ivgtt　qd 12.30—12.31　盐酸莫西沙星氯化钠注射液　0.4g　ivgtt　qd 12.31—01.07　帕拉米韦氯化钠注射液　0.3g　ivgtt　qd 12.31—01.08　头孢吡肟粉针　2g＋NS　100ml　ivgtt　bid
用药点评	给药频次不当。盐酸小檗胺推荐给药剂量为 112mg tid。该患者给药剂量为 112mg qid，给药频次不适宜，超过推荐日剂量
备注	

案例 4

一般资料	科室名称：呼吸与危重症医学科　　　　患者姓名：×××　　　　住院号：×××××× 性　　别：男　　　　　　　　　年　　龄：68 岁　　　　体　重：65kg
临床诊断	1. 右肺小细胞肺癌广泛期；2. 高血压；3. 多发腔隙性脑梗死；4. 右膝关节半月板损伤；5. 外痔；6. 反流性食管炎
其他信息	03.18　白细胞计数 8.8×10⁹/L 03.30　白细胞计数 3.1×10⁹/L
药物治疗方案	03.18　盐酸小檗胺片　28mg　po　qid（出院带药） 03.15—03.18　康艾注射液　40ml＋NS　250ml　ivgtt　qd 03.15—03.18　鸦胆子油乳注射液　20ml＋NS　250ml　ivgtt　qd 03.16　卡铂注射液　547mg＋5%GS　500ml　ivgtt　once 03.16—03.18　依托泊苷注射液　0.17g＋NS　500ml　ivgtt　qd 03.15—03.18　痰热清注射液　30ml＋NS　250ml　ivgtt　qd
用药点评	给药剂量不当和频次不当。用于预防肿瘤患者化疗后的白细胞减少，盐酸小檗胺推荐给药剂量为 112mg po tid。该患者白细胞计数为 8.8×10⁹/L，为预防性用药，给药剂量为 28mg qid，低于推荐日剂量且给药频次不当
备注	

案例 5

一般资料	科室名称：肛肠科　　　　　患者姓名：×××　　　　住院号：×××××× 性　　别：女　　　　　　年　　龄：45 岁　　　　体　重：68kg
临床诊断	1. 混合痔；2. 胆囊结石；3. 剖宫产史；4. 肛乳头肥大；5. 结肠息肉；6. 慢性非萎缩性胃炎；7. 幽门螺杆菌感染
其他信息	05.21　白细胞计数 3.4×10⁹/L 05.28　白细胞计数 3.6×10⁹/L
药物治疗方案	05.25—05.27　盐酸小檗胺片　112mg　po　bid 05.28—06.03　头孢西丁钠粉针　2g＋NS　100ml　ivgtt　bid 05.28—05.31　奥硝唑注射液　0.5g　ivgtt　qd
用药点评	适应证不适宜。盐酸小檗胺主要用于①各种原因引起的白细胞减少症；②预防肿瘤患者化疗后的白细胞减少；③用于预防肿瘤患者放疗后白细胞减少。该患者实验室指标白细胞计数为 3.4×10⁹/L，白细胞减少，但患者无相关诊断 给药频次不当。盐酸小檗胺推荐剂量应为 112mg tid。该患者给药频次为 bid，低于推荐给药频次
备注	

三、地 榆 升 白

刘瑜新

案例 1

一般资料	科室名称：<u>放疗科病区</u>　　　患者姓名：×××　　　住院号：××××××
	性　　别：<u>女</u>　　　年　龄：<u>70 岁</u>　　　体　重：<u>70kg</u>
临床诊断	1. 宫颈鳞状细胞癌Ⅳ期；2. 高血压 2 级（高危）
其他信息	01.29　白细胞计数 4.49×10^9/L，中性粒细胞绝对值 3.03×10^9/L 02.04　白细胞计数 4.40×10^9/L，中性粒细胞绝对值 3.25×10^9/L；
药物治疗方案	02.01—02.03　注射用奈达铂 30mg + NS 50ml ivgtt qd 02.04—02.11　地榆升白片 0.4g po tid
用药点评	适应证不适宜。地榆升白片用于白细胞减少症。该患者为化疗后第 5 天使用，使用地榆升白片前白细胞计数为 4.4×10^9/L，未出现白细胞减少，无相关诊断
备注	适应证不适宜。地榆升白片说明书适应证为白细胞减少症，此外《化疗后白细胞减少症中医药防治与评估专家共识》（2018 年）提出，化疗后白细胞（含中性粒细胞）减少症的治疗必须在外周白细胞数低于 4.0×10^9/L 和（或）中性粒细胞低于 2.0×10^9/L 时，才能使用药物治疗或其他干预措施。《抗肿瘤药物引起骨髓抑制中西医结合诊治专家共识》（2021 年）也提到地榆升白片用于白细胞减少症。虽然《肿瘤放化疗后白细胞减少症中西医结合治疗专家共识（2022 年版）》提到地榆升白片可以用于预防和治疗化疗后白细胞减少症，李华等发表的《中药预防肿瘤化疗后白细胞减少症随机对照试验的系统评价及 Meta 分析》也提到地榆升白片可以用于预防肿瘤患者化疗引起的白细胞减少症，但其说明书未提及预防使用，因此仍判为适应证不适宜。可以考虑进行超说明书备案后使用

案例 2

一般资料	科室名称：<u>呼吸与危重症医学科</u>　　　患者姓名：×××　　　住院号：××××××
	性　　别：<u>男</u>　　　年　龄：<u>61 岁</u>　　　体　重：<u>52kg</u>
临床诊断	1. 恶性肿瘤放射治疗；2. 右肺恶性肿瘤；3. 细菌性肺炎
其他信息	02.18　白细胞计数 4.32×10^9/L，中性粒细胞绝对值 3.39×10^9/L 03.04　白细胞计数 3.02×10^9/L，中性粒细胞绝对值 2.39×10^9/L 03.12　白细胞计数 4.39×10^9/L，中性粒细胞绝对值 3.45×10^9/L 03.25　白细胞计数 3.86×10^9/L，中性粒细胞绝对值 2.96×10^9/L；
药物治疗方案	02.18—03.05　注射用阿莫西林克拉维酸钾 1.8g + NS 100ml ivgtt q12h 03.25—03.28　地榆升白片 0.2g po tid 02.21— 04.01　利可君片 20mg po tid
用药点评	疗程不当。该患者使用地榆升白片治疗放疗引起的白细胞减少，疗程为 20 天 或持续至放疗结束，该患者放疗总疗程是 20 天，但只使用了 3 天，因此不适宜
备注	《地榆升白片在肿瘤放化疗中的应用评价及共识》和张蕊等发表的《地榆升白片预防及治疗恶性肿瘤放疗后白细胞减少的系统分析》提到地榆升白片用于放疗引起的白细胞减少症，每个疗程为 20 天 或持续至放疗结束，该患者只使用了 3 天，因此疗程不当

案例 3

一般资料	科室名称：<u>放疗科病区</u>　　　患者姓名：×××　　　住院号：××××××
	性　　别：<u>女</u>　　　年　龄：<u>68 岁</u>　　　体　重：<u>40kg</u>
临床诊断	1. 恶性肿瘤术后放疗；2. 乳腺恶性肿瘤；3. 恶性肿瘤靶向治疗；4. 骨髓抑制
其他信息	09.08　白细胞计数 3.27×10^9/L，中性粒细胞绝对值 2.05×10^9/L 09.15　白细胞计数 2.13×10^9/L，中性粒细胞绝对值 1.28×10^9/L 09.22　白细胞计数 2.68×10^9/L，中性粒细胞绝对值 1.44×10^9/L；

续表

药物治疗方案	09.08　　人粒细胞刺激因子　150μg　ih　st 09.15—09.17　人粒细胞刺激因子　150μg　ih　qd 09.22—09.24　重组人粒细胞刺激因子注射液　150μg　ih　qd 09.08—长期　枸橼酸他莫昔芬片　10mg　po　bid 09.13—09.16　地榆升白片　0.4g　po　tid 09.27—长期　阿那曲唑片　1mg　po　qd
用药点评	给药时间不当。放疗后白细胞计数低于 $4×10^9$/L 时开始口服地榆升白片。该患者 09.08 白细胞计数为 $3.27×10^9$/L，符合用药指征，但未使用 疗程不当。《地榆升白片在肿瘤放化疗中的应用评价及共识》和张蕊等发表的《地榆升白片预防及治疗恶性肿瘤放疗后白细胞减少的系统分析》提到地榆升白片用于放疗引起的白细胞减少症，每个疗程为 20 天或持续至放疗结束，该患者放疗时间为 24 天，只使用了 4 天，因此疗程不当
备注	

四、重组人促红素

林昆山

案例1

一般资料	科室名称：肿瘤内科		患者姓名：×××		住院号：××××××
	性　别：女		年　龄：60 岁		体　重：54kg
临床诊断	1. 姑息治疗；2. 重度贫血；3.2 型糖尿病				
其他信息	无				
药物治疗方案	03.11—04.02　重组人促红素注射液　3000U　ih　tiw（W1/3/5） 03.11—04.02　恩格列净片　10mg　po　qd 03.11—04.02　吡格列酮二甲双胍片　0.515g　po　bid				
用药点评	适应证不适宜。重组人促红素注射液主要用于治疗肾功能不全所致贫血，包括透析及非透析患者。该患者无相关诊断				
备注	不同厂家的重组人促红素注射液获批适应证不尽相同，有些厂家（沈阳三生制药有限责任公司）的重组人促红素除获批用于肾性贫血外，还获批用于外科围术期的红细胞动员、治疗非骨髓恶性肿瘤应用化疗引起的贫血。《中国肿瘤化疗相关贫血诊治专家共识（2019 年版）》推荐肿瘤化疗相关贫血（cancer and chemotherapy related anemia, CRA）的主要治疗手段包括促红细胞生成治疗，能改善贫血症状和降低肿瘤化疗患者对输注浓缩红细胞的需要，而且耐受性好、使用方便，能明显提高患者的生存质量，因此临床应用广泛。本次评价的重组人促红素注射液（哈药集团生物工程有限公司），该厂家仅获批用于肾性贫血				

案例2

一般资料	科室名称：感染科一区		患者姓名：×××		住院号：××××××
	性　别：男		年　龄：68 岁		体　重：未测（平车入院）
临床诊断	1. 肝硬化；2. 重度贫血；3. 高血压（高危组）；4. 高血压性心脏病；5. 高血脂				
其他信息	无				
药物治疗方案	01.15—01.18　重组人促红素注射液　3000U　ih　tiw（W1/3/5） 01.15—01.18　注射用丁二磺酸腺苷蛋氨酸　1g＋NS　50ml　ivgtt　qd 01.15—01.18　注射用特利加压素　1mg＋NS　10ml　iv　q12h　维持 1 小时 01.15—01.18　硝酸异山梨酯片　10mg　po　tid 01.15—01.18　螺内酯片　40mg　po　qd				

续表

用药点评	适应证不适宜。重组人促红素注射液（哈药集团生物工程有限公司）获批适应证：治疗肾功能不全所致贫血，包括透析及非透析患者。患者为肝硬化所致贫血，不符合该药的适应证
备注	重组人促红细胞生成素尚未在肝硬化贫血患者中进行专门的研究，因此不建议临床将重组人促红细胞生成素用于肝硬化贫血患者

案例 3

一般资料	科室名称：肾内科　　　　患者姓名：×××　　　　住院号：×××××× 性　别：男　　　　　年　龄：27 岁　　　　体　重：73kg
临床诊断	1. 慢性肾脏病 5 期；2. 肾性贫血；3. 败血症；4 腹腔感染；5. 痛风；6. 电解质紊乱：低钾低钙血症
其他信息	无
药物治疗方案	12.17—01.12　重组人促红素注射液　3000U　ih　tiw（W1/3/5） 12.17—12.25　注射用亚安培南西司他丁　1.0g＋NS　100ml　ivgtt　q12h　维持 3 小时 12.25—01.10　注射用头孢哌酮舒巴坦　3.0g＋NS　100ml　ivgtt　q12h
用药点评	有禁忌证。重组人促红素注射液说明书禁忌证包括①未控制的重度高血压患者；②对本品活性物质或任一成分过敏者，对人血清白蛋白过敏者；③合并感染者，宜控制感染后再使用本品；④血红蛋白≥90g/L 的合并心力衰竭慢性肾脏病患者。患者败血症、腹腔感染未控制的情况下仍使用重组人促红素注射液属于说明书禁忌
备注	

案例 4

一般资料	科室名称：肾内科　　　　患者姓名：×××　　　　住院号：×××××× 性　别：女　　　　　年　龄：67 岁　　　　体　重：45kg
临床诊断	1. 慢性肾脏病 5 期；2. 肾性贫血；3. 高血压；4. 左肾结石；5. 双侧颈动脉多发粥样硬化斑块
其他信息	4.14—4.19　血压波动在 196/110mmHg～189/105mmHg
药物治疗方案	04.14—04.25　重组人促红素注射液　3000U　ih　biw（W1/4） 04.14—04.16　苯磺酸氨氯地平片　5mg　po　qd 04.14—04.20　缬沙坦胶囊　80mg　po　qd 04.14—04.25　琥珀酸美托洛尔缓释片　47.5mg　po　qd 04.14—04.25　螺内酯片　20mg　po　qd 04.16—04.25　苯磺酸氨氯地平片　10mg　po　qd 04.20—04.25　缬沙坦胶囊　80mg　po　bid
用药点评	有禁忌证。重组人促红素注射液说明书禁忌证包括①未控制的重度高血压患者；②对本品活性物质或任一成分过敏者，对人血清白蛋白过敏者；③合并感染者，宜控制感染后再使用本品；④血红蛋白≥90g/L 的合并心力衰竭慢性肾脏病患者。患者慢性肾脏病 5 期入院后前 5 天血压波动在 196/110mmHg～189/105mmHg，入院即使用重组人促红素注射液，属于禁忌证用药
备注	

案例 5

一般资料	科室名称：肾内科　　　　患者姓名：×××　　　　住院号：×××××× 性　别：男　　　　　年　龄：74 岁　　　　体　重：44kg
临床诊断	1. 慢性肾脏病 5 期；2. 肾性贫血；3. 冠状动脉粥样硬化性心脏病
其他信息	3.21　血红蛋白 67g/L

药物治疗方案	03.21—03.31　重组人促红素注射液　6000U　ih　qd
	03.21—03.31　阿托伐他汀钙片　5mg　po　qd
	03.21—03.31　阿司匹林肠溶片　100mg　po　qd
	03.21—03.31　氯吡格雷片　75mg　po　qd
	03.21—03.31　琥珀酸美托洛尔缓释片　47.5mg　po　qd
	03.21—03.31　苯磺酸氨氯地平片　5mg　po　qd
用药点评	剂量不当。重组人促红素注射液说明书用法用量：成人患者初始剂量，血液透析患者每周 100～150U/kg，非透析患者每周 75～100U/kg，每周分 2～3 次给药。患者慢性肾脏病 5 期，血液透析，体重 44kg，血红蛋白 67g/L，该患者根据说明书周剂量应为 4400～6600U，分 2～3 次给药，医嘱周剂量高达 42 000U，用法用量不适宜
备注	高剂量（每周>20 000U）红细胞生成刺激剂会增加心血管事件、死亡风险，促进肿瘤生长，增加恶性肿瘤患者血栓栓塞风险和肿瘤复发的风险。慢性肾脏病患者的 Meta 分析证实了高剂量 ESA 与全因死亡率、高血压、脑卒中和血栓事件（包括血管通路相关的血栓事件）密切相关

案例 6

一般资料	科室名称：肾内科　　　　患者姓名：×××　　　　住院号：××××××
	性　　别：男　　　　年　　龄：66 岁　　　　体　　重：69kg
临床诊断	1. 尿毒症；2. 肾性贫血；3. 动脉硬化；4. 甲状腺结节；5. 骨质增生；6. 低蛋白血症
其他信息	3.21　血清铁蛋白 185.60μg/L；转铁蛋白饱和度 23.90%；血清铁 15.3μmol/L；血红蛋白 102g/L
药物治疗方案	03.21—04.08　重组人促红素注射液　6000U　ih　biw W1/4
	03.21—04.08　葡萄糖酸亚铁片　2 片　po　tid
用药点评	联合用药不当。重组人促红素注射液说明书提示治疗期间监测血清铁蛋白和转铁蛋白饱和度，血液透析患者应每月复查一次，该患者血清铁蛋白、转铁蛋白饱和度和血清铁正常，血红蛋白 102g/L，无须联合补铁
备注	

案例 7

一般资料	科室名称：肾内科　　　　患者姓名：×××　　　　住院号：××××××
	性　　别：男　　　　年　　龄：63 岁　　　　体　　重：65kg
临床诊断	1. 慢性肾脏病 5 期；2. 肾性贫血；3. 高血压；4. 低钾血症
其他信息	3.01　血红蛋白 82g/L；血细胞比容 28.6%
药物治疗方案	03.01—03.01　重组人促红素注射液　6000U　ih　qd
	03.01—03.13　琥珀酸美托洛尔缓释片　47.5mg　po　qd
	03.01—03.13　苯磺酸氨氯地平片　5mg　po　qd
	03.01—03.13　氯化钾缓释片　1g　po　tid
用药点评	疗程不当。重组人促红素注射液说明书用药疗程：CKD 患者一般用于长期治疗，但如有需要，可以随时终止治疗。患者 CKD 肾性贫血，03.01 血红蛋白 82g/L，血细胞比容 28.6%，血压正常，未合并感染，未发生药物不良反应，无相关停药指征，病程记录未见停止用药原因相关记录说明，住院 12 天，仅入院当天使用一次，疗程不当
备注	重组人促红素注射液说明书禁忌证包括①未控制的重度高血压患者；②对本品活性物质或任一成分过敏者，对人血清白蛋白过敏者；③合并感染者，宜控制感染后再使用本品；④血红蛋白≥90g/L 的合并心力衰竭慢性肾脏病患者。人促红素说明书示，当血细胞比容≥36% 时，应采取暂停用药等适当处理。《中国肾性贫血诊治临床实践指南》指出，人促红素需停药处理情况包括①发生难治性高血压，需要将人促红素减量或停药。②当发生严重的皮肤反应，包括多形性红斑、史-约综合征、中毒性表皮坏死松解症；可能发生过敏反应，包括过敏症、血管性水肿、支气管痉挛、皮疹及荨麻疹；含有人血浆衍生物（白蛋白），可能存在传染源的风险，包括病毒感染和克-雅病的风险。③疑似或确诊抗人促红素抗体介导的纯红细胞再生障碍性贫血患者应停止人促红素治疗，且由于抗体可能发生交叉反应，不能转换成另一种红细胞生成刺激剂治疗。该患者均无以上停药指征，疗程不当

案例 8

一般资料	科室名称：肾内科　　　　患者姓名：×××　　　　住院号：××××××
	性　　别：男　　　　　年　　龄：50 岁　　　　体　　重：69kg
临床诊断	1. 尿毒症；2. 肾性贫血；3. 动脉硬化；4. 高甘油三酯血症；5. 肺气肿
其他信息	患者历次住院、门诊实验室检查均未行铁参数相关检测
药物治疗方案	03.11—03.21　重组人促红素注射液　3000U　ih　tiw（W1/3/5）
	03.11—03.21　阿托伐他汀钙片　5mg　po　qd
	03.11—03.21　阿司匹林肠溶片　100mg　po　qd
用药点评	监测指标不合理。用药前未行铁参数检测。重组人促红素注射液说明书提示治疗期间监测血清铁蛋白和转铁蛋白饱和度，血液透析患者应每月复查一次。患者患尿毒症行血液透析，用药前未行铁参数检测，日常透析也未每月复查铁参数，监测指标不合理
备注	慢性肾脏病贫血患者铁缺乏的发生率高达 50%，维持性血液透析患者的铁缺乏率更高，如果机体存在铁缺乏，即使 EPO 充足，肾性贫血也难以纠正。在补充重组人 EPO 的过程中常会导致铁缺乏，同时铁缺乏又是 EPO 低反应性的最常见病因。因此慢性肾脏病贫血患者在使用重组人 EPO 前和过程中应监测铁参数，根据铁参数联合应用铁剂

案例 9

一般资料	科室名称：肾内科　　　　患者姓名：×××　　　　住院号：××××××
	性　　别：女　　　　　年　　龄：62 岁　　　　体　　重：52kg
临床诊断	1. 慢性肾脏病 5 期；2. 肾性贫血；3. 甲状腺左侧叶结节；4. 低蛋白血症
其他信息	3.03　血红蛋白 76g/L；血细胞比容 26.3%
药物治疗方案	03.03—03.05　重组人促红素注射液　6000U　ih　qd
用药点评	剂量不当，频次不当。重组人促红素注射液说明书用法用量：成人患者初始剂量，血液透析患者每周 100～150U/kg，非透析患者每周 75～100U/kg，每周分 2～3 次给药，患者慢性肾脏病 5 期，血液透析，体重 52kg，血红蛋白 76g/L，该患者根据说明书周剂量应为 5200～7800U，分 2～3 次给药，医嘱单次剂量高达 6000U，qd，剂量不当，频次不当
	疗程不当。慢性肾脏病患者一般用于长期治疗，但如有需要，可以随时终止治疗。患者慢性肾脏病 5 期，血液透析，03.03 血红蛋白 76g/L，血细胞比容 26.3%，血压正常，未合并感染，未发生药物不良反应，无相关停药指征，住院 13 天，仅用药 3 天，病程记录未见停止用药原因相关记录，疗程不适宜
备注	

案例 10

一般资料	科室名称：肾内科　　　　患者姓名：×××　　　　住院号：××××××
	性　　别：女　　　　　年　　龄：60 岁　　　　体　　重：46kg
临床诊断	1. 尿毒症；2. 腹膜透析相关性腹膜炎；3. 肾性贫血；4. 肝囊肿；5. 低蛋白血症
其他信息	3.01　血红蛋白 123g/L
药物治疗方案	03.01—03.15　重组人促红素注射液　3000U　ih　tiw（W1/3/5）
	03.01—03.15　注射用头孢哌酮舒巴坦　3.0g＋NS　100ml　ivgtt　q12h
	03.01—03.15　注射用头孢他啶　1.0g＋NS　500ml　腹腔灌注　qd
用药点评	有禁忌证。重组人促红素注射液说明书禁忌证：合并感染者，宜控制感染后再使用本品。该患者入院治疗腹膜透析相关性腹膜炎，存在禁忌证
	剂量不当。成人患者维持剂量：如果血细胞比容达到 30%～33%或血红蛋白达到 100～110g/L，则进入维持治疗阶段，推荐将剂量调整至治疗剂量的 2/3；然后每 2～4 周检查血细胞比容以调整剂量，避免红细胞生成过快，维持血细胞比容和血红蛋白在适当水平，每周分 2～3 次给药。该患者血红蛋白 123g/L，患者进入维持剂量治疗阶段，根据说明书用量，应给予周剂量 3067～4600U，分 2～3 次给药，医嘱周剂量高达 9000U，剂量过大
备注	

五、硫培非格司亭

蔡 芳

案例 1

一般资料	科室名称：骨与软组织肿瘤科	患者姓名：×××	住院号：××××××
	性　别：女	年　龄：58 岁	体　重：85kg
临床诊断	1. 手术后恶性肿瘤化学治疗（左大腿未分化肉瘤ⅣA 期术后）；2. 高血压；3. 糖尿病；4. PCI 术后；5. 右肝囊肿；6. 胆囊息肉；7. 左肾单纯性肾囊肿；8. 双肾结石；9. 前列腺增生；10. 肺恶性肿瘤（两肺多发结节）；11. 脾大；12. 腹主动脉粥样硬化；13. 左大腿软组织肿物切除、截骨、植骨、内固定术后；14. 主动脉硬化；15. 手术后切口愈合不良；16. 高尿酸血症；17. 高胆固醇血症；18. 中度贫血		
其他信息	04.06　白细胞计数 8.2×10⁹/L；中性粒细胞绝对值 5.55×10⁹/L 04.17　白细胞计数 1.8×10⁹/L；中性粒细胞绝对值 0.37×10⁹/L		
药物治疗方案	04.07—04.09　注射用盐酸表柔比星　60mg＋NS　50ml　iv　qd 04.07—04.11　注射用异环磷酰胺　3g＋5%GS　500ml　ivgtt　qd 04.07—04.12　重组人血管内皮抑制素注射液　15mg＋NS　500ml　ivgtt　qd 04.12　硫培非格司亭注射液　6mg　ih　qd		
用药点评	给药时间不当。根据恶性肿瘤患者发生中性粒细胞减少伴发热的危险分层，该患者于 04.07—04.11 期间接受表柔比星加异环磷酰胺化学治疗方案，04.11 上午 10：00 滴注异环磷酰胺大约 3 小时，于 04.12 上午 10：00 皮下注射该药，此时仍处于化疗结束 24 小时内		
备注	《中国临床肿瘤学会（CSCO）肿瘤放化疗相关中性粒细胞减少症规范化管理指南（2021）》建议在每周期化疗结束 24 小时后使用硫培非格司亭一次		

案例 2

一般资料	科室名称：胃肠外科	患者姓名：×××	住院号：××××××
	性　别：男	年　龄：56 岁	体　重：62kg
临床诊断	1. 结肠恶性肿瘤个人史[降结肠溃疡型中分化腺癌（pT3N0M0 ⅡA 期）]；2. 低蛋白血症；3. 高甘油三酯血症；4. 慢性乙型病毒性肝炎；5. 化疗后骨髓抑制		
其他信息	09.13　白细胞计数 3.8×10⁹/L；中性粒细胞绝对值 2.03×10⁹/L 09.30　白细胞计数 6.6×10⁹/L；中性粒细胞绝对值 4.57×10⁹/L		
药物治疗方案	09.13　注射用奥沙利铂　200mg＋5%GS　500ml　ivgtt　qd 09.13—09.18　卡培他滨片　1.5g　po　bid 09.13—09.18　谷胱甘肽片　0.4g　po　tid 09.13—09.18　恩替卡韦片　0.5mg　po　qn 09.15　硫培非格司亭注射液　6mg　ih　qd		
用药点评	选药不当。该患者接受口服细胞毒性化疗药物的治疗，在化学治疗期间选择使用长效升白针，之后又继续口服细胞毒性化疗药物。一般这种情况建议选用短效升白药		
备注			

案例 3

一般资料	科室名称：骨与软组织肿瘤科	患者姓名：×××	住院号：××××××
	性　别：男	年　龄：16 岁	体　重：未测（卧床）
临床诊断	1. 胫骨恶性肿瘤（右胫骨上段骨肉瘤ⅡB 期术后）；2. 化疗后骨髓抑制；3. 粒细胞缺乏；4. 药物性肝损害；5. 低钾血症		

续表

其他信息	07.20　白细胞计数 5.1×109/L；中性粒细胞绝对值 2.86×109/L
	08.11　白细胞计数 0.7×109/L；中性粒细胞绝对值 0.22×109/L
药物治疗方案	07.27—08.06　氯化钾缓释片　1g　po　tid
	07.31—08.02　注射用盐酸表柔比星　51mg＋5%GS　500ml　iv　qd　d1-3
	08.03　顺铂注射液　170mg＋GNS　500ml　ivgtt　qd　d4
	07.31—08.06　重组人血管内皮抑制素注射液　15mg＋NS　500ml　ivgtt　qd
	08.06　硫培非格司亭注射液　6mg　ih　qd
	08.06　重组人粒细胞刺激因子注射液　150µg　ih　qd
用药点评	联合用药不当。该患者接受细胞毒性化疗药物治疗 24 小时后，于 08.06 同时注射硫培非格司亭与重组人粒细胞刺激因子，同时联用长短效重组人粒细胞刺激因子
备注	由于硫培非格司亭的作用时间比较长，接受预防性硫培非格司亭用药的患者一般不建议额外给予重组人粒细胞刺激因子治疗

案例 4

一般资料	科室名称：甲状腺与乳腺外科　　　　患者姓名：×××　　　　住院号：××××××
	性　别：女　　　　　　　　年　龄：57 岁　　　　体　重：52kg
临床诊断	1. 左侧乳房恶性肿瘤个人史；2. 化疗后骨髓抑制（伴发热）；3. 高胆固醇血症；4. 轻度贫血；5. 肝功能不全；6. 脑膜瘤（术后）；7. 子宫切除术后状态
其他信息	11.03　白细胞计数 4.6×109/L；中性粒细胞绝对值 2.92×109/L
	11.13　白细胞计数 4.5×109/L；中性粒细胞绝对值 3.06×109/L
药物治疗方案	11.04　注射用盐酸表柔比星　120mg＋NS　250ml　ivgtt　qd　d1
	11.04　注射用环磷酰胺　750mg＋NS　100ml　ivgtt　qd　d1
	11.05　注射用盐酸表柔比星　60mg＋NS　250ml　ivgtt　qd　d2
	11.06—11.07　硫培非格司亭注射液　6mg　ih　qd
用药点评	重复用药。该患者接受细胞毒性化疗药物治疗后，分别于 11.06 与 11.07 各注射一次硫培非格司亭
备注	硫培非格司亭注射液属于长效升白药，一般建议化疗结束 24 小时后给予一次即可

案例 5

一般资料	科室名称：甲状腺与乳腺外科　　　　患者姓名：×××　　　　住院号：××××××
	性　别：女　　　　　　　　年　龄：36 岁　　　　体　重：72kg
临床诊断	1. 手术后恶性肿瘤化学治疗（左乳乳腺癌综合治疗后）；2. 化疗后骨髓抑制（综合治疗后骨髓抑制）；3. 白细胞减少；4. 肺诊断性影像异常（右肺结节待查）
其他信息	03.27　白细胞计数 2.6×109/L；中性粒细胞绝对值 1.42×109/L
	04.03　白细胞计数 20×109/L；中性粒细胞绝对值 17.12×109/L
药物治疗方案	03.27　注射用曲妥珠单抗　440mg＋NS　250ml　ivgtt　qd
	03.27　帕妥珠单抗注射液　420mg＋NS　250ml　ivgtt　qd
	03.28　硫培非格司亭注射液　6mg　ih　qd
用药点评	超说明书用药。该患者接受曲妥珠单抗与帕妥珠单抗治疗，属于非细胞毒性化疗药物治疗方案，不应使用长效升白药硫培非格司亭预防性用药
备注	硫培非格司亭获批的适应证为成年非髓性恶性肿瘤患者在接受容易引起发热性中性粒细胞减少症的骨髓抑制性抗癌药物治疗时，降低以发热性中性粒细胞减少症为表现的感染发生率

案例 6

一般资料	科室名称：肝胆外科　　　　患者姓名：×××　　　　住院号：××××××
	性　别：女　　　　　　年　龄：64 岁　　　　体　重：62kg

续表

临床诊断	1. 手术后状态，其他特指的（结肠癌术后）；2. 骨髓抑制
他信息	06.09　白细胞计数 2.2×10^9/L；中性粒细胞绝对值 0.88×10^9/L
	06.22　白细胞计数 6×10^9/L；中性粒细胞绝对值 3.31×10^9/L
药物治疗方案	06.13　注射用奥沙利铂　150mg＋5%GS　500ml　ivgtt　qd
	06.13　氟尿嘧啶注射液　2g＋5%GS　500ml　ivgtt　qd
	06.14—06.16　氟尿嘧啶注射液　1g＋5%GS　500ml　ivgtt　qd
	06.18　硫培非格司亭注射液　6mg　ih　qd
	06.18　盐酸洛哌丁胺胶囊　2mg　po　qd
	06.09—06.18　重组人粒细胞刺激因子注射液　150μg　ih　qd
用药点评	联合用药不当。该患者接受细胞毒性化疗药物治疗 24 小时后，于06.18同时注射硫培非格司亭与重组人粒细胞刺激因子
备注	由于硫培非格司亭的作用时间比较长，接受预防性硫培非格司亭用药的患者一般不建议额外给予重组人粒细胞刺激因子治疗

六、人粒细胞刺激因子

何秋月

案例1

一般资料	科室名称：妇科　　　　患者姓名：×××　　　　住院号：××××××
	性　别：女　　　　年　龄：44 岁　　　　体　重：94kg
临床诊断	1. 子宫恶性肿瘤；2. 化疗后骨髓抑制；3. 子宫平滑肌瘤；4. 慢性输卵管炎；5. 卵巢系膜囊肿；6. 慢性子宫颈炎；7. 中度贫血；8. 瘢痕子宫
其他信息	03.13　白细胞计数 3.21×10^9/L；中性粒细胞计数 2.08×10^9/L；总胆红素 6.8μmol/L；eGFR 142.5ml/（min·1.73m^2）
药物治疗方案	02.25—03.14　生血宁片　0.5g　po　bid
	03.10　注射用紫杉醇（白蛋白结合型）　500mg＋NS　250ml　ivgtt　st
	03.10　注射用顺铂　140mg＋NS　500ml　ivgtt　st
	03.13　人粒细胞刺激因子注射液　150μg　ih　st
用药点评	适应证不适宜。人粒细胞刺激因子的适应证：①促进骨髓移植后中性粒细胞计数增加。②癌症化疗引起的中性粒细胞减少症，包括恶性淋巴瘤、小细胞肺癌、胚胎细胞癌（睾丸肿瘤、卵巢肿瘤等）、神经母细胞瘤等。③骨髓异常增生综合征伴发的中性粒细胞减少症。④再生障碍性贫血伴发的中性粒细胞减少症。⑤先天性、特发性中性粒细胞减少症。依据《中国临床肿瘤学会（CSCO）肿瘤放化疗相关中性粒细胞减少症规范化管理指南（2021）》，中性粒细胞减少症指外周血中性粒细胞绝对计数（ANC）低于2.0×10^9/L。该患者 ANC 大于 2.0×10^9/L，未达到诊断中性粒细胞减少症的标准；且该患者的化疗方案为顺铂+白蛋白紫杉醇（2022.3.10），依据《中国临床肿瘤学会（CSCO）肿瘤放化疗相关中性粒细胞减少症规范化管理指南（2021）》，该患者化疗后中性粒细胞减少性发热（FN）的发生风险为中等风险，且无发生 FN 的风险因素，不建议预防性给予人粒细胞刺激因子
备注	《中国临床肿瘤学会（CSCO）肿瘤放化疗相关中性粒细胞减少症规范化管理指南（2021）》： （1）对于接受高风险化疗方案的患者，均建议预防性使用 G-CSF （2）对于接受中风险化疗方案的患者，需评估患者自身风险因素，如年龄>65 岁且接受足剂量强度化疗、既往化疗或放疗、持续性中性粒细胞减少、肿瘤累及骨髓、近期外科手术和（或）开放性创伤、肝功能不全（胆红素>20mg/dl）、肾功能不全（肌酐清除率<50ml/min）、既往发生过 FN、恶性血液淋巴系统疾病、慢性免疫抑制如人类免疫缺陷病毒（HIV）感染，营养/体能状况差。若患者满足任意一项引起风险系数增加的因素时，建议预防性使用 G-CSF （3）对于低风险的患者，不建议常规预防性使用 G-CSF （4）若患者正在接受治愈性化疗或术后辅助化疗，但存在 FN 等可能导致死亡的不良预后因素时，也应考虑预防性使用 G-CSF

案例 2

一般资料	科室名称：肿瘤血液科	患者姓名：×××	住院号：××××××
	性　别：女	年　龄：75 岁	体　重：52kg
临床诊断	1. 恶性肿瘤放射治疗；2. 食管恶性肿瘤 cT3N2M0 Ⅲ期；3. 化疗后骨髓抑制；4. 腔隙性脑梗死；5. 糖尿病；6. 高脂血症；7. 室性期前收缩；8. 肺部感染		
其他信息	04.18　白细胞计数 $3.07×10^9/L$；中性粒细胞计数 $1.69×10^9/L$		
药物治疗方案	03.26—04.25　复方苦参注射液　20ml＋NS　250ml　ivgtt　qd		
	03.26—04.25　复方氨基酸注射液（18AA-Ⅱ）　500ml　ivgtt　qd		
	04.02　奈达铂注射剂　40mg＋NS　250ml　ivgtt　st		
	04.21　人粒细胞刺激因子注射液　300μg　ih　st		
	04.27—04.28　人粒细胞刺激因子注射液　300μg　ih　qd		
用药点评	剂量不适宜。癌症化疗后引起的中性粒细胞减少症的人粒细胞刺激因子推荐剂量为 1.25～5μg/kg，该患者单次给药剂量为 300μg（5.77μg/kg），高于推荐剂量		
备注			

案例 3

一般资料	科室名称：胸外科	患者姓名：×××	住院号：××××××
	性　别：男	年　龄：66 岁	体　重：63kg
临床诊断	1. 左肺恶性肿瘤（左肺下叶小细胞肺癌）；2. 肺门淋巴结继发恶性肿瘤（左侧）；3. 纵隔淋巴结继发恶性肿瘤；4. 骨继发恶性肿瘤（左侧肩胛骨）；5. 化疗后骨髓抑制；6. 咯血；7. 肺占位性病变（右肺上叶微结节）；8. 社区获得性肺炎，非重症；9. 肾囊肿（右肾）；10. 肾结石（双肾）；11. 前列腺增生；12. 大隐静脉曲张（左下肢）；13. 血栓性静脉炎；14. 凝血功能异常；15. 肝功能不全；16. 低蛋白血症		
其他信息	04.26　白细胞计数 $2.62×10^9/L$；中性粒细胞计数 $1.69×10^9/L$		
	05.02　白细胞计数 $43.28×10^9/L$；中性粒细胞计数 $38.02×10^9/L$		
药物治疗方案	04.16　替雷利珠单抗　200mg＋NS　100ml　ivgtt　qd		
	04.16—04.18　奈达铂注射剂　30mg＋NS　500ml　ivgtt　qd		
	04.16—04.18　依托泊苷注射剂　150mg＋NS　500ml　ivgtt　qd		
	04.26—05.02　人粒细胞刺激因子注射液　150μg　ih　qd		
	04.26—05.02　多烯磷脂酰胆碱注射液　465mg＋5%GS　250ml　ivgtt　qd		
用药点评	疗程不当。癌症化疗后引起的中性粒细胞减少症使用人粒细胞刺激因子治疗时的停药时机：当中性粒细胞上升超过 $5×10^9/L$（或白细胞计数 $10×10^9/L$）时停药，该患者中性粒细胞计数为 $38.02×10^9/L$ 时停药，疗程偏长		
备注			

案例 4

一般资料	科室名称：肿瘤血液科	患者姓名：×××	住院号：××××××
	性　别：男	年　龄：66 岁	体　重：73kg
临床诊断	1. 手术后恶性肿瘤化学治疗；2. 乙状结肠中高分化管状腺癌 pT4N0M0；3. 化疗后骨髓抑制 药物性血小板减少；4. 动脉粥样硬化；5. 肝囊肿；6. 肺气肿合并肺大疱；7. 脾大；8. 胆囊炎；9. 单纯性肾囊肿		
其他信息	06.21　白细胞计数 $2.21×10^9/L$；中性粒细胞计数 $0.65×10^9/L$		
	06.23　白细胞计数 $4.48×10^9/L$；中性粒细胞计数 $3.57×10^9/L$		
药物治疗方案	06.21—06.22　人粒细胞刺激因子注射液　150μg　ih　qd		
	06.23　奥沙利铂注射剂　240mg＋5%GS　250ml　ivgtt　st		
	06.23—07.06　卡培他滨片　早 2000mg 晚 1500mg　po		
用药点评	疗程不当。特发性中性粒细胞减少症的使用人粒细胞刺激因子治疗时停药或减量时机：当中性粒细胞计数超过 $5×10^9/L$ 时，该患者中性粒细胞计数为 $3.57×10^9/L$ 时停药，停药时间过早		
备注			

案例 5

一般资料	科室名称：妇科　　　　　患者姓名：×××　　　　　　住院号：××××××
	性　　别：女　　　　　年　　龄：55 岁　　　　　　体　　重：55kg
临床诊断	1. 子宫颈上皮内瘤样病变[CIN] I 级；2. 白细胞减少；3. 慢性输卵管炎；4. 泡状附件；5. 子宫颈炎；6. 子宫腔积液；7. 盆腔积液；8. 肾盂积水
其他信息	体重 55kg；身高 160cm；体表面积 1.58m²
	03.12　白细胞计数 2.58×10⁹/L；中性粒细胞计数 1.26×10⁹/L
药物治疗方案	03.10—03.13　头孢西丁钠注射剂　2g＋NS　100ml　ivgtt　bid
	03.12　人粒细胞刺激因子注射液　150μg　ih　st
用药点评	给药时间不当。该患者为特发性中性粒细胞减少症，使用人粒细胞刺激因子治疗时应于中性粒细胞低于 1×10⁹/L 时用药，该患者用药前中性粒细胞为 1.26×10⁹/L，给药时间不当
	剂量不当。特发性中性粒细胞减少症患者的人粒细胞刺激因子推荐剂量为 50μg/m²，该患者的体表面积为 1.58m²，给药剂量 150μg，高于推荐剂量
备注	

案例 6

一般资料	科室名称：妇科　　　　　患者姓名：×××　　　　　　住院号：××××××
	性　　别：女　　　　　年　　龄：53 岁　　　　　　体　　重：60kg
临床诊断	1. 子宫内膜恶性肿瘤；2. 异常子宫出血；3. 高血压；4. 糖尿病；5. 高脂血症；6. 化疗后骨髓抑制
其他信息	04.07　白细胞计数 1.63×10⁹/L；中性粒细胞计数 0.5×10⁹/L
	04.08　白细胞计数 4.2×10⁹/L；中性粒细胞计数 2.35×10⁹/L
药物治疗方案	03.21—04.08　左旋氨氯地平片　2.5mg　po　qd
	03.21—04.08　二甲双胍片　0.5g　po　qd
	03.21—04.08　阿托伐他汀钙片　20mg　po　qn
	03.31　多西他赛注射液　110mg＋NS　250ml　ivgtt　st
	03.31　注射用顺铂　100mg＋NS　500ml　ivgtt　st
	04.07　人粒细胞刺激因子注射液　150μg　ih　st
	04.07　聚乙二醇化重组人粒细胞刺激因子注射液　1ml　ih　st
用药点评	疗程不当。癌症化疗后引起的中性粒细胞减少症的停药时机：当中性粒细胞上升超过 5×10⁹/L（或白细胞计数 10×10⁹/L）时，该患者中性粒细胞为 2.35×10⁹/L 即停药，停药时机过早，疗程不足
	联合用药不当。该患者第一天同时使用长效（聚乙二醇化重组人粒细胞刺激因子）和短效（人粒细胞刺激因子）粒细胞刺激因子，属于重复用药
备注	《中国临床肿瘤学会（CSCO）肿瘤放化疗相关中性粒细胞减少症规范化管理指南（2021）》提出，接受聚乙二醇化重组人粒细胞刺激因子用药的患者一般不建议额外给予重组人粒细胞刺激因子治疗，但如果 ANC＜0.5×10⁹/L，持续时间≥3 天，考虑使用重组人粒细胞刺激因子进行补救治疗

案例 7

一般资料	科室名称：普外科　　　　患者姓名：×××　　　　　　住院号：××××××
	性　　别：女　　　　　年　　龄：67 岁　　　　　　体　　重：66kg
临床诊断	1. 手术后恶性肿瘤化学治疗；2. 乳房恶性肿瘤（左侧）；3. 急性粒细胞缺乏症；4. 化疗后骨髓抑制；5. 感染性休克；6. 肺部感染；7. 甲状腺结节；8. 颈椎病
其他信息	04.20　白细胞计数 6.31×10⁹/L；中性粒细胞计数 4.38×10⁹/L
	04.29　白细胞计数 1.14×10⁹/L；中性粒细胞计数 0.49×10⁹/L
	05.02　白细胞计数 23.22×10⁹/L；中性粒细胞计数 20.04×10⁹/L

续表

药物治疗方案	04.22　多西他赛注射液　160mg＋NS　250ml　ivgtt　st 04.22　环磷酰胺注射剂　1000mg＋NS　100ml　ivgtt　st 04.24　聚乙二醇化重组人粒细胞因子注射液　1ml　ih　st 04.24—04.26　人粒细胞刺激因子注射液　150μg　ih　qd 04.29—05.01　人粒细胞刺激因子注射液　150μg　ih　qd
用药点评	联合用药不当。该患者第一天同时使用长效（聚乙二醇化重组人粒细胞刺激因子）和短效（人粒细胞刺激因子）粒细胞刺激因子，属于重复用药
备注	

案例 8

一般资料	科室名称：肿瘤血液科　　患者姓名：×××　　住院号：×××××× 性　别：男　　　　　年　龄：59 岁　　体　重：55kg
临床诊断	1. 骨髓增生异常综合征；2. 化疗后骨髓抑制；3. 免疫性血小板减少症；4. 重度贫血；5. 肝硬化；6. 低蛋白血症；7. 心包积液；8. 胸腔积液；9. 前列腺增生
其他信息	04.18　白细胞计数 3.04×10^9/L；中性粒细胞计数 1.13×10^9/L；血小板计数 19×10^9/L 04.21　白细胞计数 4.75×10^9/L；中性粒细胞计数 3.02×10^9/L；血小板计数 31×10^9/L
药物治疗方案	04.18　人粒细胞刺激因子注射液　450μg　ih　st 04.18—04.21　重组人血小板生成素注射剂　15 000U　ih　qd
用药点评	剂量不当。癌症化疗后引起的中性粒细胞减少症的人粒细胞刺激因子推荐剂量为 1.25～5μg/kg，骨髓异常增生综合征伴发的中性粒细胞减少症的推荐剂量为 100μg/m²，该患者单次给药剂量 450μg（8.18μg/kg），高于推荐剂量 疗程不当。特发性中性粒细胞减少症的停药或减量时机：当中性粒细胞计数超过 5×10^9/L 时，该患者中性粒细胞计数为 3.02×10^9/L 时停药，停药时间过早
备注	

七、重组人粒细胞巨噬细胞刺激因子

陈月红

案例 1

一般资料	科室名称：肿瘤科　　患者姓名：×××　　住院号：×××××× 性　别：男　　　　年　龄：76 岁　　体　重：80kg
临床诊断	1. 姑息性化疗；2. 鼻咽恶性肿瘤[非角化型未分化性 cT2N3M0 Ⅳa 期 EGFR（＋）]；3. 肺炎（双肺间质性改变?）；4. 癌性疼痛；5. 骨髓抑制；6. 高凝状态
其他信息	04.15　白细胞 3.78×10^9/L；中性粒细胞 1.77×10^9/L 07.18　白细胞 7.44×10^9/L；中性粒细胞 4.73×10^9/L
药物治疗方案	04.08—04.16　利伐沙班片　15mg　po　qd 04.11—04.16　肌苷注射液　0.2g＋5%GNS　250ml　ivgtt　qd 04.11—04.16　卡培他滨片　1.5g　po　bid 04.15—04.16　注射用重组人粒细胞巨噬细胞刺激因子　150μg＋灭菌注射用水 1ml　ih　qd 04.15—04.16　重组人粒细胞刺激因子注射液　300μg　ih　qd
用药点评	剂量不当。重组人粒细胞巨噬细胞刺激因子用于肿瘤放、化疗后预防白细胞减少，剂量为 3～10μg/（kg·d），皮下注射。该患者剂量为 1.875μg/（kg·d），低于推荐剂量
备注	

案例 2

一般资料	科室名称：肿瘤科	患者姓名：×××	住院号：××××××
	性　别：男	年　龄：76 岁	体　重：36kg
临床诊断	1. 右舌恶性肿瘤（鳞癌 pT3N1M0 Ⅲ 期术后）；2. 冠状动脉粥样硬化性心脏病；3. 陈旧性心肌梗死；4. 心功能不全；5. 高血压 2 级（高危）；6. 甲状腺功能亢进史；7. 混合性通气功能障碍（重度）；8. 左单纯性肾囊肿；9. 前列腺增生（并钙化斑形成）；10. 肺气肿（并肺大疱）；11. 老年性心脏瓣膜病；12. 吸入性肺炎（？）		
其他信息	09.14　白细胞 7.0×10⁹/L　粒细胞 3.4×10⁹/L 09.23　白细胞 5.54×10⁹/L；粒细胞 3.6×10⁹/L 09.30　白细胞 3.07×10⁹/L；粒细胞 2.2×10⁹/L		
药物治疗方案	09.17—10.11　脂肪乳氨基酸（17）葡萄糖（11%）注射液　1440ml　ivgtt　qd 09.19—10.12　低分子量肝素钠注射液　5000U　ih　qd 09.25—09.26　吸入用乙酰半胱氨酸　3ml + NS　3ml　雾化吸入　qd 09.26—09.29　氨茶碱注射液　0.25g + 5%GS　100ml　ivgtt　qd 09.26—10.11　乙酰半胱氨酸　3ml + 布地奈德混悬液　1mg + NS　3ml　雾化吸入　bid 09.20、09.26　注射用重组人粒细胞巨噬细胞刺激因子　150μg + NS　100ml　10ml　漱口　tid		
用药点评	超说明书用药。重组人粒细胞巨噬细胞刺激因子主要用于①预防和治疗肿瘤放疗或化疗后引起的白细胞减少症；②治疗骨髓造血功能障碍及骨髓增生异常综合征；③预防白细胞减少可能潜在的感染并发症；④使感染引起的中性粒细胞减少的恢复加快。该患者处方用于预防及治疗放射性口腔黏膜炎属于超说明书用药		
备注	2003 年 Mantovani G 等报道的一项 Ⅱ 期临床试验显示，rhGM-CSF 能够促进创面修复机制的逐渐恢复，对放射性口腔黏膜炎有较好的疗效		

案例 3

一般资料	科室名称：内科综合病区	患者姓名：×××	住院号：××××××
	性　别：男	年　龄：64 岁	体　重：50kg
临床诊断	1. 鼻咽恶性肿瘤（未分化型未角化性累及颅底、斜坡、右侧翼突、蝶突、右侧筛窦、右侧翼窝、右侧海绵窦 cT4N2M0 ⅣA 期）；双侧颈部淋巴结继发恶性肿瘤（多发）；2. 高血压；3. 糖尿病；4. 慢性支气管炎；5. 肺气肿		
其他信息	12.13　白细胞 1.9×10⁹/L；中性粒细胞 0.64×10⁹/L 12.18　白细胞 3.37×10⁹/L；中性粒细胞 1.28×10⁹/L		
药物治疗方案	11.27—12.22　鲨肝醇片　50mg　po　tid 12.13、12.14、12.18　重组人粒细胞刺激因子注射液　300μg　ih　qd 12.14、12.17　重组人促红素注射液　3000U　ih　qd 12.15—12.18　注射用重组人白介素 1.5mg + 灭菌注射用水　1ml　ih　qd 12.16—12.24　放疗　每周 5 次 12.13、12.16、12.18、12.19　注射用重组人粒细胞巨噬细胞刺激因子　150μg + 灭菌注射用水 1ml　ih　qd		
用药点评	给药时间不当。该患者在放疗期间使用重组人粒细胞巨噬细胞刺激因子，根据药品说明书，该药应在放、化疗停止 24～48 小时后方可使用，停药后至少间隔 48 小时方可进行下一疗程的放、化疗		
备注	一项来自 Bunn PA Jr 等报道的前瞻性 Ⅲ 期随机研究表明，在同时进行全身治疗加放射性治疗期间，不建议使用 G-CSF 或 GM-CSF。因此，应根据说明书要求，在放、化疗停止 24～48 小时后方可使用 GM-CSF，停药后至少间隔 48 小时方可进行下一疗程的放、化疗，从而减少不良反应的发生率		

案例 4

一般资料	科室名称：内科综合病区	患者姓名：×××	住院号：××××××
	性　别：男	年　龄：85 岁	体　重：未测（平车入院）
临床诊断	1. 急性髓系白血病化疗后骨髓抑制；2. 冠状动脉粥样硬化性心脏病（支架置入术后）心功能不全；3. 急性左心衰竭；4. 2 型糖尿病；5. 高血压 3 级（极高危）；6. 肺炎		

续表

其他信息	07.01　白细胞 2.42×10^9/L；中性粒细胞 0.5×10^9/L
	07.03　白细胞 2.68×10^9/L；中性粒细胞 0.88×10^9/L
药物治疗方案	06.06—07.03　阿托伐他汀钙片　20mg　po　qn
	06.06—07.04　哌拉西林钠/舒巴坦钠　2.5g＋NS　100ml　ivgtt　q12h
	06.06—07.04　单硝酸异山梨酯片　20mg　po　bid
	06.06—07.04　泮托拉唑钠肠溶片　40mg　po　qd
	06.06—07.04　螺内酯片　20mg　po　bid
	06.06—07.04　甘精胰岛素注射液　10U　ih　qd
	06.11—07.04　呋塞米注射液　20mg　iv　qd
	07.01　注射用重组人粒细胞巨噬细胞刺激因子　150μg＋灭菌注射用水　ih　st
用药点评	疗程不当。根据药品说明书，放、化疗停止 24～48 小时后方可使用本品，3～10μg/（kg·d），持续 5～7 天，该患者仅用药 1 次，复查中性粒细胞水平仍低于 2×10^9/L，存在用药疗程不足问题
备注	

案例 5

一般资料	科室名称：内科综合病区		患者姓名：×××　　　住院号：××××××
	性　别：男		年　龄：69 岁　　　　体　重：82kg
临床诊断	1. 右上叶肺恶性肿瘤（鳞癌；Ⅳ期）；骨继发恶性肿瘤（右第 4 肋、双侧髂骨翼）；双侧臀中肌继发恶性肿瘤；2. 胃继发恶性肿瘤（？）；3. 回盲部恶性肿瘤（？）；4. 升结肠肿瘤（？）；5. 糖尿病；6. 前列腺增生		
其他信息	01.17　白细胞 8.54×10^9/L；中性粒细胞 7.22×10^9/L		
	01.22　白细胞 9.49×10^9/L；中性粒细胞 7.17×10^9/L		
药物治疗方案	01.18—01.24　注射用头孢噻肟钠　2g＋NS　100ml　ivgtt　bid		
	01.18—01.24　肌酐注射液　0.2g＋NS　250ml　ivgtt　qd		
	01.18—01.24　维生素 B_6 注射液　0.1g＋NS　250ml　ivgtt　qd		
	01.18—01.24　脂肪乳注射液　250ml　ivgtt　qd		
	01.18—02.11　爱普列特片 5mg　po　bid		
	01.18—01.22　注射用重组人白介素-11 1.5mg＋灭菌注射用水　1ml　ih　qd		
	12.30—01.18　放疗　每周 5 次		
	01.18—01.22　注射用重组人粒细胞巨噬细胞刺激因子　150μg＋灭菌注射用水 1ml　ih　qd		
用药点评	剂量不当，给药时间不当。该患者在放疗期间使用重组人粒细胞巨噬细胞刺激因子，根据药品说明书，该药应在放、化疗停止 24～48 小时后方可使用，本品停药后至少间隔 48 小时方可进行下一疗程的放、化疗。重组人粒细胞巨噬细胞刺激因子用于肿瘤放、化疗后，剂量为 3～10μg/（kg·d），皮下注射。该患者给药剂量为 1.83μg/（kg·d），低于推荐剂量		
备注			

八、三 维 亚 铁

张梦妮

案例 1

一般资料	科室名称：产科　　　患者姓名：×××　　　住院号：××××××		
	性　别：女　　　　年　龄：35 岁　　　　体　重：58kg		
临床诊断	1. 先兆流产；2. 妊娠状态（G5P1 宫内妊娠 20^{+6} 周）；3. 梅毒个人史		

其他信息	06.01　血红蛋白 119g/L
药物治疗方案	06.07—06.08　三维亚铁咀嚼片　4 片　po　tid
用药点评	适应证不适宜。三维亚铁咀嚼片适用于各种缺铁性贫血，该患者无缺铁性贫血诊断，孕期血红蛋白水平始终保持在 115～130g/L，未检查血清铁蛋白水平
备注	《妊娠期铁缺乏和缺铁性贫血诊治指南》（2014 年）建议血清铁蛋白<20μg/L 的缺铁性贫血、非贫血孕妇血清铁蛋白<30μg/L 时应开始铁剂治疗

案例 2

一般资料	科室名称：肿瘤科　　　患者姓名：×××　　　　住院号：×××××× 性　　别：男　　　　年　　龄：76 岁　　　　体　　重：48kg
临床诊断	1. 姑息性化疗；2. 食管恶性肿瘤（胸中下段鳞癌 CT4N1M0 Ⅲ期）；3. 淋巴结继发恶性肿瘤；4. 脑缺血灶（双侧半卵圆中心）；5. 脑软化灶（右侧额叶、岛叶）；6. 浅表萎缩性胃炎；7. 陈旧性肺结核；8. 结核性胸膜炎（治疗后）；9. 酒精性肝病；10. 酒精性心肌病；11. 肾结石；12. 贫血；13. 高同型半胱氨酸血症
其他信息	11.25　铁蛋白>1500μg/L 12.24　血红蛋白 79g/L
药物治疗方案	12.26　三维亚铁咀嚼片　2 片　po　tid　（出院带药） 12.26　盐酸羟考酮缓释片　100mg　po　q12h　（出院带药）
用药点评	有禁忌证。该患者因恶性肿瘤贫血，用药前 1 个月查血清铁蛋白>1500μg/L，存在铁过载情况，本次用药未复查即用药
备注	三维亚铁的含铁成分为富马酸亚铁，《中国国家处方集（2010 年版）》载明，铁负荷过高、血色病和含铁血黄素沉着症患者禁用。男性铁蛋白水平≥200～300μg/L 为铁过载

案例 3

一般资料	科室名称：产科　　　患者姓名：×××　　　　住院号：×××××× 性　　别：女　　　　年　　龄：33 岁　　　　体　　重：73kg
临床诊断	1. 胎膜早破；2. 头位顺产（G6P3 孕 40⁺¹ 周 LOA）；3. 妊娠合并中度贫血；4. 妊娠期生殖道感染（支原体）；5. 分娩时Ⅱ度会阴裂伤；6. 单胎活产（足月儿）
其他信息	04.01　血红蛋白 83g/L
药物治疗方案	04.02—04.05　三维亚铁咀嚼片　4 片　po　tid
用药点评	疗程不当。给药疗程不足，患者给药前血红蛋白水平为 83g/L，给药 4 天，未再复查治疗是否达标即停药
备注	《妊娠期铁缺乏和缺铁性贫血诊治指南》（2014 年）建议，治疗至血红蛋白恢复正常后继续应用口服铁剂 3～6 个月或至产后 3 个月

案例 4

一般资料	科室名称：产科　　　患者姓名：×××　　　　住院号：×××××× 性　　别：女　　　　年　　龄：24 岁　　　　体　　重：90kg
临床诊断	1. 无张力性产后出血(特指子宫收缩乏力引起的产后出血)；2. 头位顺产（G2P2 宫内妊娠 40 周顺娩 LOA）；3. 胎膜早破，在 24 小时之内产程开始；4. 胎盘粘连不伴出血；5. 妊娠期生殖道感染（解脲支原体）；6. 分娩时Ⅱ度会阴裂伤；7. 产褥期贫血；8. 单胎活产；9. 特大婴儿（高出生体重儿）
其他信息	03.11　血红蛋白 108g/L 03.12　血红蛋白 84g/L 03.15　血红蛋白 92g/L
药物治疗方案	03.12—03.15　三维亚铁咀嚼片　4 片　po　tid

续表

用药点评	疗程不当。给药疗程不足，患者给药前血红蛋白水平为 84g/L，给药 4 天，03.15 复查血红蛋白为 92g/L（尚未达标），出院医嘱未再继续用药
备注	《缺铁性贫血营养防治专家共识》（2019 年）建议，确诊缺铁性贫血患者治疗 2～4 周后复查血红蛋白以评估疗效，如血红蛋白浓度增加 10g/L 或以上，则铁剂治疗有效，继续治疗至血红蛋白浓度恢复正常后，继续口服治疗 1～2 个月

案例 5

一般资料	科室名称：**心血管科**　　患者姓名：×××　　住院号：××××× 性　别：**男**　　年　龄：**79 岁**　　体　重：**48.3kg**
临床诊断	1. 短暂性脑缺血发作；2. 心律失常 房性期前收缩 短阵室上性心动过速 室性期前收缩；3. 高血压 2 级（极高危）；4. 动脉硬化性脑病；5. 肺部阴影（右肺下叶结节灶）；6. 颈动脉硬化（伴斑块形成）；7. 右肾结石；8. 低钾血症；9. 中度贫血
其他信息	06.16　血红蛋白 85g/L；铁蛋白 34.9ng/ml 06.22　血红蛋白 106g/L
药物治疗方案	06.16—06.22　三维亚铁咀嚼片　2 片　po　tid 06.16—06.22　泮托拉唑钠肠溶片　20mg　po　qd 06.16—06.22　硫酸氢氯吡格雷片　75mg　po　qd 06.16—06.22　瑞舒伐他汀钙片　10mg　po　qn 06.19—06.22　缬沙坦氢氯噻嗪片　1 片　po　qd
用药点评	联合用药不当。泮托拉唑可引起胃酸分泌减少，从而影响铁的吸收
备注	药理学提示泮托拉唑的半衰期虽然短，然而一旦胃酸分泌抑制作用完成，可持续作用很长时间，故即使与口服铁剂错开给药时间，仍将对其吸收产生影响

案例 6

一般资料	科室名称：**肾内科**　　患者姓名：×××　　住院号：××××× 性　别：**女**　　年　龄：**77 岁**　　体　重：**59kg**
临床诊断	1. 2 型糖尿病肾病 V 期 慢性肾脏病 5 期 肾性贫血（中度） 电解质代谢紊乱（低钾、低钙、高磷）；2. 2 型糖尿病；3. 慢性心功能不全急性加重 心功能 Ⅱ 级 肺水肿；4. 尿路感染；5. 肺部感染；6. 高血压 3 级（极高危）；7. 主动脉瓣狭窄伴有关闭不全 高血压性心脏病 肺动脉高压（中度）；8. 缩窄性心包炎；9. 双侧颈动脉硬化（伴斑块形成）；10. 脑动脉粥样硬化；11. 肺气肿；12. 浅表萎缩性胃炎（胃窦、食管黏膜糜烂）；13. 食管静脉瘤（多发）
其他信息	03.21　血红蛋白 60g/L；肌酐 422μmol/L 03.26　血红蛋白 63g/L 04.16　血红蛋白 79g/L；肌酐 399μmol/L
药物治疗方案	03.26—04.24　三维亚铁咀嚼片　2 片　po　tid 03.26—03.27　复方丙谷胺西咪替丁片　2 片　po　tid 03.26—03.27　雷贝拉唑钠肠溶片　20mg　po　qd 03.27—04.24　艾司奥美拉唑镁肠溶片　20mg　po　qd 03.26—04.24　硫酸氢氯吡格雷片　50mg　po　qd 03.26—04.24　苯磺酸氨氯地平片　5mg　po　bid 03.26—04.24　瑞格列奈片　1mg　po　bid
用药点评	联合用药不当。质子泵抑制剂及 H_2 受体拮抗剂可引起胃酸分泌减少，从而影响铁的吸收
备注	药理学提示，质子泵抑制剂类药物可抑制胃酸持续时间较长，故即使与口服铁剂错开给药时间，仍将对其吸收产生影响 复方丙谷胺西咪替丁片含有西咪替丁，说明书提示三维亚铁与西咪替丁联用影响铁的吸收

案例 7

一般资料	科室名称：肾内科　　　　患者姓名：×××　　　　住院号：×××××
	性　别：女　　　　年　龄：55 岁　　　　体　重：57kg
临床诊断	1. 慢性心力衰竭（急性加重）心功能Ⅳ级 肺水肿 轻度肺动脉高压；2. 慢性肾功能不全尿毒症期 肾性贫血 继发性甲状旁腺功能亢进；3. 双肺炎；4. 肺气肿；5. 高血压 3 级（极高危）；6. 痛风；7. 高尿酸血症；8. 电解质代谢紊乱（高钾、低钙、低钠）；9. 低蛋白血症；10. 高甘油三酯血症
其他信息	12.21　血红蛋白 57g/L；肌酐 1331μmol/L；铁蛋白 137.00ng/ml
	01.05　血红蛋白 70g/L；肌酐 1396μmol/L
药物治疗方案	12.21—01.08　重组人促红素注射液（CHO 细胞）　1 万 U　ih　biw（W1/4）
	12.21—01.08　甲磺酸多沙唑嗪缓释片　4mg　po　bid
	12.24—01.08　三维亚铁咀嚼片　2 片　po　tid
	12.31—01.08　碳酸钙 D$_3$ 片（Ⅱ）　1 片　po　bid
	01.04—01.08　雷贝拉唑钠肠溶片　10mg　po　qd
用药点评	联合用药不当。①质子泵抑制剂及 H$_2$ 受体拮抗剂可引起胃酸分泌减少，从而影响铁的吸收。②钙剂影响铁的吸收
备注	《中国肾性贫血诊治临床实践指南（2021 年）》指出：一些药物和食物可降低铁剂吸收和疗效，如碱性药物、质子泵抑制剂、H$_2$ 受体拮抗剂，以及富含鞣酸和钙、磷的食物等

案例 8

一般资料	科室名称：产科　　　　患者姓名：×××　　　　住院号：×××××
	性　别：女　　　　年　龄：33 岁　　　　体　重：66kg
临床诊断	1. 胎儿宫内窘迫；2. 产钳助产（G3P1 孕 40^{+1} 周 LOA）；3. 无张力性产后出血（特指子宫收缩乏力引起的产后出血）；4. 分娩伴阴道裂伤；5. 阑尾切除术后；6. 产后尿潴留；7. 急性失血性贫血；8. 单胎活产（足月儿）；9. 新生儿轻度窒息
其他信息	03.10　血红蛋白 82g/L
	03.12　血红蛋白 75g/L
药物治疗方案	03.10—03.13　蔗糖铁注射液　200mg＋NS　200ml　ivgtt　qd
	03.13　三维亚铁咀嚼片　4 片　po　tid　（出院带药）
用药点评	给药频次不当。成年人根据血红蛋白水平每周用蔗糖铁注射液 2～3 次，给药频率应不超过每周 3 次
	药物转换不当。患者由蔗糖铁注射液转换为口服三维亚铁咀嚼片，转换前蔗糖铁注射液给药方法不适宜
备注	

案例 9

一般资料	科室名称：神经外科　　　　患者姓名：×××　　　　住院号：×××××
	性　别：女　　　　年　龄：79 岁　　　　体　重：未测（平车入院）
临床诊断	1. 胆囊结石伴胆囊炎；2. 脓毒血症（?）；3. 颅内占位性病变（海绵状血管瘤?）；4. 双肺肺炎；5. 低钾血症；6. 双侧基底节区腔隙性脑梗死；7. 动脉硬化性脑病；8. 脑萎缩；9. 左侧陈旧性股骨颈骨折；10. 双眼白内障；11. 右眼青光眼；12. 中度贫血
其他信息	01.19　血红蛋白 77g/L；C 反应蛋白 27.18mg/L
	01.22　血红蛋白 69g/L；C 反应蛋白 8.93mg/L；铁蛋白 496.40ng/ml
	01.29　血红蛋白 80g/L
药物治疗方案	01.18—02.04　复方丙谷胺西咪替丁片　2 片　po　tid
	01.20—02.04　三维亚铁咀嚼片　3 片　po　tid
	01.17—01.28　注射用头孢哌酮钠舒巴坦钠　3g＋NS　100ml　ivgtt　q8h

续表

用药点评	有禁忌证。患者补充铁剂前查血清铁蛋白水平为496.4ng/ml，存在铁过载风险 联合用药不当。复方丙谷胺西咪替丁片可引起胃酸分泌减少，从而影响铁的吸收
备注	1. 三维亚铁的含铁成分为富马酸亚铁，《中国国家处方集（2010年版）》载明：铁负荷过高、血色病和含铁血黄素沉着症患者禁用。男性铁蛋白水平≥200～300ng/ml为铁过载 2. 复方丙谷胺西咪替丁片含有西咪替丁，说明书提示三维亚铁与西咪替丁联用影响铁的吸收。

九、琥珀酸亚铁

黄宇虹

案例1

一般资料	科室名称：心血管内科		患者姓名：×××　　　住院号：××××××
	性　别：女	年　龄：79岁	体　重：45kg
临床诊断	1. 颈动脉狭窄；2. 脑动脉粥样硬化；3. 高血压3级（极高危）；4. 糖尿病		
其他信息	11.27　血常规：红细胞计数3.70×10^{12}/L；血红蛋白110.0g/L；血细胞比容0.338		
药物治疗方案	11.26—12.03　琥珀酸亚铁缓释片　0.2g　po　qd 11.26—12.03　阿托伐他汀钙片　20mg　po　qn 11.26—12.03　甲磺酸倍他司汀片　12mg　po　tid 12.01—02.03　盐酸二甲双胍片　0.5g　po　bid		
用药点评	适应证不适宜。患者无相关诊断，血红蛋白110g/L		
备注	使用抗贫血药琥珀酸亚铁缓释片无相关诊断及病程记录，出院后未复查相关检验指标（血红蛋白、血清铁蛋白、转铁蛋白饱和度等）		

案例2

一般资料	科室名称：消化内科		患者姓名：×××　　　住院号：××××××
	性　别：男	年　龄：53岁	体　重：未测（轮椅入院）
临床诊断	1. 上消化道出血 胃溃疡 贲门撕裂症 食管-胃底静脉曲张破裂出血（？）；2. 失血性休克；3. 乙肝后肝硬化 肝硬化伴食管-胃底静脉曲张 低纤维蛋白原血症 低蛋白血症 腹腔积液；4. 贫血；5. 心房颤动；6. 吸入性肺炎；7. 肺部阴影（右肺结节）		
其他信息	11.26　血常规：红细胞计数3.08×10^{12}/L；血红蛋白97.0g/L；血细胞比容0.299		
药物治疗方案	11.27—11.28　琥珀酸亚铁缓释片　0.4g　胃管注入　qd 11.30—12.02　注射用艾司奥美拉唑钠　40mg＋NS　100ml　ivgtt　q12h 12.02—12.06　盐酸普萘洛尔片　20mg　po　tid 11.27—11.30　左氧氟沙星氯化钠注射液　0.5g　ivgtt　qd		
用药点评	给药途径不当。患者诊断包括"上消化道出血 胃溃疡 贲门撕裂症"等，11.27-11.28使用琥珀酸亚铁缓释片（速力菲）0.4g　qd　胃管注入		
备注	琥珀酸亚铁缓释片（速力菲）说明书中【注意事项】有①肠道炎症、消化性溃疡慎用；②本品应整片吞服		

案例3

一般资料	科室名称：心血管内科		患者姓名：×××　　　住院号：××××××
	性　别：男	年　龄：83岁	体　重：未测（平车入院）

续表

临床诊断	1. 肺部感染；2. 心功能不全；3. 心功能Ⅳ级；4. 脑卒中后遗症；5. 高血压；6. 前列腺增生；7. 甲状腺术后；8. 贫血；9. 肝功能不全；10. 低钾血症
其他信息	11.23 血常规：红细胞计数 $3.36 \times 10^{12}/L$；血红蛋白 110.0g/L；血细胞比容 0.379
药物治疗方案	11.26—12.19 琥珀酸亚铁缓释片 0.2g po qd 11.23—11.30 左氧氟沙星氯化钠注射液 0.5g ivgtt qd 11.23—11.30 多烯磷脂酰胆碱胶囊 456mg po tid
用药点评	有禁忌证。肝功能严重损害者禁用琥珀酸亚铁。患者诊断肝功能不全，且 11.25 血清标本检查生化全套示：总胆红素 17.34μmol/L（正常值 0～23μmol/L）；AST 285.40U/L（正常值 15～40U/L）；ALT 570.50U/L（正常值 9～50U/L）；其中 AST 大于正常值上限 7 倍，ALT 大于正常值上限 11 倍，属于肝功能严重损害者
备注	琥珀酸亚铁缓释片（速力菲）说明书中【禁忌】：肝功能严重损害者禁用。重度肝损伤指标：①血清 ALT 和（或）ALP 升高，总胆红素 ≥5ULN（5mg/dl 或 85.5μmol/L），伴或不伴 INR≥1.5；②血清 ALT≥5.1ULN 和（或）ALP≥5.1ULN 和（或）胆红素≥5.1ULN

十、罗沙司他

黄玲芳

案例 1

一般资料	科室名称：内科	患者姓名：×××	住院号：××××××
	性　别：男	年　龄：48 岁	体　重：84kg
临床诊断	1. 腹膜透析相关性腹膜炎；2. 慢性肾脏病 5 期 肾性贫血 维持性腹膜透析 电解质代谢紊乱（低钾、低钠）继发性甲状旁腺功能亢进；3. 高血压 3 级（极高危）高血压性心脏病 心功能Ⅱ级（NYHA 分级）；4. 多浆膜腔积液（双侧胸腔、心包、腹腔）；5. 高甘油三酯血症；6. 高尿酸血症；7. 腹膜透析置管术后		
其他信息	11.16 血红蛋白 99g/L		
药物治疗方案	11.16—11.22 罗沙司他胶囊 100mg po biw 11.19—11.22 盐酸多沙唑嗪缓释片 4mg po qd 11.16—11.22 注射用头孢他啶 1g 腹膜透析 q8h 11.16—11.22 注射用头孢唑啉钠 1g 腹膜透析 q8h 11.16—11.22 复方 α-酮酸片 4 片 po tid 11.16—11.22 硝苯地平控释片 30mg po qd 11.17—11.20 氯化钾缓释片 0.5g po tid 11.16—11.22 腹膜透析液（1.5%）2000ml 腹膜透析 q8h 11.16—11.22 腹膜透析液（2.5%）2000ml 腹膜透析 st		
用药点评	给药剂量不当和频次不当。根据体重选择罗沙司他起始剂量：透析患者为每次 100mg（45～60kg）或 120mg（≥60kg），口服给药，每周 3 次。该患者为透析患者，且体重为 84kg，因此其给药剂量应为 120mg，给药频次为每周 3 次		
备注			

案例 2

一般资料	科室名称：内科	患者姓名：×××	住院号：××××××
	性　别：女	年　龄：68 岁	体　重：44kg

续表

临床诊断	1. 慢性肾脏病 5 期 腹膜透析 肾性贫血 继发性甲状旁腺功能亢进 电解质紊乱（低钾、低钠、低氯、低钙、高磷）；2. 2 型糖尿病；3. 高血压 3 级（极高危）；高血压性心脏病 心功能Ⅱ～Ⅲ级（NYHA 分级）；4. 左侧胫后、腓静脉血栓形成可能；5. 右肺上叶肿瘤性病变可能；6. 低蛋白血症；7. 双侧少量胸腔积液；8. 心包少量积液；9. 腹腔积液；10. 右侧第 3 肋骨骨折伴骨痂形成；11. 胆囊腺肌症可能；12. 阑尾切除术后
其他信息	11.11　血红蛋白 105g/L
药物治疗方案	11.11—11.17　罗沙司他胶囊　100mg　po　tiw 11.11—11.17　盐酸多沙唑嗪缓释片　4mg　po　qd 11.11—11.17　复方 α-酮酸片　4 片　po　tid 11.11—11.17　盐酸阿罗洛尔片　10mg　po　qd 11.11—11.17　盐酸贝尼地平片　8mg　po　qd 11.11—11.17　腹膜透析液（1.5%）　2000ml　腹膜透析　st
用药点评	剂量不当。根据体重选择罗沙司他起始剂量：透析患者为每次 100mg（45～60kg）或 120mg（≥60kg），口服给药，每周 3 次。患者体重为 44kg，其初始给药量应低于 100mg，可选择 70mg 给药时间不当。该患者初始给药时，血红蛋白值为 105g/L，高于 100g/L，给药时机不适宜
备注	《中国肾性贫血诊治临床实践指南》《罗沙司他治疗肾性贫血中国专家共识》推荐的罗沙司他用于治疗肾性贫血的起始治疗时机为血红蛋白小于 100g/L

案例 3

一般资料	科室名称：内科　　　　患者姓名：×××　　　　住院号：×××××× 性　别：女　　　　年　龄：59 岁　　　　体　重：50kg
临床诊断	1. 腹膜透析；2. 慢性肾脏病 5 期 肾性贫血 继发性甲状旁腺功能亢进 代谢性酸中毒；3. 心力衰竭 心功能Ⅲ级；4. 双侧肺炎；5. 高血压 3 级（极高危）；6. 双侧胸腔积液；7. 腹膜透析管移位；8. 动脉粥样硬化（脑动脉、腹主动脉、左侧颈总动脉、右侧锁骨下动脉、右侧颈内动脉）；9. 高脂血症；10. 高尿酸血症
其他信息	12.27　血红蛋白 73g/L 01.10　血红蛋白 94g/L
药物治疗方案	12.27—01.23　罗沙司他胶囊　100mg　po　tiw 12.27—01.23　复方 α-酮酸片　4 片　po　tid 12.27—01.23　苯磺酸氨氯地平片　5mg　po　qd 12.27—01.23　盐酸阿罗洛尔片　10mg　po　qd 12.27—01.23　人胰岛素注射液　12U　ih　tid 01.15—01.17　注射用头孢噻肟钠　1g＋NS　100ml　ivgtt　q8h
用药点评	给药剂量不当。初始使用罗沙司他胶囊时血红蛋白为 73g/L，2 周后监测血红蛋白为 94g/L，说明书提示如果患者的血红蛋白在 2 周内增加＞20g/L 且 Hb 值＞90g/L，则剂量应降低一个阶梯。患者给药量应调整为 70mg po tiw，而该患者处方仍维持原剂量用药
备注	

案例 4

一般资料	科室名称：内科　　　　患者姓名：×××　　　　住院号：×××××× 性　别：男　　　　年　龄：70 岁　　　　体　重：60kg
临床诊断	1. 慢性肾脏病 5 期 腹膜透析 肾性贫血；2. 慢性心力衰竭急性加重 心功能Ⅱ级；3. 冠状动脉粥样硬化性心脏病 急性冠脉综合征 陈旧性心肌梗死 肺动脉高压 二尖瓣反流（＋～＋＋） 主动脉瓣反流（＋＋）；4. 2 型糖尿病 糖尿病性肾病 糖尿病性视网膜增厚性视网膜病 糖尿病性周围神经病；5. 高血压 2 级（极高危）高血压性心脏病；6. 高脂血症；7. 主动脉粥样硬化；8. 右侧肺癌术后；9. 腹膜透析置管术后

其他信息	10.15　血红蛋白 72g/L
	11.15　血红蛋白 127g/L
药物治疗方案	10.15—12.20　罗沙司他胶囊　120mg　po　tiw
	10.15—12.20　复方 α-酮酸片　4 片　po　tid
	10.15—12.20　琥珀酸美托洛尔缓释片　47.5mg　po　qd
	10.15—12.20　阿托伐他汀钙片　20mg　po　qd
	10.15—12.20　硫酸氢氯吡格雷片　75mg　po　qd
用药点评	给药剂量不当。10.15 患者初始血红蛋白为 72g/L，11.15 患者血红蛋白为 127g/L，1 个月时间增加 55g/L，按照说明书要求，如果过去 4 周血红蛋白增加大于 10g/L，且当时血红蛋白处于 120~130g/L 范围内时，罗沙司他胶囊的剂量应该按预设的阶梯减少剂量，该患者用药剂量应减少为 100mg　po　tiw
备注	

案例 5

一般资料	科室名称：内科　　　　患者姓名：×××　　　　住院号：××××××
	性　别：男　　　　年　龄：77 岁　　　　体　重：62kg
临床诊断	1. 慢性心力衰竭急性加重；2. 慢性肾脏病 4 期；3. 肺动脉高压（中度）；4. 冠状动脉粥样硬化性心脏病　缺血性心肌病可能　持续性心房颤动；5. 糖尿病性肾病；6. 中度肾性贫血；7. 缺铁性贫血；8. 消化道出血；9. 动脉粥样硬化（双下肢动脉、双侧颈动脉、腹主动脉、脑动脉）　双侧胫前动脉、胫后动脉、足背动脉闭塞　左侧大脑后动脉中度狭窄；10. 2 型糖尿病；11. 高血压 3 级（极高危）
其他信息	12.01　血红蛋白 87g/L
	12.15　血红蛋白 87g/L
药物治疗方案	12.01—12.18　罗沙司他胶囊　100mg　po　tiw
	12.01—12.18　阿托伐他汀钙片　10mg　po　qd
	12.01—12.18　复方 α-酮酸片　4 片　po　tid
	12.01—12.18　苯磺酸氨氯地平片　5mg　po　qd
	12.01—12.18　非布司他片　40mg　po　qd
	12.01—12.03　重组人脑利钠肽　0.5mg　微量泵泵入　st
用药点评	给药剂量不当。患者用药前初始血红蛋白为 87g/L，用药 2 周后，血红蛋白为 87g/L，按照说明书要求，当血红蛋白变化为 -10—10g/L，且 Hb<105g/L 时，应按照预设的阶梯增加剂量，该患者应调整剂量为 120mg　po　tiw
备注	

案例 6

一般资料	科室名称：内科　　　　患者姓名：×××　　　　住院号：××××××
	性　别：男　　　　年　龄：40 岁　　　　体　重：79.7kg
临床诊断	1. 慢性肾脏病 5 期　腹膜透析　肾性贫血　继发性甲状旁腺功能亢进；2. 急性心力衰竭　心功能Ⅲ级（NYHA 分级）；3. 2 型糖尿病　糖尿病性视网膜病变　糖尿病肾病Ⅴ期；4. 高血压 3 级（极高危）　高血压性心脏病；5. 肺动脉高压；6. 右肺结节性质待查；7. 高胆固醇血症；8. 高尿酸血症；9. 肌酸激酶增高
其他信息	04.27　血红蛋白 93g/L
	05.11　血红蛋白 135g/L
药物治疗方案	04.27—05.17　罗沙司他胶囊　120mg　po　tiw
	04.27—05.17　复方 α-酮酸片　4 片　po　tid
	04.27—04.30　门冬胰岛素注射液　6U　ih　tid
	04.27—05.17　阿托伐他汀钙片　40mg　po　qd
	04.27—05.17　盐酸乐卡地平片　10mg　po　qd
	04.27—05.17　富马酸比索洛尔片　5mg　po　qd

续表

用药点评	给药疗程不当。患者初始血红蛋白 93g/L，用药 2 周后血红蛋白为 135g/L，罗沙司他说明书指出，使用罗沙司他胶囊且当血红蛋白大于 130g/L 的时候，应暂停给药，监测血红蛋白，当 Hb<120g/L 时，降低一个阶梯剂量，恢复给药。该患者仍然保持原剂量继续用药，未及时停药
备注	

案例 7

一般资料	科室名称：内科　　　患者姓名：×××　　　住院号：×××××× 性　别：男　　　年　龄：62 岁　　　体　重：79.6kg
临床诊断	1. 腹膜透析后腹膜炎（阿萨希毛孢子菌）；2. 慢性肾脏病 5 期 维持性腹膜透析 肾性贫血 继发性甲状旁腺功能亢进；3. 高血压 3 级（极高危）；4. 2 型糖尿病 糖尿病性视网膜病变 糖尿病性肾病可能；5. 阵发性心房颤动；6. 低蛋白血症；7. 电解质紊乱（低钠、低氯、高磷）；8. 偶发室性期前收缩
其他信息	12.28　血红蛋白 83g/L
药物治疗方案	12.28—01.31　罗沙司他胶囊　120mg　po　tiw 12.28—01.31　碳酸司维拉姆片　1.6g　po　tid 12.28—01.31　多糖铁胶囊　0.15g　po　bid 12.28—01.05　注射用头孢他啶　1g　腹膜透析　q8h 12.28—01.05　注射用头孢唑啉钠　1g　腹膜透析　q8h
用药点评	联合用药不当。该患者服用罗沙司他胶囊的同时，还使用碳酸司维拉姆及多糖铁，罗沙司他与碳酸司维拉姆合并用药可导致血浆罗沙司他血药浓度下降，并且应在口服铁或其他含多价阳离子药物和矿物质补充剂使用前后至少间隔 1 小时服用罗沙司他
备注	

练 习 题

一、不定项选择题

1. 升白细胞药物不包括（　　　）

　A. 利可君　　　　　　　　　　　　　B. 维生素 B_4

　C. 重组人促红素　　　　　　　　　　D. 非格司亭

　E. 粒细胞集落刺激因子

2. 患者诊断为非霍奇金淋巴瘤（弥漫大 B 细胞淋巴瘤），为预防白细胞减少，临床给予利可君片 20mg　qd　po，该处方存在的问题是（　　　）

　A. 超适应证用药　　　　　　　　　　B. 给药剂量不适宜

　C. 存在有风险的药物相互作用　　　　D. 有用药禁忌证

　E. 给药频次不适宜

3. 患者诊断为弥漫性甲状腺肿伴甲状腺功能亢进症，未行血常规相关检查，临床给予利可君片 20mg tid po，该处方存在的问题是（　　　）

　A. 超适应证用药　　　　　　　　　　B. 给药剂量不适宜

　C. 存在有风险的药物相互作用　　　　D. 有用药禁忌证

　E. 给药频次不适宜

4. 复方皂矾丸的适应证不包括（　　　）

    A. 再生障碍性贫血   B. 白细胞减少症

    C. 血小板减少症   D. 骨髓增生异常综合征

    E. 红细胞减少症

5. 地榆升白片的药理学作用不包括（　　　）

    A. 促进红细胞生成   B. 升高外周血白细胞

    C. 保护造血系统功能   D. 改善骨髓微循环

    E. 调节免疫功能

6. 以下哪项不是升血小板胶囊的作用（　　　）

    A. 清热解毒   B. 凉血止血   C. 散瘀消斑   D. 益气养阴

7. 患者诊断为静脉血栓栓塞症，肝素诱导血小板减少，为预防血小板减低，临床给予盐酸小檗胺片 112mg bid po，该处方存在的问题是（　　　）

    A. 超适应证用药   B. 给药剂量不适宜

    C. 存在有风险的药物相互作用   D. 有用药禁忌证

    E. 给药频次不适宜

8. 患者诊断为重度贫血，并且血小板减少合并白细胞减少，临床给予盐酸小檗胺片 84mg tid po，该处方存在的问题是（　　　）

    A. 超适应证用药   B. 给药剂量不当

    C. 存在有风险的药物相互作用   D. 有用药禁忌证

    E. 给药频次不适宜

9. 下列属于重组人促红素禁忌证的是（　　　）

    A. 低血压   B. 心律失常

    C. 中性粒细胞减少   D. 难以控制的高血压

    E. 贫血

10. 放疗时白细胞减少可选用（　　　）

    A. 琥珀酸亚铁   B. 罗沙司他

    C. 重组人促红素   D. 重组组织型纤维蛋白溶酶原激活剂

    E. 重组人粒细胞集落刺激因子

11. 患者诊断为慢性肾脏病 3 期，肾性贫血，为预防贫血症状发生，临床给予重组人促红素注射液 50U iv tiw，该处方存在的问题是（　　　）

    A. 超适应证用药   B. 给药剂量不当

    C. 存在有风险的药物相互作用   D. 有用药禁忌证

    E. 给药频次不适宜

12. 下列对造血多能干细胞发生作用的造血生长因子是（　　　）

    A. EPO   B. IL-3   C. G-CSF   D. Meg-CSF   E. M-CSF

13. 以下不属于造血生长因子的是（　　　）

    A. 红细胞生成素   B. 粒细胞集落刺激因子

    C. 白细胞介素   D. 肾上腺素

    E. 巨噬细胞集落刺激因子

14. 患者诊断为子宫恶性肿瘤，化疗后出现骨髓抑制，为改善状况，临床给予人粒细胞刺激因子 150μg ih st，该处方存在的问题是（　　）
    A. 超适应证用药
    B. 给药剂量不适宜
    C. 存在有风险的药物相互作用
    D. 有用药禁忌证
    E. 给药频次不适宜

15. 患者诊断为子宫内膜恶性肿瘤，异常子宫出血，临床给予人粒细胞刺激因子 150μg ih st，聚乙二醇化重组人粒细胞刺激因子 1ml ih st，该处方存在的问题是（　　）
    A. 超适应证用药
    B. 给药剂量不适宜
    C. 联合用药不当
    D. 有用药禁忌证
    E. 疗程不当

16. 患者诊断为鼻咽恶性肿瘤，并双侧颈部淋巴结继发恶性肿瘤，第一周期化疗后，出现Ⅲ级骨髓抑制，临床给予重组人粒细胞巨噬细胞刺激因子 150μg ih qd，(持续用药5天)，该处方存在的问题是（　　）
    A. 超适应证用药
    B. 给药剂量不适宜
    C. 存在有风险的药物相互作用
    D. 有用药禁忌证
    E. 给药时间不当

17. 以下哪项是硫培非格司亭注射液的一过性不良反应（　　）
    A. 骨痛
    B. 恶心
    C. 血小板减少
    D. 乏力
    E. 白细胞减少

18. 患者诊断为胫骨恶性肿瘤（右胫骨上段骨肉瘤ⅡB期术后），化疗后骨髓抑制、粒细胞缺乏，临床给予表柔比星 51mg（d1～3）+顺铂 170mg（d4），硫培非格司亭注射液 6mg ih qd，重组人粒细胞刺激因子注射液 150μg ih，该处方存在的问题是（　　）
    A. 超适应证用药
    B. 给药剂量不适宜
    C. 联合用药不当
    D. 有用药禁忌证
    E. 给药频次不适宜

19. 口服铁剂最常见的不良反应是（　　）
    A. 过敏反应
    B. 高血压
    C. 胃肠道刺激症状
    D. 嗜睡
    E. 出血情况

20. 关于静脉补铁的特点，下述说法不正确的是（　　）
    A. 起效快
    B. 生物利用度高
    C. 成本高
    D. 安全性好
    E. 依从性好

21. 患者，男，30岁，两年前做过胃切除术，近来经常头晕、心悸、体力逐渐下降，诊断为缺铁性贫血，患者贫血的原因可能是（　　）
    A. 铁摄入不足
    B. 铁吸收不足
    C. 铁需要量增加
    D. 铁消耗过多

E. 铁不能利用

22. 患者，女，40 岁，近 1 个月来自觉疲乏、无力、头晕，医嘱琥珀酸亚铁溶液口服，为减少不良反应，正确的服用方法是（　　）

A. 饭前服用
B. 直接喝

C. 茶水送服
D. 牛奶送服

E. 服药后及时漱口

23. 关于罗沙司他，以下说法不正确的是（　　）

A. 可空腹服用

B. 可以与食物同服

C. 如漏服，需要补服

D. 透析前后任何时间都可以服用罗沙司他

24. 关于罗沙司他，下列说法不正确的是（　　）

A. 罗沙司他的治疗受微炎症状态的影响

B. 罗沙司他可有效降低非透析人群使用静脉铁剂的风险

C. 罗沙司他可提高铁的吸收和利用

D. 促进组织生长

E. 促进伤口愈合

二、案例分析题

案例 1

一般资料	科室名称：呼吸与危重症医学科　　患者姓名：×××　　住院号：×××××		
	性　别：男　　　　　　年　龄：67 岁　　　　体　重：87kg		
临床诊断	1. 静脉血栓栓塞症；2. 慢性阻塞性肺疾病急性加重；3. 低分化胆管细胞癌；4. 肝损伤待查；5. 结肠多发息肉；6. 慢性非萎缩性胃炎伴局部肠化；7. 十二指肠球炎；8. 结肠多发憩室；9. 肝素诱导血小板减少；10. 睡眠呼吸暂停低通气综合征		
其他信息	08.05　白细胞计数 $6.2×10^9/L$ 08.13　白细胞计数 $4.4×10^9/L$		
药物治疗方案	08.04—08.13　盐酸小檗胺片　112mg　po　tid 08.04—08.09　依诺肝素钠注射液　8000U　ih　q12h 08.04—08.08　左氧氟沙星氯化钠注射液　0.6g　ivgtt　qd 08.04—08.13　双环醇片　25mg　po　tid 08.08—08.13　华法林钠片　3mg　po　qn		
用药点评			
备注			

案例 2

一般资料	科室名称：神经内科　　患者姓名：×××　　住院号：×××××		
	性　别：女　　　　　年　龄：79 岁　　　　体　重：39kg		
临床诊断	1. 脑梗死；2. 高血压 3 级（极高危）；3. 高胆固醇血症；4. 脑动脉硬化症；5. 干燥综合征；6. 肾功能不全；7. 反流性食管炎；8. 冠状动脉粥样硬化性心脏病；9. 肺部感染；10. 肾性贫血；11. 白细胞减少症；12. 耳廓感染；13. 高同型半胱氨酸血症；14. 下肢肌间静脉血栓形成		

续表

其他信息	07.02 白细胞计数 3.0×10⁹/L
药物治疗方案	07.03—07.10 盐酸小檗胺片 56mg po tid 06.29—07.08 阿司匹林肠溶片 0.1g po qd 06.29—07.10 富马酸比索洛尔片 5mg po qd 06.29—07.10 缬沙坦分散片 40mg po qd 06.29—07.10 来氟米特片 10mg po qod 06.29—07.10 甲泼尼龙片 4mg po qd
用药点评	
备注	

案例 3

一般资料	科室名称：内科综合病区　　患者姓名：×××　　住院号：××××××
	性　别：男　　　　　年　龄：66岁　　　体　重：60kg
临床诊断	1. 手术后恶性肿瘤化学治疗；2. 化疗后骨髓抑制；3. 直肠恶性肿瘤；4. 肝继发恶性肿瘤；5. 结肠外置状态
其他信息	08.26 白细胞计数 14.13×10⁹/L；中性粒细胞绝对值 12.22×10⁹/L 08.30 白细胞计数 3.52×10⁹/L；中性粒细胞绝对值 2.45×10⁹/L
药物治疗方案	08.26 注射用氟尿嘧啶 1.75g 微量泵入（21ml/h） st 08.26 注射用氟尿嘧啶 0.5g 微量泵入 st 08.26 盐酸伊立替康注射液 300mg ivgtt st 08.26 贝伐珠单抗注射液 300mg ivgtt st 08.27 注射用氟尿嘧啶 1.75g 微量泵入（21ml/h） st 08.24 人粒细胞刺激因子 150μg ih st 08.30 人粒细胞刺激因子 150μg ih st 08.31 人粒细胞刺激因子 150μg ih st 08.31—09.02 地榆升白片 0.2g po tid
用药点评	
备注	

案例 4

一般资料	科室名称：肾内科　　　患者姓名：×××　　住院号：××××××
	性　别：男　　　　　年　龄：45岁　　　体　重：83kg
临床诊断	1. 慢性肾脏病5期；2. 肾性贫血；3. 急性心力衰竭；4. 高血压
其他信息	03.24 血红蛋白 96g/L
药物治疗方案	03.24—04.09 重组人促红素注射液 3000U ih tiw（W1/3/5） 03.24—04.09 苯磺酸氨氯地平片 5mg po qd 03.24—04.09 缬沙坦胶囊 80mg po qd 03.24 呋塞米注射液 20mg iv st 03.25 呋塞米注射液 20mg iv st
用药点评	
备注	

案例 5

一般资料	科室名称：骨与软组织肿瘤科		患者姓名：×××	住院号：××××××
	性　别：女		年　龄：16 岁	体　重：50kg
临床诊断	1. 手术后恶性肿瘤化学治疗[左胫骨上段骨肉瘤（ⅡB 期）术后化疗]；2. 手术后状态，其他特指的（左腓总神经、胫后神经损伤术后）；3. 化疗后骨髓抑制（中度）；4. 中度贫血；5. 窦性心律失常（窦性心律不齐）；6. 肺诊断性影像异常（左肺下叶小结节）			
其他信息	01.06　白细胞计数 9×10⁹/L；中性粒细胞绝对值 5.28×10⁹/L			
	01.21　白细胞计数 1.6×10⁹/L；中性粒细胞绝对值 0.72×10⁹/L			
药物治疗方案	12.28　硫培非格司亭注射液　6mg　ih　qd（上一个化疗疗程）			
	01.07—01.09　注射用盐酸表柔比星　40mg + 5%GS　50ml　iv　qd			
	01.10　顺铂注射液　160mg + GNS　500ml　ivgtt　qd			
	01.13　硫培非格司亭注射液　6mg　ih　qd			
	01.07—01.11　重组人血管内皮抑制素注射液　15mg + NS　500ml　ivgtt　qd			
	01.13　重组人粒细胞刺激因子注射液　150μg　ih　qd			
用药点评				
备注				

案例 6

一般资料	科室名称：肿瘤血液科		患者姓名：×××	住院号：××××××
	性　别：女		年　龄：68 岁	体　重：46kg
临床诊断	1. 直肠恶性肿瘤 pT2N1bM0 ⅢA 期 中分化腺癌；2. 化疗后骨髓抑制；3. 放射性肠炎；4. 肠系膜淋巴结继发恶性肿瘤；5. 非感染性腹泻；6. 肠易激综合征；7. 高胆固醇血症			
其他信息	05.31　白细胞计数 2.10×10⁹/L；中性粒细胞计数 1.20×10⁹/L			
	06.02　白细胞计数 10.18×10⁹/L；中性粒细胞计数 8.23×10⁹/L			
药物治疗方案	05.31—06.01　人粒细胞刺激因子注射液　300μg　ih　qd			
	05.31—06.13　泮托拉唑注射剂　80mg + NS　100ml　ivgtt　qd			
	06.03　奥沙利铂注射剂　180mg + 5%GS　250ml　ivgtt　st			
	06.03—06.16　卡培他滨片　早 1000mg 晚 1500mg　po			
用药点评				
备注				

案例 7

一般资料	科室名称：肿瘤血液科		患者姓名：×××	住院号：××××××
	性　别：男		年　龄：89 岁	体　重：55kg
临床诊断	1. 恶性肿瘤放射治疗；2. 口咽结外 NK/T 细胞淋巴瘤；3. 高血压 3 级（极高危）；4. 冠状动脉粥样硬化性心脏病；5. 慢性阻塞性肺疾病；6. 间质性肺炎；7. 乙型病毒性肝炎；8. 低蛋白血症；9. 甲状腺结节（TIRADS 2 类）；10. 锁骨上淋巴结肿大			
其他信息	04.20　白细胞计数 2.92×10⁹/L；中性粒细胞计数 2.30×10⁹/L			
	04.23　白细胞计数 37.23×10⁹/L；中性粒细胞计数 35.58×10⁹/L			
药物治疗方案	03.05—04.23　氨氯地平阿托伐他汀钙片　半片　po　qd			
	03.05—04.23　比索洛尔片　2.5mg　po　qd			
	03.05—04.23　氯吡格雷片　25mg　po　qd			
	03.05—04.23　布地奈德福莫特罗粉吸入剂　320μg　吸入　bid			
	04.21—04.22　人粒细胞刺激因子注射液　300μg　ih　qd			
用药点评				
备注				

案例 8

一般资料	科室名称：神经内科　　患者姓名：×××　　住院号：××××××
	性　别：女　　　　年　龄：86 岁　　　体　重：45kg
临床诊断	1. 痴呆；2. 肺炎；3. 肝内胆管炎；4. 胆囊结石；5. 低蛋白血症；6. 贫血；7. 陈旧性肋骨骨折；8. 白细胞减少；9. 血小板减少；10. 高血压；11. 便隐血；12. 低钾血症
其他信息	患者身高 155cm；体表面积 1.43m² 04.02　白细胞计数 1.80×10⁹/L；中性粒细胞计数 1.02×10⁹/L 04.07　白细胞计数 2.47×10⁹/L；中性粒细胞计数 1.31×10⁹/L 04.25　白细胞计数 1.99×10⁹/L；中性粒细胞计数 1.12×10⁹/L 04.29　白细胞计数 2.80×10⁹/L；中性粒细胞计数 1.26×10⁹/L
药物治疗方案	04.02—05.01　氨氯地平片　5mg　po　qd 04.03　人粒细胞刺激因子注射液　300μg　ih　st 04.08—04.20　美金刚片　20mg　po　qn 04.08—04.20　生血宁片　2 片　po　tid 04.25　人粒细胞刺激因子注射液　300μg　ih　st
用药点评	
备注	

案例 9

一般资料	科室名称：内科　　　患者姓名：×××　　住院号：××××××
	性　别：女　　　　年　龄：90 岁　　　体　重：45kg
临床诊断	1. 慢性心力衰竭急性加重 心功能Ⅳ级（NYHA 分级）；2. 高血压急症；3. 肺部感染；4. 不稳定型心绞痛；5. 慢性肾脏病 4 期；6. 高血压性肾损害；7. 频发性房性期前收缩；8. 肾性贫血；9. 双侧胸腔积液；10. 腹腔积液
其他信息	12.10　血红蛋白 67g/L。
药物治疗方案	12.10—12.21　罗沙司他胶囊　70mg　po　biw 12.10—12.14　注射用头孢噻肟钠　1g＋NS　100ml　ivgtt　q8h 12.10—12.21　复方 α-酮酸片　4 片　po　tid 12.10—12.21　阿托伐他汀钙片　20mg　po　qd 12.10—12.21　盐酸贝尼地平片　8mg　po　qd 12.10—12.21　硫酸氢氯吡格雷片　50mg　po　qd
用药点评	
备注	

案例 10

一般资料	科室名称：内科　　　患者姓名：×××　　住院号：××××××
	性　别：男　　　　年　龄：55 岁　　　体　重：61kg
临床诊断	1. 腹膜透析相关性腹膜炎；2. 慢性肾脏病 5 期 维持性腹膜透析 肾性贫血 继发性甲状旁腺功能亢进 电解质代谢紊乱（低钾、高磷）；3. 冠状动脉粥样硬化性心脏病 心功能Ⅱ级（NYHA 分级）；4. 陈旧性心肌梗死；5. 高血压 3 级（极高危）高血压性心脏病；6. 2 型糖尿病 双眼糖尿病性视网膜病变 糖尿病性肾病；7. 乙肝病毒携带者；8. 低 T₃ 综合征
其他信息	10.09　血红蛋白 111g/L

续表

药物治疗方案	10.09—10.15 罗沙司他胶囊 100mg po biw 10.09—10.15 盐酸多沙唑嗪缓释片 4mg po qd 10.09—10.15 盐酸可乐定片 150μg po qd 10.09—10.15 注射用盐酸万古霉素 0.5g 腹膜透析 q12h 10.09—10.11 复方 α-酮酸片 4 片 po tid 10.09—10.15 盐酸阿罗洛尔片 10mg po qd 10.09—10.15 盐酸贝尼地平片 8mg po qd 10.09—10.15 培哚普利叔丁胺片 8mg po qd 10.09—10.15 腹膜透析液（1.5%） 2000ml 腹膜透析 q12h 10.09—10.15 腹膜透析液（2.5%） 2000ml 腹膜透析 st
用药点评	
备注	

参 考 答 案

一、不定项选择题

1. C 2. E 3. A 4. E 5. A 6. D 7. A 8. B 9. D 10. E 11. B 12. B 13. D 14. A 15. C 16. E 17. A 18. C 19. C 20. D 21. B 22. E 23. C 24. A

二、案例分析题

案例 1

答案：适应证不适宜。盐酸小檗胺主要用于①各种原因引起的白细胞减少症；②预防肿瘤患者由于化疗后白细胞减少；③预防肿瘤患者放疗后白细胞减少。该患者 08.05 及 08.13 查白细胞均正常，应用盐酸小檗胺不适宜。

案例 2

答案：剂量不适宜。盐酸小檗胺推荐给药剂量应为 1 次 112mg。该患者给药剂量为 1 次 56mg，低于推荐剂量。

案例 3

答案：疗程不适宜。该患者使用地榆升白片的目的是治疗化疗引起的白细胞减少，疗程一般为 20～28 天，该患者只使用了 3 天，因此不适宜。《地榆升白片在肿瘤放化疗中的应用评价及共识》和赵泽丰等发表的《地榆升白片治疗肿瘤化疗后引起的白细胞减少 Meta 分析》提到地榆升白片用于化疗引起的白细胞减少症时，治疗化疗引起的白细胞减少疗程一般为 20～28 天。

案例 4

答案：有禁忌证。重组人促红素注射液说明书禁忌证包括①未控制的重度高血压患者；②对本品活性物质或任一成分过敏者，对人血清白蛋白过敏者；③合并感染者，宜控制感染后再使用本品；④Hb≥90g/L 的合并心力衰竭慢性肾脏病患者。患者慢性肾脏病 5 期，Hb 96g/L 合并心力衰竭，禁止使用重组人促红素注射液，属于禁忌证用药。

2017 年美国心脏病学会/美国心脏协会/美国心力衰竭学会（ACC/AHA/HFSA）发布指

南和《中国肾性贫血诊治临床实践指南》均建议 Hb≥90g/L 的合并心力衰竭慢性肾脏病患者不使用人促红素治疗。

案例 5

答案：给药时间不当，联合用药不当。患者在使用细胞毒性化疗药物前 14 天内注射过硫培非格司亭注射液。该患者接受细胞毒性化疗药物治疗 24 小时后，于 01.13 同时注射硫培非格司亭与重组人粒细胞刺激因子。

化疗药物可抑制骨髓的造血功能，使成熟的中性粒细胞凋亡后得不到及时更新，导致循环中的中性粒细胞计数减少。在使用化疗药物后，外周血中性粒细胞计数会出现低谷，需要 14～24 天中性粒细胞才能恢复。说明书建议硫培非格司亭应使用到至少距离下次化疗 14 天。

案例 6

答案：剂量不当。癌症化疗后引起的中性粒细胞减少症的人粒细胞刺激因子推荐剂量为 1.25～5μg/kg，该患者单次给药剂量为 300μg（6.52μg/kg），高于推荐剂量。

案例 7

答案：适应证不适宜。人粒细胞刺激因子的适应证：①促进骨髓移植后中性粒细胞计数增加。②癌症化疗引起的中性粒细胞减少症，包括恶性淋巴瘤、小细胞肺癌、胚胎细胞癌（睾丸肿瘤、卵巢肿瘤等）、神经母细胞瘤等。③骨髓异常增生综合征伴发的中性粒细胞减少症。④再生障碍性贫血伴发的中性粒细胞减少症。⑤先天性、特发性中性粒细胞减少症。依据《中国临床肿瘤学会（CSCO）肿瘤放化疗相关中性粒细胞减少症规范化管理指南（2021）》，中性粒细胞减少症指外周血中性粒细胞绝对计数低于 $2.0×10^9$/L。该患者中性粒细胞计数大于 $2.0×10^9$/L，未达到诊断中性粒细胞减少症的标准，不符合该药的适应证。

案例 8

答案：剂量不当。特发性中性粒细胞减少症的推荐剂量为 $50μg/m^2$，该患者的体表面积为 $1.43m^2$，给药剂量 300μg，高于推荐剂量。

疗程不当。特发性中性粒细胞减少症的停药或减量时机如下：当中性粒细胞计数超过 $5×10^9$/L 时，该患者中性粒细胞 4 次监测均低于 $5×10^9$/L 即停药，停药时间过早。

案例 9

答案：给药频次不当。根据体重选择起始剂量：非透析患者为每次 70mg（40～60kg）或 100mg（≥60kg），口服给药，每周 3 次。该患者体重 45kg，应更改为 70mg　po　tiw 的给药方法。

案例 10

答案：剂量不当。根据体重选择起始剂量：透析患者为每次 100mg（45～60kg）或 120mg（≥60kg），口服给药，每周 3 次。该患者 61kg，且为透析患者，初始给药剂量应为 120mg。

给药时间不当。该患者初始给药时，血红蛋白值为 111g/L，高于 100g/L，不应该启用罗沙司他进行治疗，给药时机不适宜。

备注：《中国肾性贫血诊治临床实践指南》《罗沙司他治疗肾性贫血中国专家共识》推荐的罗沙司他用于治疗肾性贫血的起始治疗时机为血红蛋白小于 100g/L。

（董晓敏）

参 考 文 献

陈新谦，金有豫，汤光，2019. 新编药物学[M]. 8 版. 北京：人民卫生出版社.

肺泡蛋白沉积症共识专家组，2020. 重组人粒细胞-巨噬细胞集落刺激因子雾化吸入治疗自身免疫性肺泡蛋白沉积症的专家共识（2022 年版）[J]. 中华结核和呼吸杂志，9（45）：866-871.

国家儿童医学中心（北京），北京儿童医院集团慢性肾脏病贫血管理协作组，《中国实用儿科杂志》编辑委员会，2018. 儿童慢性肾脏病贫血诊断与治疗专家共识[J]. 中国实用儿科杂志，33（7）：493-497.

康鹏德，黄强，沈慧勇，等. 中国骨科手术围手术期贫血诊疗指南[J]. 中华骨与关节外科杂志，2019，12（11）：833-840.

马军，秦叔逵，朱军，等，2020. 硫培非格司亭临床应用专家共识[J]. 临床肿瘤学杂志，25（5）：461-465.

马军，朱军，徐兵河，等，2016. 聚乙二醇化重组人粒细胞刺激因子（PEG-rhG-CSF）临床应用中国专家共识[J]. 中国肿瘤临床，43（7）：271-274.

曾卫强，沈静，龚倩，2019. 肿瘤治疗药学监护路径[M]. 北京：世界图书出版社.

中国成人血小板减少症急诊管理共识专家组，2022. 中国成人血小板减少症急诊管理专家共识[J]. 中华急诊医学杂志，31（2）：161-168.

中国抗癌协会肿瘤临床化疗专业委员会，中国抗癌协会肿瘤支持治疗专业委员会，2019. 中国肿瘤化疗相关贫血诊治专家共识（2019 年版）[J]. 中国医学前沿杂志（电子版），11（12）：78-85.

中国临床肿瘤学会指南工作委员会，2021. 肿瘤放化疗相关中性粒细胞减少症规范化管理指南[J]. 临床肿瘤学杂志，26（7）：638-648.

《中华儿科杂志》编辑委员会，中华医学会儿科学分会血液学组，中华医学会儿科分会儿童保健学组，2010. 儿童缺铁和缺铁性贫血防治建议[J]. 中国儿童保健杂志，18（8）：724-726.

中华医学会肝病学分会药物性肝病学组，2015. 药物性肝损伤诊治指南[J]. 中华肝脏病杂志，2015，23（11）：750-767.

中华医学会外科学分会，《中华外科杂志》编辑委员会，2020. 普通外科围手术期缺铁性贫血管理多学科专家共识[J]. 中华外科杂志，58（4）：252-256.

中华医学会围产医学分会，2014. 妊娠期缺乏和缺铁性贫血诊治指南[J]. 中华围产医学杂志，17（7）：451-454.

中华医学会血液学分会红细胞疾病（贫血）学组，2022. 中性粒细胞减少症诊治中国专家共识[J]. 中华医学杂志，102（40）：3167-3173.

Abdelazeem B，Shehata J，Abbas KS，et al，2022. The efficacy and safety of roxadust for the treatment of anemia in non-dialysis dependent chronic kidney disease patients：an updated systematic review and meta-analysis of randomized clinical trials[J]. PLoS One，17（4）：e0266243.

Barratt J，Sulowicz W，Schömig M，et al，2021. Efficacy and cardiovascular safety of roxadust in Dialysis-Dependent Chronic Kidney Disease：Pooled Analysis of Four Phase 3 Studies[J]. Adv Ther，38（10）：5345-5360.

Batchelor EK，Kapitsinou P，Pergola PE，et al，2020. Irondeficiency in chronic kidney disease：updates onpathophysiology，diagnosis，and treatment[J]. J Am Soc Nephrol，31（3）：456-468.

De Franceschi L，Iolascon A，Taher A，et al，2017. Clinicalmanagement of iron deficiency anemia in adults：systemicreview on advances in diagnosis and treatment[J]. Eur J Intern Med，42：16-23.

National Institute of Health and Care Excellence. Chronickidney disease：managing anaemia. NICE Guideline [NG8][EB/OL].（2015-06-03）[2020-12-31].

Nielsen OH, Soendergaard C, Vikner ME, et al, 2018. Rationalmanagement of iron-deficiency anaemia in inflammatorybowel disease[J]. Nutrients, 10（1）：82.

Snook J, Bhala N, Beales ILP, et al, 2021. British Society of Gastroenterology guidelines for the management of iron deficiency anaemia in adults[J]. Gut, 70（11）：2030-2051.

Stuart MJ, Murphy S, Oski FA, 1975. A simple nonradioisotope technic for the determination of platelet life-span[J]. N Engl J Med, 292（25）：1310-1313.

Urso K, Leal Mart í nez-Bujanda J, Del Prado JM, 2021. Ironprotein succinylate in the management of iron deficiencyanemia：a comparative study with ferrous sulphate at lowand high therapeutic doses[J]. Nutrients, 13（3）：968.

van de Meent DG, den Adel M, Kerbusch V, et al, 2022. Effect of roxadust on the pharmacokinetics of simvastin, rosuvastin, and atorvastin in healthy subjects：results from 3 Phase 1, Open-Label, 1-Sequence, crossover studies[J]. Clin Pharmacol Drug Dev, 11（4）：486-501.

van de Meent DG, Kerbusch V, Barroso-Fernandez B, et al, 2021. Effect of the phosphate binders sevelamer carbonate and calcium acetate on the pharmacokinetics of roxadust after concomitant or time-separated administration in healthy Individuals[J]. Clin Ther, 43（6）：1079-1091.

Yancy CW, Jessup M, Bozkurt B, et al, 2017. 2017 ACC/AHA/HFSA Focused Update of the 2013 ACCF/AHA Guideline for the management of heart failure：a report of the American College of Cardiology/American Heart Association Task Force on Clinical Practice Guidelines and the Heart Failure Society of America[J]. Circulation, 136（6）：e137-e161.

第九章 活血和止血类中成药的处方点评

凡离开经脉的血液不能及时排出和消散，而停留于体内，或血液运行不畅，淤积于经脉或脏腑组织器官之内的均称为瘀血。由瘀血内阻而引起的病证，称为血瘀证。引起血瘀的原因有寒凝、气滞、气虚、痰湿、外伤等。血瘀证的治法为活血化瘀，固冲止血，如寒凝型血瘀则温经活血，气滞型血瘀则行气理气活血，气虚型血瘀则补气活血等，可选用相应活血化瘀药以通利血脉、促进血行、消散瘀滞。出血是指血不循经妄行于脉道之外，并从脏腑组织或孔窍流溢于体外的症状。血液得以正常地循行于脉管之中、流布全身，主要依赖于心气的推动、肺气的统帅和布散、脾气的统摄、肝藏血主疏泄功能的调节。一旦上述脏器的功能受某些致病因素的作用而失调，便可引起各种类型的出血。例如，邪热（实热或虚热）迫血妄行或损伤血络，或气虚不能摄血，或瘀血内阻血不归经，或外伤损伤脉络等，均可导致血不循经而溢出体外。根据出血的病因、病机选用不同的止血药物。例如，血热妄行的，选凉血止血药；虚寒性出血证，选温经止血药；瘀滞引起的出血证，选化瘀止血药；没有明显邪气的出血证，选收敛止血药。本章主要介绍临床常用的活血和止血类中成药的分类与作用特点。中成药是指在中医药理论指导下，以中药饮片为原料，按规定的生产工艺和质量标准制成，标明功能主治、用法、用量和注意事项、禁忌等的中药成方制剂，可直接用于防治疾病。

中成药应用有悠久的历史，早在史前的夏禹时代，就已经运用酒曲的健脾胃、助消化作用消积导食，治疗消化不良，至今仍在应用，是一种早期应用的复合酶制剂。

当代中成药实际应用中除了丸散膏丹等传统剂型外，更常用现代剂型，包括颗粒剂、胶囊剂、片剂、滴丸剂、糖浆剂和口服液、喷雾剂、注射剂等。中成药具有疗效确切，服用、携带、生产、贮运方便等优点。但随临床广泛应用，不良事件也凸显出来，如未辨证、超说明书主治功能、超用法用量、联合用药不适宜、禁忌证等，甚至认为中成药没有副作用而滥用。中医传统认识"是药三分毒"，说明了中药既能起到防病治病的效果，也可引起药物不良反应。由于多数中成药成分不明确、组分复杂，作用机制不明，起效慢、疗效较长等原因，引起的不良反应更缓慢、更隐蔽、更复杂，不容易发现和辨识，更不能忽视。

中成药临床应用安全的保证是合理用药，根据国家中医药管理局发布的《中成药临床应用指导原则》，中成药临床使用包括辨证用药，或辨病辨证结合用药；选择适宜的剂型、剂量、疗程、给药途径；联合用药应遵循药效互补原则及增效减毒原则；孕妇使用应选择对胎儿无损害的中成药等原则。中药注射剂的临床应用及使用管理，同时还应遵照《关于进一步加强中药注射剂生产和临床使用管理的通知》（卫医政发〔2008〕71号）。

本章节活血与止血类中成药归为中药理血剂范畴，成分以活血和止血药物为主，有活血、止血等功能，主治病症属于中医"血证"范畴。

第一节　活血类中成药的分类与作用特点

活血类中成药主要指具有疏通血脉、祛除瘀血、促进血行等作用，能治疗中医血瘀证的药物，按照活血药作用特点可分为活血化瘀药、行气活血药、活血化痰药、化瘀消癥药等。现代医学中药药理研究提示活血类中成药主要有抗血栓形成、抗血小板聚集、改善血液流变性等药理作用。与血液系统抗栓作用相关的活血类中成药按证候主要有活血化瘀中成药、行气活血中成药及补气活血中成药等。

一、活血化瘀中成药

活血化瘀中成药主要有丹参、三七、银杏叶、灯盏细辛、川芎、当归、桃仁、红花、赤芍、山楂、大黄、牛膝、牡丹皮、延胡索等活血化瘀类中药药物，可用于心血瘀阻型冠心病心绞痛、高脂血症，瘀血阻脉所致的胸痹，症见胸闷憋气、心前区刺痛、心悸、健忘等。活血化瘀中成药有丹参注射液、注射用丹参（冻干）、注射用丹参多酚酸、注射用丹参多酚酸盐、丹红注射液、脑得生胶囊（丸、颗粒、片）等。

丹参注射液、注射用丹参（冻干）、注射用丹参多酚酸具有活血化瘀、养心通络之效，主要有效成分是丹参提取物。现代药理学研究显示丹参提取物含有丹酚酸、丹参素等多种水溶性酚酸类物质，有抗心肌缺血、抗脑缺血、降血脂、改善血液流变性、抑制斑块生成等药理作用。因丹酚酸类成分含有多羟基，与鞣质性质类似，应避免和生物碱类药物、含氨基药物如氨基糖苷类抗生素同瓶滴注。注射用丹参多酚酸盐是以丹参乙酸镁为质量控制标准的中药制剂，具有显著的抗心肌缺血作用，同时可降低心肌耗氧量，对抗血小板聚集和抑制血栓形成。由于含有二价镁离子，和喹诺酮类药物合用会产生沉淀，应避免同瓶滴注。

丹红注射液由丹参、红花及注射用水组成，含有丹参酮、丹参酸、丹参酚酸及红花黄色素、红花酚苷和儿茶酚等化学成分，具有通脉舒络、活血化瘀等功效。在丹红注射液中，丹参味苦、性寒，入心包经，具有行血止痛、活血化瘀之功效。红花味辛、性温，入心经，辛散温通，具有祛瘀止痛、活血通经之效。红花与丹参相须为用，共奏通经止痛、活血化瘀之效。现代药理学研究显示丹红注射液具有抑制血小板聚集、抗炎症损伤、保护血管内皮、抗细胞凋亡的药理作用。由于丹红注射液有较强的活血化瘀的作用，故在使用本品时不宜合并使用其他活血化瘀注射剂，与抗凝药或抗血小板药同时使用可能增加出血风险，如确需使用，应加强监测。

脑得生胶囊（丸、颗粒、片）由三七、川芎、红花、葛根、山楂组成。方中的三七活血通络、化瘀止痛，为主药。辅以红花活血化瘀而通络；川芎行气活血，化瘀通络，祛风止痛。佐以葛根解肌宣痹，解痉止痛，除烦；山楂行气化瘀，健脾消食。诸药合用，共奏活血化瘀、疏通经络、醒脑开窍之功。现代药理学研究显示脑得生胶囊具有扩张冠状动脉血管、增加冠状动脉血流量、显著降低血脂和血液黏度的作用，对聚集血小板有解聚作用和很强的抗血栓形成、防治心肌缺血等功效。

常用活血化瘀中成药的组分、主治、用法用量及注意事项见表 9-1。

表 9-1 活血化瘀中成药

药名	组分或有效成分	主治	用法用量	注意事项
丹参注射液	水溶性丹参酚酸类	冠心病、稳定型心绞痛，中医辨证为心血瘀阻证	肌内注射，一次 2～4ml，一日 1～2 次 静脉注射，一次 4ml（用 50%GS20ml 稀释后使用），一日 1～2 次 静脉滴注，一次 10～20ml，用 5%GS100～500ml 稀释后使用，一日 1 次	月经期及有出血倾向者禁用；孕妇禁用
注射用丹参（冻干）			静脉滴注。以 NS 或 5%GS500ml 稀释。1 次 1 支（400mg），一日 1 次，或遵医嘱	月经期及有出血倾向者禁用；孕妇禁用
注射用丹参多酚酸		中风病中经络（轻中度脑梗死）恢复期，瘀血阻络证	静脉滴注。一次 1 支（100mg），用 NS250ml 稀释，一日 1 次。疗程 14 天	孕妇、哺乳期妇女禁用。过敏体质、哮喘病史、肺功能不全者慎用
注射用丹参多酚酸盐	主要成分是丹参乙酸镁	冠心病、稳定型心绞痛，中医辨证为心血瘀阻证	静脉滴注。一次 200mg，用 5%GS 或 NS250～500ml 溶解后使用。一日 1 次。疗程 14 天	有出血倾向者慎用。孕妇、哺乳期妇女慎用
丹红注射液	由丹参和红花组方而成。主要有效成分为丹酚酸类、黄酮类成分	用于瘀血闭阻所致的胸痹及中风，冠心病、心绞痛、心肌梗死，缺血性脑病、脑血栓	肌内注射，一次 2～4ml，一日 1～2 次 静脉注射，一次 4ml，加入 50%GS20ml 稀释后缓慢注射，一日 1～2 次 静脉滴注，一次 20～40ml，加入 5%葡萄糖或 NS100～500ml 稀释后缓慢滴注，一日 1～2 次	1. 对本品过敏者或有严重不良反应病史者禁用 2. 有出血倾向者禁用 3. 孕妇及哺乳期妇女禁用
脑得生胶囊（丸、颗粒、片）	三七、葛根、红花、川芎、山楂	活血化瘀，通经活络。用于瘀血阻络所致的眩晕、中风，症见肢体不用、言语不利和头晕目眩；脑动脉硬化、缺血性中风及脑出血后遗症见上述证候者	口服，一次 4 粒（每粒 0.45g）或 6 粒（每粒 0.3g），一日 3 次	1. 风火、痰热证者慎用 2. 孕妇禁用 3. 脑出血急性期者禁用

二、行气活血中成药

行气活血中成药主要由活血与行气药组合而成。常用行气药物有郁金、木香、乳香、没药、香附、川楝子、佛手、香橼、降香、檀香等。行气活血中成药用于气滞血瘀型心脑血管疾病，其临床表现为血瘀证伴胀闷、胀满、胀痛等气滞症状。行气活血中成药有复方丹参片、复方丹参滴丸、复方丹参注射液（又名"香丹注射液"）、速效救心丸等。

复方丹参片、复方丹参滴丸由丹参、三七、冰片组成，具有活血化瘀、理气止痛的功效，用于气滞血瘀所致的胸痹（症见胸闷、心前区刺痛）、冠心病心绞痛等。丹参味苦、性微寒，长于活血祛瘀、通经止痛，为主药。三七活血祛瘀、通络止痛，为辅药。冰片辛香走窜、芳香开窍、引药入心、通脉止痛，为佐药。现代药理学研究显示丹参含丹参酮 I A、丹参素，对心肌缺血缺氧具有保护作用；人参皂苷、三七皂苷具有抗心绞痛、抗心律失常作用，以及对心肌缺血及再灌注损伤的保护作用；冰片含龙脑，具有消炎、镇痛作用。由于含有冰片，较寒凉，受凉后胸痛等症状加重的寒凝血瘀型心绞痛患者，或平素喜热食、大便易稀溏的脾胃虚寒者，不宜服用复方丹参片、复方丹参滴丸。

复方丹参注射液（又名"香丹注射液"）由丹参、降香组成，其中丹参具有活血化瘀、扩张血管、理气止痛的功效，降香具有散瘀定痛、降气辟秽的功效。现代药理学研究显示复方丹参注射液的主要有效成分为丹参酚酸类和挥发性成分如橙花叔醇等，有保护心肌缺血缺氧、清除自由基、保护肝损害、镇静、改善血液流变学等作用，临床用于心绞痛、心肌梗死等。

速效救心丸由川芎、冰片组成。川芎辛温，入肝胆经，行气开郁，活血止痛；冰片辛苦、凉，入心、肺经，通诸窍，散郁火，去翳明目，消肿止痛。川芎、冰片两药合用，相得益彰，共奏理气活血止痛之功效。现代药理学研究显示，川芎嗪具有抗凝血作用，通过抑制血栓素合成酶的活性，抑制血小板聚集和释放。川芎嗪亦有钙拮抗作用，可抑制动脉粥样斑块的形成。冰片能扩张冠状动脉，增加冠脉血流量，有保护缺血性损伤心肌的作用。速效救心丸适用于气滞血瘀型冠心病、心绞痛，因而寒凝血瘀、阴虚血瘀胸痹心痛不宜单用。

常用行气活血中成药的组分、主治、用法用量及注意事项见表 9-2。

表 9-2　行气活血中成药

药名	组分或有效成分	主治	用法用量	注意事项
复方丹参滴丸	丹参、三七、冰片 主要有效成分：水溶性丹参酚酸类、三七皂苷类和龙脑	用于气滞血瘀所致的胸痹；冠心病心绞痛。用于气滞血瘀证所致的 2 型糖尿病引起的 I 期（轻度）、II 期（中度）非增殖性糖尿病视网膜病变	1. 用于冠心病心绞痛：吞服或舌下含服，一次 10 丸，一日 3 次，28 天为一个疗程；或遵医嘱 2. 用于非增殖性糖尿病视网膜病变气滞血瘀证的症状改善：口服。一次 20 丸，一日 3 次。疗程 24 周	1. 孕期、哺乳期妇女慎用 2. 过敏体质者慎用 3. 对于有出血倾向或使用抗凝、抗血小板治疗的患者，应在医生指导下使用本品，并注意监测
复方丹参片	丹参、三七、冰片 主要有效成分：水溶性丹参酚酸类和脂溶性丹参酮类	气滞血瘀所致的胸痹，症见胸闷、心前区刺痛；冠心病心绞痛	一次 3 片，一日 3 次	孕妇慎用

续表

药名	组分或有效成分	主治	用法用量	注意事项
复方丹参注射液（香丹注射液）	丹参、降香 主要有效成分：丹参酚酸类和挥发性成分如橙花叔醇等	用于心绞痛，亦可用于心肌梗死等气滞血瘀证	肌内注射。一次 2ml，一日 1~2 次。静脉滴注。一次 10~20ml，用 5%~10%GS250~500ml 稀释后使用	孕期、哺乳期妇女禁用
速效救心丸	川芎、冰片 主要有效成分：川芎嗪、冰片	气滞血瘀型冠心病，心绞痛	含服，一次 4~6 丸，一日 3 次；急性发作时，一次 10~15 丸	1. 孕妇禁用 2. 对本品及所含成分过敏者禁用 3. 寒凝血瘀、阴虚血瘀胸痹心痛不宜单用

三、补气活血中成药

补气活血中成药主要由活血与补气药组成。常用补气药有人参、党参、太子参、黄芪、山药、刺五加、白术、莲子、白扁豆、大枣、甘草等。补气活血中成药用于气虚淤血证，其临床表现为血瘀证伴面色淡白、身倦乏力、气少懒言等气虚症状。补气活血中成药有复方血栓通胶囊、复方地龙片、刺五加注射液等。

复方血栓通胶囊由三七、黄芪、丹参、玄参组成，方以三七、丹参活血化瘀为主，兼以黄芪、玄参益气养阴，共奏活血化瘀、益气养阴之功效。研究表明，活血化瘀类药物如三七、丹参等具有改善微循环、抗血小板聚集、扩张血管等作用；而黄芪、玄参等具有提高心肌耐缺氧能力、抗心律失常等作用，用于治疗冠心病心绞痛时可改善冠脉供血、提高心肌耐受程度。

复方地龙胶囊由地龙（鲜）、川芎、黄芪、牛膝组成。方中地龙活血化瘀，川芎活血行气，黄芪益气通络，牛膝散淤血、补肝肾，四药合用共奏化瘀通络、益气活血之功。尤其是地龙采用了鲜品低温提取其活性成分，充分保留了地龙蚓激酶的活性物质，使该药在溶栓活血方面的功效显著。复方地龙胶囊整体药性偏温，故不宜用于痰热证、火郁证、瘀热证等有热象者，热性体质患者不适用，在未辨证用药的情况下有可能导致不良反应的发生。

刺五加注射液是由五加科植物刺五加的茎和叶提取有效成分制成的中药注射剂。刺五加味辛、微苦、性温、无毒，主归脾、肾、心经。具有扶正固本、益气健脾、平肝补肾、益智安神、益精壮骨、活血化瘀、通经活络的作用。现代药理学证实，刺五加可扩张血管，降低全血比黏度、血细胞比容并改善血小板黏附功能。刺五加注射液可用于肝肾不足所致的短暂性脑缺血发作、脑动脉硬化、脑血栓形成、脑栓塞等，亦用于冠心病、心绞痛合并神经衰弱和更年期综合征等。

常用补血活血中成药的组分、主治、用法用量及注意事项见表 9-3。

表 9-3　补气活血中成药

药名	组分或有效成分	主治	用法用量	注意事项
复方血栓通胶囊	三七、黄芪、丹参、玄参	活血化瘀，益气养阴。用于治疗血瘀兼气阴两虚证的视网膜静脉阻塞，症见视力下降或视觉异常，眼底瘀血征象，神疲乏力，咽干，口干；也用于血瘀兼气阴两虚的稳定型劳累型心绞痛，症见胸闷、胸痛、心悸、心慌、气短、乏力、心烦、口干	口服。一次 3 粒，一日 3 次。疗程 4～16 周	—
复方地龙胶囊	地龙(鲜)、川芎、黄芪、牛膝	化瘀通络，益气活血。用于缺血性中风中经络恢复期气虚血瘀证，症见半身不遂、口舌歪斜、言语蹇涩或不语、偏身麻木、乏力、心悸气短、流涎、自汗等	口服，一次 2 片，一日 3 次，饭后服用	不宜用于痰热证、火郁证、瘀热证等有热象者
刺五加注射液	刺五加。主要有效成分：总黄酮	平补肝肾，益精壮骨。用于肝肾不足所致的短暂性脑缺血发作、脑动脉硬化、脑血栓形成、脑栓塞等。亦用于冠心病、心绞痛合并神经衰弱和更年期综合征等	静脉滴注：一次 300～500mg，一日 1～2 次，20ml 规格的注射液可按每千克体重 7mg，加入 NS 或 5%～10%GS 中	1. 本品应单独使用，禁忌与其他药物混合配伍使用。不得超剂量使用，要严格按体重计算用量。应严格按照本品适应证范围使用 2. 本品稀释溶媒不宜过少，静脉滴注每 20ml 药液溶媒不应少于 100ml 3. 本品使用 5%～10%GS 或 NS 稀释后，必须在 4 小时以内使用 4. 使用本品时应控制药液温度，建议尽可能接近体温

第二节　止血类中成药的分类与作用特点

　　止血类中成药主要指具有制止体内外出血作用，能治疗中医出血证的药物。常见的现代药理学认为，止血类中成药作用机制主要包括促进血液凝固过程和抗纤维蛋白溶解过程，以及降低血管通透性、促进血管收缩反应等。常用的止血类中成药有凉血止血中成药和化瘀止血中成药等。

一、凉血止血中成药

　　凉血止血中成药主要含大蓟、小蓟、地榆、槐花、侧柏叶、白茅根等凉血止血类中药药物，适用于血热妄行所致的各种出血病证。例如，邪热侵入营血分而吐血发斑；或脏腑阴阳失调，阴虚火旺而血热出血，如咳血、吐血、衄血、尿血、便血等。现代药理学研究表明，凉血止血药的有效成分主要有黄酮类、醌类、鞣质类、酚类、有机酸盐等，其中以黄酮类物质为主。凉血止血中成药通过缩短出血和凝血时间、提高血小板聚集率、抑制纤溶酶活性、改善血管壁功能等达到止血的目的。常用的凉血止血中成药有止血宝胶囊、槐角丸等。

止血宝胶囊由小蓟组成。小蓟药性苦、甘，凉，归心、肝经，具有凉血止血、散瘀、解毒消痈的功效。现代药理学研究表明，小蓟的主要化学成分有黄酮类、萜类、甾体类等，具有收缩局部血管、降低凝血和止血时间、抗炎及抑菌等作用，可用于吐血、便血、崩漏下血及痈肿疮痛方面的治疗。

槐角丸由槐角（炒）、地榆（炭）、黄芩、枳壳（炒）、当归、防风组成。方中槐角凉血止血，清肠疏风，为君药。地榆、黄芩清热燥湿，凉血止血，为臣药。枳壳炒用宽肠利气，当归活血养血，二药一气一血，气血得调，便血得止，均为佐药。使以防风祛风胜湿，通调肠胃。诸药合用，具有凉血止血，清肠疏风之功。现代药理学研究表明，槐角丸含有多种有效化学成分，如染料木苷、芸香苷、槲皮素、染料木素、槐角苷、黄芩苷等，其药效学特性主要有止血和促进凝血、镇痛、抗炎、抗菌、降血脂等。槐角丸临床用于痔疮出血、肛裂、慢性结肠炎、慢性细菌性痢疾、肠息肉出血、肛门直肠周围脓肿等属风热湿毒壅滞肠道者，阳虚出血者忌用。

常用凉血止血中成药的组分、主治、用法用量及注意事项见表9-4。

表9-4　凉血止血中成药

药名	组分或有效成分	主治	用法用量	注意事项
止血宝胶囊	小蓟	凉血止血，祛瘀消肿。用于血热妄行所致的鼻出血、吐血、尿血、便血、崩漏下血	口服，一次2～4粒，一日2～3次	
槐角丸	槐角（炒）、地榆（炭）、黄芩、枳壳（炒）、当归、防风	清肠疏风，凉血止血。用于血热所致的肠风便血、痔疮肿痛	口服。水蜜丸一次6g，小蜜丸一次9g，大蜜丸一次1丸，一日2次	阳虚出血者忌用

二、化瘀止血中成药

化瘀止血中成药主要含三七、蒲黄、茜草、五灵脂、血竭等化瘀止血类中药药物。这类药是兼有活血化瘀作用的止血药，适用于瘀滞性出血，如崩漏、跌打损伤等。现代药理学研究表明，化瘀止血中成药的止血有效成分主要有黄酮类、醌类、鞣质类、酚类、有机酸盐等，其中以黄酮类物质为主，通过缩短出血和凝血时间、提高血小板聚集率、抑制纤溶酶活性、改善血管壁功能等，达到止血的目的。常用的化瘀止血中成药有云南白药、龙血竭胶囊、茜芷胶囊等。

云南白药胶囊由云南特产名贵中药材配制而成，具有化瘀止血、活血止痛、解毒消肿的功效，是我国著名的"伤科圣药"，至今已有百余年历史。现代药理学研究表明，云南白药具有促进血小板聚集、改善微血管循环障碍、减少血栓形成、对抗炎症过程中炎症介质的释放与增强毛细血管通透性的作用。云南白药用于跌打损伤，瘀血肿痛，吐血、咳血、便血、痔血、崩漏下血，手术出血，疮疡肿毒及软组织挫伤，闭合性骨折，支气管扩张及肺结核咳血、溃疡病出血等。

龙血竭胶囊由龙血竭组成。龙血竭为百合科植物剑叶龙血树的含脂木材经提取得到的树脂，其性味甘、咸平，归心、肝经，具有活血化瘀、消肿止痛、收敛止血、软坚散结、生肌敛疮等功效。现代药理学研究表明，龙血竭化学成分及药理作用与进口血竭接近，其主要成分为黄酮类、苯丙素类、皂苷类、甾醇类等，具有抗炎、抗血小板聚集、缩短 PT、抗血栓形成等药效特性。龙血竭胶囊临床用于跌打损伤，瘀血作痛，妇女气血凝滞，外伤出血，脓疮久不收口。

茜芷胶囊由川牛膝、三七、茜草、白芷组成，具有活血止血、祛瘀生新、消肿止痛的功效。从中医角度看，阴道不规则流血属"产后恶露不绝"和"堕胎下血"的范畴，其致病机制为气虚，胞宫收缩无力致瘀血阻滞胞宫，或由于出血量多，气血受损运行不畅，影响胞宫收缩复旧，瘀血不除则下血不止，新血不得转经，多瘀多滞为其特点。茜芷胶囊方中的川牛膝活血祛瘀、引血下行，具有抗生育和着床作用；茜草化瘀止血，能缩短凝血时间，具有兴奋子宫、抗菌的作用；三七化瘀止血，能缩短凝血时间，有抗炎、镇痛的作用；白芷消肿排脓，有抗炎的作用。现代药理学研究表明，茜芷胶囊可使血清中的雌激素维持在较高水平，从而增进子宫的血流运行，使子宫内膜功能层上皮细胞和腺细胞增生，支持子宫内膜呈增殖状态，从而达到止血目的。

常用化瘀止血中成药的组分、主治、用法用量及注意事项见表 9-5。

表 9-5　化瘀止血中成药

药名	组分或有效成分	主治	用法用量	注意事项
云南白药胶囊	国家保密配方	化瘀止血，活血止痛，解毒消肿。用于跌打损伤，瘀血肿痛，吐血、咳血、便血、痔血、崩漏下血，手术出血，疮疡肿毒及软组织挫伤，闭合性骨折，支气管扩张及肺结核咳血，溃疡病出血等	刀、枪、跌打诸伤，无论轻重，出血者用温开水送服；瘀血肿痛与未流血者用酒送服；妇科各症，用酒送服；但月经过多、红崩用温开水送服。毒疮初起，服 1 粒，另取药粉用酒调匀，敷患处；如已化脓，只需内服 其他内出血各症均可内服 口服，一次 1～2 粒，一日 4 次（2～5 岁按 1/4 剂量服用；6～12 岁按 1/2 剂量服用） 凡遇较重的跌打损伤，可先服保险子 1 粒，轻伤及其他病症不必服	运动员慎用。本品所含草乌（制）为炮制后的乌头属类药材
龙血竭胶囊	龙血竭	活血散瘀、定痛止血、敛疮生肌。用于跌打损伤，瘀血作痛，妇女气血凝滞，外伤出血，脓疮久不收口	口服，一次 4～6 粒，一日 3 次；外用，取内容物适量，敷患处或用酒调敷患处	
茜芷胶囊	川牛膝、三七、茜草、白芷	活血止血，祛瘀生新，消肿止痛。用于气滞血瘀所致子宫出血过多，时间延长，淋漓不止，小腹疼痛；药物流产后子宫出血量多见上述症候者	饭后温开水送服。一次 5 粒，一日 3 次，连服 9 天为一个疗程，或遵医嘱	孕妇忌服

第三节 案例分析

一、丹 参

叶 华

案例 1

一般资料	科室名称：耳鼻喉科	患者姓名：×××	住院号：××××××
	性 别：男	年 龄：45 岁	体 重：70kg
临床诊断	1. 原发性高血压；2. 高胆固醇血症；3. 耳蛇串疮病（风热外袭证）		
其他信息	03.12 肌酐 49μmol/L；总胆固醇 4.3mmol/L；低密度脂蛋白 3.9mmol/L；甘油三酯 1.8mmol/L 03.12 心电图：窦性心律，正常心电图；全腹彩超：中度脂肪肝		
药物治疗方案	03.13—03.20 丹参注射液 20ml + 5%GS 250ml ivgtt qd 03.13—03.27 苯磺酸氨氯地平片 5mg po qd 03.13—03.27 阿托伐他汀钙片 20mg po qn 03.13—03.27 塞来昔布胶囊 200mg po bid 03.13—03.27 伐昔洛韦片 1000mg po tid		
用药点评	适应证不适宜。①该方诊断与丹参注射液说明书疾病适应证（胸痹、冠心病、心绞痛等）不符。②中医证型与丹参注射液说明书（血瘀证）不符		
备注			

案例 2

一般资料	科室名称：妇产科	患者姓名：×××	住院号：××××××
	性 别：女	年 龄：33 岁	体 重：65kg
临床诊断	1. 妊娠高血压综合征；2. 胎儿宫内发育迟缓；3. 瘀血阻络证		
其他信息	01.14 停经 35^{+5} 周，产前超声：宫内单胎，晚期妊娠，头位（估测孕龄约 34^{+5} 周）01.15 血压 146/99mmHg		
药物治疗方案	01.15—01.17 丹参注射液 20ml + 5%GS 250ml ivgtt qd 01.15—01.19 盐酸拉贝洛尔片 100mg po bid		
用药点评	适应证不适宜。该方诊断与丹参注射液说明书疾病适应证（胸痹、冠心病、心绞痛等）不符 有禁忌证。丹参注射液说明书指出孕妇禁用，本例存在用药禁忌		
备注			

案例 3

一般资料	科室名称：心血管科	患者姓名：×××	住院号：××××××
	性 别：男	年 龄：71 岁	体 重：69kg
临床诊断	1. 原发性高血压；2. 脑梗死；3. 胸痹；4. 瘀血阻络证		
其他信息	12.10 颅脑 MRI：左侧脑桥梗死 12.11 血压：165/102mmHg		
药物治疗方案	12.11—12.20 丹参注射液 20ml + 5%GS 250ml ivgtt bid 12.11—12.31 阿司匹林肠溶片 100mg po qd 12.11—12.31 硫酸氢氯吡格雷片 75mg po qd 12.11—12.31 苯磺酸氨氯地平片 5mg po qd		

药物治疗方案	12.11—12.31 阿托伐他汀钙片 20mg po qn
	12.11—12.31 丁苯酞胶囊 0.2g po tid
用药点评	频次不当。丹参注射液用于静脉滴注，一次 10～20ml（用 5%GS100～500ml 稀释后使用），一日 1 次。强调严格掌握用法用量。按照药品说明书推荐剂量及要求用药，严格控制滴注速度和用药剂量。尤其注意不超剂量、过快滴注和长期连续用药。本例患者一日 2 次，超频次使用
备注	

案例 4

一般资料	科室名称：骨伤科	患者姓名：×××　　　　住院号：××××××
	性　别：男	年　龄：68 岁　　　　　体　重：68kg
临床诊断	1. 髋关节痛待查；2. 冠心病；3. 瘀血阻络证	
其他信息	11.07 胸部 + 骨盆 CT：①主动脉及左右冠脉壁多发钙化斑块；②右股骨颈骨折、双髋关节骨质疏松 11.07 D-二聚体 8.21mg/L	
药物治疗方案	11.08—11.15 丹参注射液 40ml + 5%GS 250ml ivgtt qd 11.08—11.15 醋酸钙胶囊 600mg po qd 11.08—11.15 阿法骨化醇软胶囊 0.5μg po qd 11.08—11.15 阿托伐他汀钙片 20mg po qn 11.08—11.15 阿司匹林肠溶片 100mg po qd	
用药点评	剂量不当。丹参注射液说明书：静脉滴注，一次 10～20ml。本例单次剂量 40ml，超剂量使用	
备注		

案例 5

一般资料	科室名称：脑病科	患者姓名：×××　　　　住院号：××××××
	性　别：男	年　龄：71 岁　　　　　体　重：60kg
临床诊断	1. 脑梗死；2. 原发性高血压；3. 肺部感染；4. 肺咳、胸痹；5. 瘀血阻络证、痰热阻肺证	
其他信息	12.10 血常规：白细胞 12.53×10^9/L；中性粒细胞百分比 93.6%；中性粒细胞计数 11.74×10^9/L；快速 C 反应蛋白 110.24mg/L 12.10 肌酐 60μmol/L；凝血功能：纤维蛋白原 5.68g/L；D-二聚体 14.47mg/L；纤维蛋白原降解产物 75.55μg/ml	
其他信息	12.10 颅脑 + 胸部 CT：颅脑未见明显出血；双肺多发炎症 12.11 血压 168/105mmHg。	
药物治疗方案	12.11—12.18 丹参注射液 20ml + 硫酸阿米卡星注射液 0.4g + 5%GS 250ml ivgtt qd 12.11—12.21 硫酸氢氯吡格雷片 75mg po qd 12.11—12.21 苯磺酸氨氯地平片 5mg po qd 12.11—12.21 瑞舒伐他汀钙片 10mg po qn 12.11—12.21 丁苯酞胶囊 0.2g po tid	
用药点评	配伍禁忌。丹参注射剂成分中含有多羟基，与鞣质性质类似，应避免与含氨基药物如氨基糖苷类抗生素同瓶滴注。丹参注射液说明书指出：本品应单独使用，禁忌与其他药品混合配伍使用。本例患者丹参注射液与硫酸阿米卡星注射液混合滴注，为配伍禁忌	
备注		

二、丹参（冻干）

叶 华

案例 1

一般资料	科室名称：住院骨伤科	患者姓名：×××	住院号：××××××
	性　别：男	年　龄：63 岁	体　重：65kg
临床诊断	1. 左侧开放性胫腓骨骨干骨折；2. 左侧小腿软组织损伤伴感染；3. 气滞血瘀证		
其他信息	01.31　血常规：白细胞 22.89×10⁹/L；中性粒细胞百分比 89.3%；中性粒细胞计数 20.42×10⁹/L		
	01.31　生化检验：天冬氨酸氨基转移酶 44U/L；乳酸脱氢酶 453U/L；肌酸激酶 1177U/L		
	D-二聚体 22.77mg/L；纤维蛋白原：4.83g/L		
药物治疗方案	02.01—02.14　注射用丹参（冻干）　400mg＋NS　100ml　ivgtt　qd		
	02.01　破伤风抗毒素 1500U　im　qd（皮试后）		
	02.01—02.14　注射用头孢噻肟钠　2g＋NS　100ml　ivgtt　qd		
	02.01—02.07　酮咯酸氨丁三醇注射液　30mg　iv　bid		
	02.01—02.10　低分子量肝素钠注射液　5000U　ih　qd		
用药点评	适应证不适宜。该患者诊断与注射用丹参（冻干）说明书疾病适应证（胸痹、冠心病、心绞痛等）不符		
备注			

案例 2

一般资料	科室名称：肾病科	患者姓名：×××	住院号：××××××
	性　别：女	年　龄：62 岁	体　重：59kg
临床诊断	1. 慢性肾衰竭；2. 冠心病；3. 心血瘀阻证		
其他信息	09.07　肌酐 93μmol/L；冠脉造影提示心肌桥（右前降支中段）		
药物治疗方案	09.08—09.15　注射用丹参（冻干）　800mg＋5%GS　100ml　ivgtt　qd		
	09.08　硝酸甘油片　0.5mg　舌下含服　st		
用药点评	剂量不当。注射用丹参（冻干）明书用量为一天一次，一次一支（400mg），该患者处方用量为 800mg，剂量过大		
	溶媒用量不当。注射用丹参（冻干）临用前先用适量注射用水、NS 或 5%GS 充分溶解，再用 NS 或 5%GS500ml 稀释。该患者仅用 5%GS100ml 稀释，与药品说明书用 500ml 稀释后滴注不符，超浓度用药		
备注			

案例 3

一般资料	科室名称：急诊科	患者姓名：×××	住院号：××××××
	性　别：女	年　龄：60 岁	体　重：58kg
临床诊断	1. 冠心病；2. 心血瘀阻证		
其他信息	10.08　心电图：窦性心律；T 波倒置（V₅/V₆）；中度 ST 段压低（V₅）；轻度 ST 段抬高（V₁）；左心室肥厚		
药物治疗方案	10.09—10.11　注射用丹参（冻干）　400mg　im　qd		
	10.11—10.18　单硝酸异山梨酯片　20mg　po　bid		
	10.11—10.18　酒石酸美托洛尔片　12.5mg　po　bid		
用药点评	给药途径不当。①注射用丹参（冻干）只能经溶媒稀释后静脉滴注。②注射用丹参（冻干）用于肌内注射，用法不当。且无溶媒配制，无法注射		
备注			

案例 4

一般资料	科室名称：呼吸科　　　　患者姓名：×××　　　　住院号：×××××× 性　　别：男　　　　年　　龄：70 岁　　　　体　　重：65kg
临床诊断	1. 肺炎；2. 冠心病；3. 高血压；4. 胸痹；5. 瘀血阻络证
其他信息	10.10　血常规：白细胞 $19.33 \times 10^9/L$；中性粒细胞百分比 38.6%；中性粒细胞计数 $7.46 \times 10^9/L$；白细胞介 　　　　素-6：46.6pg/ml 10.09　N 端脑钠肽 2931.6ng/ml 10.10　胸部 CT：双肺间质性水肿伴多发炎症；双侧胸腔少量积液
药物治疗方案	10.11—10.18　注射用丹参（冻干）　400mg + 左氧氟沙星氯化钠注射液　0.5g：100ml + NS　250ml 　　ivgtt　qd 10.11—10.18　5%GS　100ml　ivgtt　qd　冲管 10.11—10.18　莫西沙星氯化钠注射液　0.4g　ivgtt　qd 10.11—10.18　多索茶碱注射液　0.2g + NS　100ml　ivgtt　qd 10.11—10.21　沙库巴曲缬沙坦片　50mg　po　bid 10.11—10.21　酒石酸美托洛尔片　12.5mg　po　bid 10.11—10.21　呋塞米片　20mg　po　bid 10.11—10.21　螺内酯片　20mg　po　bid 10.11—10.21　单硝酸异山梨酯片　20mg　po　bid 10.11—10.21　阿托伐他汀片　10mg　po　qn 10.11—10.21　低分子量肝素钠注射液　5000U　ih　bid
用药点评	配伍禁忌。丹参注射剂应避免和喹诺酮类药物同瓶滴注。注射用丹参（冻干）说明书指出：严禁混合配 伍，谨慎联合用药。本品应单独使用，禁忌与其他药品混合配伍使用。如确需联合使用其他药品，应 谨慎考虑与本品的间隔时间及药物相互作用等问题，输注两种药物之间须以适量稀释液对输液管道进 行冲洗
备注	

案例 5

一般资料	科室名称：康复科　　　　患者姓名：×××　　　　住院号：×××××× 性　　别：女　　　　年　　龄：40 岁　　　　体　　重：55kg
临床诊断	腰痛
其他信息	01.06　MRI 示腰椎及椎间盘退行性改变
药物治疗方案	01.07—01.14　注射用丹参（冻干）　800mg + 果糖注射液　250ml　ivgtt　qd 01.07—01.14　盐酸氨基葡萄糖胶囊　240mg　po　bid
用药点评	适应证不适宜。属超说明书用药。注射用丹参（冻干）用于腰痛，与说明书适应证（胸痹、冠心病、心绞 痛等）不符 缺中医证型（血瘀证），未辨证用药 剂量不当。注射用丹参说明书用量为一天一次，一次一支（400mg），该患者处方用量为 800mg，剂量过大 溶媒选择错误，溶媒用量不当。注射用丹参（冻干）临用前先用适量注射用水、NS 或 5%GS 充分溶解， 再用 NS 或 5%GS500ml 稀释。该患者仅用果糖注射液 250ml 稀释，与药品说明书用 5%GS 或 NS500ml 稀释后滴注不符
备注	

三、丹参多酚酸

郭宣麟

案例 1

一般资料	科室名称：脑病科一病区　　　　患者姓名：×××　　　　住院号：××××××
	性　别：女　　　　　　　年　龄：60 岁　　　　体　重：60kg
临床诊断	西医诊断：1. 眩晕综合征；2. 颈动脉硬化；3. 锁骨下动脉斑块；4. 高脂血症；5. 一度房室传导阻滞
	中医诊断：眩晕病（风痰上扰）
其他信息	无
药物治疗方案	04.28—05.11　注射用丹参多酚酸　100mg＋NS　250ml　ivgtt　qd
	04.26—05.09　阿托伐他汀钙片　20mg　po　qn
用药点评	适应证不适宜。注射用丹参多酚酸的作用为活血通络，用于中风病中经络（轻中度脑梗死）恢复期瘀血阻络证，症见半身不遂、口舌歪斜、舌强言謇、偏身麻木等症状。该患者无相关诊断
备注	

案例 2

一般资料	科室名称：脑病科三病区　　　　患者姓名：×××　　　　住院号：××××××
	性　别：男　　　　　　　年　龄：71 岁　　　　体　重：76kg
临床诊断	西医诊断：1. 脑梗死恢复期；2. 高血压 3 级（极高危）；3. 高同型半胱氨酸血症；4. 高脂血症
	中医诊断：缺血性中风（恢复期）中经络　肝肾亏虚
其他信息	无
药物治疗方案	03.28—04.10　注射用丹参多酚酸　100mg＋NS　250ml　ivgtt　qd
	03.28—04.10　瑞舒伐他汀钙片　10mg　po　qn
	03.28—04.10　阿司匹林肠溶片　100mg　po　qd
	03.28—04.10　尼莫地平片　30mg　po　bid
	03.29—04.10　甲钴胺片　0.5mg　po　tid
	03.29—04.10　维生素 B_6 片　10mg　po　tid
用药点评	适应证不适宜。注射用丹参多酚酸的作用为活血通络，用于中风病中经络（轻中度脑梗死）恢复期瘀血阻络证，症见半身不遂、口舌歪斜、舌强言謇、偏身麻木等。该患者为中风病中经络恢复期，辨证为肝肾亏虚，药证不符
备注	

案例 3

一般资料	科室名称：脑病科二病区　　　　患者姓名：×××　　　　住院号：××××××
	性　别：女　　　　　　　年　龄：64 岁　　　　体　重：60kg
临床诊断	西医诊断：1. 脑梗死急性期；2. 2 型糖尿病
	中医诊断：血性中风（急性期）中经络　风痰阻络
其他信息	无
药物治疗方案	02.07—02.20　注射用丹参多酚酸　100mg＋NS　250ml　ivgtt　qd
	02.07—02.21　阿司匹林肠溶片　100mg　po　qd
	02.07—02.21　硫酸氢氯吡格雷片　75mg　po　qd
	02.07—02.21　瑞舒伐他汀钙片　10mg　po　qn
	02.07—02.21　二甲双胍缓释片　0.5g　po　bid

续表

用药点评	适应证不适宜。注射用丹参多酚酸用于中风病中经络（轻中度脑梗死）恢复期瘀血阻络证，症见半身不遂、口舌歪斜、舌强言謇、偏身麻木等。该患者为中风病中经络的急性期，不符合说明书适应证推荐。虽有多项研究表明，丹参多酚酸在治疗脑梗死急性期方面有较好的效果，但缺乏证据等级比较高的随机对照试验系统性评价，不建议用于中风病中经络的急性期
备注	

案例 4

一般资料	科室名称：脑病科一病区　　　患者姓名：×××　　　住院号：×××××× 性　别：男　　　　年　龄：58 岁　　　体　重：71kg
临床诊断	西医诊断：1. 大面积脑梗死恢复期（左侧大脑半球）；2. 硬膜下血肿；3. 大脑中动脉狭窄闭塞；4. 高同型半胱氨酸血症；5. 尿路感染；6. 血液高凝状态 中医诊断：缺血性中风（恢复期）中经络 风痰阻络
其他信息	无
药物治疗方案	02.24—03.15　注射用丹参多酚酸　100mg＋NS　250ml　ivgtt　qd 02.24—03.17　吲哚布芬片　0.1g　鼻饲　bid 02.24—03.22　阿托伐他汀钙片　40mg　鼻饲　qd 02.24—03.22　甲钴胺片　0.5mg　鼻饲　bid 02.24—03.22　叶酸片　5mg　鼻饲　bid
用药点评	疗程不当。注射用丹参多酚酸的推荐疗程为 14 天。该患者的给药疗程为 19 天，超过推荐疗程 5 天。患者因年龄、性别、体质不同存在个体差异，使用中药注射剂时应坚持中病即止的原则，延长疗程很可能会造成过量药物蓄积而产生毒副作用，同时也加重了患者的经济负担
备注	

案例 5

一般资料	科室名称：肺病老年病科　　　患者姓名：×××　　　住院号：×××××× 性　别：女　　　　年　龄：79 岁　　　体　重：62kg
临床诊断	西医诊断：1. 脑梗死恢复期；2. 脑萎缩；3. 颈内动脉斑块形成；4. 锁骨下动脉斑块；5. 下肢静脉血栓形成 中医诊断：缺血性中风（恢复期）中经络　气虚血瘀
其他信息	无
药物治疗方案	03.22—04.04　注射用丹参多酚酸　100mg＋5%GS　250ml　ivgtt　qd 03.22—04.05　胞磷胆碱钠片　0.2g　po　bid 03.22—04.05　瑞舒伐他汀钙片　10mg　po　qn 03.22—04.05　利伐沙班片　10mg　po　qd
用药点评	溶媒选择错误。注射用丹参多酚酸说明书推荐溶媒为 NS 250ml。该患者的给药溶媒为 5%GS 250ml，不符合说明书要求。有研究表明，与 5%GS 配伍，长时间放置后，其所含成分迷迭香酸的相对百分含量会下降。注射用丹参多酚酸为中药注射剂，含有复杂的微量成分，临床医生在应用中药注射剂时，应尽量选用药品说明书中推荐的溶媒，以减少不溶性微粒，避免药物与溶媒发生一系列物理化学变化，影响疗效，发生不良反应
备注	

案例 6

一般资料	科室名称：脑病科一病区　　　　　患者姓名：×××　　　　　住院号：××××××
	性　　别：女　　　　　　年　　龄：67 岁　　　　　体　　重：58kg
临床诊断	西医诊断：1.多发性脑梗死（恢复期）；2.高血压 3 级（极高危）；3.房性期前收缩
	中医诊断：中风病（恢复期）中经络 风痰阻络瘀滞化火
其他信息	无
药物治疗方案	12.24—01.06　注射用丹参多酚酸　100mg＋NS　250ml　ivgtt　qd
	12.24—01.06　NS　40ml　ivgtt　qd
	12.24—01.06　苦碟子注射液　40ml　ivgtt　qd
	12.19—01.07　阿司匹林肠溶片　100mg　po　qd
	12.19—01.07　瑞舒伐他汀钙片　10mg　po　qn
	12.19—01.07　缬沙坦胶囊　80mg　po　qd
	12.19—01.07　丁苯酞软胶囊　0.1g　po　bid
用药点评	联合用药不当。注射用丹参多酚酸与苦碟子注射液均为中药注射剂，中药注射剂成分复杂，联合使用，会因其制剂工艺、辅料等原因，增加不良反应的发生率。注射用丹参多酚酸与苦碟子注射液在脑梗死治疗方面具有相同的药理作用，相同药理作用治疗脑梗死的中药注射剂联合应用的临床与安全性评价报道较少。故不推荐联合使用
备注	

案例 7

一般资料	科室名称：脑病科二病区　　　　　患者姓名：×××　　　　　住院号：××××××
	性　　别：男　　　　　　年　　龄：65 岁　　　　　体　　重：78kg
临床诊断	西医诊断：1. 多发性脑梗死；2. 颈总动脉斑块；3. 锁骨下动脉斑块；4. 高脂血症；5. 高胆红素血症；
	6. 胆囊息肉；7. 脂肪肝；8. 肾囊肿
	中医诊断：缺血性中风（恢复期） 中经络 风痰阻络
其他信息	无
药物治疗方案	05.07—05.20　注射用丹参多酚酸　100mg＋NS　250ml　ivgtt　qd
	05.07—05.20　NS　40ml　ivgtt　qd
	05.09—05.22　己酮可可碱注射液　0.1g＋5%GS　250ml　ivgtt　qd
	05.07—05.22　阿司匹林肠溶片　100mg　po　qd
	05.07—05.22　阿托伐他汀钙片　20mg　po　qn
	05.07—05.22　胞磷胆碱钠片　0.2g　po　tid
用药点评	联合用药不当。注射用丹参多酚酸与己酮可可碱注射液联合使用为中度禁忌。注射用丹参多酚酸有抗血小板聚集的药理作用，己酮可可碱与抗血小板药物合用时，凝血时间延长。故应尽量避免注射用丹参多酚酸与己酮可可碱注射液长时间联合用药，同时应注意调整药物剂量
备注	

案例 8

一般资料	科室名称：脑病科一病区　　　　　患者姓名：×××　　　　　住院号：××××××
	性　　别：男　　　　　　年　　龄：74 岁　　　　　体　　重：70kg
临床诊断	西医诊断：1. 眩晕综合征；2. 高血压 2 级（极高危）
	中医诊断：眩晕 风痰阻络
其他信息	无

续表

药物治疗方案	05.06—05.19　注射用丹参多酚酸　100mg＋5%GS　250ml　ivgtt　qd
	05.06—05.19　阿司匹林肠溶片　100mg　po　qd
	05.06—05.19　阿托伐他汀钙片　10mg　po　qn
	05.06—05.19　吲达帕胺片　3.75mg　po　qd
	05.08—05.19　维生素 B_6 片　10mg　po　bid
	05.08—05.19　甲钴胺片　0.5mg　po　bid
	05.08—05.19　叶酸片　5mg　po　bid
用药点评	适应证不适宜。活血通络。注射用丹参多酚酸用于中风病中经络（轻中度脑梗死）恢复期瘀血阻络证，症见半身不遂、口舌歪斜、舌强言謇、偏身麻木等。该患者仅根据证型选药，未结合辨病。辨病是对疾病本质和特异性的认识，应根据疾病特点，辨病辨证结合起来选用相应的中成药
	溶媒选择错误。注射用丹参多酚酸说明书推荐溶媒为 NS 250ml 。该患者的给药溶媒为 5%GS 250ml，不符合说明书要求。有研究表明，与 5%GS 配伍，长时间放置后，其所含成分迷迭香酸的相对百分含量会下降。注射用丹参多酚酸为中药注射剂，含有复杂的微量成分，临床医生在应用中药注射剂时，应尽量选用药品说明书中推荐的溶媒，以减少不溶性微粒，避免药物与溶媒发生一系列物理化学变化，影响疗效，并可能发生不良反应
备注	

案例 9

一般资料	科室名称：脑病科二病区	患者姓名：×××　　　住院号：××××××
	性　　别：男	年　　龄：79 岁　　　体　重：72kg

临床诊断	西医诊断：1. 多发性脑梗死；2. 高血压 3 级（极高危）；3. 2 型糖尿病；4. 脑动脉粥样硬化；5. 电解质紊乱（低钠血症）；6. 低蛋白血症；左心房扩大
	中医诊断：缺血性中风（恢复期）中经络 风痰阻络

其他信息	无

药物治疗方案	05.10—05.25　注射用丹参多酚酸　100mg＋NS　250ml　ivgtt　qd
	05.15—05.25　NS　30ml　ivgtt　qd
	05.15—05.28　丁苯酞氯化钠注射液　ivgtt　q12h
	05.10—05.29　瑞舒伐他汀钙片　20mg　po　qn
	05.10—05.29　厄贝沙坦片　150mg　po　qd
	05.10—05.29　阿卡波糖片　50mg　po　tid
	05.15—05.29　阿司匹林肠溶片　100mg　po　qn
	05.18—05.25　人血白蛋白　10g　ivgtt　qd
	05.20—05.29　浓氯化钠注射液　3g＋NS　100ml　ivgtt　qd

用药点评	联合用药不当。注射用丹参多酚酸为活血化瘀药，有抗凝血的作用。丁苯酞氯化钠注射液具有抗血栓和抗血小板聚集的作用，两者同时使用，增加出血风险，不推荐联合使用
	适应证不适宜。丁苯酞氯化钠注射液用于急性缺血性脑卒中，应在发病 48 小时内开始用药。本患者为缺血性中风恢复期（发病 2 周至 6 个月），丁苯酞氯化钠注射液在发病 48 小时后开始用药的疗效、安全性尚无研究数据

用药点评	冲管液用量不当。注射用丹参多酚酸需单独使用，不与其他注射剂混合滴注，换液续滴时要冲管。冲管液推荐剂量应不少于 32ml。该患者联合用药过程中均进行了冲管，冲管液的用量为 30ml，低于推荐剂量

备注	

四、丹参多酚酸盐

叶 华

案例 1

一般资料	科室名称：脑病科		患者姓名：×××	住院号：××××××
	性 别：女	年 龄：77 岁		体 重：60kg
临床诊断	1. 脑卒中；2. 痰湿证			
其他信息	02.15 颅脑 MRI：1.右侧丘脑、右侧颞枕叶新发脑梗死（亚急性期）；2.双侧大脑半球散在腔隙性梗死			
药物治疗方案	02.16—02.23 注射用丹参多酚酸盐 200mg + 5%GS 250ml ivgtt qd			
	02.16—02.23 硫酸氢氯吡格雷片 75mg po qd			
	02.16—02.23 阿司匹林肠溶片 100mg po qd			
用药点评	适应证不适宜。注射用丹参多酚酸盐说明书用于冠心病瘀血阻络证，该方超说明书用于脑卒中痰湿证，病名和证型均不符合说明书规定			
备注				

案例 2

一般资料	科室名称：心血管科		患者姓名：×××	住院号：××××××
	性 别：女	年 龄：81 岁		体 重：60kg
临床诊断	1. 冠心病；2. 高血压；3. 糖尿病；4. 血瘀证			
其他信息	10.10 生化检验：甘油三酯 2.11mmol/L↑；低密度胆固醇 3.92mmol/L↑；血糖 9.53mmol/L↑			
	10.10 心电图：窦性心律；下壁异常 Q 波			
	10.10 心脏彩超：左心房增大；室间隔及左心室壁增厚；主动脉瓣钙化			
药物治疗方案	10.11—10.18 注射用丹参多酚酸盐 400mg + 5%GS 250ml ivgtt qd			
	10.11—10.18 富马酸比索洛尔片 2.5mg po qd			
	10.11—10.18 硫酸氢氯吡格雷片 75mg po qd			
	10.11—10.18 盐酸二甲双胍片 500mg po qd			
	10.11—10.18 阿齐沙坦片 40mg po qd			
	10.11—10.18 阿托伐他汀钙片 20mg po qn			
用药点评	剂量不当。该处方剂量注射用丹参多酚酸盐 400mg，与说明书所推荐一次 200mg 不符，剂量过大			
备注				

案例 3

一般资料	科室名称：心血管科		患者姓名：×××	住院号：××××××
	性 别：女	年 龄：81 岁		体 重：60kg
临床诊断	1. 冠心病；2. 高血压；3. 血瘀证			
其他信息	11.11 血压：164/100mmHg			
	11.10 冠脉造影：近段节段性狭窄 50%，少许斑块；近、中段弥漫性狭窄，最狭窄处约 70%。			
药物治疗方案	11.11—12.24 注射用丹参多酚酸盐 200mg + 5%GS 250ml ivgtt qd			
	11.11—12.24 缬沙坦氨氯地平片 1 片 po qd			
	11.11—12.24 琥珀酸美托洛尔缓释片 47.5mg po qd			
	11.11—12.24 瑞舒伐他汀钙片 5mg po qd			
用药点评	疗程不当。该处方疗程 44 天与注射用丹参多酚酸盐说明书推荐疗程 2 周不符，用药时间过长			
备注				

案例 4

一般资料	科室名称：心血管科		患者姓名：×××　　　　　住院号：××××××		
	性　　别：女		年　　龄：81 岁　　　　　体　重：60kg		
临床诊断	1. 冠心病；2. 糖尿病；3. 血瘀证				
其他信息	11.10　心脏彩超：1. 室间隔及左心室前壁增厚；2. 主动脉瓣反流（＋），二尖瓣反流（＋），三尖瓣反流（＋）；3. 左心室舒张功能减退				
	11.10　生化检验：空腹血糖 7.98mmol/L；餐后 2 小时血糖 13.71mmol/L；糖化血红蛋白 7.8%				
	11.09　冠脉 CTA：冠脉各主干及分支不同程度粥样硬化				
药物治疗方案	11.11—11.16　注射用丹参多酚酸盐　200mg＋5%GS　250ml＋胰岛素　3U　ivgtt　qd				
	11.11—11.16　阿托伐他汀钙片　20mg　po　qn				
	11.11—11.16　阿司匹林肠溶片　100mg　po　qd				
	11.11—11.16　硫酸氢氯吡格雷片　75mg　po　qd				
	11.11—11.16　达美康缓释片　60mg　po　bid				
用药点评	联合用药不当。根据《中药注射剂临床使用基本原则》规定，中药注射剂只能单用，不得和其他药物混合滴注。本方中药注射剂混合胰岛素违反使用基本原则。丹参注射液说明书注明：本品不宜在同一容器中与其他药物混用				
	溶媒选择错误。若考虑该患者为糖尿病，使用含葡萄糖制剂会增高血糖，可选择使用说明书推荐的 NS				
备注					

五、刺　五　加

程国亭

案例 1

一般资料	科室名称：神经内科		患者姓名：×××　　　　　住院号：××××××		
	性　　别：男		年　　龄：82 岁　　　　　体　重：65kg		
临床诊断	1. 巨幼红细胞贫血；2. 肾功能不全；3. 痛风				
其他信息	02.25　血红蛋白 71g/L；尿酸 606μmol/L；肌酐 146.2μmol/L				
药物治疗方案	02.25—03.02　刺五加注射液　100ml（含总黄酮 300mg）　ivgtt　bid				
	02.25—03.02　生血宝合剂　15ml　po　tid				
用药点评	适应证不适宜。刺五加注射液功能主治：平补肝肾，益精壮骨。用于肝肾不足所致的短暂性脑缺血发作、脑动脉硬化、脑血栓形成、脑栓塞等。亦用于冠心病、心绞痛合并神经衰弱和更年期综合征等。现代药理作用有降低血小板聚集、改善局部微循环、降低血液黏稠度等。该患者无肝肾不足辨证诊断				
备注	《中药注射液临床使用基本原则》指出临床使用中药注射液应辨证用药，严格按照药品说明书规定的功能主治使用，禁止超功能主治用药				

案例 2

一般资料	科室名称：神经内科		患者姓名：×××　　　　　住院号：××××××		
	性　　别：男		年　　龄：58 岁　　　　　体　重：未测（卧床）		
临床诊断	1. 癫痫；2. 脑梗死后遗症；3. 主动脉夹层 A 型术后；4. 过敏性鼻炎伴哮喘；5. 冠状动脉粥样硬化性心脏病				
其他信息	06.11　尿酸 519μmol/L；肌酐 99μmol/L				
药物治疗方案	06.11　刺五加注射液　100ml（含总黄酮 300mg）　ivgtt　qd				
	06.11　阿司匹林肠溶片　0.1g　po　qd				
	06.11—06.17　阿托伐他汀钙片　20mg　po　qd				

药物治疗方案	06.11—06.17　丙戊酸钠缓释片　0.5g　po　bid
	06.15—06.17　孟鲁斯特钠片　10mg　po　qn
用药点评	有禁忌证。刺五加注射液使用禁忌证：①对本品或刺五加及其制剂过敏或有严重不良反应病史者；②上呼吸道黏膜性疾病；③哮喘及肺心病患者；④孕妇、儿童；⑤与其他药品混合配伍使用。该患者有哮喘病史，属禁忌证用药
备注	

案例 3

一般资料	科室名称：神经内科	患者姓名：××× 住院号：××××××
	性　别：男	年　龄：75 岁　体　重：60kg
临床诊断	1. 中枢性眩晕；2. 慢性阻塞性肺疾病；3. 肺源性心脏病；4. 胃恶性肿瘤术后；5. 右侧耻骨骨折	
其他信息	03.20　血红蛋白 103g/L；胱抑素 C 1.08mg/L；肌酐 37μmol/L	
药物治疗方案	03.20—03.26　刺五加注射液　100ml（含总黄酮 300mg）　ivgtt　qd	
	03.20—03.26　注射用盐酸倍他司汀　20mg + NS　100ml　ivgtt　qd	
	03.23—03.26　清脑复神液　10ml　po　bid	
	03.24—03.26　艾普拉唑肠溶片　10mg　po　qd	
用药点评	有禁忌证。该患者有肺源性心脏病病史，属刺五加注射液使用禁忌证	
备注		

案例 4

一般资料	科室名称：心血管内科	患者姓名：××× 住院号：××××××
	性　别：女	年　龄：74 岁　体　重：62kg
临床诊断	1. 冠状动脉粥样硬化性心脏病；2. 高血压 3 级（极高危）；3. 髋关节置换术后；4. 下肢静脉血栓形成	
其他信息		
药物治疗方案	06.15—06.19　刺五加注射液　200ml（含总黄酮 600mg）　ivgtt　qd	
	06.15—06.19　阿托伐他汀钙片　20mg　po　qn	
	06.15—06.17　硫酸氢氯吡格雷片　75mg　po　qd	
	06.15—06.18　利伐沙班片　10mg　po　qd	
	06.15—06.19　苯磺酸左氨氯地平片　2.5mg　po　qd	
用药点评	剂量不当。单次剂量不适宜。刺五加注射液药品说明书要求一次剂量 300～500mg，一日 1～2 次，该患者一次剂量 600mg，单次剂量偏大	
备注		

案例 5

一般资料	科室名称：心血管内科	患者姓名：××× 住院号：××××××
	性　别：男	年　龄：78 岁　体　重：未测（卧床）
临床诊断	1. 急性左心衰竭；2. 急性非 ST 段抬高心肌梗死；3. Killip Ⅲ 级；4. 心包积液（少量）；5. 结核性心包炎；6. 高血压 3 级（极高危）；7. 慢性肾功能不全	
其他信息	05.23　心肌肌钙蛋白 2.82ng/ml；肌酸激酶同工酶 18.42ng/ml；肌红蛋白 131.70ng/ml；B 型脑钠肽前体 23285.0pg/ml；肌酐 214μmol/L；胱抑素 C 2.77mg/L	
药物治疗方案	06.06—06.19　刺五加注射液　200ml（含总黄酮 600mg）　ivgtt　qd	
	05.23—05.24　阿司匹林肠溶片　0.1g　po　qd	
	05.23—05.24　注射用托拉塞米　10mg　iv　q12h	
	05.23—05.24　瑞舒伐他汀钙片　10mg　po　qn	

续表

用药点评	剂量不当。单次剂量不适宜。刺五加注射液药品说明书要求一次剂量 300～500mg，一日 1～2 次，该患者一次剂量 600mg，单次剂量偏大。且该患者慢性肾功能不全，应该使用说明书规定剂量的偏小量
备注	患者静脉滴注刺五加注射液期间，背部、四肢出现聚集性红色斑疹、丘疹且瘙痒，对症处理后好转

案例 6

一般资料	科室名称：神经内科重症病房　　患者姓名：×××　　　住院号：××××××
	性　别：男　　　年　龄：74 岁　　　体　重：52kg
临床诊断	1. 急性脑梗死（大动脉粥样硬化型）；2. 高血压 2 级（极高危）；3. 肾功能不全；4. 窦性心动过缓；5. 肺部感染；6. 轻度贫血；7. 一度房室传导阻滞
其他信息	05.20　肌酐 176μmol/L；胱抑素 C 2.00mg/L 05.21　血红蛋白 92g/L 05.22　C 反应蛋白 71.97mg/L
药物治疗方案	05.20—06.19　刺五加注射液　100ml（含总黄酮 300mg）　ivgtt　bid 05.22—06.01　注射用头孢曲松钠　2g + NS　250ml　ivgtt　qd 05.22—05.27　阿司匹林肠溶片　0.1g　po　qd 05.22—05.29　人血白蛋白　50ml　ivgtt　qd
用药点评	疗程不当。刺五加注射液药品说明书提及不宜过快滴注与长期连续用药，一个疗程结束后应停用一段时间再进行下一个疗程。一般疗程为 7～14 天，该患者连续用药 30 天，疗程过长
备注	《中成药临床应用指导原则》指出，使用中药注射液不宜长期连续用药，对于长期使用的，在每个疗程之间要有一定的时间间隔

案例 7

一般资料	科室名称：神经内科　　　患者姓名：×××　　　住院号：××××××
	性　别：男　　　年　龄：78 岁　　　体　重：卧床
临床诊断	1. 急性脑梗死（小动脉闭塞型）；2. 高血压 2 级（极高危）；3. 高脂血症；4. 室性期前收缩；5. 室性逸搏；6. 慢性支气管炎伴肺气肿；7. 慢性支气管炎急性发作；8. 膀胱肿瘤
其他信息	12.20　丙氨酸氨基转移酶 42U/L；天冬氨酸氨基转移酶 50U/L；C 反应蛋白 196.65mg/L
药物治疗方案	12.05—01.21　刺五加注射液　100ml（含总黄酮 300mg）　ivgtt　bid 12.05—01.21　阿司匹林肠溶片　0.1g　po　qd 12.05—01.03　硫酸氢氯吡格雷片　75mg　po　qd 12.05—01.21　阿托伐他汀钙片　20mg　po　qn 12.05—12.18　丁苯酞氯化钠注射液　100ml　ivgtt　bid
用药点评	疗程不当。刺五加注射液药品说明书提及不宜过快滴注与长期连续用药，一个疗程结束后应停用一段时间再进行下一个疗程，一般疗程为 7～14 天，该患者连续用药 47 天，疗程过长
备注	

案例 8

一般资料	科室名称：神经内科　　　患者姓名：×××　　　住院号：××××××
	性　别：女　　　年　龄：80 岁　　　体　重：55kg
临床诊断	1. 血管抑制性晕厥；2. 腔隙性脑梗死；3. 高血压 2 级（极高危）；4. 焦虑状态；5. 肾功能不全
其他信息	04.17　肌酐 178μmol/L；尿酸 465μmol/L
药物治疗方案	04.21—04.24　刺五加注射液　100ml（含总黄酮 300mg）　ivgtt　bid 04.17—04.24　注射用盐酸川芎嗪　0.12g + NS　250ml　ivgtt　qd 04.17—04.24　阿司匹林肠溶片　0.1g　po　qd 04.22—04.24　强力定眩片　1.4g　po　tid

续表

用药点评	联合用药不当。刺五加注射液属于补益类中药，现代药理作用有减少血小板聚集、改善微循环、降低血液黏稠度等，与功能相同或者基本相同的中药注射液（或辅助用药）不叠加使用。盐酸川芎嗪注射液药理作用为抗血小板聚集、扩张小动脉、改善微循环等
备注	《中成药临床应用指导原则》指出，功能相同或基本相同的中药注射液原则上不叠加使用

案例 9

一般资料	科室名称：神经内科　　　　患者姓名：×××　　　　住院号：××××××
	性　　别：女　　　　　　年　　龄：74 岁　　　　体　重：60kg
临床诊断	1. 后循环缺血；2. 腔隙性脑梗死；3. 颈椎病；4. 甲状腺结节
其他信息	
药物治疗方案	03.09—03.17　刺五加注射液　100ml（含总黄酮 300mg）　ivgtt　qd 03.09—03.11　冠心宁注射液　30ml＋NS　250ml　ivgtt　qd 03.09—03.17　盐酸氟桂利嗪胶囊　5mg　po　qn 03.09—03.17　硫酸氢氯吡格雷片　75mg　po　qd 03.09—03.17　阿托伐他汀钙片　20mg　po　qn 03.10—03.17　清脑复神液　10ml　po　bid
用药点评	联合用药不当。冠心宁注射液具有活血化瘀、通脉养心的功效，有抗血小板聚集、改善微循环等药理作用，与刺五加注射液功能基本相同，不宜叠加使用
备注	

案例 10

一般资料	科室名称：神经内科　　　　患者姓名：×××　　　　住院号：××××××
	性　　别：男　　　　　　年　　龄：76 岁　　　　体　重：66kg
临床诊断	1. 帕金森病；2. 高血压；3. 慢性支气管炎；4. 支气管哮喘
其他信息	01.02　胱抑素 C 1.10mg/L
药物治疗方案	01.02　刺五加注射液　100ml（含总黄酮 300mg）　ivgtt　bid 01.02—01.06　多巴丝肼片　0.125g　po　q8h 01.02—01.06　苯磺酸氨氯地平片　5mg　po　bid
用药点评	适应证不适宜。刺五加注射液功能主治：平补肝肾，益精壮骨。用于肝肾不足所致的短暂性脑缺血发作、脑动脉硬化、脑血栓形成、脑栓塞等。亦用于冠心病、心绞痛合并神经衰弱和更年期综合征等。该患者无肝肾不足辨证诊断 有禁忌证。刺五加注射液禁忌证：①对本品或刺五加及其制剂过敏或有严重不良反应病史者；②上呼吸道黏膜性疾病；③哮喘及肺心病患者；④孕妇、儿童；⑤与其他药品混合配伍使用。该患者有支气管哮喘病史，属禁忌证用药
备注	静脉滴注刺五加注射液 20 分钟后，诱发患者哮喘急性发作，积极对症处理后好转

案例 11

一般资料	科室名称：心血管内科　　　患者姓名：×××　　　　住院号：××××××
	性　　别：女　　　　　　年　　龄：88 岁　　　　体　重：42kg
临床诊断	1. 冠状动脉粥样硬化性心脏病；2. 老年性心脏瓣膜病 心功能Ⅱ级；3. 肺动脉高压（重度）；4. 右心衰竭；5. 慢性阻塞性肺疾病；6. 白细胞减少；7. 胫后动脉狭窄；8. 大隐静脉曲张
其他信息	03.28　血红蛋白 94g/L；尿酸 548μmol/L；胱抑素 C 1.69mg/L
药物治疗方案	03.28—04.06　刺五加注射液　200ml（含总黄酮 600mg）　ivgtt　qd 03.28—04.06　呋塞米片　20mg　po　qd 03.28—04.06　螺内酯片　20mg　po　qd

续表

药物治疗方案	03.28—04.06　硫酸氢氯吡格雷片　75mg　po　qd 03.28—04.06　阿托伐他汀钙片　20mg　po　qn 03.28—04.06　地奥心血康胶囊　0.7g　po　tid
用药点评	有禁忌证。刺五加注射液使用禁忌证：①对本品或刺五加及其制剂过敏或有严重不良反应病史者；②上呼吸道黏膜性疾病；③哮喘及肺心病患者；④孕妇、儿童；⑤与其他药品混合配伍使用。该患者有肺心病史，属禁忌证用药 剂量不当。单次剂量不适宜。刺五加注射液药品说明书要求一次剂量300～500mg，一日1～2次，该患者一次剂量600mg，单次剂量偏大
备注	

练 习 题

一、不定项选择题

1. 活血化瘀剂由丹参、三七、川芎、桃仁、红花等中药配伍而成，用于（　　）证。

    A. 瘀血阻滞 　　　　　　　　　　B. 阳虚

    C. 阴阳两虚 　　　　　　　　　　D. 热结

2. 云南白药属于（　　）类止血药。

    A. 化瘀止血药 　　　　　　　　　　B. 收敛止血药

    C. 补气止血药 　　　　　　　　　　D. 凉血止血药

3. 因血热妄行引起的吐血、衄血、咳血、便血、尿血、崩漏等出血证可使用（　　）。

    A. 化瘀止血药 　　　　　　　　　　B. 收敛止血药

    C. 补气止血药 　　　　　　　　　　D. 凉血止血药

4. 中成药临床应用要依据中医理论（　　）选药，或辨病辨证结合选药。

    A. 辨证 　　　　　　　　　　B. 剂型

    C. 疗效 　　　　　　　　　　D. 分类

5. 丹参注射液活血化瘀适用于胸痹心痛，冠心病心绞痛见（　　）证候者。

    A. 瘀血痹阻 　　　　　　　　　　B. 血虚

    C. 血热 　　　　　　　　　　D. 阴虚

二、案例分析题

案例 1

一般资料	科室名称：<u>全科医学</u>　　患者姓名：<u>×××</u>　　住院号：<u>××××××</u> 性　别：<u>女</u>　　　　年　龄：<u>70岁</u>　　　体　重：<u>62kg</u>
临床诊断	1. 慢性浅表糜烂性胃炎；2. 胃息肉；3. 肝内胆管结石；4. 单纯性肾囊肿；5. 甲状腺结节；6. 慢性咽炎； 　7. 左膝关节半月板变性
其他信息	无
药物治疗方案	03.13—03.20　刺五加注射液　100ml（含总黄酮300mg）　ivgtt　qd 03.13—03.20　雷贝拉唑肠溶胶囊　10mg　po　bid 03.11—03.20　蓝芩口服液　10ml　po　tid
用药点评	
备注	

案例 2

一般资料	科室名称：心血管科　　　患者姓名：×××　　　　住院号：××××××
	性　别：女　　　　年　龄：67 岁　　　　体　重：50kg
临床诊断	1. 眩晕病；2. 高血压；3. 血瘀证
其他信息	09.22　动态血压监测：全天收缩压大于 130mmHg 的时间占 92.11%；全天舒张压大于 80mmHg 的时间占 86.84%；最高血压 159/95mmHg
	09.22　心脏彩超：室间隔及左心室壁增厚
	09.21　颈部血管彩超：双侧颈部动脉内-中膜增厚伴左侧局部斑块形成
药物治疗方案	09.29—10.05　丹参注射液　20ml + 5%GS　250ml　ivgtt　qd
	09.23—10.05　硝苯地平控释片　30mg　po　bid
	09.23—10.05　琥珀酸美托洛尔缓释片　23.75mg　po　qd
	09.23—10.05　沙库巴曲缬沙坦钠片　200mg　po　qd
用药点评	
备注	

案例 3

一般资料	科室名称：脑病科　　　患者姓名：×××　　　　住院号：××××××
	性　别：男　　　　年　龄：63 岁　　　　体　重：65kg
临床诊断	1. 后循环缺血；2. 冠心病；3. 血瘀证
其他信息	03.10　冠脉造影：近段局限性狭窄 50%，中段局限性狭窄 60%，局限性狭窄 80% 　　　　颅脑 MRI：颅内动脉硬化，左侧大脑后动脉部分中重度狭窄
	03.09　颈动脉彩超：双侧颈部动脉粥样硬化伴多发斑块形成
药物治疗方案	03.11—03.17　注射用丹参（冻干）　400mg + 5%GS　250ml　ivgtt　qd
	03.11—03.20　甲磺酸倍他司汀片　6mg　po　tid
	03.11—03.20　沙库巴曲缬沙坦钠片　100mg　po　qd
	03.11—03.17　硫酸氢氯吡格雷片　75mg　po　qd
	03.11—03.20　尼莫地平片　30mg　po　tid
	03.12—03.20　海博麦布片　10mg　po　qd
	03.11—03.20　阿托伐他汀钙片　20mg　po　qn
	03.11—03.20　琥珀酸美托洛尔缓释片　47.5mg　po　qd
用药点评	
备注	

案例 4

一般资料	科室名称：康复科　　　患者姓名：×××　　　　住院号：××××××
	性　别：女　　　　年　龄：65 岁　　　　体　重：60kg
临床诊断	1. 脑卒中；2. 糖尿病；3. 气虚血瘀证
其他信息	01.31　头颈联合 CTA：1.头颈部 CTA 示头颈部动脉粥样硬化改变；2.右侧大脑后动脉重度狭窄
	02.01　颅脑 CT：双侧放射冠-基底节区多发腔隙性梗死；左侧基底节区为著；脑白质变性；脑萎缩
	02.01　生化检验：血糖 8.23mmol/L；余正常
	02.01　凝血功能 + 纤维蛋白原 + D-二聚体 + 纤维蛋白原降解产物：INR 1.2；D-二聚体 0.76µg/ml

续表

药物治疗方案	02.04—02.11 注射用丹参多酚酸盐 200mg＋NS 250ml ivgtt qd
	02.04—02.11 5%GS 100ml ivgtt qd 冲管
	02.02—02.11 阿卡波糖片 100mg po tid
	02.02—02.10 依达拉奉右莰醇注射用浓溶液 15ml＋NS 100ml ivgtt qd
	02.02—02.11 丁苯酞氯化钠注射液 100mg ivgtt bid
	02.02—02.11 阿托伐他汀钙片 40mg po qn
	02.02—02.11 硫酸氢氯吡格雷片 75mg po qd
	02.02—02.11 阿司匹林肠溶片 100mg po qd
	02.02—02.11 尼麦角林片 10mg po tid
用药点评	
备注	

参 考 答 案

一、不定项选择题

1. A　2. A　3. D　4. A　5. A

二、案例分析题

案例1

适应证不适宜。刺五加注射液功能主治：平补肝肾，益精壮骨。用于肝肾不足所致的短暂性脑缺血发作、脑动脉硬化、脑血栓形成、脑栓塞等。亦用于冠心病、心绞痛合并神经衰弱和更年期综合征等。现代药理作用有减少血小板聚集、改善局部微循环、降低血液黏稠度等。该患者无肝肾不足辨证诊断，且该药药理作用不符合患者病理生理。《中药注射液临床使用基本原则》指出，临床使用中药注射液应辨证用药，严格按照药品说明书规定的功能主治使用，禁止超功能主治用药。

案例2

适应证不适宜。该患者诊断与丹参注射液说明书疾病适应证（胸痹、冠心病、心绞痛等）不符。

案例3

溶媒用量不当。注射用丹参（冻干）临用前先用适量注射用水、NS 或 5%GS 充分溶解，再用 NS 或 5%GS500ml 稀释。该患者仅用 5%GS250ml 稀释，与药品说明书用 500ml 稀释后滴注不符，超浓度用药。

案例4

适应证不适宜。该患者诊断与注射用丹参多酚酸盐说明书疾病适应证（胸痹、冠心病、稳定型心绞痛等）不符。

（曾茂贵　江　丽）

参 考 文 献

常昕楠，徐德生，刘力，等，2016. 中药注射剂处方点评思路探索及分析[J]. 中国药房，27（26）：3715-3717，3718.

范丽静，蒋晓红，姚国恩，2003. 刺五加注射液的研究进展[J]. 中成药，（6）：58-60.

高长玉，吴成翰，赵建国，等，2018. 中国脑梗死中西医结合诊治指南（2017）[J]. 中国中西医结合杂志，38（2）：136-144.

龚国清，钱之玉，周曙，2001. 新药复方地龙胶囊的药效学研究[J]. 中国新药杂志，（11）：821-823.

国家中医药管理局，2010. 中成药临床应用指导原则[S].（2010-10-12）

韩涛，邓丽君，冯玲，2000. 速效救心丸治疗冠心病心绞痛临床疗效及机理研究[J]. 中医杂志，（12）：733-734，742.

胡玉霞，余世春，王圣男，等，2014. 凉血止血中药的研究进展[J]. 现代中药研究与实践，28（2）：66-69.

李德坤，苏志刚，万梅绪，等，2019. 注射用丹参多酚酸药理作用及临床应用研究进展[J]. 药物评价研究，42（2）：353-361.

李婷婷，刘艳，冯立影，等，2015. 刺五加注射液对大鼠华法林抗凝作用的影响[J]. 实用药物与临床，18（11）：1280-1283.

刘圣，沈爱宗，唐丽，2022. 静脉用药物临床应用指导[M]. 北京：人民卫生出版社.

刘治军，刘瑶，傅得兴，2007. 临床常见的草药与化学药相互作用[J]. 中国医院药学杂志，27（9）：1287-1290.

马晓晶，杨健，马桂荣，等，2022. 中药丹参的现代化研究进展[J]. 中国中药杂志，47（19）：5131-5139.

乔艳，秦梦楠，郭兴蕾，等，2019. 中药注射剂对华法林抗凝作用的影响及相关机制的研究进展[J]. 医药导报，38（6）：765-769.

卫生部，2008.《中药注射剂临床使用基本原则》[S].（2008-12-24）

吴晓玲，周敏华，谢奕丹，等，2015. 中药注射剂处方点评模式的探讨[J]. 中国药师，18（9）：1529-1532.

周岩，李德坤，周大铮，等，2018. 注射用丹参多酚酸与 12 种常用注射剂的配伍稳定性[J]. 中成药，40（2）：494-498.

Cardona V，Ansotegui IJ，Ebisawa M，et al，2020. World allergy organization anaphylaxis guide 2020[J]. World Allergy Organ J，13（10）：100472.

附　录

附表 1　点评案例统计表

药品分类	药品名称	严重出血逆转剂 逆转剂	是否能通过血液透析清除	点评总病例数	合理病例数	不合理病例数	不合理类型 适应症不适宜	有禁忌症	重复用药	选药不当	给药途径不当	剂量不当	频次不当	给药时间不当	疗程不当	联合用药不当	药物转换不当	溶媒选择错误	溶媒用量不当	超说明书用药	发生不良反应例数
抗凝药物	阿哌沙班	Andexanet alfa	否	501	145	356	331	12	0	0	0	122	28	13	2	42	9	0	0	331	27
	艾多沙班	Andexanet alfa	否	123	40	83	15	15	0	0	0	56	0	2	3	74	29	0	0	0	6
	利伐沙班	Andexanet alfa	否	591	357	234	57	0	0	0	0	165	0	0	3	59	10	0	0	0	25
	达比加群酯	依达赛珠单抗	是	170	148	22	0	1	0	0	0	10	0	0	0	10	0	0	0	1	0
	比伐卢定	/	是	108	53	55	2	4	0	0	0	13	0	0	0	1	2	0	0	2	12
	磺达肝癸钠	/	是	116	104	12	2	0	1	1	1	0	0	2	6	0	0	0	0	0	0
	阿加曲班	/	是	368	179	189	118	6	0	4	0	0	0	0	4	16	0	0	0	118	22
	达肝素钠	鱼精蛋白	否	93	69	24	0	1	0	0	0	1	0	0	3	19	0	0	0	0	0
	那屈肝素钠	鱼精蛋白	否	439	90	349	37	2	0	0	0	296	38	106	0	321	4	0	0	5	41
	低分子肝素钙	鱼精蛋白	否	102	28	74	6	3	0	0	0	21	3	35	17	4	2	0	0	0	3
	贝米肝素钠	鱼精蛋白	否	100	0	100	100	10	0	0	100	19	0	0	0	0	6	0	0	0	3
抗血小板药物	阿司匹林	/	是	1071	683	388	67	11	0	6	0	2	16	8	1	8	0	0	0	305	32
	氯吡格雷	/	否	2342	1756	586	140	52	0	0	0	230	6	0	0	39	0	0	0	226	10
	替格瑞洛	/	否	269	123	146	0	6	0	12	0	88	13	1	2	2	17	0	0	26	17

续表

药品分类	药品名称	严重出血		点评总病例数	合理病例数	不合理病例数	不合理类型														发生不良反应例数
		逆转剂	是否能通过血液透析清除				适应证不适宜	有禁忌证	重复用药	遴选不当	给药途径不当	剂量不当	频次不当	给药时间不当	疗程不当	联合用药不当	药物转换不当	溶媒选择错误	溶媒用量不当	超说明书用药	
抗血小板药物	西洛他唑	/	否	123	56	67	0	1	0	0	0	5	0	0	0	5	0	0	0	59	0
	双嘧达莫	/	否	100	39	61	39	0	0	0	0	20	2	0	0	0	0	0	0	0	0
	沙格雷酯	/	未知	203	159	44	23	7	0	0	0	12	0	0	0	4	0	0	0	14	2
	替罗非班	/	是	133	71	62	71	55	0	0	0	0	0	0	0	5	0	0	0	71	0
	吲哚布芬	/	未知	159	56	103	36	0	0	0	0	24	5	0	0	0	0	0	0	0	5
	奥扎格雷	/	未知	108	37	71	14	3	0	0	0	0	10	13	49	9	0	0	0	14	7
	尤瑞克林	/	未知	456	422	34	18	3	0	0	0	0	0	4	0	0	0	0	0	0	0
	铝镁匹林	/	未知	240	18	222	96	13	0	0	1	0	0	0	0	0	0	0	0	0	11
溶栓药物	阿替普酶	/	未知	150	132	18	0	5	0	0	0	12	0	1	0	0	0	0	0	0	0
	尿激酶	/	未知	105	19	86	0	4	0	0	0	10	0	0	0	82	0	0	0	5	13
	重组人组织型纤溶酶原激酶衍生物	/	未知	132	0	132	10	0	0	0	132	120	0	0	0	0	0	0	0	132	2
	重组人尿激酶原	/	未知	230	4	226	9	1	0	0	214	2	0	0	0	0	0	0	0	214	139
降纤药	纤溶酶	/	否	256	158	98	5	2	0	0	0	3	0	0	64	0	0	7	0	23	0
	蚓激酶	/	否	412	80	349	98	11	0	0	0	1	0	0	0	0	0	0	0	0	3
止血药	维生素 K₁	/	否	234	141	93	0	0	0	0	0	0	0	300	0	0	0	0	0	0	0
	人凝血酶原复合物	/	未知	121	63	58	58	0	0	0	0	41	0	0	2	105	1	0	0	58	0
	矛头蝮蛇血凝酶	/	未知	100	96	4	0	1	0	0	3	0	0	1	0	1	0	0	0	0	0
	尖吻蝮蛇血凝酶	/	未知	100	60	40	3	0	0	0	0	0	0	0	42	0	0	0	32	0	0
	蛇毒血凝酶	/	未知	100	64	36	0	1	0	0	0	25	0	9	3	0	0	0	0	0	0
	氨甲环酸氯化钠	/	未知	171	67	104	12	4	4	0	0	45	0	0	0	2	0	0	0	63	6
	肾上腺色腙	/	未知	388	383	5	0	0	0	0	0	2	0	0	0	0	0	0	0	0	1

续表

药品分类	药品名称	严重出血 逆转剂	严重出血 是否能通过血液透析清除	点评总病例数	合理病例数	不合理病例数	适应症不适宜	有禁忌症	重复用药	选药不当	给药途径不当	剂量不当	频次不当	给药时间不当	疗程不当	联合用药不当	药物转换不当	溶媒选择错误	溶媒用量不当	超说明书用药	发生不良反应例数
止血药	垂体后叶素	/	未知	648	609	39	32	0	0	0	7	0	0	0	0	0	0	0	0	616	28
	重组人凝血因子Ⅶa	/	否	73	23	50	50	0	0	0	0	46	0	0	46	0	0	0	0	0	4
	重组人白介素-11	/	是	100	3	97	9	0	0	0	0	33	0	2	63	0	0	93	93	9	0
	去氨加压素	/	未知	203	80	123	0	12	0	0	0	113	0	0	7	2	0	0	0	0	1
	氨基己酸	/	是	143	73	70	5	11	0	0	0	0	0	0	33	2	0	5	0	0	0
	鱼精蛋白	/	未知	470	46	424	0	0	0	0	0	6	0	0	0	418	0	0	0	0	4
	卡络磺钠	/	未知	215	205	10	10	0	0	0	0	0	0	0	0	0	0	0	0	19	0
	氨甲苯酸	/	未知	100	64	36	0	1	0	1	0	2	0	0	2	0	0	0	27	3	0
	生长抑素	/	是	407	387	20	13	0	0	0	0	0	7	0	0	0	0	0	0	160	1
	聚桂醇	/	否	143	48	95	0	1	0	0	0	2	0	0	0	0	0	0	0	92	19
	咖啡酸	/	未知	100	58	42	6	0	21	0	0	3	3	0	7	0	0	0	0	0	0
	酚磺乙胺	/	是	119	72	47	17	0	0	0	0	27	78	65	22	29	0	0	60	0	6
	人纤维蛋白原	/	未知	100	95	5	0	0	0	0	1	2	0	0	1	0	0	1	0	0	0
刺激造血类	三维亚铁	/	未知	155	121	34	3	2	0	0	0	0	0	0	6	23	0	0	0	0	0
	琥珀酸亚铁	/	未知	197	177	20	11	2	0	0	7	0	0	0	0	0	0	0	0	0	0
	罗沙司他	/	否	175	58	87	0	0	0	0	0	29	14	23	0	0	2	0	0	0	2
	人粒细胞刺激因子	/	未知	124	71	53	11	0	5	0	0	17	0	0	27	0	0	0	0	0	0
	重组人粒细胞巨噬细胞刺激因子	/	否	157	104	53	0	137	0	0	0	21	0	17	5	0	0	0	0	113	33
	重组人促红素	/	未知	422	75	347	112	0	0	0	0	53	85	0	120	91	0	0	0	112	2
	利可君	/	未知	198	163	35	5	0	0	0	0	18	11	0	1	0	0	0	0	5	0

续表

药品分类	药品名称	严重出血		点评总病例数	合理病例数	不合理病例数	不合理类型														发生不良反应例数
		逆转剂	是否能通过血液透析清除				适应症不适宜	有禁忌症	重复用药	选药不当	给药途径不当	剂量不当	频次不当	给药时间不当	疗程不当	联合用药不当	药物转换不当	溶媒选择错误	溶媒用量不当	超说明书用药	
刺激造血类	地榆升白	/	未知	104	50	54	28	0	0	0	0	0	0	2	26	0	0	0	0	28	0
	小檗胺	/	未知	182	155	27	8	0	0	0	0	20	0	0	0	0	0	0	0	0	1
	硫辛酸非格司亭	/	未知	426	239	187	0	0	0	0	2	0	0	142	2	43	0	0	0	76	0
中成药	刺五加	/	未知	546	296	250	111	8	0	0	0	71	0	0	0	64	0	0	0	111	31
	丹参多酚酸	/	未知	165	111	53	20	0	0	0	0	0	0	0	12	24	0	9	0	0	4